문학·미술·음악의 명작 속에 비친 약과 독 이야기

예술 속의 파르마콘

허 문 영

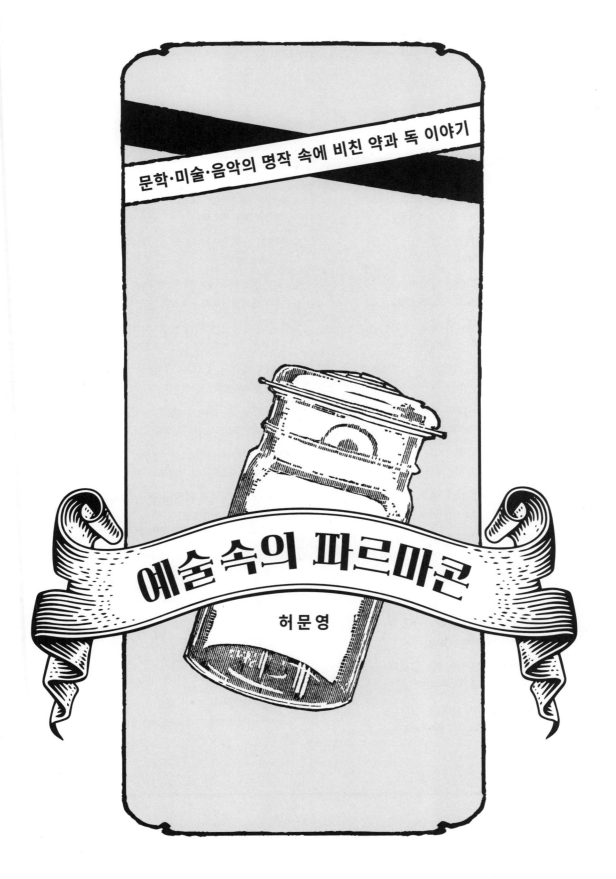

문학·미술·음악의 명작 속에 비친 약과 독 이야기

예술 속의 파르마콘

허문영

Part II. 미술 속의 파르마콘

Part III. 음악 속의 파르마콘

저자의 말

　약학과 예술은 공통점이 많다. 약학은 인간의 육체적·정신적 질병을 치유하고 예술도 인간의 영혼을 치유한다. 약학이 육체의 질병 치료와 함께 예방하는 것에 비하여 예술은 영혼의 위안과 삶에 대한 근본적 사색의 계기를 부여한다는 점에서 상호보완적이다.

　약학이 예술과 만나야 하는 이유는 무엇일까? 예술은 인간에 대한 가장 심오한 이해의 표현이기 때문에 예술이라는 장르를 통해서도 약학을 쉽게 풀어낼 수 있다. 또한 우리 사회에 약학에 대한 중요성을 인식시킬 수 있다. 예술 작품은 인간이라는 존재를 중심으로 한 감성적 실천의 결과물이다. 이러한 예술 속에 올바른 약학적 지식과 약의 이미지가 제대로 투영되면 약학이라는 학문의 유용성도 커진다.

　그리스어에서 '파르마콘(pharmakon)'은 '약(drug)'과 '독(poison)'이라는 두 가지 상반된 뜻을 갖는다. 플라톤의 대화편 『파이드로스(Phaidros)』에는 소크라테스가 더위를 피해 아테네 교외의 일리소스(Ilissos)라는 곳에 갔던 이야기가 나온다. 그곳에는 치유의 효능을 가진 샘을 뜻하는 요정이 있었는데 그 이름을 '파르마키아(Pharmakeia)'라 불렀다. 이 말에서 약과 독을 의미하는 '파르마콘(pharmakon)'과 요즘 약국을 의미하는 'pharmacy'가 유래되었다고 전해진다.

'파르마콘'이 긍정과 부정의 중의성을 띠는 것은 약물 자체의 이중성에서 비롯된 것이라 할 수 있다. 파라셀수스는 "모든 물질은 독이며 약과 독을 구분하는 것은 용량에 있다"고 말했다. 이 책에서 '파르마콘'을 제목에 넣은 것은 긍정과 부정의 의미를 동시에 지닌 '파르마콘' 자체, 나아가 약과 독의 세계를 통해 인체에 영향을 주는 물질을 인식하자는 뜻이다. 예술 세계 속에 나타난 소재로 약과 독을 파악하여 약학적인 측면에서는 약의 작용 기전과 독성을 습득하고, 인문학적으로는 작품 속에 나타난 약학이 예술 문화에 미친 영향을 파악할 수 있다.

　그동안 『예술 속의 약학』(약사공론, 비매품)이 약학계의 관심과 사랑을 받아왔다. 이 책이 발간된 이후에도 약사공론에 「팜인아트 시즌 2」를 연재하고 있다. 또한 새로운 소재를 발굴하여 문화 예술매거진 『월간 태백』에도 2년간 연재하였다. 아쉬웠던 것은 『예술 속의 약학』이 한정판으로 발간되어 일반 대중에게 보급되지 못했다는 것이다. 가끔 책을 요청한 분도 많으나 그때마다 재고가 없어서 죄송한 마음을 표하기만 했다.

　이에 『예술 속의 약학』의 콘텐츠와 그간의 약사공론 「팜인아트 시즌 2」 연재분과 『월간 태백』 연재분을 함께 묶어서 『예술 속의 파르마콘』이라는 수정증보판을 세상에 내놓게 되었다.

　출판 사정이 녹록지 않은 시기에 큰 결단으로 『예술 속의 파르마콘』을 발간해주신 달아실출판사 윤미소 대표님과 본 출판을 추진해주신 박제영 편집장님께 감사를 드린다. 아울러 이 책의 바탕이 된 『예술 속의 약학』을 발간해주었던 약사공론 측에도 감사의 뜻을 표하는 바이다.

　이 책이 일반인에게는 예술 명작 속에 나타난 약과 독을, 약학인에게는 약학이 비친 예술을 깨닫는 계기가 되길 바란다. 아울러 이 책을

읽는 모든 이에게 약학과 예술, 예술과 약학의 소통을 통한 융합적 사고
와 인문학적 소양이 함께 함양되기를 기대해본다.

2019년 8월
춘천 약선재(藥善齋)에서
허문영

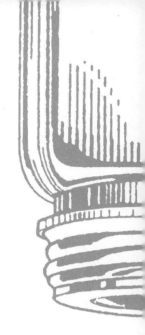

Part I .
· · · · · · · · · ·

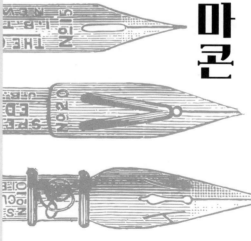

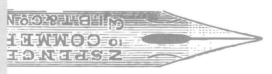

문학 속의 파르마콘

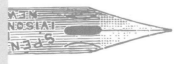

1
책이 약이 되고
약이 책이 되고

니나 게오르게의 소설 『종이약국』

니나 게오르게(Nina George, 1973~)는 독일의 소설가. 독일 최고의 작가에게 수여하는 델리아상 등 저명한 문학상도 여러 개 탔다. 그녀의 장편 소설 「라벤더 향이 나는 방(Das Lavendelzimmer)」은 영어로 번역되어 「작은 파리의 서점(The Little Paris Bookshop)」으로 전 세계에 알려졌다. 우리나라에서는 번역책 제목이 '종이약국'이다.

독일에서 출간되자마자 100만 부 이상 팔렸다는 베스트셀러다. 1936년 에리히 캐스트너라는 시인이 시적인 표현을 약장처럼 담아낸 「서정적 가정약방」이라는 책을 썼는데 이 책에서 힌트를 얻어 '종이약국'이라는 서점을 만들게 되었다고 한다. 원제나 영문 제목보다 '종이약국'이라는 제목이 정말 좋다.

소설 속 주인공 페르뒤는 프랑스 센강에 화물선을 개조한 배를 띄워놓고 책방을 열었다. 그러니까 수상 서점인 셈이다. 실제로 센강에는 수상 가옥이나 음식점이 많이 떠 있다. 그러나 서점이 있다고 설정한 작가의 상상력이 독특하다.

책방 주인 페르뒤는 의사들이 진단하지 못하는 고통의 감정을 치유하고 싶었다. 사소하거나 이해하기 어렵다는 이유로 전혀 관심을 보여주지 않는 감정들이다. 단도직입적으로 말하면 페르뒤는 환자의 증상에 따라 책을 약으로 처방·조제하는 책방

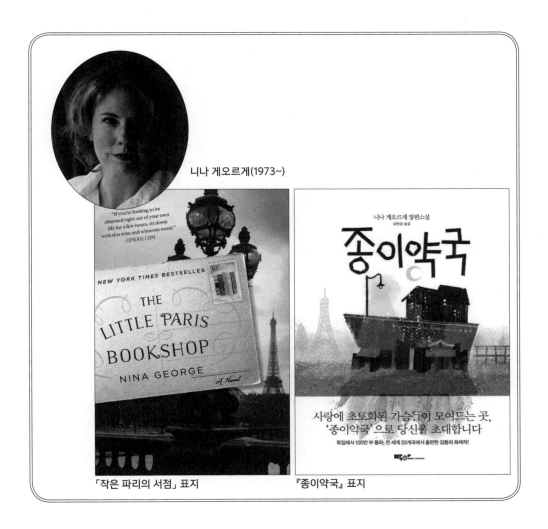

니나 게오르게(1973~)

「작은 파리의 서점」 표지

『종이약국』 표지

주인이다. 그는 자신을 '문학약사(literary apothecary)'라고 부른다. 약국에서 전문약은 함부로 살 수 없듯이 이 서점에서도 함부로 책을 살 수는 없다. 환자 개개인의 증상을 문진하고 상처와 슬픔을 진단하여 그에게 꼭 맞는 책을 처방하는 것이 책방 주인의 방침이다.

그러니까 이곳은 영혼의 치유를 위하여 책으로 처방·조제한다. 그가 투약하는 책은 '종이약'이 된다. 버림받은 사람, 배신당한 사람, 사랑을 잃은 사람들이 페르뒤가 처방한 책을 읽고 새로운 삶을 되찾았다. 그러나 페르뒤가 치유하지 못하는 독자가 한 사람 있다. 바로 자기 자신이다. 21년 전에 연인 마농이 갑자기 떠난 이후로 상처 속에 하루하루를 힘겹게 살아오고 있다.

어느 날 마농의 옛 편지를 읽게 되고 그녀가 무척 아팠으며 죽기 전에 그를 많이 보고 싶어 했다는 것을 알게 된다. 충격과 후회 속에 아마도 이제는 이 세상에 존재하지 않을 그녀를 찾아 남프랑스로 가기 위해 센강의 종이약국에 닻을 올리고 출항시킨다. 여행 도중에 함께 태운 여러 사람의 사랑 이야기가 펼쳐진다.

여기서 더는 책의 내용을 소개하지 않는다. 페르뒤가 책방 주인인데도 그 자신을 약사라고 부르며 환자(손님)에게 책을 처방·조제하여 그들을 치유하고자 한다는 발상이 재미있다. 문학 치유(독서 치료)의 한 예다. 또한 주인공을 책을 주는 약사라고 설정한 것이 약사의 직업적 숭고함을 상징하는 것 같아 약을 다루는 사람들에게는 영광인 동시에 책임감을 느끼게 한다.

이 책의 부록에는 증상에 따른 재미있는 책 처방도 있다. 예를 들면 헤르만 헤세의 시 「단계들(Stages)」은 슬픔을 이기고 용기를 북돋워주는 작품이다. 현실과 이상 사이에 갈등을 일으키는 사람들에게는 세르반테스의 「돈키호테」를 처방한다. 사람 말을 너무 쉽게 믿고 세상사에 무관심한 사람들에게는 조지오웰의 「1984」를 권한다.

약사는 환자의 삶이 행복하도록 몸과 마음이 건강해지도록 기원하는 사람이다. 페르뒤처럼 사람들의 이야기를 잘 들어주고 마음까지 어루만져주는 책과 같은 약을 처방해주는 약사가 많아지기를 기대해본다. 책이 약이고 약이 책이다. 「영혼의 약국」이라는 책도 있다. '인도의 운명을 바꾼 열 명의 위인'으로 선정된 철학자 오쇼 라즈니쉬(Osho Rajneesh, 1931~1990)의 강의 내용을 책으로 엮은 것이다. 일상적인 삶에서 행복을 느끼기 위한 여러 가지 명상법을 소개하고 있다.

서울특별시의 시민청에는 '마음약방'이 설치되어 있다. 대학로 서울연극센터에 '마음약방' 2호점을 열었다. 현대인의 고단한 마음을 문화로 위로받는 일종의 '치유자판기'다. 마음약방에서는 마음 증상에 따라 약을 받을 수 있다. 조제되는 마음 증상들은 꿈 소멸증, 분노조절장치 실종, 미래 막막증, 자존감 바닥 증후군, 급성 연애세포 소멸증, 현실도피증, 예민성 경쟁 과다증, 의욕상실증, 노화자각증상, 인생낙오 증후군 등 재미있는 질병이다. 자기 증상에 맞는 번호를 누르면 자판기처럼 나오는 '마음처방전'을 받아 시키는 대로 하면 된다.

그런데 왜 '마음병원'이 아니고 '마음약방'인가. 그것은 사람들이 병원보다 약국을 더 친근하게 여기기 때문일 것이다. 박후기 시인의 그림에세이집 「그림약국」도 있다. 세상 사람들은 약국, 그 이상의 약국을 원한다. 일회용 반창고에 시 한 줄을 써놓는다거나 하얀 파스 위에도 유머러스한 글을 적어놓는다는 것도 이런 소설에서 아이디어를 얻을 수 있다. 『종이약국』에서 사는 약이 의료 보험에 적용되면 더 좋겠다.

아스피린과
아달린

이상의 소설 『날개』

천재 시인 이상(본명 김해경, 1910~1937)을 모르는 이는 별로 없을 것이다. 한국 현대
시 100여 년의 역사에서 문제작으로 손꼽히는 「오감도(烏瞰圖)」와 '의식의 흐름' 수법
으로 잘 알려진 그의 단편 소설 『날개』를 읽고 청소년기를 보냈기 때문일 것이다.

'13인의아해가도로로질주하오'로 시작되는 「오감도」 연작시 제1호는 너무나 유명
한데 필자가 주목한 것은 특이하게 의약학과 관련된 제4호이다. 이 시는 '환자의용
태에관한문제'로 시작되고, 이하 내용이 아라비아 숫자를 거꾸로 써 넣은 마치 난수
표 형식이다. 그리고는 마지막 부분에 '진단 0:1, 1931.10.26, 이상 책임의사 이상'으로
끝맺은 이상한 시다. 이상은 이 난해시에서 자신을 '책임의사'로 표현하고 암울한 시
대를 살아가는 자기 자신일지도 모르는 한 사람의 용태를 진단한 것으로 추정된다.
그가 진단서는 있되 처방전은 없는 의사 놀이를 한 셈이다.

일제강점기에 건축을 전공했던 이상은 조선총독부 관련 부서에 잠시 근무했지만
폐결핵으로 그만두었다. 수학과 물리학에 능통한 그는 시 속에 숫자나 기호, 순열표,
수술실 해부장면 등 비시(非詩)적인 요소들을 담아내어 독자들을 낯설게 했다. 심지
어 띄어쓰기도 없이 시를 전개해 독자들을 극도의 혼란에 빠뜨렸다. 그의 천재성과

예술 속의 파르마콘

난해성은 지금도 전문가가 아니면 해독하기 어렵다.

이상이 결핵에 걸려 28세로 요절하기까지 그가 살았던 시대는 암울한 일제강점 기였다. 이상은 동시대 지식인들의 좌절과 무기력함을 시와 소설로 그려냈는데, 그러한 이상을 두고 누군가는 1930년대 희망을 상실한 식민지 지식인이라 하고, 또 누군가는 현실을 외면한 채 허무주의 속에서 패러독스를 즐긴 보헤미안이라 한다.

단편 소설 『날개』를 들여다보자. "'박제가 되어 버린 천재'를 아시오? 나는 유쾌하오. 이런 때 연애까지가 유쾌하오. 육신이 흐느적흐느적하도록 피로했을 때만 정신이 은화처럼 맑소. (중략) 그 위에다 나는 위트와 패러독스를 바둑처럼 늘어놓소. 가증할 상식의 병이오." 세상을 비웃듯 냉소적인 서문으로 시작되는 소설은 매춘부인 아내에게 빌붙어 사는 무기력한 지식인의 기막힌 삶을 보여준다.

주인공이자 화자인 나는 33번지, 똑같이 생긴 18가구가 유곽처럼 늘어져 있는 곳에서 산다. 나와 아내는 각기 다른 방을 쓰고 있다. 아내가 외출을 하면 아내의 방에 가서 화장품이나 손잡이 거울 같은 아내의 물건들에 호기심을 가지며 논다. 외출을 잘 하지 못하는 나는 이불 속에서 시도 많이 쓴다. 아내의 직업에 호기심을 가진다. 아내는 자주 외출을 하고 손님들을 데리고 온다. 아내에게 내객이 많은 날에는 방구석에 갇혀 있어야만 한다. 아내는 가끔 내 방에 찾아와 은화를 용돈으로 준다. 어느 날 너무나 권태로워 아내가 준 돈을 가지고 외출을 했다. 거리를 쏘다니다가 너무 피곤하여 집으로 돌아왔는데 아내의 얼굴과 그 등 뒤로 낯선 남자를 보게 된다. 금지된 장면을 본 것이다. 아내는 화가 났다. 나는 외출을 후회했다. 쓰지 않고 가지고 있던 돈 오원을 아내에게 주고 처음으로 아내의 방에서 잠을 잤다. 어느 날 또 외출을 나갔다 거리를 방황한 끝에 자정이 지나서 집에 돌아왔다. 주머니에 남아 있던 돈 이원을 아내에게 주니 나를 재워주었다. 기뻤다. 어느 날 아내는 용돈을 주고 자정이 넘거든 돌아오라고 했다. 날씨가 궂어 비를 맞고 쏘다녔다. 오한이 심하게 와서 집으로 돌아가야겠다고 생각했다. 아내에게 내객이 있을까 걱정이 되었지만 돌아가기로 했다. 궂은 날에도 내객은 있었다. 나는 오한이 점점 심해져 의식을 잃고 말았다.

오랜만에 여기까지 새로 읽다보니 가슴이 먹먹해진다. 소설 속 주인공의 무기력이 내게 전이되는 느낌이다. 마음을 추스르고 다시 읽는다. 대충 이런 내용이다.

아내가 하얀 정제약 네 개를 주었다. 쌉싸름한 것이 아스피린인가 싶었는데 그냥 죽은 것처럼 잠이 들어버렸다. 여러 날 그 정제약을 먹었다. 그새 감기도 나았는데 그 약을 연복하여 몸을 보해보자는 생각이 들었다. 밤이나 낮이나 잤다. 잠이 오는 것을 몸이 튼튼해지는 것으로 알았다. 이렇게 한 달을 지냈다. 어느 날 아내가 외출한 틈을 타서 아내 방에 가보니 최면약 아달린 갑이 눈에 띄었다. 나는 아스피린으로 알고 아내가 준 아달린을 한 달이나 먹은 것이다. 아달린을 주머니에 넣고 집을 나섰다. 산을 찾아 올라갔다. 머리가 도무지 혼란하여 아달린 여섯 알을 더 먹고 일주일 동안 산속 벤치에서 잤다. 아내가 나를 죽이려 한 것인지도 모른다는 의심과 아내가 잠이 안 와서 아달린을 사용한 것일지도 모른다는 혼란. 결국 자신의 의심이 잘못되었다고, 자신이 잘못된 생각을 아내에게 사죄하러 갔지만 나는 절대로 보아서는 안 될 것을 보아버리고 말았다. 마침내 나는 겨드랑이가 가렵다. 겨드랑이가 가려운 나는 이렇게 외친다.

"날개야 다시 돋아라. 날자. 날자. 날자. 한 번만 더 날자꾸나. 한 번만 더 날아 보자꾸나."

암울했던 식민지 시대에 아무것도 할 수 없었던 모더니스트 지식인의 무기력한 외침이 귓전을 울린다. 자신처럼 결핵을 앓던 소설가 김유정을 동병상련의 심정으로 찾아가 함께 자살하자고 했던 이상. 그는 일본에서 '불령선인'(불순한 사상을 가진 조선인)으로 몰렸다가 결핵으로 죽어갔다. 김유정이 죽은 지 한 달도 채 못 되었다.

이상이 살았던 시대에 아달린(Adalin)이라는 수면제가 있었다. 화학명 브로모디에틸아세틸 요소(bromodiethylacetylurea), $C_7H_{13}BrN_2O_2$ 분자량 237. 아달린은 독일 바이엘사에서 제조한 요소 계열의 진정수면제로 일본에서도 제조되어 공급되었다. 부작용이 심하여 1970년대에 사용금지가 되었다. 이상은 건축을 전공해서 그런지 그림도 잘 그려서 잡지의 삽화도 그렸다. 그가 1936년 「조광(朝光)」지에 발표한 연재소설 『날개』의 삽화에는 13권의 책을 펼쳐놓고 누워 있는 나신 위에 ASPIRIN과 ADALIN 글자를 반복적으로 나열한 그림이 있다. 소설 속의 '나'가 아내가 준 약을

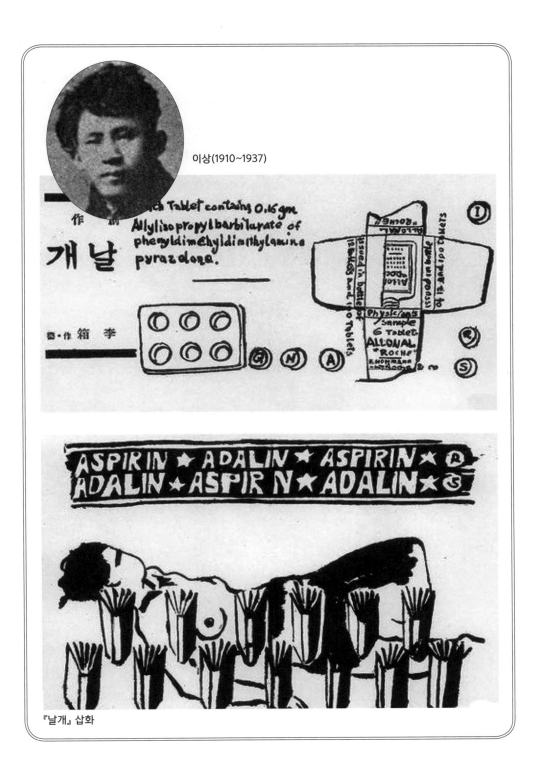

이상(1910~1937)

『날개』 삽화

아스피린인 줄 알고 아달린을 먹었던 내용을 그리고 있는 것 같다.

또 다른 삽화는 알로날(Allonal)이라는 약물의 포장갑을 넓게 펼친 그림이다. 성분명 allyl isopropyl barbiturate of phenyl dimethyl dimethylamino pyrazolone(정확히는 1—phenyl—2,3—dimethyl—4—(dimethylamino)—5—pyrazolone)과 함량(0.16gram) 그리고 6개의 정제가 들은 PTP포장이 보인다. 포장에서 나온 알약 6개에는 I, R, S, A, N, G라는 철자가 쓰여 있는데, 이상의 영문 이름이다. 자기가 이 약을 먹었다는 뜻일까?

알로날은 아프로바르비탈(aprobarbital)이라고도 불리는 바르비탈 계열의 진정수면제다. 스위스 로슈(Roche)사에서 개발되었다. 부성분으로 들어 있는 것은 해열진통제인 아미노피린(aminopyrine)과의 복합제이다. 그런데 소설 『날개』의 본문에서는 보이지 않는 알로날이 왜 삽화에 그려 있는지는 모르겠다. 분명한 것은 이상은 두 가지 수면제, 아달린과 알로날을 모두 알고 있었다.

19세기 유럽에 나타난
약사의 모습

제인 오스틴의 소설 『오만과 편견』

영국의 BBC 선정 '지난 천 년간의 문학가' 조사에서 셰익스피어에 이어 2위를 차지한 작가가 제인 오스틴(Jane Austen, 1775~1817)이다. 그의 유명한 장편 소설에 『오만과 편견』이 있다. 젊은 시절 한 번쯤은 읽어보았을 책이다.

배경은 영국의 어느 시골 마을 롱본(Longbourn)이다. 그곳에 사는 베넷가에는 온순하고 얌전한 맏딸 제인, 쾌활하고 명랑한 둘째 딸 엘리자베스를 포함하여 다섯 자매가 재미있게 살고 있다. 젊고 부유한 빙리가 옆집에 별장을 얻어 이사를 오면서 이야기가 시작된다. 제인과 빙리는 서로에게 호감을 가진다. 엘리자베스는 빙리의 친구로 따라온 다아시의 오만(pride)에 기분이 좋지 않다. 다아시는 엘리자베스의 지성적인 매력에 반했지만, 엘리자베스는 그의 나쁜 첫인상에 대한 편견(prejudice)이 굳어진다.

엘리자베스는 베넷가의 상속자인 콜린즈의 청혼을 받았지만 거절한다. 집안의 경제적 사정이야 아랑곳없이 사랑을 위해서만 결혼하려고 한다. 엘리자베스는 마을 주둔 장교 위크햄으로부터 다아시가 나쁜 사람이라는 말을 듣고 더더욱 좋지 않은 감정을 가지게 된다. 그러나 다아시의 진실이 담긴 편지를 읽고 첫인상으로만 판단했던 다아시에 대한 생각이 편견임을 깨닫게 된다. 엘리자베스와 다아시는 서로를 이해하게 되어 미래를 함께 약속한다. 제인과 빙리는 자신들의 사랑을 확인하고 약혼하게 된다. 이 소설은 여러 가지 복잡한 내용이 전개되지만 이렇게 해피 엔딩으로 끝을 맺는다.

『오만과 편견』이 영국에서 발간될 당시인 1813년 무렵에 약사(apothecary)는 의사(physician)가 드문 시골에서 중요한 역할을 했다. 빙리의 집을 방문했던 제인이 감기로 심하게 아팠을 때 동네 약사 존스가 출장 투약을 하러 방문한다. 그는 베넷가에서 신뢰하는 약사다. 소설 속에서도 약사 존스가 무척이나 유명한 약사라고 말한다. "빙리 씨는 시골에서 마땅한 사람이 없으므로 마을에서 유명한 존스 약사를 추천하고 그가 빨리 오도록 했다." 소설 중 제인이 엘리자베스에게 쓴 편지다.

> "사랑하는 리지. 오늘 아침 일어나 보니 몸이 너무 안 좋다는 걸 알았어. (중략) 존스 선생님의 진찰을 받고 가라는 거야. 그러니 선생님이 내게 들렀다는 얘기를 듣더라도 놀라지 마. 목이 따끔거리고 머리가 아픈 것 외엔 큰 문제가 없으니까. 제인 언니가."

당시 약사의 사회적 지위는 의사보다는 못했지만 상인 계층보다는 높은 편이었다. 약사는 치료에 대한 자문이나 지도를 했으나 의사처럼 진찰료를 받은 건 아니었다. 약을 판매하는 것에 대해서만 대가를 받았다. 약사는 마차(carriage)에 약사의 상징인 약사발과 약절구(mortar&pestle) 그림을 붙이고 환자에게 투약을 위하여 출장을 다니기도 한 것으로 전해진다. 본문 중에도 "존스 약사가 네버필드로 출장을 와서 보수도 없이 약을 조제해 주었다"는 표현이 있다. 소설 중에 존스 약사가 집에 도착한 후 약을 투약한 장면이다.

> "약사 선생님이 왔다. 환자를 살펴보고 난 후 환자가 심한 독감에 걸렸으니 빨리 낫도록 해야 한다며 침대에서 푹 쉬라고 조언하고는 물약(draught)을 주겠다고 했다. 제인의 열이 높아지고 두통이 심해져서 바로 약을 주었다."

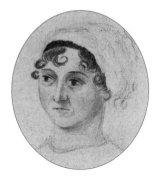

제인 오스틴(1775~1817)

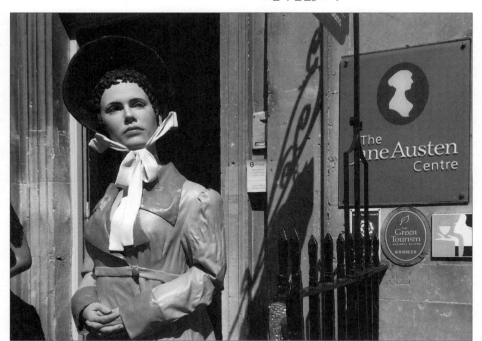

『오만과 편견』 표지

영국 바스의 제인 오스틴 기념관

엘리자베스가 언니의 상태가 더 나빠져서 떠날 수 없겠다는 말을 했다.

"빙리는 즉시 존스 약사님을 불러와야겠다고 주장했다. (중략) 결국 상태가 호전되지 않으면 다음 날 아침 일찍 존스 약사님을 부르기로 결정되었다."

약사 존스에 대한 가족들의 신뢰가 큰 장면이다. 여기서 볼 수 있는 것처럼 베넷가의 가족들은 약사 존스의 조언을 충실히 듣고 있다.

"사실 상태가 예상보다 더 안 좋네요. 애가 너무 아파서 당장 집으로 데리고 가지 못하겠어요. 존스 선생님도 당장 데려갈 생각은 말라고 하셨고요. 그러니 부득이 빙리 씨의 후의를 믿고 좀 더 폐를 끼쳐야겠습니다."

제인 오스틴 시대의 19세기 초 약국도 오늘날의 약국과 비슷해서 일반약, 생약제, 습포제, 소화제와 기타 의약품을 판매하였다고 한다. 그 이전인 18세기에 그려진 약국들의 그림을 보면 약국 밖 정원에서 약초들을 재배하기도 했다. 약국 진열장에도 생약제를 포함한 많은 약이 약병과 서랍에 저장되어 있고 의료용 기구를 팔고 있는 모습도 볼 수 있다.

19세기 유럽의 약사들은 시골 지역에서 의사 역할도 했다. 의사의 왕진가방처럼 휴대용 약상자(portable apothecary box)에 약을 넣고 다녔다. 소설 『오만과 편견』에 나오는 존스 약사의 출장 투약 시에도 이 상자에서 약을 꺼내 물약을 조제했을 것이다. 약사들의 그 당시 지역 사회에 대한 헌신을 엿볼 수 있는 대목이다.

요즘의 약사는 일상 업무에 바빠서 약국 내에서조차 복약 지도를 게을리하는 경우가 많다. 약사가 더욱 국민에게 가까이 다가가려면 소설 속 명망 있는 존스 약사와 같이 출장 투약도 마다하지 않는 헌신과 희생이 필요하다.

*원문 인용: 제인 오스틴 『오만과 편견』, 류경희 옮김, 고려대학교 출판부

약사가 발명한
성냥의 불꽃

안데르센의 동화 『성냥팔이 소녀』

연말이 다가오면 생각나는 동화가 있다. 1845년에 발표한 안데르센(Hans Christian Andersen, 1805~1875)의 『성냥팔이 소녀』다. 이후 영화, 뮤지컬 등으로 다양하게 리바이벌되었는데, 2006년 월트 디즈니(Walt Disney)사의 만화영화 「성냥팔이 소녀(The little matchgirl)」가 있다.

읽을수록 애틋한 줄거리는 이렇다. 한 해의 마지막 날, 불쌍한 성냥팔이 소녀가 길거리를 헤매고 있다. 신발도 벗겨진 채 맨발로 돌아다녔다. 추위로 온몸은 얼어붙었다. 성냥을 팔지 못하면 학대하는 아버지가 있는 집에 돌아갈 수도 없다. 골목에 주저앉았다. 너무나 춥고 손이 얼어붙어 오자 성냥 한 개비를 꺼내 불을 붙이고 몸을 덥히고자 하였다.

빨갛게 타오르는 성냥 불꽃 속에서 소녀는 환상을 본다. 첫 번째 성냥을 태우자 큰 난로가 나타난다. 그러나 금방 꺼지고 말았다. 두 번째 성냥을 태우자 푸짐하고 맛있는 음식이 차려진 식탁이 보이고, 예쁜 크리스마스트리에 달린 불빛은 높은 하늘로 올라가 밝은 별이 되었다. 세 번째 성냥을 태우자 이번엔 그녀를 사랑으로 키워주셨던 할머니가 나타났다. 소녀는 할머니에게 자신을 데려가달라고 부탁한다. 불꽃 속의 할머니가 점점 사라져가자 할머니를 계속 보기 위해 남아 있는 성냥을 몽땅 써 버렸다. 할머니가 소녀를 데리고 하늘로 올라간다. 밤이 지나고 아침이 오자 소녀가 미소를 띤 채 죽어 있는 것을 길 가던 사람들이 보게 되었다. 바닥엔 타버린 성냥들이 널려 있었다. 그제야 사람들은 성냥을 한 갑도 사주지 않은 것을 후회하였다.

우리나라에서도 예전에 성냥을 많이 썼다. 언제부터 성냥이 사라지게 되었는지 몰라도 아마도 가스라이터가 나오고 나서일 것이다. 예전엔 집마다 성냥이 가득 들어 있는 사각통이나 팔각 성냥통이 있었다. 가지고 다니기 좋도록 적당한 크기의 성냥갑도 있었다.

성냥을 켜본 사람은 알리라. 성냥을 켤 때의 두근거림이나 불이 켜졌을 때의 쾌감이나 불을 붙였을 때의 즐거움 같은 것을. '불장난'이라는 말이 왜 나왔겠는가. 성냥을 마찰면에 그을 때 단 한 번에 성냥불이 붙고 불을 옮긴다. 일순간에 불꽃이 사라질 때 묘한 감성을 느낄 수 있다. 성냥은 추억을 불러일으키는 물건이다. 최근에는 성냥의 사진전, 회화 작품전 등으로 성냥이 가진 불꽃의 예술혼이 되살아나고 있다. TV에 사라지는 성냥 공장이 소개되기도 한다. 시인들도 성냥을 소재로 한 시(김남조 시인의 「성냥」 등)를 남기기도 했다.

안데르센이 1845년에 발표한 동화에 성냥이 나오는 것으로 보아 그 이전에 성냥이 발명되었을 것이다. 성냥의 역사는 19세기 초 영국으로 거슬러 올라간다. 존 워커 (John Walker, 1781~1859)라는 약사가 저절로 발화되는 물질을 발견하고 이를 이용하여 성냥을 만들었다. 그는 병원에서 조수로 일하다가 화학에 관심을 가지게 되고, 약학을 전공하여 약사가 되었다. 1812년에 고향으로 돌아와서 화학적 지식이 풍부한 약사(chemist and druggist)로서 약국을 열었다. 당시 그는 생약학뿐만 아니라 화학 물질에 대해서도 조예가 깊었다. 여러 가지 화학 물질로 실험하던 중에 벽이나 거친 표면에 문지르면 불꽃을 일으키는 조성물을 발견한 것이다. 발화연소제로서 염소산칼륨과 황화안티몬을 사용한 마찰식 성냥을 고안한 것이다. 마분지로 성냥은 제품화되었으며 인기를 끌었다. 그 후 존 워커는 성냥의 최초 발명자로서 명성을 얻게 되었다. 다소 위험했던 그의 마찰식 성냥이 개선되어 성냥갑의 특별한 마찰면에 마찰시켜 발화시키는 안전 성냥이 개발되어 지금까지 사용되고 있다.

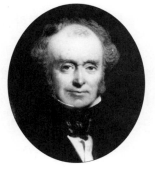

존 워커(1781~1859)

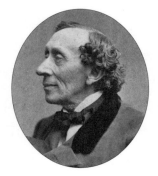

안데르센(1805~1875)

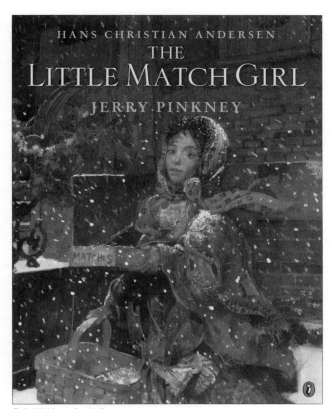

『성냥팔이 소녀』 표지

현재 수많은 약사가 화학적인 방법으로 신물질을 합성하고 신약을 개발하고 있다. 이 모두가 화학에 조예가 깊은 약사들의 활약상이다. 물론 약사는 생물학에도 조예가 깊어서 화학과 생물학이 기반이 된 약학이야말로 병을 치료하거나 예방하는 의약품을 개발할 수 있다.

존 워커는 화학적 지식이 풍부한 약사로 프로메테우스의 불에 견줄 수 있는 성냥의 발명을 최초로 이뤘다. 그는 약사의 과학적 식견을 통해 생활용품을 개발했다는 점에서 존경의 대상이 될 만한 인물이다. 또한 안데르센의 동화 『성냥팔이 소녀』에 나오는 성냥이야말로 우리 인간의 가슴속에 휴머니즘의 불을 지펴주는 불멸의 성냥일 것이다. 동화 『성냥팔이 소녀』를 통해 이웃을 사랑하라는 성냥불의 갸륵한 메시지를 읽을 수 있다.

인조인간

소설 『프랑켄슈타인』과 『파우스트』

무더운 여름이면 생각나는 작품이 있다. 1918년에 발표된 『프랑켄슈타인 (Frankenstein)』이란 작품이다. 영국의 여류 작가 셸리(Mary W. Shelley, 1797~1851)의 괴기 소설이다. 공포 영화로 여러 번 제작되어 상영되었고 뮤지컬로도 공연되었다. 인간과 같은 능력을 갖춘 괴물 형태의 인조인간을 만들어낸 내용으로 오늘날 SF소설의 선구가 된 작품으로 불린다.

주인공인 프랑켄슈타인(괴물의 이름이 아님)은 어렸을 때부터 책을 읽으면서 자연과학에 대한 흥미를 키워나갔다. 특히 연금술에 쓰이던 물질인 현자의 돌 (philosopher's stone, 수은에 이것을 넣으면 금이 된다고 믿었음)과 불로장생약인 엘릭서 (elixir of life)를 만드는 데 열중했다. 엘릭서는 현대 약학적으로는 보통 감미(甘味)와 방향(芳香)이 있는 에탄올을 함유하는 맑은 액상의 시럽처럼 생긴 내용제를 말한다. 그는 발트만 교수로부터 화학이 자연과학의 한 분야로서 급속히 발전할 거라는 이야기를 듣고 화학에 몰두하게 되었다.

그는 인간이나 생명을 부여받은 동물의 해부학적 구조와 생명의 근원에 대하여도 각별한 관심을 가지게 되었다. 생명의 기원을 알기 위하여 우선 죽음을 이해해야 했고, 그래서 납골당이나 묘지에서 부패의 과정을 연구하며 지내기도 하였다. 생명에서 죽음, 죽음에서 다시 생명으로의 변화를 목격하며 원인분석을 하면서 프랑켄슈타인은 생식과 생명의 원리를 터득했다. 생명 없는 물체에 생명을 불어넣을 수 있는 기술을 발견했다.

인간처럼 복잡하고 정교한 동물에도 생명을 줄 수 있다는 믿음으로 그는 인간이라는 존재를 창조하기 시작했다. 납골당에서 뼈를 모으고 해부실과 도살장에서 그 밖에 필요한 재료를 얻은 그는 아무도 모르는 독방에서 자신의 피조물을 만들어나갔다.

어느 음산한 날 생명의 탄생을 위한 준비를 마친 프랑켄슈타인은 발치에 누워 있는 피조물에 전기를 주입한다. 전기를 타고 생명의 불꽃이 주입되자 마침내 피조물은 눈을 뜨고 가쁘게 숨을 쉰다. 팔다리가 부르르 떨린다. 그러나 그 모습은 누가 봐도 괴물이었다. 누렇고 쭈글쭈글한 피부에 생살과 혈관이 드러났고 머리칼은 장발이고 산발이었다. 미라보다도 끔찍한 괴물의 형상을 하고 있는, 키가 8피트(약 240㎝)에 달하는 거인.

프랑켄슈타인이 죽은 몸에 생명을 불어넣기 위해 모든 열정과 노력을 쏟았지만 그렇게 만들어진 피조물은 그의 의도와 달리 공포와 역겨움을 주는 괴물이 되었다. 프랑켄슈타인에게 쫓겨나 숨어 지내던 괴물은 시골에 사는 어느 가족의 대화를 엿들으면서 여러 가지 지식을 학습한다. 창조자로부터 버림받은 괴물은 복수를 시작한다. 프랑켄슈타인의 동생과 신부를 죽인다. 이 일로 함께 살던 하녀가 살해 누명을 쓰고 사형을 당하기도 한다.

프랑켄슈타인은 괴물을 쫓아 북극까지 갔지만 괴물을 죽이는 데 실패하고 인류의 재앙을 막기 위해 괴물을 죽여달라는 말을 남긴 채 탐험대의 배 안에서 숨을 거둔다. 괴물은 프랑켄슈타인의 죽음을 확인한 뒤에 자신의 몸을 불태우겠다는 말을 남기고 어둠 속으로 사라진다.

프랑켄슈타인의 의도는 선했다. 인간을 죽음의 공포에서 구하겠다는 고귀한 뜻이 있었다. 하지만 실패했다. 자신이 창조한 인조인간을 괴물로 여겼다. 프랑켄슈타인에 의해 창조된 괴물은 이렇게 외친다. "신은 자신을 닮은 인간을 아름답게 만들었는데 내 모습은 당신을 닮아 추해져버렸다." 인간의 선한(?) 욕망이 어떻게 인간의 존엄성을 파괴할 수 있는지 보여주는 작품이다.

　프랑켄슈타인이 만든 괴물이 거인이라면 『파우스트』의 호문쿨루스(Homunculus)는 소인이다. 『파우스트』는 괴테(Johann Wolfgang Von Goethe, 1749~1832)가 쓴 희곡 작품이다. 제1부는 파우스트와 그레트헨의 사랑 이야기가 주된 내용이다. 제2부에 호문쿨루스가 나온다. 제1부를 중심으로 샤를 구노(Charles Gounod, 1818~1893)는 오페라로 만들었고 구스타프 말러(Gustav Mahler, 1960~1911)는 2부의 내용을 가사로 채용하여 8번 교향곡을 만들기도 했다.

　파우스트의 제자 바그너는 파라셀수스의 유지를 계승하여 중세풍의 잡다한 기계들이 있는 실험실에서 인조인간을 만들려고 한다. 수백 가지 물질을 혼합해서 인간의 원질을 빚어내고 증류한다. 자연이 유기적으로 만들어낸 것을 바그너는 시험관 속에서 결정화를 시켜서 인간을 만들려고 시도한다. 악마 메피스토펠레스와 함께 바그너가 시험관을 주시하는 동안 빛이 나는 것들이 한 데 모여 위로 올라오면서 흐렸다 맑아지면서 귀엽고 조그마한 인간이 사랑스러운 몸짓과 목소리로 바그너에게 속삭인다. "저를 진정 부드럽게 가슴에 품어주세요." 메피스토펠레스에게는 "장난꾸러기 아저씨! 저도 존재하게 된 이상 일을 해야겠지요." 손바닥보다 작은 소인, 호문쿨루스가 탄생한 것이다.

　메피스토펠레스와 호문쿨루스는 파우스트를 망토로 감싸서 그리스 최고의 신화와 전설의 발상지인 테살리아로 날아간다. 호문쿨루스는 유리로 된 시험관인 레토르트(retort) 속에서 빛을 발하면서 하늘길을 안내한다. 그곳에서 파우스트는 그리스 최고의 미녀라고 하는 헬레나와 사랑을 하게 된다.

　당시 유럽에서는 신학과 철학 같은 중세의 학문 체계가 근대적 학문 체계로 바뀌면서 과학이나 화학의 중요성이 새롭게 대두되었다. 괴테도 당시에 독일 예나대학교에 화학 교수를 뽑으라고 권고할 정도로 관심이 많았다고 한다.

　스위스 출신 연금술사이며 의학자이자 철학자인 파라셀수스(Paracelsus, 1493~1541)는 자신의 저서에서 인조인간 호문쿨루스를 화학적으로 제조하는 방법을 다음과 같이 제시하기도 했다. "남성의 정액을 밀봉된 용기에 넣고 말의 대변 속에 넣어 40일 동안 고온에서 반응시킨다. 시험관 내에서 생명의 움직임이 관찰될 정도의 기간 동안 보관해야 한다. 그러한 과정이 지나면 인간의 형상을 하고 있지만 완전한 몸을 가지고 있지는 않은 투명한 무엇이 나타날 것이다. 만약 이 과정까지 지나게 된다면 이 형상에게 'Arcanum(인간의 피로부터 얻은 신비의 영약)'을 먹인다. 동시에 말의 대변으로 따뜻한 온도를 계속 유지시켜야 한다. 모든 과정이 지나면 이것은 여성으로부터 태어난 살아 있는 아이의 형상과 같아질 것이며 실제 아이보다 훨씬 작아질 것이다."

약학자로서 이런 실험 프로토콜을 보면 과학적 측면에서는 우습지만 상상력 측면에서는 장난이 아니었다는 생각이 든다. 물론 생식에서 난자의 역할을 잘 몰랐지만 DNA 제공자(donor)로서의 정자와 따뜻한 온도에서의 인큐베이션과 인간의 피로부터 얻은, 영양소가 풍부한 혈청을 먹이라는 등 무성 생식을 이용한 인간 복제 기술의 개념을 가졌기 때문이다.

찬반양론이 맞서고 있는 인간 복제에 대하여 유전공학 분야에서는 계속 연구를 진행하고 있으며 인공 수정에 의한 시험관 아기 시술은 이미 보편화되어 있다. 더구나 IT기술의 발달로 인공 지능(AI)의 개발 또한 가속화되고, 그 결과에 대하여 공포심마저 느끼게 된다. 『프랑켄슈타인』에서는 탄생된 괴물이 학습을 하는 장면이 나온다. 그래서 말도 하고 생각도 하게 된다. 그야말로 인조인간의 딥 러닝(deep learning) 장면이다.

『프랑켄슈타인』과 『파우스트』. 거인과 소인이라는 차이는 있을지 모르지만 두 소설이 공통적으로 보여주는 것은 인조인간을 만들고자 하는 인간의 욕망이다. 인조인간을 만들고 싶은 욕망은 예나 지금이나 다르지 않다. 이세돌과 알파고의 바둑 대결에서 보여준 사람들의 폭발적인 관심을 생각하면 그 열망이 오히려 더 강해지고 있는지도 모르겠다. 로보틱스(robotics), 정보공학, 생명공학 등의 발달로 로봇은 물론이고 인간 복제나 인공 지능 같은 이슈가 최근 등장한 것으로 생각하기 쉽지만 『프랑켄슈타인』이나 『파우스트』가 보여주듯이 실은 이미 오래전부터 상상했던 것들이다. 고전 명작 속에 나오는 수많은 상상력이야말로 어쩌면 이 시대 BT/IT기술의 원천이 아닐까 싶기도 하다.

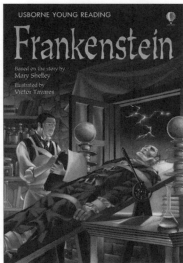

『프랑켄슈타인』 표지 　　　　　　　　『파우스트』 표지

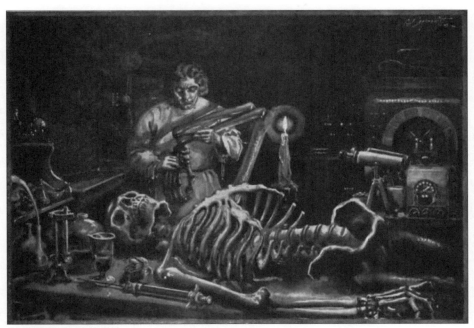

『프랑켄슈타인』의 한 장면

항생제가 없던 시대의
비극

카뮈의 소설 『페스트』

몇 해 전 신종 플루가 유행했을 때 공포 분위기마저 느꼈다. 치료약인 타미플루의 사재기 현상도 나왔다고 하지 않던가. 그 이유는 페스트나 스페인독감으로 수많은 사람이 죽었던 질병의 역사가 있었기 때문이다.

요즘은 예방 백신과 항혈청, 항생제 같은 치료약이 있어 미생물의 전파와 감염을 예방하고, 또 감염되었더라도 사망률이 매우 적은 편이다. 그러나 그동안 자취를 감추었던 전염균의 변종들이 새로 나타나고, 슈퍼박테리아 등 내성이 강한 신종 전염병이 등장하여 또다시 우리를 놀라게 한다. 미생물은 사라지지 않고 어디엔가 숨어 있다. 인간의 면역 능력이 약해진 틈을 타서 또다시 슬그머니 나타나 창궐하는 현상을 되풀이한다.

『페스트(La Peste)』라는 장편 소설이 있다. 이 작품을 쓴 작가는 「이방인」과 「시지프의 신화」를 쓰기도 한 알베르 카뮈(Albert Camus, 1913~1960)로 프랑스의 철학자이자 문학가이다. 1947년에 발표된 『페스트』는 실제 페스트균의 전파에 의한 혼란과 극복 과정을 그린 소설이다. 여기서 페스트는 페스트균뿐만 아니라 전쟁 등 현대 사회의 부조리를 상징할 수도 있다고 본다. 그러나 결말은 이러한 대내외적 재앙을 인간이 극복할 수 있다는 희망을 보여준다. 그런 의미에서 『페스트』는 인간의 긍정적인 면을, 「이방인」은 인간의 부정적인 면을 표현했다.

소설 속에서 사람들은 갑자기 페스트에 전염되고 약이 없어 손쓸 새도 없이 허무하게 죽어간다. 카뮈는 이러한 한계 상황을 '부조리(不條理)'라고 표현했다. 그러나 부조리한 상황 속에서 인간이 그냥 죽어나간다면 이는 허무한 일이며, 인간은 이에 맞서 싸워야 한다는 점을 갈파하고 있는 소설이다.

사실 18세기 이후 페스트는 유럽, 러시아, 발칸 등지에서 국지적으로 나타났고, 19세기 말에 다시 유행하여 전 세계에 사망자들이 발생했다. 그 후 쇠퇴하여 제2차 세계대전 이후에는 공중위생상 큰 문제가 되지 않았다. 『페스트』의 시대적 배경은 1940년대로 실제 페스트가 사그라들었던 시기지만 과거 유럽에서 1348년을 정점으로 약 반세기 동안 수천만 명의 인명이 희생되었던 악몽과 같은 페스트 유행 시기에 빗대어 소설을 썼다. 『페스트』에 의미심장한 이야기가 나온다.

> "사람은 제각기 자신 속에 페스트를 지니고 있다는 것입니다. (중략) 그리고 늘 스스로를 살피고 있어야지 자칫 방심을 하다가는 남의 얼굴에 입김을 뿜어서 병독으로 옮겨주고 맙니다. 자연스러운 것, 그것은 병균입니다. 그 외의 것들, 즉 건강, 청결, 순결성 등은 결코 멈추어서는 안 될 의지의 소산입니다."

당시 페스트를 치료할 수 있는 항혈청은 저장된 것이 없었다. 파리로부터 급송을 기다리는 수밖에 딱히 대책이 없었다. 물량도 부족했다. 나중에 카스텔이 새로 만든 혈청 주사가 효과를 나타내고 페스트의 맹위는 점차 위력을 잃어갔다. 『페스트』의 마지막 부분에서 주인공 의사 리유는 다음과 같이 경고한다.

> "페스트균은 결코 죽거나 소멸하지 않으며, 그 균은 수십 년간 가구나 옷가지들 속에서 잠자고 있을 수가 있고, 방이나 지하실이나 트렁크나 손수건이나 낡은 서류 같은 것들 속에서 꾸준히 살아남아 있다가 아마 언젠

가는 인간들에게 불행과 교훈을 가져다주기 위해서 또다시 저 쥐들을 흔들어 깨워가지고 어느 행복한 도시로 그것들을 몰아넣어 거기서 죽게 할 날이 온다는 것을 알고 있었기 때문이다."

페스트 대유행 시기에 항생제나 항균제가 있었다면 그렇게 많은 인명이 희생되지는 않았을 것이다. 플레밍이 발견한 페니실린 항생제의 상용화 시기와 도마크가 합성한 항균설파제 프론토실이 나온 시기가 1930~1940년대였다. 이 같은 강력한 항미생물제 개발에 근대 약학자들의 노력이 더 빨랐어야 했으나 신약의 발명이 그리 쉬운 것은 아니었을 것이다.

페스트는 우리나라에서 발병된 바는 없으나 법정감염병 제4군에 속해 있는 무서운 전염병이다. 외국 여행 시 감염될 수 있으며 적절한 항생제 치료를 받지 않으면 10% 이상의 사망률을 나타낸다. 페스트는 치료하지 않는 경우에 지혈 작용이 과다하게 활성화되어 필요 이상으로 응고 작용이 심하게 일어나게 되는 파종성 혈관 내 응고가 생긴다. 급성 호흡부전, 신부전, 의식 저하, 쇼크로 진행하는 치명적인 패혈증 경과를 보인다. 치료는 주로 항생제로 스트렙토마이신, 테트라사이클린, 독시사이클린을 사용하는데, 항균제로는 설파디아진, 트리메토프림—설파메톡사졸 그리고 면역 요법으로 항페스트 혈청도 사용된다.

장편 소설 『페스트』는 사실상 의학 소설은 아니며 우화적이며 비판적인 작품이다. 닫힌 공간으로서 한 도시 내의 실존주의적 주제를 집요하게 탐구하고 있다. 페스트는 죽음, 병, 고통 등 인간의 본질적인 문제뿐만 아니라, 인간 사회의 온갖 부조리한 제도나 일을 상징하기도 한다. 그리고 부조리와 맞서 싸우는 인간의 용기와 그 의지를 주제로 내세운 부조리 문학의 대표작이다.

*원문 인용: 알베르 카뮈 『페스트』, 김화영 옮김, 책세상

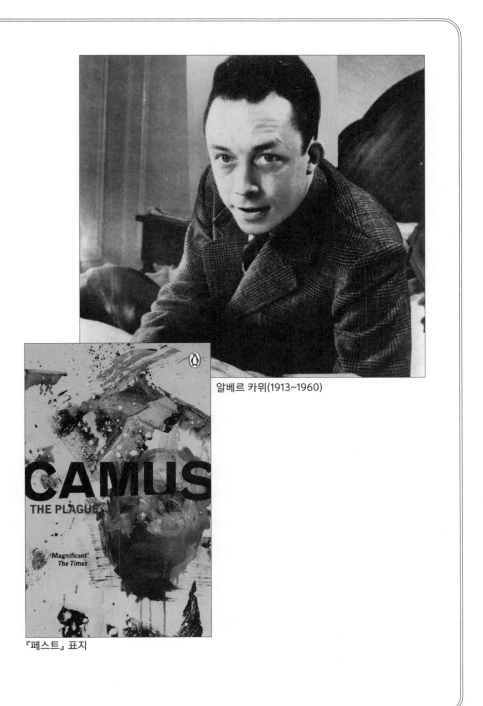

알베르 카뮈(1913~1960)

『페스트』 표지

감정적 독물을
배출시키는 치료

약사 엘리 그라이퍼의 '포엠 테라피'

미국의 엘리 그라이퍼(Eli Greifer, ?~1966)는 약사이자 변호사, 시인으로 널리 알려진 사람이다. 1928년부터 그는 시(poem)가 임상적인 치료 효과가 있다는 것을 알려왔다. 시의 치료 효과에 대한 확고한 믿음과 뜨거운 열정으로 시 치료 발전에 평생 노력해왔다. 뉴욕에 'Village Arts Center'를 세웠으며 'Remedy Rhyme Gallery'도 설립했다. 1950년대 초부터 시의 치료적 효능을 연구하기 위하여 크리드무어 주립병원(Creedmore State Hospital)에서 '포엠 테라피(Poetry Therapy)' 그룹을 만들었다. 1959년에는 컴버랜드 병원(Cumberland Hospital)에도 두 명의 심리학자들과 함께 '포엠 테라피' 그룹을 만들었다. 후일 리디(Leedy) 박사로 하여금 시 치료 협회 설립의 기틀을 만들어 주었다.

1980년에 '미국 시 치료 협회(National Association for Poetry Therapy)'가 설립되었다. 이 학회에서는 문학적 치료가 신체와 정신건강을 돌보기 위한 통합 치료 방법으로 여러 가지 수단을 사용할 수 있으며 시가 사용된다고 하였다. 1966년에 약사 엘리 그라이퍼는 작고했지만 이 학회에서 시 치료의 창시자로 추앙받고 있다.

시(poem, poetry)는 그리스어 'poiesis'라는 '만들다'라는 뜻에서 유래한 것으로

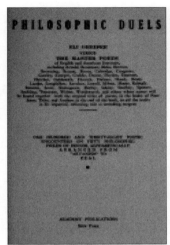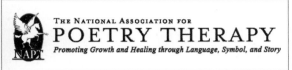

엘리 그라이퍼가 만든 '시 치료 협회' 로고

엘리 그라이퍼의 저서 『철학적 다툼들』 표지

poetry는 언어와 글로 창작하는 것이다. poem은 한 편의 시, poetry는 집합체로서의 시를 말한다. 시 치료의 근거가 되는 사례는 원시 사회를 거쳐 고대 이집트의 파피루스에서도 발견되기도 한다. 그리스 신화에서 태양신 오케아노스가 프로메테우스에게 '언어는 병든 마음을 치료하는 의사'라고 말했다고 한다. BC 300년경 그리스의 도서관 입구에 '영혼을 위한 약'이라고 현판에 쓰여 있었다고 한다. AD 100년경 로마의 의사인 소라누스(Soranus)가 조증 환자(manic patients)에게 비극(tragedy)을, 우울증 환자(depressed patients)에게 희극(comedy)을 처방했다는 기록이 있다. 이것이 최초의 고전적 시 치료 사례다.

아리스토텔레스(Aristoteles, BC 384~322)는 그의 저서 『시학』에서 비극을 통하여 인간에 대한 예술적 카타르시스(정화) 작용을 설명하고 있다. 분노, 공포, 흥분, 긴장 같은 감정들이 마음속에 가득 찼을 때 문학이나 음악이 예술적 수단으로 정화해줄 수 있다는 뜻이다.

프로이트는 "내가 아니라 시가 무의식을 발견해주었으며, 마음은 시를 만드는 기관(organ)이다"라고 했다. 시에는 이미지, 리듬, 상징, 은유들이 있다. 이는 인간의 무의식으로 들어가는 문과 같다고 한다. 시는 내면의 어느 깊은 곳에서 생겨난다. 고뇌, 탄식, 분노, 후회, 울분, 증오 등 인간의 오욕칠정을 시어로 풀어내고 삭혀줄 수 있는 예술 장르라고 본다.

시는 사람을 인간답게 사는 데 도움을 준다. 시는 간결한 인간 본성의 언어이기 때문에 사람들에게 진솔한 감정을 불러일으킨다. 시는 어떠한 정신적인 고통과 번민에 인간이 직면했을 때 솔루션을 제공할 수 있는 치료 수단이 되기도 한다.

시인 워즈워스가 "내게 찾아온 건 오직 슬픈 생각뿐 / 때맞춰 그 슬픔을 말하니 그 생각 사라지고 / 나는 다시 건강해졌네"라고 노래했다. 때맞춰 슬픔을 말하는 시가 치료적 체험으로 이끄는 것이다. 존 스튜어트 밀(J. S. Mill, 1806~1873)은 워즈워스 시를 읽으면 신경 쇠약으로부터 회복이 된다고도 하였다. 시인 하이네도 "병은 모든 창조적 욕구의 궁극적 근거 / 창조하면서 나는 회복될 수 있었고 / 창조하면서 나는 건강해졌네"라고 했다. 문학 창작의 치료 기능을 재확인시켜준다. 이는 시와 의약 사이에 공통되는 부분이 많다는 것을 암시해준다.

시는 '정신적 혼란을 극복하고 치료하기 위하여 인간이 발전시킨 기술 중의 하나'라고 주장하는 사람도 있다. 시는 감정적 독물(emotion venom)을 해독시켜 체외로 배출한다. 답답한 마음을 환기(ventilation)시키고 혼탁한 감정을 정화(catharsis)해준다. 시 치료는 결과적으로 환자들이나 잠재적 환자들의 정서 기능을 환기시키고, 사랑을 표현하게 해주며, 타인의 존재를 인식하게 해준다. 현실 문제에 대한 각성도 가져다준다. 시는 용기가 필요할 때 참 용기를 준다. 시는 그렇게 마음의 치료제이자 예방약이 된다.

엘리 그라이퍼의 약사로서의 구체적 생애는 알려지지 않았다. 시 치료 협회의 창시자로 추앙받고 있는 그가 왜 시 치료의 보급에 온 생애를 바쳤는지 궁금하다. 약사인 그가 물질적인 약으로만은 치료하지 못한 그 무엇을 느꼈기 때문일까? 그는 약으로는 치료할 수 없는 마음의 질병이 있으며 시가 약물 대신 치료 효과를 나타낼 수 있을 것이라는 식견이 있었던 것 같다. 다만 거의 100여 년 전에 약사이면서도 시 치료의 전문적인 식견을 가졌다는 사실에 놀랄 따름이다.

갈증을 해소하는 약

생텍쥐페리의 소설 『어린 왕자』

성경책 다음으로 많이 읽혔다는 『어린 왕자』는 1943년에 미국에서 처음 출간된 이래 전 세계에서 약 2억 부가 판매된 것으로 추산하고 있다. 프랑스 작가 생텍쥐페리(Antoine Marie Roger De Saint Exupery, 1900~1944)가 썼다.

그는 이 책의 서문에서 "나는 이 책을 어떤 어른에게 바쳤는데, (중략) 그 어른은 정말 위로받아야 하기 때문입니다. (중략) 그 어른은 옛날에 한 번은 어린이였었기 때문에, 나는 그 어린이에게 이 책을 바치고 싶습니다"라고 하였다. 그러니까 이 소설은 어른의 '어린 시절의 아이'에게 들려주고 싶은 동화다. '어른을 위한 동화'라고나 할까. 생텍쥐페리는 다시 말한다. 대부분의 어른들은 자기가 아이였다는 사실을 잊고 산다. 그러나 그동안 까맣게 잊고 있었지만 내 안에도 아직 작은 아이가 살고 있다. 가만히 들어보면 나의 어릴 적 아기 울음소리가 들린다. 어른들의 마음속에도 아이가 살고 있다는 것이다.

『어린 왕자』의 줄거리는 이렇다. 소설 속 '나'는 세계 일주를 하다가 사하라 사막에 불시착한 비행사다. 고장 난 비행기를 수리하던 중에 한 소년을 만난다. '나'는 초면에 대뜸 양을 그려달라는 이상한 소년에게 끌리게 된다. 그 소년은 사랑하는 장미꽃을 자신이 사는 별인 소혹성 B—612에 남겨 두고 여행길에 오른 어린 왕자다. '나'

는 어린 왕자와 사막에서 같이 지내는 동안 그가 어떤 별에서 살았는지, 어떻게 지구에 오게 되었는지 알게 된다. 어린 왕자가 그동안 몇몇 별을 순례하면서 만났던 왕, 허영심 많은 사람, 술꾼, 사업가, 가로등을 켜는 사람, 지리학자, 지구로 와서 만난 뱀, 장미꽃, 여우, 철도원 이야기를 듣는다. 사막에서 먹을 물이 떨어지자 '나'와 어린 왕자는 물을 찾아 나서기로 한다. 어린 왕자와 '나'는 신비한 우물을 찾아 맛있는 물을 마셨다. 어린 왕자는 다시 자기 별로 돌아가야 한다고 '나'에게 말한다. 자기가 죽는 것처럼 보여도 걱정하지 말라고 한다. 어린 왕자는 자기 별로 떠나고 '나'는 어린 왕자를 떠올리며 슬퍼한다.

『어린 왕자』의 23장에는 한 상인이 등장하는데 신기하게도 '갈증을 없애기 위해 발명한 알약'을 파는 상인이다. 원문에는 이 약을 파는 사람을 '상인(merchant)'이라고 부르는데 추측해보면 약을 개발했고 또 약을 파는 사람이니까 약사(apothecary)가 아닐까 생각한다. 이 알약 이야기가 나오는 23장의 내용은 소설 전권 총 27장 중 길이가 가장 짧다.

"안녕!"
어린 왕자가 말했습니다.
"여어, 안녕!"
상인이 말했습니다. 갈증을 없애주는 굉장한 알약을 파는 상인이었습니다. 그 알약을 일주일에 한 알씩 먹으면, 물을 마실 필요가 없다는 것입니다.
"어째서 그런 약을 파는 거죠?"
어린 왕자가 상인에게 물었습니다.
"시간을 엄청나게 절약할 수 있기 때문이지. 어떤 사람이 계산해보니까 일주일에 53분이나 절약이 되더란다"라고 상인이 말했습니다.
"그럼 절약한 그 53분의 시간은 어디에 쓰나요?"
"하고 싶은 일을 하는 거지."
'내게 만약 53분이라는 시간이 생긴다면, 나는 어딘가 샘이 있는 곳을 찾아 천천히 걸어갈 텐데…'하고 어린 왕자는 생각했습니다.

어린 왕자는 사막에서 파는 '갈증 해소약(pills for quenching thirst)'을 탐탁하게 생각하지 않는다. 이것은 일주일에 한 알만 먹으면 갈증이 사라진다는 지속성 약효를 가진 약이다. 사람은 수분이 부족하면 뇌의 시상하부에서 갈증을 느끼게 되고 뇌하수체후엽에서 바소프레신이라는 항이뇨호르몬을 분비하여 이를 신장에 작용시켜 수분을 재흡수하고 모자라는 수분을 보충한다. 또한 부신피질에서도 알도스테론이라는 호르몬이 분비되어 수분을 재흡수시킨다. 그러나 인체는 하루에 약 2~2.5리터의 물이 외부에서 섭취되어야 한다. 보통 때는 그만큼 몸 밖으로 나가버리기 때문이다. 물이 없으면 일주일 정도밖에 못 버틴다.

엄밀히 말해서 갈증 해소약은 없다. 물이야말로 가장 훌륭한 갈증 해소약이다. 지금에라도 갈증 해소약이 있으면 맨 먼저 우주인에게 쓸 수도 있겠다. 무거운 물을 우주로 가지고 가거나 굳이 우주 공간에서 물을 만들 필요가 없을 것이다. 심한 운동 후나 등산을 할 때나 힘든 일을 할 때 체내 삼투압을 유지시켜 탈진하지 않도록 보충하는 '식염포도당'정이 있다. 이건 엄밀히 말해서 나트륨이나 칼륨 등 전해질과 약간의 에너지 보급용이다. 게토레이나 포카리스웨트 같은 드링크 제품이다.

동의보감에도 여름철에 갈증을 해소하는 약으로 인삼, 오미자, 맥문동을 넣은 '생맥산'이나 '제호탕' 같은 한방 처방이 있긴 하다. 「본초강목」에서도 토사자(메꽃과에 속하는 한해살이 덩굴성 식물인 새삼의 씨앗)라는 약재의 즙을 달여 먹으면 갈증을 해소시켜준다고 하였으나 과학적인 연구가 필요하다.

『어린 왕자』에서 상인은 이 갈증 해소약을 먹으면 일주일에 53분을 절약할 수 있다고 했다. 일주일에 고작 53분이라니 너무 짧아서 좀 이해가 안 가지만 보다 깊은 뜻이 있을지도 모르겠다. 아마도 1분 1초가 다급한 사막에서 물을 찾는 데 허비하는 시간을 아낄 수 있다는 것을 말하는 것 같다. 한편 인간은 그런 시간을 아끼며 또다시 다른 일을 해야 하는 천성적으로 일 중독자일지 모른다. 그러나 어린 왕자는 시간과 일에 쫓기는 삶을 살기는 싫다. 지구 상에 사는 인간의 바쁜 삶을 꾸짖는 것 같다.

무엇이든 시간을 들여서 하는 것이야말로 그것을 소중하게 만든다. 요즘 '슬로우 시티(slow city)'가 유행하고 있다. 청정한 자연 속에서 옛날의 농경 시대 같은 느림의 삶을 추구하는 국제적 운동으로 유럽에서 확산되기 시작했다. 우리나라에도 2007

년에 청산도 등 전라남도의 4곳이 슬로우 시티 국제연맹의 실사를 거쳐 슬로우 시티로 지정되었다.

갈증 이야기가 이어지는 24장에서 '나'는 "먹을 물이 이제 한 방울도 없어. 그래서 말인데, 나도 어딘가에 샘이 있는 곳을 찾아 천천히 걸어갔으면 좋겠다…"라고 말한다. 어린 왕자는 "나도 목이 말라. 우리 우물을 찾아가…"라고 말하며 둘이는 사막을 함께 걷기 시작했다. "사막이 아름다운 것은 그것이 어딘가에 우물을 숨기고 있기 때문이야." 어린 왕자가 말했다. 사막에 우물이 널려 있다면 더 이상 사막이 되지 못한다. "세상이 아름다운 것은 어딘가에 희망을 숨기고 있기고 있기 때문이야"라고 말하는 것 같다. 세상에 희망이 널려 있다면 더 이상 세상이 되지 못한다. 존귀한 것은 어디엔가 숨어 있다. 그것을 우리는 언제나 찾아야 한다. 시간을 들여 샘을 찾고 물을 길어 올릴 때 그 물은 바로 생명처럼 귀중한 것이 된다. 소설 속의 '나'는 마침내 우물을 발견한다.

『어린 왕자』에서 갈증 해소약의 은유는 무엇일까. '사막'은 세상, '갈증'은 결핍, '갈증 해소약'은 사랑이 아닐까? 그러나 어린 왕자는 쉽게 얻어지는 사랑(love)이 싫다. 어린 왕자는 사막에서 우물을 찾아 나선다. 사막에서 찾는 우물이야말로 진정한 사랑(luv)이다. 어린 왕자는 이윽고 숭고한 사랑(agape)을 향해 자기의 별로 떠나야 한다고 말하는 것 같다. 이 소설에서 맨 마지막 문장은 다음과 같다. "어른들은 그것이 얼마나 소중한 일인지 결코 알지 못하겠지요." 어른들은 "어린 왕자의 별에 살고 있는 양이 꽃을 먹었느냐, 먹지 않았느냐"와 같은 상상의 세계 속에 일어날 수 있는 사소한 일들이 얼마나 중요한 것인지 잘 모를 것이라는 말이다.

『어린 왕자』에 나오는 많은 대사와 지문들은 흙먼지 속에 덮인 우리들의 마음을 닦아주고 메마른 사막과 같은 세상을 서정적 동심으로 적셔준다.

"가장 중요한 것은 마음으로 보아야 해. 눈으로는 보이지 않아."
"소중한 것은 눈에 보이지 않아…"

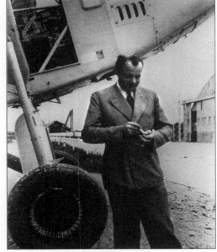
생텍쥐페리(1900~1944)

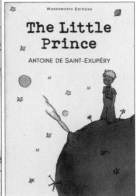
『어린 왕자』 표지

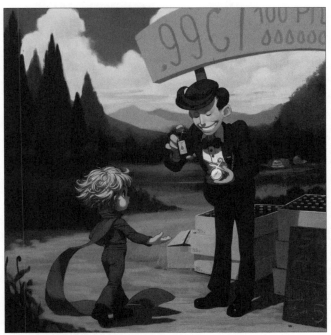
23장의 갈증 해소약 장면

『어린 왕자』에서 펼쳐지는 상상력 속의 은유가 공감각적 이미지와 함께 어우러져 소설 전편이 시적으로까지 읽힌다. 인생은 하루하루가 항상 같게 느껴지는 것이 아니다. 나이가 들어감에 따라 똑같은 일이라도 느끼는 바가 달라지는 것처럼 생텍쥐페리 소설 『어린 왕자』는 읽을 때마다 또 다른 느낌이 새로 발견한 우물처럼 마음속에 찾아와준다.

"사막이 아름다운 것은 그것이 어딘가에 우물을 숨기고 있기 때문이야."

*원문 인용: 생텍쥐페리 『어린 왕자』, 강인순 옮김, 지경사

비련의 주인공이 먹은
묘약과 독약

셰익스피어의 희곡 『로미오와 줄리엣』

윌리엄 셰익스피어(William Shakespeare, 1564~1616)는 영국의 극작가이자 시인이다. 그의 작품은 세계 최고라는 찬사를 받는다. 『로미오와 줄리엣(Romeo and Juliet)』은 서로 원수인 가문에서 태어난 로미오와 줄리엣이 사랑하게 되나 그들의 비극적인 죽음이 가문을 화해하게 만드는 이야기다. 아름다운 대사와 극적 효과로 많은 칭송을 받는 셰익스피어의 대표작 가운데 하나다.

셰익스피어 시대부터 햄릿과 함께 가장 많이 공연되었으며 지금도 여전히 공연되고 있다. 두 주인공은 젊은 연인의 모델로 자리를 잡았다. 로미오와 줄리엣은 연극으로 공연된 이래 영화, 뮤지컬, 오페라 등 다양한 형식으로 변형되어 배포되고 있다. 구노(Charles Gounod, 1818~1893)의 오페라가 유명하다.

길거리에서 몬터규가와 캐풀렛가의 싸움이 일어나면서 이야기가 시작된다. 로미오는 캐풀렛가에 몰래 숨어들었다가 발코니에 있는 줄리엣을 보고 한눈에 반하고 만다. 로미오의 열렬한 구애로 줄리엣은 로미오의 사랑을 받아들인다. 서로가 원수의 가문인 두 사람은 로마 가톨릭교회 수도자인 로렌스 수사에게 도움을 청해 결혼하기로 약속하고 헤어진다. 다음 날 길거리에서는 다시 두 가문 사이에 싸움이 일어나 로미오는 줄리엣의 사촌인 티발트를 죽인다. 이 일로 로미오는 추방되고 줄리엣은 패리스와의 결혼을 강요받는다.

줄리엣은 사랑을 위해 로렌스 수사에게 도움을 청한다. 약초에 대해 해박한 지식을 가지고 있는 로렌스 수사는 마시면 죽은 것처럼 보이는 약(sleeping death drug)을 만들어 줄리엣에게 건네준다. 로렌스 수사는 이러한 사정을 편지로 써서 로미오에게 전달하려 한다. 그러나 로미오는 줄리엣이 죽었단 소리를 듣고 베로나로 돌아온다. 로렌스 수사의 편지는 로미오가 추방당한 도시에 전염병이 퍼져서 출입이 통제되는 바람에 전달되지 못한다. 4막 1장의 내용이다.

> "이 약병을 갖고 가서 잠자리에 들 때 약물을 모두 마시도록 해라. 그 럼 졸음이 오게 하는 싸늘한 액체가 네 혈관 전체에 퍼져나가서 평소에 정상적으로 뛰던 맥박은 멈추고 체온은 내려가고 호흡도 정지되어 네가 산 사람처럼 보이지 않을 것이다. 이렇게 오그라든 가사 상태에서 마흔두 시간이 흐르면 마치 상쾌한 잠에서 깨어나듯 눈을 번쩍 뜨게 될 것이다."

줄리엣이 로렌스 수사에게서 받은 약은 무엇이었을까? '체온이 식고 호흡이 정지되는 약'으로 가사 상태에 있다가 즐거운 잠에서 깨어나는 약은 묘약이다. 기원후 1세기 로마의 식물학자 디오스코리데스는 만드라고라(Mandragora officinarum)를 포도주에 담가 수면제 처방을 했다는 기록이 있다. 셰익스피어의 「안토니우스와 클레오파트라」에서 클레오파트라의 "기어코 가시려거든 저에게 만드라고라를 먹여놓고 떠나세요"라는 대사가 나온다. 안토니우스가 로마로 떠나 곁에 없는 동안 죽은 듯이 잠만 자며 지내고 싶다는 뜻이다. 그러므로 줄리엣에게 준 수면약 그러나 호흡마저 정지되는 묘약의 기원은 만드라고라를 가상한 것이 아닌가 싶다. 약초인 만드라고라는 가지과 식물로 부교감 신경 차단 효과가 있는 알칼로이드가 다량 함유되어 과량 복용 시 수면, 환각 효과가 있을 수 있다.

로미오는 줄리엣의 무덤 앞에서 패리스와 결투를 벌여 죽인 후 누워 있는 줄리엣을 보게 된다. 슬픔에 빠진 로미오는 독약을 먹고 자살한다. 그러나 줄리엣은 깨어나

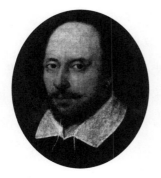
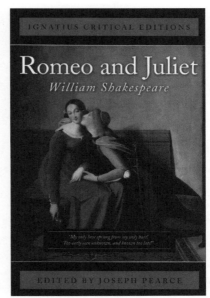

윌리엄 셰익스피어(1564~1616)

『로미오와 줄리엣』 표지

게 되고, 자기 옆에 죽은 로미오를 보고 경악한다. 로미오의 시체를 안고 오열하던 줄리엣은 로미오의 단도로 가슴을 찔러 죽고 만다. 두 가문은 사랑하는 자식들이 가문 간의 싸움 때문에 죽게 된 사실을 알게 되고 두 연인의 장례를 치르며 화해한다.

그렇다면 로미오가 약사에게 샀던 독약은 무엇이었을까? 당시 약사는 맨튜아(Mantua)의 법에 독약을 팔면 사형이라고 말하며 절대 팔지 않으려고 한다. 로미오는 사정하며 약사를 돈으로 매수한다. 5막 1장에서 약사와 로미오가 대화를 주고받는다.

"돈을 받긴 하겠지만, 가난 탓이지 본심은 아니오."
"나 역시 당신의 본심이 아니라 가난에 대해 돈을 치르는 거요."

국법을 어긴 엄청난 죄를 가난을 핑계로 합리화시켰던 것이다. 정직한 약사의 이미지는 이 작품에서 아쉽게도 땅에 떨어졌다. 약사 입장에서는 이런 장면을 만든 셰익스피어가 야속하다는 생각이 들 것 같다. 그러나 소설 속의 아쉬운 내용을 통해서 정작 깨달아야 하는 것은 인간의 생명과 직결되는 약을 다루는 약사는 절대로 양심을 팔지 말아야 하며 나라의 법을 잘 지켜야 한다는 교훈이다.

로미오가 누워 있는 줄리엣 곁에서 독약을 마시면서 "나의 사랑을 위해! 오, 정직한 약사! 약효가 빠르구나"라는 대사를 한다. 독약을 준 약사를 정직하다고 표현하고 있다. 약효가 매우 빠르다는 것으로 보아 아주 강한 독약으로 보인다. 약사가 판 독약의 정체를 작가가 정확히 밝히지는 않는다. 셰익스피어가 살았던 중세 시대에 흔했던 독약으로는 프토마인, 바곳, 칸타렐라, 아쿠아 토파나, 독당근 등이 있다.

*원문 인용: 셰익스피어 『로미오와 줄리엣』, 김종환 옮김, 가지않은길

설사약과
쥐약

제프리 초서의 소설 『캔터베리 이야기』

제프리 초서(Geoffrey Chaucer, 1343~1400)의 『캔터베리 이야기(The Canterbury Tales)』는 일종의 액자식 소설이다. 하나의 소설 속에 여러 개의 이야기가 들어 있는 구성(frame tale)이다. 『캔터베리 이야기』는 '순례 여행'이라는 틀을 통해 미완성의 이야기를 포함하여 24개의 이야기를 엮었다. 1387년경에 집필을 시작하여 1400년 생을 마감할 때까지 계속 썼다고 한다.

이보다 다소 앞서 발간된 보카치오의 「데카메론」(1349~1351)은 페스트 창궐을 피해 온 사람들이 이야기한 100편을 모은 스토리 형식이다. '아라비안 나이트'라고도 하는 「천일야화(One Thousand and One Nights)」는 6세기부터 8세기 말경까지 세헤라자데가 샤리아 왕에게 들려준 이야기로 전해지던 것이다. 계속 발전하여 15세기경에 완성된 주요 이야기 180편과 짧은 이야기 108여 편의 스토리가 들어 있다. 러시아 음악가 니콜라이 림스키코르사코프(Nicolai Rimsky—Korsakov)가 4악장의 관현악곡 「세헤라자데(Scheherazade)」(1888)로도 작곡한 바 있다.

아마도 초서는 「천일야화」나 「데카메론」을 읽었고 그의 집필에 영향을 받았을 것이다. 이런 책들은 지금 보아도 감탄할 만한 내용으로 가득 차 있다. 세계적 이야기꾼들이 집필한 액자식 소설 형태를 띤 불멸의 이야기책들이다.

런던 근교 캔터베리 성당이 있는 성지를 향한 순례길. 도중에 묵은 여관에서 32명의 순례자가 순례길의 지루함을 달래기 위해 한 사람이 두 가지씩 이야기할 것을 여관 주인이 제안한다. 그렇다면 64개의 이야기로 완성되어야 하는데 실제로는 24개의 이야기로 구성되어 있다. 순례자들은 각자 자기 나름대로 재미있는 이야기를 하게 된다. 이 중에서 가장 이야기를 잘한 사람이 융숭한 식사 대접을 받는 일종의 스토리텔링 경연대회 형식을 취한다. 이 이야기를 모은 것이 바로 『캔터베리 이야기』다.

그 일행에는 기사와 그의 아들인 수습 기사, 기사의 종자, 수녀원장과 수녀 한 사람, 신부세 사람, 지도 신부, 탁발 신부, 상인, 대학생, 변호사, 시골 무사, 목수, 직조공, 염색공, 요리사, 의사, 방앗간 주인, 초서 자신 등 온갖 계층 사람들이 있어 일종의 영국 사회의 축소판을 느끼게 한다. 두드러진 이야기 소재는 섹스, 욕정, 탐욕, 질투, 속임수, 어리석음, 결혼, 부정, 교회의 부패 등이다. 중세 봉건주의가 흔들리면서 영국의 사회상을 극명하게 묘사하였다.

여기에서 그 많은 이야기를 소개할 수는 없다. 다만 설사약과 쥐약이 나오는 이야기를 소개해본다. 먼저 「수녀원 신부의 이야기(The nun's priest's tale)」다. 어느 중년의 가난한 과부의 집 마당에서 첸트클리어(Chauntecleer)라는 수탉이 7명의 아내를 거느리고 제왕처럼 살고 있다. 그중에서 남편으로부터 가장 총애를 받는 암탉 아내가 퍼티롯(Pertelote)이다. 어느 날 밤 첸트클리어는 꿈을 꾸었다. 어떤 짐승에게 자신이 물리는 내용이다. 그리고 그 꿈에 대해 이야기를 했다. 아내는 쓸데없는 꿈 이야기를 한다고 남편을 꾸짖는다. 이 꿈이 무언가를 예언한 것일지도 모른다고 두려워하는 첸트클리어에게 꿈을 무시하라고 한다. 그리고 퍼티롯은 처방을 내린다. "꿈은 단지 과식으로 위 속에 찬 가스나 체액 같은 것으로부터 생겨나는 거야. 설사약(laxative)을 먹으면 나을 거야! 이 동네에는 약국이 없으니… 우리 뜰에서 찾을 수 있는 약초들로… 이것들은 위아래 것 모두 설사시켜줄 수 있다"고 한다.

여전히 자기 꿈에 심오한 의미가 있다고 주장을 계속하던 첸트클리어도 결국 아내 퍼티롯의 말에 동의한다. 그리고 얼마 후 정원에 숨어 있는 여우를 보게 된다. 여우는 첸트클리어에게 노래를 한 곡 해보라고 권하는데 이는 닭을 해치려는 자기의 의도를 숨기려는 것이다. 첸트클리어가 노래를 시작했을 때 여우는 그의 목덜미를 물고 달아난다. 수탉을 입에 물고 도망가는 여우의 뒤를 과부 집안의 모든 식구가 쫓아간다.

한편 첸트클리어는 절체절명의 순간에 꾀를 하나 낸다. 여우에게 자기를 쫓아오는 이들을 놀리라고 한다. 여우가 "이 바보 녀석들아!"라고 입을 떼는 순간 첸트클리어는 여우의 입에서 탈출하여 나무 위로 높이 날아가버린다. 화자는 이 이야기의 교훈을 생각해보라고 한다. 아마도 이 이야기가 주는 메시지는 두 가지일 것이다. 매사에 부주의하지 말고 또 누군가의 감언이설에 쉽게 넘어가지 말라는 것이다. 바로 우리 인간에게 던지는 말일 것이다.

「수녀원 신부의 이야기」 속에는 약에 관한 내용이 나온다. 시내에는 약사(apothecary)가 없다고 한다. 그러면서 주변에 자라고 있는 약용 식물들을 먹으라며 설사약으로 사용할 수 있는 약초들을 나열한다. 등대풀(spurge), 월계수(laurel), 수레국화(centaury), 현호색(fumitory), 헬레보레(hellebore), 속수자(caper—spurge), 산자나무 베리(buck—thorn berries) 같은 것들을 쪼아 먹으라고 한다. 이것들이 약효가 다 있는지는 모르겠지만 구체적인 약초 이름들이 나열되었다. 약을 먹기 전에는 소화가 잘되는 애벌레가 들어 있는 가벼운 식사를 먼저 하라고까지 복약 지도(?)를 한다.

실제로 사람에게 쓰는 설사약에는 점활성 하제, 팽창성 하제, 염류 하제, 자극성 하제 같은 것들이 있다. 위에 열거된 식물들은 아마도 대황이나 센나엽처럼 장 점막에 자극성을 유도하여 설사를 일으키는 생약으로 판단된다. 첸트클리어가 꿈 때문에 불안해하자 그를 겁쟁이라고 하면서 내린 처방이 설사약이라니, 독자들을 웃기는 내용이다. '꿈은 과식에 의한 소화 불량 때문이다'라며 꿈은 일종의 체한 상태라고 한다. 재미있다. 그럴 것도 같다. 과식처럼 너무 많은 것을 생각한 나머지 꿈에까지 과도하게 나타나게 되는 어떤 정신현상인가?

「면죄사 이야기(The pardoner's tale)」에는 쥐약이 나온다. 그런데 쥐를 잡는 데 쥐약을 쓴 것이 아니라 사람을 죽이는 데 썼다. 주정뱅이 셋이 술집에서 술을 마시다가 어느 시체(주검)가 무덤으로 실려 가기 전에 올리는 종소리를 들었다. 술집에서 말해주기를 '죽음'이라고 부르는 도둑이 이 동네 사람들을 죽이고 있고 세 사람도 변을 당할지 모르니 조심하라는 것이다. 세 주정뱅이는 그 '죽음'이라는 살인자를 찾아 그를 죽이러 가는 길에 초라한 행색의 노인을 만난다. 세 주정뱅이는 그 노인에게 '죽음'이 있는 곳을 묻는다.

노인이 알려준 참나무 밑에 가니 금화 더미가 있는 것이 아닌가. 금화를 본 세 주정뱅이는 '죽음'의 귀신을 잊어버린다. 금화를 많이 독차지하고 싶은 못된 주정뱅이는 제일 어린 사내를 빵과 술을 사오라며 읍내로 보내고 나머지 한 사람과 그를 죽일 계획을 짠다. 어린 사내는 시내 약국에 가서 자기가 키우는 닭을 못살게 구는 족제비를 퇴치하는 약이 필요하다고 한다. 그의 요구에 약사는 "그렇습니까. 그렇다면 제가 좋은 약 하나 드리지요. 이것을 밀알 크기로 만들어 먹게 하면 어떤 생물도 죽지 않고는 못 배길 겁니다. 더욱이 약효가 강해 채 1마일도 못 가고 죽고 말지요"라며 강한 약효(독성)를 가진 쥐약을 설명한다.

어린 사내는 두 개의 술병에 쥐약을 섞어 돌아왔다. 자기가 마실 병 하나는 그대로 두었다. 어린 사내가 돌아오자마자 나머지 두 사람은 계획대로 그를 칼로 찔러 죽였다. 둘은 술 한잔 마신 뒤에 그를 파묻기로 하고 독약이 든 술병을 마셨다. 이렇게 해서 세 주정뱅이는 모두 다 죽었다. '죽음'을 잡으러 가다가 모두 '죽음'을 맞이하게 되었다. "친구를 배신하고 죽이는 것은 죄악 중에서도 가장 큰 죄악입니다." 면죄사는 탐욕이야말로 모든 죄의 근원이라는 이야기 주제를 다시 한 번 강조한다.

「면죄사 이야기」에 나온 약사 이야기를 다시 살펴보자. 당시에도 쥐약은 위험한 것이라 면허증을 가진 약사가 관리하고 팔았던 것 같다. 약사는 자기가 주는 쥐약이 무척 독성이 강해서 먹으면 곧 죽게 될 것이라고 약리적 지식을 이야기하고 있다. 14세기 후반 당시에도 이 같은 독성학적 기본 지식이 있었다는 것을 시사해주고 있다.

당시에 쓰였던 쥐약은 무엇이었을까? 14세기에는 유기 물질을 합성할 기술이 부족한 때이므로 주로 식물성이나 광물성 쥐약을 썼을 것이다. 무기 물질로서는 아마도 아비산, 아비산석회 같은 비소화합물과 탈륨화합물을 썼을 것이다. 이어서 황인, 인화 아연, 탄산바륨 같은 것을 썼을 것이다. 그리고 식물성 쥐약으로는 마전자(Strychnos nux-vomica)를 이용한 스트리크닌 성분을 썼을 것으로 판단된다. 이런 독

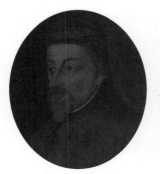

제프리 초서(1343~1400)

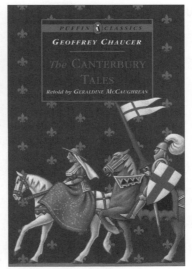

『캔터베리 이야기』 표지

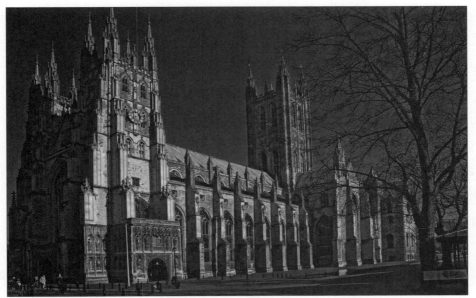

캔터베리 성당

물을 고구마, 밀기울 등과 섞어서 쥐약으로 방제하였을 것이다.

초서가 살던 시기는 페스트가 창궐하던 14세기 중후반이다. 1348년과 1369년에 이어 1380년의 흑사병은 영국민의 1/3을 죽음으로 몰고 갈 정도였다. 당시에는 이 흑사병이 도대체 무엇 때문에 발생하며, 또 어떻게 전염을 막을 수 있는지를 몰랐기 때문에 창궐 시기에 유럽 인구의 절반이 죽어가는 그 죽음 앞에 속수무책일 수밖에 없었다. 19세기 말 파스퇴르에 의해 최초로 페스트균이 발견되기까지 페스트의 발병 원인과 치료법을 알 수가 없었다.

20세기에 들어와서야 쥐벼룩과 쥐가 사람에게 페스트균을 옮긴다는 사실을 비로소 발견하게 되었다. 14세기 페스트 유행 당시에는 개와 고양이들이 페스트를 옮긴다고 생각하여 잡아 죽였다. 그 결과로 오히려 쥐가 더 번식하게 되었다. 당시에 쥐가 페스트의 매개 동물이라는 것을 알아 『캔터베리 이야기』 속의 약사가 주는 쥐약으로 퇴치했더라면 그렇게 큰 흑사병의 재앙을 막지 않았을까 생각해본다.

아무튼 『캔터베리 이야기』는 초서 집필 활동 당시의 흑사병, 농민 반란, 프랑스와의 전쟁 등 대내외적인 격변기의 현실을 언급하고 있지는 않지만, 재미있는 이야기 문학을 통하여 웃음과 낭만을 선사하였고, 이를 통해 민중을 위로하고 현실 도피의 장을 마련해주었던 것 같다.

서구에서 약사라는 직업의 역사를 더듬어보면 유럽 지역을 영향권으로 두었던 신성 로마 제국에서 1240년 프레드릭 2세 황제가 칙령(edict)을 발표하여 의사로부터 독립된 약사 직업을 공식적으로 인정했다. 그러나 14세기 후반에 이 소설이 집필된 당시 영국에서는 약사와 약국이 확립되기 이전인데도 『캔터베리 이야기』 소설 속에서는 독립된 직업으로 나온다. 참고로 영국은 칙령이 효력을 발생한 유럽 지역과는 달리 1617년경에서야 의약 분리가 이루어졌다.

이 소설이 쓰일 무렵인 시대적 배경인 14세기에 「면죄사 이야기」에서 약국과 약사의 존재를 만난다. 지금의 약국에서도 쥐약을 팔고 있지만 당시 약국의 약사도 쥐약을 취급했다는 이야기가 놀랍다. 그리고 「수녀원 신부의 이야기」 속에는 그 동네에는 약사가 없다고 하며 민간요법으로 여러 가지 약초들을 뜯어 먹으라고 한다. 그 식물들은 지금에도 약용 식물로의 가치가 있는 것들이다.

『캔터베리 이야기』를 읽다가 만난 인간의 오욕칠정이 결코 남의 이야기가 아니다. 흘러간 구시대의 이야기가 아니다. 바로 지금 이 시대, 우리의 이야기라는 생각도 든다. 고전은 수천 년이 흘러도 삶의 지혜를 전해준다. 인문 고전 속에 미래의 길이 있는 것 같기도 하다.

귓속에 부어 넣은
독약

셰익스피어의 희곡 『햄릿』

"죽느냐 사느냐 그것이 문제로다"라는 대사로 유명한 『햄릿』의 제1막에서 덴마크 왕자 햄릿은 선왕인 아버지 유령을 만나 숙부로부터 독살을 당한 과정을 듣는다. 숙부가 병에 든 으깬 헤베논 즙을 잠자고 있는 자신의 귓속에 부어 넣었다고 한다.

"정원에서 낮잠을 자고 있었지. 오후에 늘 하던 습관대로 한참 쉬던 중, 네 숙부가 들어왔다. 독약(헤베논 즙)이 든 병을 들고서. 그리고 내 귓 구멍 속에 그 문둥병을 일으키는 독약을 부었다. 그 독약은 사람 피와는 상극. 수은처럼 재빠르게 전신의 혈관에 퍼져 맑고 건강한 피를 우유와 섞은 양 순식간에 응고시켜버렸고, 멀쩡했던 내 몸은 나무껍질처럼 굳어지고, 부종으로 뒤덮였다."

과연 작품 속에 등장하는 식물 독성분이 작가가 묘사하는 그런 독작용을 나타내었는지 의문이 생긴다. 왕의 귓속으로 액체를 부어 넣었을 때 즉각 깨어나서 암살자를 밀쳐내지는 않았을까? 물론 선왕은 궁궐 내 안전한 곳에서 잤기 때문에 깊은

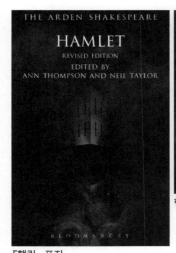
『햄릿』 표지

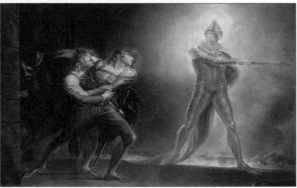
헨리 푸젤리 「아버지의 유령을 보게 된 햄릿」

수면을 취했을 것이다. 더구나 클로디우스가 독약이든 병을 손에 쥐고 있었기 때문에 따뜻해진 상태로 귓속에 부어 넣었으므로 독약을 넣는 동안에도 선왕이 깨지는 않았을 거라고 추정할 수 있다.

여기서 독약이 무엇인가에 대하여 여러 가지 설이 있다. 햄릿 원본의 이절판(Folios edition)에는 헤베논(hebenon)으로 나오고 사절판(Quarto edition)에는 헤보나(hebona)로 나온다. 그래서 간혹 '헤보나의 독약'이라고도 부른다. 이 이름은 오직 셰익스피어의 작품에만 나오는 말이다. 실제의 식물명은 아니다. 그러므로 셰익스피어가 식물 이름을 혼동하였거나 철자를 잘못 썼을 가능성도 제기된다. 그렇다면 이 독약은 진정 무엇인가? 학자들에 의해 헴록(hemlock), 에보니(evony), 벨라돈나(deadly nightshade), 사리풀(henbane), 주목(yew) 등이 제시된 바 있다.

헴록과는 다른 것이 확실하다. 소크라테스가 먹은 독약 성분인 헴록에는 코니인(coniine)이 들어 있어서 근육 마비와 호흡 마비를 일으켜 사망한다. 그런 면에서 햄릿 작품에 묘사된 독작용과는 아주 다르다. 에보니는 구아약(guaiac)이라고도 불리는데 이는 수지 성분으로 독성은 매우 약하다. 벨라돈나는 스코폴라민, 아트로핀,

파클리탁솔의 화학 구조

히요시아민 등 항콜린성 독성 알칼로이드를 함유한다. 사리풀도 벨라돈나와 마찬가지로 독성이 큰 식물인데 아마도 이것이 헤베논으로 철자가 변형(metathesis)된 것이 아닌가 생각하는 학자도 많다. 사리풀은 벨라돈나와 같은 가지과 식물로서 농축된 추출물로 만들면 치사를 일으킬 정도로 독성이 강하다.

주목나무의 잎이나 열매, 나무껍질의 추출물이라면 독작용이 수긍이 간다. 주목(*Taxus brevifolia*) 중에 들어 있는 파클리탁솔(paclitaxol)은 최근에 항암제, 특히 난소암, 유방암, 폐암 치료제로 쓰이는 독한 약물이다. 이것의 부작용으로는 혈액 독성으로, 혈소판감소증으로 인한 출혈이 흔하고 피부에는 알레르기, 발진, 부종 등의 피부 변화가 흔하게 나타난다고 알려져 있다.

셰익스피어는 작품 중에 실제로 'yew'라는 단어를 여섯 차례 정도 사용했다고 한다. 그러나 햄릿에서는 'yew'라는 단어를 사용하지 않았다. '헤베논'이나 '헤보나'가 'yew'의 대체어일 수 있다고 말하는 이도 있다. 주목은 셰익스피어의 출생지 스트랫퍼드—어폰—에이번(Stratford—upon—Avon)의 고향 집 마당에도 있었다고 한다. 그러므로 셰익스피어는 주목의 의약학적 성질을 알고 있었을 것으로 추정된다. 셰익스피어의 작품 중 증상 묘사로 보아 주목 독성에 대하여 들어본 적이 있으며, 그의 마음속에 담아두었다가 작품에다 썼던 것 같다.

한편 '귀'라는 투여 경로를 통해서 독이 퍼졌다는 부분을 다시 살펴보자. 선왕의 고막을 통과하여 매우 신속히 독이 전신으로 퍼진다는 발상인데 그럴 수도 있을 것이다. 작품 속에서 클라우디스는 선왕이 청력 장애가 있다는 것을 알았다. 그런 점에서 귀를 독이 퍼질 수 있는 경로로 선택했을 가능성이 있다. 소설에서는 또 나병 같은 증상, 아마도 피부 괴사 같은 증상을 일으킨 것으로 암시하고 있다. 혈관에 퍼져 순식간에 피를 응고(실제 독성은 오히려 출혈)시켰다고 하고, 아주 흉측하고 혐오스러운 피부병이 생겼다고 한다. 그러니까 셰익스피어는 이 독약이 혈액 독성(응고)과 피부 독성(괴사)이 크다는 것을 작품 속에서 설명하고 있다.

명작 속의 약이나 독이 실제 물질을 염두에 둔 것인지는 확실하지 않은 것이 많다. 그러나 작품을 읽을수록 비교적 해박한 독초 지식을 가진 것으로 보이는 셰익스피어는 실제 사람에게 사용될 가능성이 있는 물질을 선택하여 위대한 그의 작품 중에 놀라운 문학적 장치를 만들어갔다.

*원문 인용: 셰익스피어 『햄릿』, 이현우 옮김, 동인

알다 뿐인가요?
저는 약사입니다

플로베르의 소설 『보바리 부인』

　　프랑스 소설가 귀스타브 플로베르(Gustave Flaubert, 1821~1880)의 소설 『보바리 부인』의 줄거리를 잠깐 살펴보기로 하자. 샤를 보바리는 시골 의사다. 그는 연상의 과부와 결혼을 했지만 곧 사별하고 엠마와 결혼을 하게 된다. 자유분방한 엠마는 진부한 남편에게 곧 실망하고, 법학도 레옹을 만나 호감을 갖는다. 바람을 핀 것이다. 레옹이 파리로 떠나자 우울하게 살아가던 엠마는 호색한 루돌프와도 깊은 관계를 맺는다. 결국, 그에게서도 버림받은 후 다시 레옹을 만나지만 큰 빚을 지고 파산하게 된다. 그녀는 약국에서 비소를 훔쳐 먹고 자살하고 만다. 무능한 남편 샤를도 쓸쓸히 죽는다.

　　서머셋 모옴(William Somerset Maugham)은 세계 10대 소설에 『보바리 부인』을 넣었을 정도로 높게 평가했다. 당시 소설 속 보바리 부인의 밀애 장면이 공중도덕 및 종교 모독죄로 법원에 기소되기도 하였으나 나중에 외설이 아닌 예술로 판정받기도 하였다.

　　소설 속에는 오메(Homais)라는 약사가 나온다. 주인공은 아니나 꽤 비중 있게 나온다. 약사 오메는 제2부 제1장부터 등장한다. 다변가이고 부르주아로서 철저하게

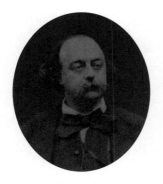
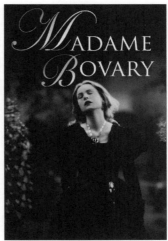

귀스타브 플로베르(1821~1880)

『보바리 부인』 표지

자기 잇속을 챙기는 인간형이다. 사실상 오메는 작가 자신을 포함하여 이기심을 가진 우리 모두의 기성 이데올로기를 대표한다. 오메는 시골 용빌르의 약사로서 엠마와 이웃에서 약국을 개업하고 있다. 그러니까 의사 샤를과 협력 관계이다. 약사 오메는 아픈 과거가 있었다. 약국에서 불법 의료 행위를 하다가 주변 사람에게 고발당해 기소되어 견책을 받은 것이다.

> "알다마다요. 알다 뿐인가요? 저는 약사입니다. 즉 화학자란 말이에요. 화학이라는 것은 말이죠, 부인. 모든 자연계 물질 상호 간의 분자 작용을 아는 데 목적이 있어요. (중략) 또 거기에다 식물학도 알고 있어야 해요. 식물을 분명하게 식별할 수 있어야 해요. 아시겠어요? 어느 것이 약이고 어느 것이 독인지를 분간해야 하죠."

약사 오메는 약사로서의 신념과 약학과 관련된 화학의 힘을 강조한다. 식물학도, 약과 독에 대한 지식도 필요하다고 역설한다.

엠마는 자살하려고 오메의 약국에 찾아와 선반 위에 있는 비소를 몰래 훔쳐 먹었다. 독성분이 몸속에 퍼지자 증상이 나타나기 시작했다. 샤를이 부른 시내 의사들이 구토약과 아편을 투여했지만 결국 어찌할 도리가 없다며 떠난다. 이때 약사 오메가 의사들에게 점심 식사를 같이하고 가라며 '애원'하는 장면이 나온다. 약사 오메를 힘 있는 사람에게 약한 모습을 보이는 인물상으로 그려내고 있으며 이익을 위해서 체면을 희생하기도 하는 인물로 묘사하기도 한다.

작가가 약사 오메를 부정적 인간상으로 묘사한 내용으로 1) 자신의 신분 상승 효과를 노리기 위해 유명인에게 기우는 사람, 2) 약학은 물론이고 화학, 농업 등 여러 분야에 걸친 박식함을 떠벌리는 사람, 3) 엠마의 자살을 숨기기 위하여 바닐라 크림에 비소를 설탕으로 잘못 알고 넣었다고 거짓말을 한 사람, 4) 권력 지향적인 활동으로 정부 훈장까지 받은 사람으로 그렸다. 그러나 한편으로 오메는 약사로서의 책임을 중시하며, 종업원에게도 약국에 대한 정부의 관리·감독이 무척 엄격하다는 점을 교육하는 약사로 그리기도 했다.

엠마가 죽은 후 오메는 약국을 등한히 하지는 않았지만 저술 활동, 사회 문제, 교육 문제 등에 관여하였는데, 새로운 사업으로 초콜릿 사업과 건강 의료기 사업에 몰두하기도 하였다. 오메는 결국 프랑스 정부가 주는 훈장까지 받게 된다. 한편 아내를 잃은 샤를은 거리의 벤치에 앉아서 쓸쓸히 죽음을 맞는다.

소설 속에는 생약 이름이나 처방약 이야기도 꽤 나오는 편이다. 의사 샤를은 엠마가 자신과의 생활에 염증을 느껴 짜증을 내면 쥐오줌풀과 장뇌욕 처방을 했다. 쥐오줌풀(valeriana fauriei) 추출물이나 여기에 함유된 케소글리콜(kessoglycol) 성분이 신경과민, 초조, 불안에 기인한 불면증을 치료하는 수면·진정제가 되었을 것이다. 장뇌는 일종의 아로마요법으로 캠퍼(camphor) 성분이 엠마에게 기분 전환 효과를 나타냈을 것이다.

소설 속 약사 오메는 무신론적이고 이성적이며 과학적인 사고방식의 소유자이다. 그러므로 플로베르는 오메를 통해 당시의 맹신과 배타적 논리로 변한 과학적 이데올로기를 비판하고 있는지도 모른다. 플로베르는 시골 의사 보바리도 우습게 그렸고, 약사 오메도 그리 좋은 사람으로 그리지 않았다. 오히려 나쁜 사람으로 그린 편이다. 플로베르는 소설 속 엠마의 모델이 누구냐는 빗발친 질문에 "엠마는 바로 나다"라고 말한다. 그렇다면 약사 오메는 누구인가? 바로 내가 아닌가?

*원문 인용: 플로베르 『보바리 부인』, 민희식 옮김, 신원문화사

쓸모는
생각하기 나름

『장자』의 '불균수지약(不龜手之藥)'

장자는 중국 송대의 사상가. 이름은 주(周). 도가의 사상가들이 『장자(莊子)』를 편찬했다. 『장자』는 원래 52편이었다고 하는데, 33편(내편 7, 외편 15, 잡편 11)이 현존한다. 노자와 장자를 묶어 노장(老莊) 사상이라고 부른다. 도(道)를 천지 만물의 근본 원리라고 본다. 도는 한마디로 무위자연(無爲自然)이다. 도는 어떤 대상을 욕구하거나 사유하지 않으므로 무위(無爲)하다고 하며, 도는 스스로 자기 존재를 성립시키며 절로 움직인다. 그러므로 자연(自然)하다고 한다.

여기에서 심오한 장자 사상을 펼치려는 것은 아니다. 『장자』의 내편 소요유에 '불균수지약(不龜手之藥)'이라는 것이 나온다. 이 약은 '손이 트지 않는 약'이다. 추운 겨울에 찬바람을 맞거나 찬물을 많이 만지면 손이 트기 쉽다. 겨울에는 바람이 건조하니까 손도 건조해져서 각질층이 벗겨지고 진피층이 나와 피가 나기도 하고 통증이 유발된다.

『장자』의 '불균수지약' 고사는 이렇다. 송나라 사람 중에 대대로 솜을 세탁하는 일을 가업으로 삼은 자가 있었다. 그런데 비법인 손이 트지 않은 약을 사용하고 있어서 말하자면 동종업계에서 경쟁력이 탁월하였다. 이러한 소문을 듣고 한 나그네

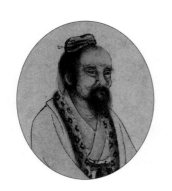

장자(BC 369~289)

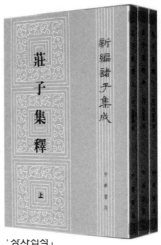

「성사십식」

가 이들을 찾아왔다. 많은 돈을 주면서 그 비법을 자기가 사겠다고 했다. 세탁업자는 가족들을 모아놓고 말했다. "우리는 대대로 솜 빠는 일을 하고 있지만, 수입은 몇 푼에 불과했다. 이제 그 비법을 큰돈에 산다는 사람이 나왔으니 어서 팔아버리자"라고 결정했다. 그들은 비법을 판 돈으로 땅을 사서 농사를 짓게 되었다.

한편 나그네는 손이 트지 않는 약의 비법을 가지고 오나라의 왕에게 가서 병사들에게 동절기에 쓰면 좋을 약이라며 효험을 설명했다. 얼마 되지 않아 월나라가 오나라로 쳐들어왔다. 장군으로 임명된 그는 수군을 통솔하여 적을 물리쳤다. 찬바람이 부는 추운 겨울에 전쟁이 났는데 두 나라 군사는 양자강 유역에서 수전을 벌이고 있었다. 그러나 오나라 군사는 '불균수지약'을 미리 바르고 있었기 때문에 손발이 얼거나 트지 않아 모두 사기가 충천했다. 월나라 군사들은 손발이 얼고 갈라져 사기가 떨어져 싸움도 제대로 못 해보고 대패했다. 오나라 왕은 대승을 거두고 돌아온 장군에게 넓은 영지를 나누어 주고 오나라의 영주로 봉하였다.

이 고사의 메시지는 쓸모를 볼 줄 하는 사람이 되어야 한다는 것일 것이다. 손을 트지 않게 하는 능력은 동일하지만 어떤 사람은 세탁업에나 이용하는 반면에 어떤 사람은 나라를 구하는 데 쓴다. 어떤 사람은 빨래 일에만 종사했으나 어떤 사람은 장군이 되었다. 쓸모를 쓰는 바가 달랐기 때문이다. 이 이야기를 생각하면서 신약 개발에 관심 있는 사람들은 비아그라를 떠올릴 수도 있겠다. 협심증 치료제로 개발하다가 미약한 약효 때문에 쓸모가 없다고 포기하려던 차에 부작용 증상을 새로운 쓸모로 이용하여 세계적인 발기부전 치료제로 개발한 사례다. 이런 일은 우리가 살아가면서 많이 겪을 것이다. 고정관념이라는 플랫폼(platform)에서 맴돌다 기차가 떠난 다음에 깨달아보아야 혁신의 기차는 떠났는데 무슨 소용이 있겠는가.

『장자』에 나오는 '불균수지약'은 무엇이었을까? 장자가 그냥 지어낸 약인가? 참 그럴듯한 우화의 소재다. 당시에는 지금처럼 로션이나 크림이 없었으므로 손 트는 것을 방지하기 위해서는 천연에서 얻은 식물유나 양모에서 얻은 라놀린 기름을 손에 발랐지 않았을까 생각해본다. 글리세린 같은 것은 없었을 것이고 바셀린도 물론 없었을 것이다.

그렇다. 최근까지 피부를 보호하는 연고류나 화장품의 기제로 많이 쓰이는 바셀린의 발견에서도 '불균수지약'의 고사가 떠오른다. 1865년 미국 펜실베이니아에서 로버트 치즈브로(Robert A. Chesebrough, 1837~1933)라는 젊은 화학자가 유전 시설에서 파이프에 낀, 석유정제 후 남는 정체불명의 찌꺼기의 같은 것을 노동자들이 피부연고처럼 사용하는 것을 보고 정제한 것이 바셀린이다. 1870년에 상용화되어 유럽으로 팔려나갔으며 지금까지도 의약품과 화장품의 원료로 널리 사용되고 있다.

치즈브로 사후, 바셀린은 굴지의 화장품 회사 유니레버(Unilever)의 제품이 되었다. 마스카라 또한 바셀린 덕분에 생겨났다고 한다. 1915년 바셀린에 탄가루를 섞어 여동생 메이블(Mabel)의 속눈썹에 발라준 것이 계기가 되어 톰 라일 윌리엄스(Tom Lyle Williams, 1896~1976)가 화장품 회사 메이블린을 창업하게 된 것이다. 사물을 어떤 쓸모로 활용할 것인가에 따라 그 가치는 달라진다. 기성의 가치를 어떻게 인식하고, 새로운 사고로 전환하는 가에도 달려 있다. 이러한 발상의 전환은 전적으로 자신의 몫이 아닐까. 쓸모 있는 사람이 되려면 꼭 그렇지 않은가?

토끼와
카나리아

게오르규의 『25시』

우리나라 공기가 나빠져서 큰 걱정거리다. 중국발 미세 먼지의 한반도 유입과 지나치게 많아진 자동차 배기가스가 문제다. 미세 먼지 경보가 발령되면 숨쉬기가 불편해진다. 마스크를 써야 하는데 답답하기만 하다. '공기'하면 떠오르는 세계 명작이 있다. 바로 루마니아 작가 콘스탄틴 비르질 게오르규(Constantin Virgil Gheorghiu, 1916~1992)가 쓴 소설 『25시』(1949)다. 안소니 퀸 주연의 영화로도 나왔다.

> "언젠가 나는 잠수함으로 항해한 적이 있소. 천 시간 동안 물속에서 있었소. 잠수함 속에는 환기해야 할 시간을 정확히 알려주는 특수 기계가 있었는데, 옛날에는 그 기계가 없어서 대신 흰 토끼를 싣고 다녔다는 거야. 공기가 탁해져서 토끼가 죽어버리면 수부들은 앞으로 대여섯 시간밖에 견디지 못한다는 것을 알게 된다는 거요."

등장인물인 소설가 트라이안 코루가가 말한 내용이다. 잠수함 속에서 토끼는 승무원보다 먼저 산소 부족을 감지할 수 있다. 따라서 토끼의 희생이 승무원의 안전을 지켜주는 셈이다. 물론 잠수함에 토끼를 싣고 다닌 것은 산소 감지기가 아직 발명되지 않았던 때의 일이다. 게오르규는 여러 차례의 순회강연에서 소위 '잠수함 속의 토끼'에 대하여 이야기했다. 예를 들어 "시인은 잠수함 속의 토끼다"라며 사회의 부조리를 가장 먼저 감지하고 이를 고발해야 하는 숙명을 가지고 있다고 말했다. 시인이야말로 암울한 시대 상황 속에서도 예언자적 기질을 가진 용기 있는 부류로 보았기 때문이다. '시인은 잠수함 속의 토끼'라는 비유에서 '시인'은 '지성인'으로 대치될 수도 있겠다.

게오르규의 『25시』에는 요한 모리츠라는 루마니아 태생의 가난한 농부가 등장한다. 그의 아내를 탐내는 교활한 헌병에 의해 유대인이라는 누명을 쓰고 강제 노동 수용소로 압송된다. 자신이 루마니아인임을 줄기차게 주장하지만, 그 누구도 그의 말을 들어주지 않는다. 그 후에 그는 헝가리로 탈출했다가 루마니아 첩자의 누명을 쓰고 독일로 팔려간다. 그곳 공장에서 노무자로 일하던 중 게르만족의 순수한 혈통을 이은 후예로 인정되어 독일 장교 추천으로 포로 감시병이 되어 생활하게 된다.

그러나 또다시 연합군 점령 지구로 도망쳤는데 연합군은 그가 적성 국가인 루마니아인이라는 사실을 알고 구금한다. 그 후 13년 동안 백여 곳 이상의 수용소를 전전하며 고난의 나날을 보낸다. 어느 날 천신만고 끝에 석방된 그는 아내와 다시 만난다. 그러나 동유럽인 체포령이 내려 석방된 지 불과 18시간 만에 다시 감금되고 만다.

이상이 소설의 개략적 줄거리다. 어찌 보면 한 개인을 넘어서 약소민족의 고난과 운명을 묘사한 작품으로 작가는 일약 세계적 명성을 얻게 된다. 작가 게오르규는 평범한 한 사람의 '25시'적인 부조리 상황을 통하여 한 개인과 그가 속해 있는 민족이나 국가가 겪어야 하는 고난을 생생하게 묘사하고 있다. 나아가서 인간성을 상실하고 기계 노예로 살아가는 현대인들이야말로 아무도 구제해줄 수 없는 멸망에 직면해 있음을 예언하고 있다. 지금의 우리도 25시의 주인공 요한 모리츠와 다를 것 없는 삶을 살고 있는 것은 아닌지 생각해볼 문제다.

루마니아인인 게오르규 자신도 제2차 세계대전이 발발하자 징집영장을 받고 전장으로 끌려 나갔다. 루마니아가 당시 독일의 동맹국이었기 때문에 연합국에 대항하여 싸우게 되었고 그는 전투병과로 참전하면서도 시를 계속 썼다고 한다. 전쟁의

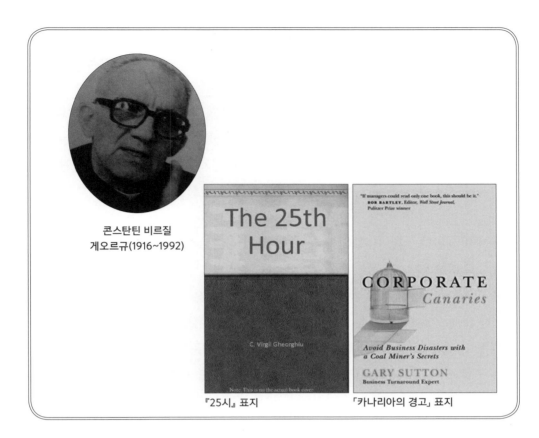

콘스탄틴 비르질
게오르규(1916~1992)

『25시』 표지

「카나리아의 경고」 표지

비참한 상황을 겪으며 제대를 한 게오르규는 이후 문필 생활에 전념하여 세계적인
작가가 되었다.

세상이라는 공기 속에 자유라는 산소가 부족해지는 부조리한 상황이 바로 25시
라고 생각된다. 사람들은 공기가 부족해져서 몸에 이상을 느끼기 전까지는 무의식
적으로 들이마시는 산소의 고마움을 잘 깨닫지 못한다. 자유가 결핍되기 전 자유의
귀중함을 느끼지 못하는 것이다. 아마도 인간의 속성일 것이다. 현재도 인간의 권리
가 통제되거나 패권이 난무하는 25시적인 상황이 전 세계적으로 계속되고 있지 않
은가.

사람은 매일 무게로 약 15kg이나 되는 엄청난 양의 공기를 호흡하며 산다. 마시는
물(기껏해야 1일 2~3kg)이나 먹는 식품의 양(기껏해야 1~2kg)보다 섭취량이 훨씬 많다. 공

기 중에는 산소가 약 20.9% 함유되어 있다. 사람을 비롯한 포유류 동물들은 호흡을 통해 체세포에 산소를 공급하며 생명을 유지한다. 공기 중의 산소가 폐포에서 혈액에 흡수되어 모든 신체 조직에 공급된다.

산소가 매우 부족한 상태에서는 의식이 소실되고 이를 방치하면 치명적이다. 그러므로 호흡기 질환, 순환기 질환에 의해 발생된 저산소증(hypoxia)에 대해서는 고농도의 의료용 산소를 강제 흡입시키는 산소 요법이 행해진다. 응급 구조 시 흡입 마스크를 통해 산소를 공급하는 것을 볼 수 있다. 그러므로 산소는 의약품이기도 하다.

고산병도 산소 부족이 원인이다. 고도가 높아질수록 기압이 낮아지고 산소의 농도가 희박해진다. 이런 상황에서 산 아래 살던 사람들이 산을 오르려니 고소에 적응하지 못하고 산소 부족으로 어지럼증이나 구토 증상이 나타난다. 심하면 사망하는 수도 있다. 반면에 심해 잠수사들이 걸리는 잠수병은 깊은 물속의 고압 환경에서 산소가 과잉으로 혈액 속에 포화되고, 또한 질소 같은 것도 과포화되어 핏속에 기포를 만들어 생기는 병이다. 혈전증이 생겨 사망한다. 모두 산소와 관련이 깊다.

잠수함 속에 산소 감지기가 없었던 것처럼 땅속 깊은 탄광 속에도 유해 가스 모니터가 없던 시절이 있었다. 지하 막장에서 채광하다 보면 유독 가스가 분출되는 경우가 많다. 작업 중에 가스의 유출을 확인하기 위해 광부들이 갱내로 내려갈 때 카나리아 새를 데리고 갔다고 한다. 지하 갱도에 일산화탄소 같은 유해 기체가 누출되는 심상치 않은 조짐이 보일 때 카나리아가 제일 먼저 반응하여 운다고 한다. 광부들은 카나리아의 움직임을 보고 갱 밖으로의 대피 여부를 결정했다고 한다.

게리 서튼(Gary Sutton)이 쓴 「카나리아의 경고」라는 기업 경영에 관한 책이 있다. 기업이 비즈니스에서 위험에 처할 경우가 있을 때 어떻게 미리 대처해야 하는지 기술한 책이다. 다가오는 위험(risk)을 미리 알려 수많은 광부의 목숨을 구하고 자신은 희생된 카나리아처럼 비즈니스에도 조기 경보시스템이 필요하다고 설파한 책이다.

카나리아라는 새는 유독 가스—일산화탄소(CO) 같은 지하 갱내에서 발생할 수 있는 맹독성가스—를 광부들보다 훨씬 빨리 저농도에서도 예민하게 감지하는 능력이 있다. 일산화탄소는 적혈구의 헤모글로빈과 산소의 결합($Hb-O_2$)을 강력하게 방해한다. 약 200배 이상의 친화력으로 적혈구의 헤모글로빈과 결합($Hb-CO$)하기 때문에 산소 운반을 막아 빈혈을 유발하고 나아가서 세포나 장기의 손상과 죽음을 일으키는 무서운 가스다. 결과적으로 세포 내 산소 부족을 일으켜 질식사를 시키는 독가스다. 요즘엔 자동차나 밀폐된 공간에 번개탄이나 연탄을 피워놓고 안타까운 죽음을 맞는 사람들이 심심치 않게 보도된다. 연탄가스, 즉 일산화탄소 중독인 것이다.

'잠수함 속의 토끼'와 '탄광 속의 카나리아' 둘 다 어떠한 위험이 닥치기 전에 이를 미리 감지해야 하는 존재다. 자신을 희생하면서도 다수의 희생이 일어나지 않도록 미리 알려야 하는 숙명적 존재다. 그러므로 감수성이 예민한 시인이나 지성인, 또한 선지적 능력을 가진 비판적인 지식인을 상징하기도 한다. 침몰하는 배를 감지하고 재빨리 탈출을 감행하는 쥐들과 지진이 날 것을 미리 알고 어디론가 떼 지어 떠나는 동물들에게서 사람보다 나은 예지력을 보기도 한다.

필자가 약학자라서 그런지 『25시』나 「카나리아의 경고」 같은 책들을 읽다보면 책이 전해주는 메시지는 물론이고 우리가 흔히 접하는 산소(O_2)의 고마움과 중독사를 일으키는 일산화탄소(CO)의 공포를 함께 느낀다. 산소나 일산화탄소를 단지 화학적 속성을 가진 물질로만 생각할 것인가. 공기 속의 산소는 자유이고 일산화탄소는 부자유라고 상징할 수도 있다.

세상은 너무 빨리 변하고 있으며 매사 나쁜 쪽으로 옮겨가고 있는 것 같다. 자신이 속해있는 집단이나 세상의 어느 부분에 '25시'가 오는 것을 미리 알아채는 사람이 더욱 필요한 시대다. 단지 시인 부류만이 예민하게 느끼는 것은 아닐 것이다. 누구라도 주위를 잘 살피면 우리 사회 속에서 '토끼'도 되고 '카나리아'도 될 수 있지 않을까.

> "현대 사회가 갖고 있는 공기 말이오. 인간은 이젠 더 이상 견디어 낼 수 없을 것 같소. 관리, 군대, 정부, 국가 조직, 행정 등 모든 것이 힘을 합하여 인간을 질식시키고 있소. (중략) 내가 타고 있던 잠수함의 승무원이 지독히 탁한 공기 속에 있으면서도 느끼지 못했던 것과 마찬가지로 말이야."

소설 속 소설가 트라이안 코루가의 말이다. 작가 게오르규의 말인 셈이다. 소설 『25시』가 출간된 지 70년이 지났다. 그러나 지금 다시 읽어봐도 느껴지는 바가 많다.

중국발 미세 먼지나 북한발 전쟁 위협에 숨 막히는 요즘 시류에 다시 생각나는 이야기다. '25시'란 이 세상에는 존재해서는 안 되는 시간, 그러나 여전히 존재하고 있는 암흑의 시간이다. 우리의 안과 밖에 있는 불안과 허무, 절망의 시간이다. 영원히 아침이 오지 않을 것 같은 시간이다. 그러나 아침을 기다려야 하는 시간이다. 이 시대 마지막으로 남은 자유와도 같은, 희망과도 같은 공기(산소)의 중요성이 새삼 느껴진다.

*원문 인용: C. V. 게오르규 『25시』, 최규남 옮김, 홍신문화사

예술 속의 파르마콘

생명의 실을 끊는
아트로포스

『그리스 신화』

그리스 신화에 운명의 여신 '모이라이(Moirae)'가 있다. 이들은 세 자매로 '밤의 여신'인 닉소스의 딸이다. 모이라이 세 여신의 이름은 각각 클로토(Clotho), 라케시스(Lachesis), 아트로포스(Atropos)였다. 클로토는 살아 있는 자의 목숨을 상징하는 생명의 실을 뽑는 존재로 그려졌다. 클로토는 '실을 뽑는 자'라는 의미다. 실타래에서 뽑힌 실들은 옷감(cloth)이 되고, 옷감은 다시 옷(clothes)으로 만들어진다. 라케시스는 클로토가 뽑은 실의 길이를 측정하고 결정함으로 운명을 통제하는 신이다. 마지막으로, 큰 가위를 들고 있는 존재로 그려지는 아트로포스는 라케시스가 표시한 지점에서 실을 끊는다. 이것은 죽음을 뜻한다. 아트로포스는 그리스어로 '돌아오지 않다'라는 뜻이다.

고대의 작가들은 운명의 여신들을 올림포스의 신들보다 우위에 서열을 놓고 있다. 신들의 왕인 제우스도 세 여신이 짠 운명은 바꿀 수 없다. 운명의 여신이 무엇을 의도하고 있는지 제우스가 바라보고 있는 모습을 시인 호메로스도 작품 중에 묘사하고 있다. 사실 제우스는 운명의 결정자라기보다 운명의 집행자라고 할 수 있다.

1700년대 후반 스웨덴의 유명한 식물학자 린네(Carl Linnaeus, 1707~1778)가 식물을 분류할 때, 유독 식물인 벨라돈나에 '아트로파(Atropa)'라는 속명을 부여했다. 벨라돈나가 아트로포스 여신처럼 생명의 실을 끊어버릴 수 있기 때문이었다. 그 후 벨라돈나 즙에서 분리된 독성 물질을 아트로포스의 이름을 따서 아트로핀(atropine)이라고 명명하였다. 벨라돈나(*Atropa belladonna*)는 가지과(solanaceae) 약용 식물이다. 옛날부터 '악마의 풀'이라고 불렀으며 강한 독성은 두려움의 대상이었다. 작은 버찌 같은 벨라돈나 열매를 10~20개 정도만 먹으면 죽을 수가 있을 정도로 독성이 크다. 그래서 벨라돈나풀은 과거부터 독약으로 사용되었으며 사리풀(henbane), 독말풀(jimson weed)과 함께 트로판 알칼로이드 함유 식물이다.

함유된 알칼로이드 성분인 히요시아민, 스코폴라민, 아트로핀 등은 부교감 신경 차단제다. 주요 독작용은 중추 신경 자극에 따른 졸음, 불안, 심계항진, 환각, 흥분과 가사 상태에 이르다 사망하게 된다. 의약으로 벨라돈나는 진통제, 최면제로 사용되어 왔고, 복통에는 항경련제로도 사용된다. 현대에서는 아트로핀의 제조 원료로 사용하기도 한다. 작용 기전은 부교감 신경 절후섬유의 무스카린(muscarine) 수용체에서 아세틸콜린의 작용을 상경적으로 길항하여 심박항진, 동공산대, 기관지 확장을 일으킨다. 아세틸콜린은 부교감 신경과 관련된 뇌 안의 물질로 신경과 근육이 만나는 말단 부분에도 작용하여 근육을 지속적으로 쓸 수 있게 해주는 신경 전도 물질이다.

아트로핀은 응급실이나 중환자실, 수술실 등에서 필수 비치 품목이다. 심박동 정지 상황에서는 응급약으로 아트로핀과 에피네프린을 투여한다. 마취 전 처치용으로 쓰이기도 하였다. 군대에 가면 훈련소에서 화생방 교육을 받는데 이때 눈이 따갑고 눈물과 콧물이 엄청나게 나온다. 최루 가스(부교감 신경 흥분제)에 노출되었을 때 아트로핀을 주사하면 흐르던 콧물, 눈물 등 분비물이 곧바로 억제된다. 그래서 사린(sarin)이나 타분(tabun) 같은 신경 독가스에 대한 화생방 제독 키트에 아트로핀 주사가 들어 있다. 특히 기관지 분비물을 줄이면서 호흡 곤란을 막는 기관지 확장 효과도 있기 때문이다. 그러나 아트로핀을 대량으로 투여하면 구갈, 산동, 빈맥, 피부 홍조, 섬망, 환각 등이 나타난다. 이것은 어디까지나 아트로핀 자체의 독성 작용, 주로 부교감 신경 차단 효과에 의하여 나타나는 증상들이다.

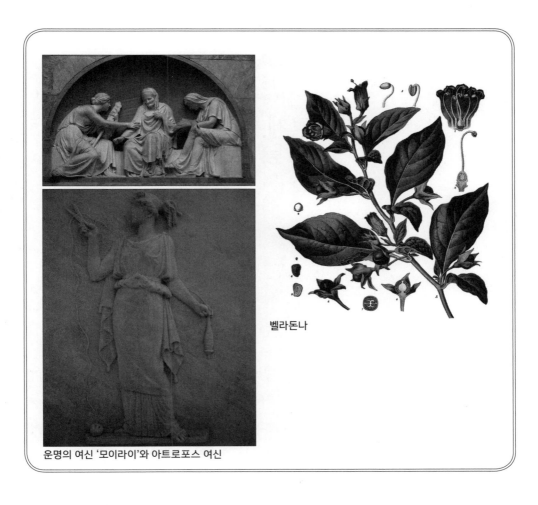

벨라돈나

운명의 여신 '모이라이'와 아트로포스 여신

'벨라돈나'는 이태리어로 '아름다운 여인'이라는 뜻이다. 그러나 그리스 신화에서는 운명을 끊는 여신 아트로파에서 유래된 아트로핀을 함유하고 있다. 벨라돈나는 아름다움 속에 치명적인 독을 감추고 있는 팜므파탈 같은 꽃이다.

르네상스 시대에 유럽의 여성들은 이 벨라돈나 즙을 눈동자에 넣었다. 햇빛에 눈이 부시면 눈은 빛을 차단하기 위해 동공을 축소시키는데 아세틸콜린이 바로 홍채 근육을 수축하는 작용을 한다. 아트로핀은 이 아세틸콜린의 수축 작용을 저해한다. 그러므로 눈동자의 근육이 이완되어 동공이 확장하게 된다. 안과에서도 이 약을 망막을 진찰하기 위해 동공을 크게 해주는 산동제로 쓴다.

키를 크게 하는 약,
작게 하는 약

루이스 캐럴의 동화 『이상한 나라의 앨리스』

　　요즘 부모들은 자녀들의 키에 관심이 많다. 먹으면 키가 커진다고 선전하는 건강 기능 식품도 많다. 한의원에서도 키 작은 어린이들을 불러 모은다. 이런 요법들이 키 성장에 얼마나 효과가 있는지는 잘 모르겠다. 물론 성장 호르몬 요법 같은 전문 클리닉도 있을 것이다. 인간 세상에서는 키가 작아도 고민이고 키가 커도 고민이다.

　　영국 태생 동화작가 루이스 캐럴(Lewis Carroll, 1832~1898)의 동화 『이상한 나라의 앨리스(Alice's Adventures in Wonderland)』(1865)를 보면 주인공인 앨리스의 키를 필요에 따라 작게 하기도 하고 커지게도 하는 장면이 여러 차례 나온다. 마법을 부려서 변하는 것은 아니다. 주로 무엇인가 먹어서 키가 변하게 된다. 이 동화는 소녀 앨리스가 이상한 나라에 가서 겪는 모험을 그리고 있다. 영국에서 셰익스피어 희곡 작품에 이어 가장 많이 언급되는 책이라고 한다. 동화는 연극, 영화, 드라마, 뮤지컬 등 다양한 분야로 각색되어 제작되었다. 동화에 나오는 키가 커지고 작아지는 내용으로 들어가 보자.

　　언니와 강가에 소풍을 나온 앨리스는 회중시계를 보고 있는 외투 차림의 토끼를 따라 나무 밑동의 어두운 굴로 들어간다. 토끼굴에 떨어져 이상한 나라로 가게 된

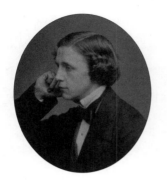

루이스 캐럴(1832~1898)

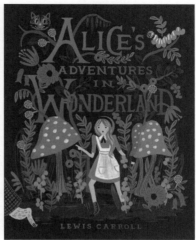

『이상한 나라의 앨리스』 표지

앨리스는 물약과 케이크, 버섯 등을 먹으며 키가 작아지기도 하고 커지기도 하면서 땅속 나라를 여행하게 된다. 쥐구멍만 한 작은 문을 통과할 수가 없었을 때 탁자 위에 '나를 마셔요'라고 쓰여 있는 물약이 보였다. 마침 독(poison)이라는 표시가 없는 걸 확인하고 모두 마셔버렸더니 키가 그만 25㎝로 줄어버렸다.

또 작은 유리 상자 안에 들어 있는 '나를 먹어요'라고 써진 작은 케이크를 먹었더니 키가 3m까지 커져 천장에 머리가 닿아버렸다. 또 손으로 부채를 들었더니 60㎝로 키가 줄어버려 놀라 부채를 던져버리기도 했다. 또 키가 커졌을 때 자신의 눈물이 흘러서 만들어진 연못에 빠진 앨리스는 이상한 동물들을 만나기도 했다. 하얀 토끼의 집에서 하녀 노릇을 하기도 했다. 무엇인가 마시고 먹으면 키가 커지거나 작아지는 것을 체험했던 앨리스는 이번엔 다시 키가 커지기 위해서 거울 옆 작은 약병(이때는 '나를 마셔요' 같은 표시는 없었음)에 든 액체를 입에다 댔는데 반병도 마시기 전에 머리가 천장에 닿아버렸다. 키가 너무 커져 버린 앨리스는 다시 케이크를 먹었다. 이번엔 작은 문을 빠져나갈 만했다.

키가 커지기를 원할 때면 뭔가를 먹어야 했다. 옆을 보니 애벌레가 앉아 있는 커다란 버섯이 보였다. 애벌레는 버섯 한쪽을 먹으면 키가 커지고, 다른 한쪽을 먹으면 키가 작아진다고 알려주었다. 앨리스가 버섯 양쪽을 뜯어 한쪽을 먹으니 턱이 발에 닿았을 정도로 너무 작아졌다. 다른 한쪽을 먹으니 다시 커졌는데 이번엔 어깨와 손이 안 보일 정도로 커져 버렸다. 머리가 나무들 위에 있게 되었다. 다시 버섯을 이쪽 저쪽 번갈아 먹으며 본래의 키로 돌아오는 데 성공하기도 했다. 키를 마음대로 조절하는 버섯이다.

버섯을 먹어 키를 다시 30㎝로 줄여 여왕이 사는 아름다운 정원으로 들어갔다. 장미 정원에서 장미 색을 바꾸기 위해 물감을 칠하는 카드 병정들과 툭하면 사형 선고를 내리는 여왕을 만난다. 하트 여왕의 크로케 경기장에서는 트럼프 카드 병정들과 홍학으로 시합을 시키다가, 자기 마음에 들지 않으면 무조건 사형시키겠다고 한다. 하트 여왕의 명령으로 가짜 거북을 만나 바닷가재의 춤을 배우고 돌아온 앨리스는 여왕의 파이 도둑으로 몰린 카드 잭의 재판에 증인으로 나서게 된다. 앨리스는 점점 키가 커지고 있었다. 왕은 키가 1,600m 이상인 사람은 법정에 설 수 없다고 한다. 앨리스가 그렇게 크지는 않다고 하자 여왕은 거의 3,000m가 돼 보인다고 한다. 앨리스는 카드 잭이 누명을 썼다고 지적하면서 하트 왕과 하트 여왕의 심기를 건드렸다. 앨리스는 트럼프 카드 병정들의 공격을 받다가 잠에서 깨어난다.

키가 자라는 것과 관계가 있는 호르몬이 성장 호르몬(growth hormone)이다. 인체에서 단백질 합성을 증가시키고, 근육, 연골, 뼈와 결합 조직 등의 생장을 촉진시킨다. 부족하면 소인증(dwarfism), 과다하면 거인증(giantism)이 된다. 소인증에는 소마트로핀 같은 성장 촉진 호르몬을 쓴다. 말단비대증 같은 거인증에는 소마토스타틴과 같은 성장 억제 호르몬을 치료제로 써야 한다. 『이상한 나라의 앨리스』에 나오는 물약과 버섯은 자유자재로 키를 조절한다. 동화의 전편이 키가 커지고 작아지는 이야기로 가득 차 있다. 진짜 이런 약 있으면 좋겠다. 동화 중간 중간에 시(poem)도 나오는데 '몸을 유연하게 해준다는 연고(ointment)'가 시에 등장한다. 이것도 몸과 관련이 있는 약인데 무슨 약인지? 혹시 근육통을 해소하는 멘소래담 같은 약인지 궁금해진다.

17

약물에 의한
기형아의 탄생

카를로스 푸엔테스의 소설 『스타의 아들』

카를로스 푸엔테스(Carlos Fuentes, 1928~2012). 멕시코 소설가. 시집 「태양의 돌」로 노벨상을 받은 옥타비오 파스, 「백년 동안의 고독」으로 유명한 노벨상 작가 가브리엘 마르케스와 함께 라틴아메리카 문학의 3대 작가 중 한 명이다. 매년 노벨상 후보로 거명되기도 한다.

푸엔테스의 유명한 소설집 「모든 행복한 가족들」. 이 작품집은 일종의 옴니버스 소설이다. 저마다의 상처를 껴안고 사는 열여섯 가족의 이야기다. '행복한 가족들'이라는 제목과는 달리 마치 나의 이야기 같은 가족들의 비극적 이야기가 전개된다. 작가의 시니컬한 유머와 아이러니한 화법으로 깊고 깊은 상처를 다양한 스펙트럼으로 드러낸다.

이 작품집 중에 단편 소설 『스타의 아들』이 있다. 왕년에 대스타였던 늙은 영화배우와 장애아 아들의 관계를 그렸다. 결말은 해피 엔딩이다. 소설 속 '너'는 30여 년 동안 멕시코 최고의 배우였던 알레한드로 세비아. 그가 사랑한 여인 시엘로 데 라 모라만은 함께 영화를 찍은 여배우. 서로에게 호감은 있지만, 그녀는 너에게 결혼을 요구하지는 않았다. 그도 그랬다. 그러나 그녀는 너의 아들을 갖기로 했다. 그녀는 임신

중에 너무 예민해져서 진정제를 먹었다. 막상 아기가 태어났을 때 그녀는 자신을 탓할 수밖에 없었다. 왜 그랬을까?

그녀는 작별 편지를 쓴다. 사랑했던 너를 영원히 떠난다. 그녀는 달아나고 싶었다. 새로운 삶을 시작하고 싶었다. 그런데 그녀는 아기를 데려가지 않았다. 아기를 버렸다. 그 아기의 이름은 산도칸. '괴물같이 생긴 불구의 아이'가 태어난 것은 엄마가 신경증 치료를 위해 알약 '탈리도마이드'를 먹은 탓이었다. '겨드랑이에 팔이 붙어 버린 아기', '다른 사람에게 의지하고 살 수밖에 없는 아기', 그리고 '얼굴 가까이에 손이 달리고 엉덩이에도 손이 닿지 않는 아기'였다.

너는 보모에게 산도칸을 맡기면서 어머니는 죽은 것으로 해달라고 했다. 너는 산도칸에게서 멀어졌다. 왜냐하면 그의 병, 무엇보다도 그의 기형을 참을 수 없었기 때문이다. 게다가 너는 아들에게 어머니가 없는 이유에 관해 설명하는 것을 고통스러워했다. 너는 좋은 아버지로서 아들을 돌볼 수 있다고 믿은 것이 실수였다.

5년 만에 만난 열여섯 살 아들 산도칸. 그는 배변이 용이하도록 성기와 엉덩이를 덮어주는 흰색의 긴 셔츠를 입고 있었다. 산도칸은 "조심해요. 아빠의 스프에 바늘을 넣었어요… 아버지를 실제로 보게 될 거라고는 한 번도 생각 못 했어요… 알아요? 아빠? 제게는 꿈이 있어요. 집에서 도망치는 것이었어요. 하지만 저는 혼자 살아갈 수 없었을 거예요… 저에게 뭘 주셨어요. 저를 버린 것에 대해 어떻게 보상하시겠어요?" 증오 섞인 말을 내뱉는 아들. 너는 무척 화가 났다. 하지만 너는 아들이 자신의 삶을 되비추는 거울이라는 것을 차차 깨달아갔다.

이 작품은 유명 영화배우와 여배우 그리고 기형으로 태어난 아들과의 불편한 관계를 다루고 있으며 화해라는 긍정적 결말을 보여준다. 이 소설에 나온 '탈리도마이드(thalidomide)'라는 약은 실제의 약이다. 1958년 독일에서 수면 진정제로 발매되었다. 임산부들의 입덧이나 구토 증상을 없애준다고 해서 많이 복용하였다. 1960년부터는 처방전 없이도 판매된 약이었다. 거의 5년간이나 사용되었다. 이로 인해서 독일에서는 5천~7천여 명가량의 기형아가 태어났다. 유럽에서만 8천 명, 전 세계 46개국에서 약 1만 명 이상의 기형아가 태어났다.

선천성 장애는 팔다리가 거의 없는 단지증(短肢症). 전문 용어로는 해표상 기형

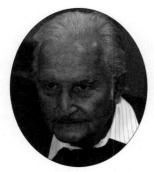
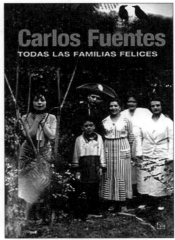

카를로스 푸엔테스(1928~2012)

「모든 행복한 가족들」 표지

(phocomelia)이었다. 그러니까 팔다리가 짧아 물범처럼 생긴 기형아다. 임신 중 복용한 약물이 태아의 정상적 신체 발달에 나쁜 영향을 주었기 때문이었다. 유럽에서의 사용 허가와는 달리 미국식품의약청(USFDA)의 프란세스 켈세이(Frances Kelsey) 박사는 이 약의 안전성 자료가 불충분하다고 판단해 허가를 미루었다. 사달이 날 때까지 미국 내에서는 시판이 되지 않았다. 미국에서는 기형아 발생이 없었음은 물론이다. 당시 케네디 대통령과 언론은 그녀에게 찬사를 보냈다. 약물의 안전성이 얼마나 중요한가를 이 사건이 전 세계에 알려주었다. 특히 임산부의 약물 복용은 기형아 발생으로 이어질 수 있기 때문에 더더욱 중요한 문제다. 아이러니하게도 당시 퇴출되었던 이 약은 최근에 나병이나 골수종 치료에 쓰이기도 한다. 물론 임산부는 쓸 수 없다.

　일본에 오토다케 히로타다(Ototake Hirotada, 1976~)라는 사람이 있다. 태어나면서부터 팔다리가 없었다. 기형아였다. 의사들은 아기가 테트라 아멜리아 증후군(tetra—amelia syndrome)이라고 진단했다. 양쪽 팔과 다리 모두가 없는 희귀한 질환이다. 'Tetra'는 넷을 의미하고 'amelia'는 팔다리가 없는 상태를 뜻한다.

「오체불만족」의 주인공 오토다케는 사지가 거의 없는 상태(나중에 약 10㎝정도 자랐지만)다. 무지증(無肢症)이다. 이 기형은 유전적 요인 때문이다. 『스타의 아들』주인공 산도칸은 사지가 매우 짧지만 조금씩은 나 있는 상태다. 그러니까 오토다케가 훨씬 더 심한 기형인 셈이다.

오토다케는 이러한 신체적 악조건 속에서 달리기, 농구, 야구, 수영 등 여러 가지 스포츠를 배우고 즐기며 성장했다. 중·고등학교를 거쳐 명문 와세다대학 정경학부 정치학과까지 졸업했다. 1998년 자신의 성장기를 솔직하게 담은 자서전인 「오체불만족」을 출판했다. 일본에서 최단기간에 베스트셀러가 되어 300만 부가 팔렸다. 우리나라와 미국 등 전 세계에 번역되어 소개되었다. 「오체불만족」의 내용은 절망적인 신체 조건에도 불구하고 정상인보다 더 긍정적인 삶의 태도를 독자에게 보여준다. 의지만 있다면 장애인도 자신에게 맞는 능력을 배양하여 비장애인과 같은 삶을 살 수 있는 희망의 메시지를 담은 책이다.

「오체불만족」의 프롤로그와 에필로그를 살펴본다. 응애! 응애! 불에 데어 놀란 것처럼 울어대며 아이가 태어났다. 가슴 찡하게도 "팔다리가 없는 것 빼고는 평범한 출산이었다"고 썼다. 장애라는 것은 단지 불편할 뿐이라는 것을 역설적으로 말한다. 장애의 병명은 '선천성 사지 절단'. 끔찍한 이름이다. 그러나 그는 자신을 '초개성적 모습', 혹은 '태어나면서부터 세상을 놀라게…' 등으로 유머러스하게 표현한다.

병원에서는 엄마의 충격이 클까봐 모자 상봉을 지연시켰다. 드디어 한 달 만에 아기를 만난 그의 어머니는 "어머… 귀여운 우리 아기…"라며 예상과는 달리 매우 기뻐했다고 한다. 과연 그랬을까? 그 아들에 그 엄마다. 놀라움이 아니라 기쁨으로 만나주었던 오토다케의 훌륭한 어머니. 그녀는 임신 전후에 약물을 먹은 것도 아니라고 했다. 기형의 발병 원인이 희귀한 유전적 질환으로 소개되지만 본인이 인지하지 못한 약물 복용을 했거나 기타의 환경적 요인이 관여되어 있을 가능성도 있다.

책의 1부는 행복한 아이(유아기, 초등학교 시절), 2부는 축제의 사나이(중·고등학교와 재수 시절), 3부는 21세기가 원하는 사람(마음의 장벽 없애기)이다. 소제목만 보아도 얼마나 긍정적으로 살았는가를 엿볼 수 있다. 이 책의 에필로그 격인 마지막 부분에는 희망의 메시지로 충만하다. 자신은 오체 가운데 사지가 없다. 장애가 있긴 하지만 인생이 즐겁다. 건강한 몸으로 태어나도 어둡게 인생을 보내는 사람이 많다. 책은 헬렌 켈러의 말 "장애는 불편하다. 그러나 불행하지는 않다"로 끝을 맺는다.

오토다케는 일본에서 인기 있는 유명인이 되었다. 결혼도 하고 2남 1녀의 아이도 키우며 살았다. 그러나 2016년에 불륜 스캔들이 밝혀졌다. 놀랍게도 5명의 여자와 관계를 맺었다. 부인과 이혼했다. 그의 명예는 땅에 떨어졌다. 오토다케는 참회했다. 『스타의 아들』에서 기형아 주인공 산도칸의 사춘기 시절 성적 발달에 대한 언급이 나온다. 산도칸 보모의 말이다. "제 성기에도 닿지 않는 손을 가지고 밤마다 무슨 짓을 하는지… 어떻게 자위를 하는지… 비비는지… 샤워를 하면서 하는지… 한밤중에 아이를 샤워기 앞으로 데려갔어. 얼어붙은 물줄기가 나쁜 생각을 없애도록 말이야"라는 말은 인간의 본능인 장애인의 성 문제를 생각게 하는 대목이다.

「오체불만족」에서 오체는 머리, 두 팔, 두 다리를 말하는 것이다. '오체투지'는 불교 성지를 순례하기 위해 길을 떠날 때 무릎을 꿇고 땅에 엎드리며 목적지까지 절을 하며 계속 가는 것이다. 오토다케의 머리는 정상과 같거나 지적으로는 더 영리하였으므로 '사체불만족'이라고 해야 할지도 모르겠다. 혹은 「모든 행복한 가족들」처럼 반어적으로 책 제목을 붙인다면 '오체불만족'이 아니라 '오체대만족'이 되어야 할 것 같다.

우리 주변에 여러 형태의 장애인을 둔 가정이 많다. 장애아가 예기치 않게 다양한 원인으로 태어나고 있다. 부모로부터의 유전뿐만이 아니다. 환경 오염이나 방사선, 약물, 식품 첨가물, 흡연, 음주, 화학 물질의 남용으로 장애아의 출생 빈도는 점차 늘어나고 있다. 장애인의 문제는 남의 일이 아니고 나의 일이다. 비록 현재 장애인이 아니라 하더라도 인간은 누구나 늙으면서 장애인이 되어 가는 것이 아닐까.

공주가 베어 문
독사과

그림 형제의 동화 『백설공주』

『백설공주』는 1812년 독일의 그림(Grimm) 형제가 「어린이와 가정을 위한 동화집(Children's and Household Tales)」에 수록한 것이다.

눈처럼 하얀 피부, 앵두처럼 붉은 입술, 칠흑처럼 검은 머리를 가진 아름다운 백설공주에게 계모가 생긴다. 왕비는 마술 거울에게 이 세상에서 누가 가장 아름다우냐고 물어보았다. 백설공주라고 대답을 하자 질투심에 휩싸인 왕비는 사냥꾼에게 공주를 죽이라고 명령한다. 사냥꾼은 예쁜 백설공주를 차마 죽이지 못하고 숲으로 도망가게 한다.

백설공주는 일곱 난쟁이를 만나 같이 지내게 된다. 왕비는 공주가 살아 있는 것을 알고 계속 죽이려고 시도한다. 한 번은 장사꾼으로 변장해서 질식사를 시키려다 실패한다. 다시 늙은 할멈으로 변신해서 독빗을 꽂았지만 백설공주가 피했다. 세 번째로 마녀로 변장해서 독이 든 사과를 백설공주에게 준다.

소원을 들어준다고 하여 백설공주가 먹은 독사과(poisoned apple)가 무엇인지 궁금하다. 무슨 독을 넣었기에 죽지는 않고 혼수상태에 들었을까? 왕비는 마법책에서 본 처방대로 여러 가지를 섞어 끓여 만든 독을 사과 속에 넣었다. 동화 속에는 이 독

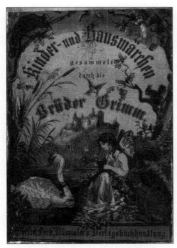

「어린이와 가정을 위한 동화집」 표지

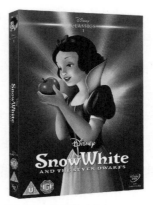

「백설공주와 일곱난쟁이」 DVD

사과를 손에 들자 해골의 이미지가 나타나고 아무런 이상이 없는 빨간 사과로 변한다. 독사과를 먹은 백설공주가 죽자 난쟁이들은 차마 예쁜 공주를 땅에 묻을 수 없어 유리관에 보관한다.

시간이 흘러 숲을 지나던 이웃 나라 왕자가 유리관 속 백설공주를 보고 한눈에 반한다. 왕자가 유리관을 옮기는 동안 백설공주의 목에 걸린 독사과 조각이 빠져나오고 깨어난다. 왕자는 백설공주와 결혼한다. 결혼식에 나타난 왕비는 붙잡혀 빨갛게 달구어진 쇠 구두를 신고 춤추듯 뛰어다니다 죽었다.

동화의 내용에는 사과 속에 든 독이 무엇인지 이야기하지 않는다. 백설공주가 베어 문 독사과가 목에 걸리지 않고 바로 위로 넘어갔다면 동화 속 해피 엔딩은 기대할 수 없었을 것이다. 왜냐하면 사과의 독이 위에서 흡수되기 시작했다면 독의 효과가 즉시 나타나기 때문이다. 만약 수면제가 들었다면 목구멍에 걸려 사과가 넘어가지 않았으므로 깊은 수면(sleeping death)에 빠지지는 않았을 것이다. 아마도 청산가리 같은 맹독이 들었던 것 같다. 사과에 묻어 있었더라도 위로 넘어가지는 않았으니 즉사하지는 않았지만 일부 흡수되어 혼절한 것 같다.

작가들은 아름다운 얘기를 만들 때 치명적인 독을 소재로 잘 쓴다. 독으로 쉽게 이야기의 반전을 꾀하기 때문이리라. 그러나 동화인데 무슨 독인들, 어찌 되었던들, 무슨 큰 문제가 되랴. 독사과를 가지고 이렇게 저렇게 상상만 하더라도 스토리텔링이 된다. 더구나 베어 문 사과가 목에 걸려서 죽지는 않으면서 죽은 것 같이 설정한 것이 동화적이다.

공주의 죽음은 어쩌면 독극물로 인한 것이 아닌 질식사로 봐야 할지도 모르겠다. 질식사는 보통 산소 공급이 안 되면 격렬한 몸의 움직임에 이어 호흡 정지로 가고, 이어서 의식이 상실되고, 무호흡 증상에 이어 맥박이 끊어지는 사망에 이른다. 시간은 불과 5~10분 내외다. 우연치 않게 뇌사 상태인 식물인간으로 지낼 수도 있다.

동화의 내용을 다시 살펴보자. 공주가 독사과로 쓰러진 뒤 난쟁이들에게 발견되어 유리관에 넣어진다. 이웃 나라 왕자가 공주의 시신을 보고, 유리관을 옮기다가 백설공주의 목에 걸린 독사과 조각이 튀어나오는 설정이다. 시간으로 따져보면 최소한 짧게는 하루, 길게는 1주일 정도 걸린 것으로 추정된다. 백설공주 같은 예쁜 여자는 며칠간 숨을 쉬지 않아도 살 수 있나 보다.

미국의 월트 디즈니사에서 1937년 개봉한 만화영화 「백설공주와 일곱난쟁이」에서는 왕자가 백설공주를 살리는 장면에서 키스가 나온다. 독사과의 해독제가 첫 키스라는 설정이다. 프랑스 작가 샤를 페로의 동화 「잠자는 숲속의 미녀」에서도 이웃 나라 왕자가 키스하자 물레 바늘에 찔려 100년 동안 잠들었던 공주가 깨어난다. 키스할 때 흘러 들어가는 사람의 침에는 파로틴(parotin)이라는 백혈구를 증가시키는 성분이 있는데 이것이 해독제로 작용한 것인지.

'현자의 돌'과
'자아의 신화'

파울로 코엘료의 소설 『연금술사』

"나는 젊은 시절 한동안 연금술에 깊이 빠져 있었다. 쇠를 금으로 변하게 하고, '불로장생의 묘약'을 발견할 수 있다니! 너무나 매혹적인 세계였다. 고백하자면 '불로장생의 묘약' 쪽에 훨씬 마음이 끌렸다." 소설가 파울로 코엘료(Paulo Coelho, 1947~)의 말이다.

연금술이라는 것을 들어본 적이 있을 것이다. 연금술이란, 철, 구리, 납 따위로 금, 은 등의 귀금속을 만들고, 늙지 않고 오래 사는 불로장생약까지 만들려고 했던 화학기술이다. 고대 이집트부터 시작해 중세 유럽까지 퍼졌다. 또 이러한 기술을 가진 사람을 연금술사(alchemist)라고 불렀다.

고대 이집트의 야금술과 그리스에서 아리스토텔레스의 4원소설(물·흙·불·공기) 같은 철학적 개념과 함께 발전되었다. 18세기 근대적 화학 기술이 발전될 때까지 계속되어 왔다. 값싼 금속으로 금과 불로장생약을 만든다는 황당한 발상이었다. 그러므로 그간에 시도된 연금술을 나열하지는 않는다.

요즘 생각으로는 비과학적이라는 생각이 들지만 아이러니하게도 연금술사들이 무모한 기술을 시도하다가 화학 분야에서 다양한 발전이 이루어졌다. 금속을 잘 녹이는 황산, 질산, 왕수 같은 것이 발견되었다. 연금술에서 사용한 합성법, 증류법, 용해법, 여과법, 결정법, 정제법, 아말감법과 이러한 조작을 수행하기 위한 반응 장치, 도가니나 플라스크 같은 각종 실험 기구의 개발 등이 화학의 발전, 나아가 약학계의 신약 개발에 이르기까지 커다란 기여와 영향을 끼쳤다. 무모한 도전도 때로는 창의적 결과를 나타낸다. 어느 분야든 도전이 없는 발전은 없다.

서양과는 달리 동양의 연금술사들은 금을 만들기보다는 불로장생약을 만드는 데 노력을 기울였다. 중국의 연금술은 '연단술(煉丹術, 錬丹術)'이다. '금' 자체가 열을 가하거나 시간이 오래 지나도 변치 않는 성질을 지녀 영생을 보장해주는 신비의 약으로 여겼다. 이를 액체로 만들어 먹는 법을 연구했다. 금을 양, 수은을 음으로 보는 음양이원설에 근거하여 수은이 불사약의 재료로 쓰이게 되었는데, 황화수은(HgS)을 많이 함유하여 붉은색을 띠었으므로 '단약(丹藥)'이라 불리기도 했다. 사실 수은(Hg)은 몸에 아주 해로운 물질이다.

연금(鍊金)은 불릴 '연' 혹은 단련할 '연'에 쇠 '금'이다. 쇠를 불린다. 쇠를 단련한다. 혹은 쇠를 연마한다. 이런 뜻 같다. 그러니까 연금술을 통하여 우리 인류는 많은 것을 익히고, 갈고 닦았다는 것이다. 연금술사들이 여러 가지 시도를 해도 그토록 바랐던 금이 잘 만들어지지 않자 어딘가에 원소의 변환을 촉진시키는 물질이 있을 것으로 생각했다. 그 물질을 '현자의 돌(Philosopher's stone)'이라고 불렀다. 일종의 촉매 작용을 하는 신비로운 물질로 생각했다. 연금술사들은 '현자의 돌'을 만들기 위해서도 노력을 했다. 그러나 헛수고였다.

파울로 코엘료의 소설에 『연금술사』(1988)가 있다. 생텍쥐페리의 「어린 왕자」 같은 내용으로 유명한 세계적 베스트셀러다. 주인공 산티아고가 '자아의 신화'를 찾아 떠나는 이야기다. 신부가 되겠다는 생각을 버리고 양치기가 된 소년 산티아고는 꿈에서 예시된 숨겨진 보물을 찾아 소박하고 낯익은 삶을 뒤로한 채 과감하게 여행을 떠난다. 여정에서 집시 여인, 살렘의 늙은 왕을 만나서 '자아의 신화(Personal legend)'를 이루기 위해 안주하지 말고 꿈을 찾아 떠나라는 충고를 듣는다. 산티아고는 '자아의 신화'가 무엇인지 잘 모른다. 그러나 그것은 자기가 항상 희망해오던 어떤 것이

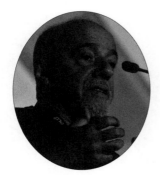
파울로 코엘료(1947~)

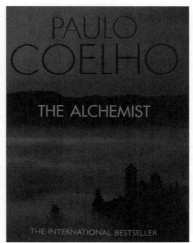
『연금술사』 표지

라는 걸 어렴풋이 알게 되었다. 모험의 길에서 도둑을 만나 빈털터리가 되기도 하고, 어느 한 곳에 머물며 장사를 하기도 한다. 사막을 횡단하다가 모래바람에 휘말리기도 하고, 운명의 여인을 만나 사랑에 빠지기도 했다. 가끔 산티아고는 자신의 행동에 의문을 갖기도 한다. 그는 납을 금으로 만들어준 진짜 연금술사를 만나 그를 멘토로 삼고 여행을 같이한다. 그는 마침내 피라미드에 도착하였지만 보물을 찾지 못했다. 결국 그가 처음 피라미드 꿈을 꾸었던 마을, 낡은 교회의 무화과나무 밑에서 자신의 보물을 찾게 된다. 그가 찾은 것은 금은보화만이 아니고 긴 여정의 끝에서 '자아의 신화'를 찾게 된다는 내용이다.

여기에 전 대통령이 어떤 연설에 인용했던 명문장이 나온다. "자네가 무언가를 간절히 원할 때 온 우주는 자네의 소망이 실현되도록 도와준다네." 살렘의 늙은 왕이 산티아고에게 한 말이다. 코엘료의 연금술은 물질적 연금술이 아니고 정신적 연금술이다. 특히 '자아의 신화'를 완성하는 일은 우리에게 배당된 진정한 보물을 찾는 것이고, 그것이 바로 '삶과 영혼의 연금술'임을 코엘료는 말하고 있다.

고독한 약사 시인의
요절

존 키츠의 시 『나이팅게일에 부치는 송가』

존 키츠(John Keats, 1795~1821)는 영국의 시인이다. 셸리, 바이런과 함께 18세기 영국 낭만주의 전성기의 3대 시인 중 한 사람이다. 하지만 25세라는 젊은 나이에 결핵으로 요절했다. 그의 시는 당대 비평가들에게는 높게 평가받지 못했지만, 사후에 많은 시인에게 중대한 영향을 끼쳤다.

1810년 키츠는 병원에서 견습생으로 일했다. 5년간의 수습 기간 마지막 해인 1815년 7월에 영국 의회는 약사법을 통과시켰는데 그가 병원 수련을 마칠 때까지 약사로 일하는 것을 연기시켰다. 1815년 10월 키츠는 1년 과정으로 병원에서 해부학, 식물학, 화학, 해부 실습, 생리학 등을 더 배웠다. 그리고 병원에서 수술 담당 조수로도 일했다. 그 후 네 과목의 시험에 합격해서 영국약사협회에서 약사 면허를 받았다.

미국 존스홉킨스 병원 설립자 중의 한 사람인 윌리엄 오슬러(Osler) 교수는 그가 가장 좋아하는 시인으로 존 키츠를 꼽았다. 그는 「존 키츠: 약사 시인(John Keats: The apothecary poet)」라는 글을 1896년 존스홉킨스 병원 잡지에 기고했다. 그의 키츠 작품에 대한 찬사는 약에 관한 지식으로부터 나온 이미지를 차용한 시 때문이었다. 오슬러는 키츠가 약물에 대한 이미지로 쓴 시를 좋아했다.

『나이팅게일에 부치는 송가』 육필 원고의 첫 부분

존 키츠(1795~1821)

「무자비한 미녀(La belle Dame Sans Merci)」라는 작품에서 예쁜 요정이 기사를 유혹하려고 그에게 진기한 음식(exotic food)을 먹인다. 이것은 환각을 일으키고 그에게 '고통의 습기와 신열의 이슬(anguish moist and fever dew)'을 전파시킨다. 독으로 남성을 죽이는 여인을 팜므파탈로서 상징적으로 표현한 작품이다.

『나이팅게일에 부치는 송가(Ode to a Nightingale)』에서는 망각을 위하여 헴록(hemlock)과 아편을 마신다는 구절이 등장한다. 시의 화자는 쇠락해지는 육체를 슬퍼하면서 독초인 헴록을 원한다. 그리고 아편을 통해 망각에 빠져든다. 그의 또 다른 명시 「우울에 부치는 송가(Ode on Melancholy)」에서는 독약인 부자(wolfsbane), 가지과 식물(nightshade), 주목 열매(yew—berries)가 등장한다. 결핵으로 고생하던 그는 아편 틴크(laudanum)로 자살을 시도하다가 요절하고 만다.

키츠에게 시적 영감을 준 나이팅게일은 살구나무에 집을 짓고 노래하는 새였다. 그는 어느 날 아침 살구나무 아래 의자에 앉아 새소리에 심취하였고, 집으로 돌아와 이 시를 썼다. 그의 유명한 시 『나이팅게일에 부치는 송가』 중 일부분이다.

내 가슴은 쓰리고, 졸리운 마비가 내 감각에
고통을 주는구나, 마치 잠시 전 독당근을 마시거나,
어떤 감각을 둔하게 하는 아편 찌꺼기까지 들이켜

— 1연

너는 죽도록 태어나지 않았다, 영원불멸의 새여!
어떤 굶주린 세대도 너를 짓밟지 못한다;
이 밤에 네가 듣는 이 목소리
고대에 황제와 농부가 들었고;
아마도 루소가 고향이 그리워, 눈물에 젖어
낯선 나라의 밀밭 사이에 서 있을 때 그녀의 슬픈 가슴에 흘러들어
갔던 노래

— 7연

나이팅게일은 간호학의 창시자로 잘 알려져 있지만 여기서는 새 이름이다. 이 새
는 밤낮으로 우는 새다. 이 시에서 나이팅게일의 노래는 유한한 인생을 뛰어넘는 무
한한 예술을 상징한다. 약사가 직업이었으므로 그의 시적 표현에서 자연스럽게 약학
적 지식이 다양하게 이미지화되어 나오는 편이다.

나이팅게일의 오묘한 노래 선율에 도취된 시인의 상태는 마치 독당근 즙을 마신
듯 아편을 먹은 듯 몽환적인 상태다. 그가 안정된 직업인 약사를 마다하고 시인의 길
로 들어서려고 했던 것은 비록 당대에는 평가를 받지 못했지만 후세에 문학적 평가
를 높게 받을 것을 알았던 것 때문일까?

키츠가 주인공으로 나오는 영화 「브라이트 스타(Bright Star)」가 있다. 2009년 개
봉한 영화로 시인 존 키츠(John Keats)의 말년과 그와 패니 브론(Fanny Brawne)과의
사랑 이야기를 다루고 있다. 영화 제목은 존 키츠가 패니와 연애 중에 쓴 소네트 「빛
나는 별이여」의 첫 줄에서 인용했다. 영화의 마지막 장면에서 패니는 울면서 스스로
머리카락을 자르고 눈 오는 날 키츠와 걷던 거리를 혼자 찾아간다. 그녀는 키츠가 쓴

시를 읽으며 그의 죽음을 슬퍼한다.

빛나는 별이여, 내가 너처럼 변치 않는다면 좋으련만
(중략)
아름다운 내 연인의 풍만한 가슴에 기대어,
가슴이 부드럽게 오르내리는 것을 영원히 느끼면서,
그 달콤한 동요 속에서 영원히 잠 깨어,
평온하게, 움직임 없이 그녀의 부드러운 숨소리를 들으면서,
그렇게 영원히 살았으면
아니면 차라리 정신을 잃고 죽기를.

이런 아름다운 시를 쓴 존 키츠는 약사 시인이다.

*원문 인용: 윤여웅 『키이츠의 시 가르치기』, 한국영미문학교육학회
소네트 「빛나는 별이여」, 위키백과

실레노스의 상자와
기적의 풀

프랑수와 라블레의 소설
『가르강튀아와 팡타그뤼엘 이야기』

몰리에르, 발자크, 플로베르 같은 작가들에게 큰 영향을 끼친 프랑수와 라블레 (François Rabelais, 1494~1553)는 5권으로 된 연작 소설집 『가르강튀아와 팡타그뤼엘 이야기』를 썼다. 프랑스 르네상스 시대의 최대 걸작 문학 작품으로 일반인에게는 다소 생소하지만 불문학 전공자들에겐 필독서로 불린다.

의학, 법률을 비롯한 인문학 전반에 걸친 해박한 지식을 풍자와 해학으로 담아낸 소설로서 비교적 난해한 작품이다. 중세의 구태의연한 사회 문화적 현실을 온갖 다양한 언어 표현으로 희극적이고 풍자적으로 그린 소설이다. 대중적으로는 인기가 컸던 작품이지만 외설적이고 반종교적 내용으로 출판 당시 많은 핍박을 받기도 했다.

작가 라블레는 법조인 아버지의 슬하에서 태어났으며 수도사 생활을 하다가 성직을 포기하고 1530년경 몽펠리에 의대에서 수학한 후 의사가 되었다. 1532~1535년에 리옹 시립 병원에서 근무했으며 1534년에는 로마에서 추기경의 수행 의사가 되기도 하였다. 작가로서 본격적인 활동은 1532년 제2서 「팡타그뤼엘」을 출판하면서 시작되었다. 이 소설은 작자 미상의 「가르강튀아 대연대기(Les Chroniques Gargantuines)」라는 작품을 보고 영감을 얻어 착상한 작품이었다.

팡타그뤼엘은 거인 집안의 아들로 소설의 주인공이다. 이 작품이 성공을 거두게 되자 작가로서 자신감을 얻었다. 1534년에는 484세에 거인 팡타그뤼엘을 낳은 거인 아버지 이야기 제1서 「가르강튀아」를 발표하여 또다시 주목을 끌었다. 당시 작가는 알코프리바 나지에르(Alcofribas Nasier)라는 필명을 썼다. 자신의 실제 이름에서 낱말 순서만 바꾼 일종의 애너그램(anagram)이다. 그가 의사 출신이라서 그런지 소설 속에는 풍부한 해부 생리학적 지식과 의약학적 지식을 담은 내용이 곳곳에 많다. 그는 젊은 시절에 종교 활동을 통해 느꼈던 인간 고통의 치유를 위한 직접적 수단으로 의학 쪽에 먼저 뜻을 두었던 것 같다. 유럽에서 고전 문학 열풍이 대단했는데 그때의 유행 사조인 위마니즘(humanisme) 사상에 천착하기도 했다.

'가르강튀아'는 "너 참 크구나!(Que grand tu as!)"라는 말에서 유래되었다. 당시 가르강튀아는 민간에도 널리 알려진 전설적 거인의 이름이었다. 한편 팡타그뤼엘은 중세 시대 전설의 술 취한 사람의 입속에 소금을 뿌리는 '장난꾸러기 악마'에서 유래한 이름이다. 작가는 '목마른 자의 지배자'라는 상징적 의미로 이 이름을 사용했다. '팡타그뤼엘리즘'은 주인공의 사상과 생활신조인데 '평화로이 즐겁고 건강하게 언제나 좋은 음식을 먹고 사는 것'이었다. 또한 현자의 초월과 관조로도 해석되는 '우연한 사물에 대하여 무관심에 젖어 있는 일종의 쾌활함'으로 정의되는 사상이다. 먹고 싸고 즐겁게 놀자는 주의 같다.

제1서 「가르강튀아」와 제2서 「팡타그뤼엘」은 거인 왕 부자 2대의 우스꽝스러운 이야기를 담아내어 세르반테스 「돈키호테」와 더불어 풍자 문학의 백미로 알려지게 되었다. 그 후 10여 년 동안 저술 활동을 중단했다가 팡튀그뤼엘을 주인공으로 한 세 권의 연작 소설을 냈다. 1546년 제3서가 출판되었는데 팡타그뤼엘의 부하 파뉘르주의 결혼 문제에 대하여 일종의 문답체로 이야기를 끌고 나갔다.

라블레가 살던 중세는 종교적 가치관이 지배하던 시대로서 현실 속의 인간적 가치관은 터부시되었다. 인간의 먹고, 마시고, 싸고, 살아가는 본능이나 쾌락의 행위들이 저급하게 치부되고 심지어는 외설적이라고 비판받는 시대였다. 그러므로 제3서까지 그의 작품은 이단성과 외설성이 강하다 하여 교회로부터 금서 처분까지 받는다. 작가 라블레는 이 소설을 통하여 인간의 영혼이 자유롭게 춤출 수 있는 세계를 추구한 것인지도 모른다.

1548년 제4서는 팡타그뤼엘 일행이 신성한 술병의 신탁을 위하여 여행을 떠나는 일종의 여행기다. 중세 사회의 모순과 비리를 비판하고 고발한 풍자 문학의 진수를 보여준다. 제4서를 출간한 이후에야 그의 전작들이 금서에서 해제되었다. 라블레는 1553년 자신의 집에서 "막을 내리시오. 희극은 끝났소"라는 말을 남기고 세상을 떠났다. 그의 사후 상당 기간이 지난 1564년에 제5서가 출간되었다. 그래서 그런지 후대에 제5서에 대한 위작 시비가 나오게 되었다.

제1서인 「가르강튀아」의 작가 서문에 '실레노스(silene)의 상자'라는 말이 나온다. 소크라테스의 제자로서 아테네의 장군이며 정치가인 알키비아데스는 플라톤 대화편 「향연」에서 그의 스승 소크라테스를 가리켜 실레노스와 비슷하다고 말했다. 이것은 당시 약사들이 쓰던 상자를 일컫는 말이다. 이 상자 속에는 귀한 사향, 보석, 약재를 보관하는데 바로 소크라테스가 이런 사람이라는 것이다. 약사들이 사용하는 상자(apothecary box)가 소크라테스라는 대성현으로 비유되었다. 그만큼 약사는 의약품(혹은 의약 지식) 같은 것을 소중하게 다루어야 하는 직업이라는 것을 말해준다.

이 상자를 열어 보면 그 '인간 능력 이상의 지혜, 놀라운 덕성, 꺾을 수 없는 용기, 비할 데 없는 절제, 확실한 평정, 완벽한 자신감, 믿을 수 없는 초연함, 깊이를 헤아릴 수 없는 천상의 약'을 발견할 수 있다고 했다. 그야말로 약사를 비롯한 우리 인간이 가져야 할 덕목들이다. 깊이를 헤아릴 수 없는 '천상의 약'이란 무엇일까. 아마도 인간을 위한 생명의 약일 것이다.

제2서에는 '신기한 약'이 나온다. 제28장에 파뉘르주가 조제한 약이다. 결석증약, 신장염약, 마르멜로 잼에 칸타리스(가뢰) 분말을 섞은 것과 다른 이뇨제를 혼합한 '신기한 약'을 팡타그뤼엘에게 먹였다. 거인 팡타그뤼엘은 싸움터의 적 진영에다 오줌을 누었는데 어찌나 오줌 양이 많았던지 그들 모두를 익사시켰다. 사방 몇십km에 걸쳐 굉장한 홍수가 났다. 먹은 약 때문이었다. 그가 먹은 약들이 주로 이뇨 작용이 강한 것들이라 그럴 만도 하겠다. 이것을 소설에서는 '신기한 약'이라 했으나 요즘도 쓰일 수 있는 실제의 약 종류들이다. 아마도 작가의 인문학적 약 처방이라고 하겠다.

제3서는 팡타그뤼엘의 영웅적 행적과 언술에 관한 이야기다. 이것도 출판하자마

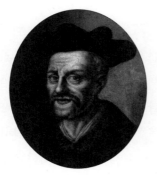

프랑수와 라블레(1494~1553)

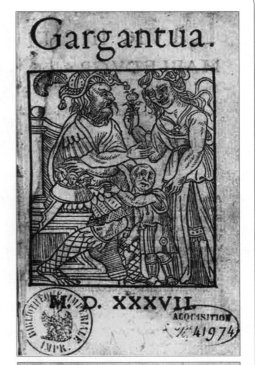

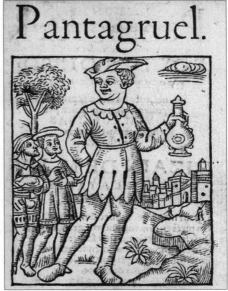

「가르강튀아」 표지와 「팡타그뤼엘」 표지

자 큰 반향을 일으켰다. 그가 의사라서 그런지 기상천외한 엉터리 치료법이 등장한다. 목이 잘린 에피스테몽을 의사도 아닌 심복 파뉘르주가 소생시키는 수술 장면이 나온다. 백포도주로 머리를 씻고 '똥 가루'를 뿌린다. 그다음에 알 수 없는 연고를 바르고 혈관, 신경, 뼈를 맞춘다. 그리고 잘린 목을 꿰맨 다음 '소생제'라고 부르는 연고를 상처에 바른다. 초판에는 똥 가루가 아니라 '알로에 가루'로 되어 있었다.

환자는 살아났다. 재채기를 하고 방귀까지 뀌었다. 치유 상황을 재미있게 표현했다. 똥 가루라니 이런 무식한 이야기를 너스레 떨 듯 천연스레 늘어놓는 의사 작가 라블레는 바로 중세의 경직된 분위기를 여지없이 파괴시키는 웃음의 미학을 선물한 것이 아닐는지? 사실 '소생제'라는 약은 없다. 추정컨대 세포 부활제라고 생각해본다. 상처의 재생 촉진제겠다. 발자크의 소설 「영생의 묘약」에도 죽은 사람의 눈을 뜨게 하고 손을 움직이게 하는 물약이 나오기도 한다.

또한 제3서 51장에 "팡타그뤼엘이 그의 풀의 용법과 효능에 의하여 우리로 하여금 알로아시아가 그랬던 것보다 더 큰 새로운 고민에 빠지게 만들었다"라며 '팡타그뤼엘리옹(Pantagruelion)'이 나오는데 이것은 '기적의 풀'이다. 신성한 술병의 신탁을 들으러 가자는 파뉘르주의 제안에 따라 팡타그뤼엘 일행이 오랜 항해에 필요한 배와 물품을 준비하는데 여기에 바로 팡타그뤼엘리옹이라는 풀이 들어 있다. 이 풀은 삼(대마)과의 식물로서 인간의 창의력을 통해 모든 것을 가능하게 만드는 기적의 풀로서 불에도 타지 않는다고 했다. 인간의 무한한 가능성을 상징한다.

팡타그뤼엘리옹은 라블레가 만든 이름으로서 인간의 진보적 미래에 적용 가능한 마법의 식물로 상징된다. 당시 종교적 분위기에서는 상상하기 힘든 진보적 사상이 담겨 있다. 그러므로 팡타그뤼엘리옹은 마치 현실 세계의 약처럼 신에게 예속되지 않는 인간 중심 가치관의 이상 사회를 상징한 것이다. 그래서 라블레는 이 기적의 풀을 예찬하고 있다.

제4서는 여행자들이 바다를 떠돌며 헤맨다. 이상한 섬들이 바다에 존재하는데 여러 가지 사건과 얽히게 된다. 여행자들은 마침내 세상에서 제일 학식이 높은 사람이 다스리고 있는 섬에 도달한다. 그러나 모든 학예를 알게 하는 모든 것은 단지 인간의 창자를 위한 것이라고 작가는 말한다. 제5서는 가공적 여행의 끝을 다루고 있다. 마침내 '신성병' 앞에 다다른다. 그곳 신전으로부터 받은 계시는 "마셔라"라는 말이다. 이 말을 파뉘르주는 '술을 마시라'는 뜻으로 이해했지만 사실 '모든 지식의 온갖 샘물을 마시라'는 뜻이었다. 지식의 샘물 또한 우리의 영혼을 소생시키는 약이 될 것이 틀림없다.

제1서 「가르강튀아」의 '독자에게 보내는 글'에서 이런 말이 나온다. "눈물보다는 웃음에 관하여 쓰는 편이 나은 법이라오. 웃음이 인간의 본성일지니." 라블레가 20여 년간에 걸쳐 집필한 가르강튀아와 팡타그뤼엘의 이야기는 과장된 거인의 이야기를 통하여 단지 농담이나 우스갯소리가 아니라 중세의 위압적 질서와 경직된 사고에 정면으로 도전하는 방법론이 아니었을까. 소설이라는 글로브를 끼고 풍자의 잽과 해학의 어퍼컷을 날린 것이 아닐까 생각해본다. 웃음이 약이 된다. 라블레가 소설 속에서 피력한 '실레노스의 상자'와 '소생제 연고', '신기한 약'과 기적의 풀 '팡타그뤼엘리옹'은 단지 약의 파르마콘(pharmakon)적 해석을 뛰어넘어 인간과 사상을 생각하게 하는 약의 인문학적 재발견이다.

"라블레의 웃음은 저 별들에게까지 닿으며 우리 영혼의 심연까지 채워준다."

— 빅토르 위고

그리스 철학의 삼인방과
데리다

왜 파르마콘 문학인가?

세간에 인문학 열풍이 지속되고 있다. 어디로 바삐 가다가 잠시 서는 것이 인문학이라고 하던가. 내가 지금 어디로 가고 있는가? 나는 지금 어디에 있는가? 이런 질문을 스스로 던지는 시간이 필요하다. 인문학의 주종인 문사철(文史哲) 중에서 철학이 큰 부분을 차지한다. 동서고금의 철학자 중에서 그리스 철학의 삼인방을 오늘날에 되새겨 보는 것도 유익할 것 같다. 특히 약과 독을 의미하는 '파르마콘(pharmakon)'과 글쓰기를 중심으로 현대 철학자 데리다의 사상과 함께 살펴보기로 하자.

소크라테스(Socrates, BC 470~399)

예수, 공자, 석가모니와 더불어 세계 4대 성인이라 불리는 철학자. '당신은 아테네에서 가장 지혜로운 사람'이라는 신탁을 받았지만 늘 겸손한 자세로 자신은 그렇지 않다고 생각했다. 그의 말로 알려진 "너 자신을 알라"는 사실 그의 말은 아니고 그리스 남부 델포이 신전에 새겨 놓은 일곱 명 현자들의 교훈 중 탈레스(Thales, BC 624~546)의 것이다. "네가 영혼을 가진 위대한 존재임을 깨달아라"라는 뜻이다.

당시 그리스 철학은 말하기가 우선시되는 로고스 중심주의(=음성 중심주의)가 주종을 이루고 있었으며 이에 따라 글쓰기는 부정적인 것으로 취급되었다. '나의 말은 나의 아들이다. 그러므로 나는 내 말의 아버지다. 말(음성)은 아버지가 있으나 글(문자)은 아버지가 없는 고아와 같다'고 생각했다. 문자를 아버지의 부재로 비유했다.

소크라테스는 다음과 같은 이유로 문자를 부정하고 글을 비하했다. 첫째, 문자로만 남기기 시작하면 사람들의 기억력이 저하된다. 둘째, 말은 묻고 답할 수 있으나 글은 그렇지 못하여 전달력이 떨어진다. 셋째, 말은 대상이 정해지지만, 글을 써놓으면 대상이 불특정하여 위험하다. 넷째, 글은 쓴 사람이 부정확하고 거짓의 가능성이 있는 무책임한 수단이다.

소크라테스는 또한 이집트 신화를 예로 들었다. 문자 발명자 토트신이 파라오 타무스 앞에서 문자의 장점을 얘기했다. 그러자 타무스는 이런 내용으로 말했다. "문자는 사람들로 하여금 기억력 훈련을 소홀히 하여 망각하게 한다. 남의 문자를 통해 기억을 떠올리기 때문에 사실은 말하기가 가지고 있는 '기억(memory)'의 약이 아니라 '기억 환기(reminiscence)'의 약을 발명한 것이다. 문자를 배우는 사람은 지혜가 아니라 지혜의 껍데기를 배우게 된다."

사실 예전엔 전화번호나 주소를 어느 정도 외우고 다녔는데 요즘에는 그렇지 못한 것 같다. 부모님 전화도 외우지 못 하고 있다. 문자로 저장되어 있기 때문이다. 소크라테스의 염려처럼 현대인의 기억력도 많이 떨어진 편이다.

플라톤이 쓴 대화편의 「파이드로스(Phaidros)」에 나오는 또 다른 이야기가 있다. 소크라테스가 도시의 더위를 피해 청년 파이드로스와 시원한 아테네 야외의 강가 일리소스(Ilissos)라는 곳에 이른다. 파이드로스는 이곳이 아테네의 왕녀 오레이티아(Oreithyia)가 북풍의 신 보레아스(Boreas)에게 납치된 곳이 아니냐고 물었다. 소크라테스는 오레이티아가 납치될 때 '파르마키아(Pharmakeia)'라는 친구가 있었다고 답한다. 그곳에는 '파르마키아'라는 치유의 샘물을 뜻하는 요정이 있었다. 이 말에서 약과 독을 의미하는 '파르마콘'과 요즘 약국을 의미하는 'pharmacy'가 유래되었다. 소크라테스는 파이드로스와 같은 이 영양가 없는 이야기를 왜 했을까? 플라톤의 설명에 의하면 글쓰기에 파르마콘의 속성이 있어서 독이 된다는 것을 전하고 싶었다고 말한다.

소크라테스가 왜 그렇게 문자를 부정했는가에 대하여 이런 견해도 있다. 그는 말이 아니라 글이 왕의 명령을 대신했을 때 그것이 위조되거나 아랫사람들에 의해 왜곡 내지는 남용될 수 있다고 보았다. 결과적으로 왕권이 약화된다고도 보았다. 문자가 말을 보조하는 대리 보충적 성격인데 역으로 말을 위협한다는 것이다. 지금 생각하면 말도 안 되는 것이다. 어찌 지방 변방에 이르기까지 왕이 말로서만 다스릴 수가 있겠는가? 결국 왕권 유지에도 말을 대신할 문자가 필요하다는 것을 당시 소크라테스는 몰랐던 것일까?

끊임없는 질문과 답으로 대화를 이어가는 유명한 산파술(産婆術)로 인해 소크라테스는 아테네 당국으로부터 시민과 청년을 현혹시켰다는 무고한 죄명으로 사형 선고를 받았다. 철학을 포기하면 풀어주겠다고 했으나 그는 거절했다. 헴록(hemlock)이 들어 있는 사약을 받고 제자들에게 둘러싸인 채 죽었다. 이때 그가 한 말로 알려져 있는 "악법도 법이다"라는 말은 사실 그가 한 말은 아니고 후세가의 해설에 쓰여진 로마 시대 법률가 도미티우스 울피아누스(Domitius Ulpianus, c 170~228)의 말이다.

독약을 마시고 자신이 죽어가는 것을 느끼자 독약 기운이 제대로 퍼지는 것 같으니 신에게도 고맙다고 전해주라는 식의 유머 섞인 유언을 던졌던 것이라는 설도 있다. 혹은 "죽으라면 죽겠다. 이 더러운 세상"이라는 솔직한 말을 남기기도 했다고 전해진다. 이 같은 철학자의 독살은 소크라테스의 죽음이기도 했지만 새로운 철학의 죽음이기도 했다. 그때 그의 나이 71세였다.

플라톤(Plato, BC 427~347)

소크라테스의 제자인 플라톤은 스승이 사형을 당하자 큰 충격을 받았다. 한동안 아테네를 떠나 있다가 다시 돌아왔다. 요즘 아카데미라고 불리는 학교를 세우고 후진을 양성하면서 혼란이 없는 강력한 '이상 국가'를 만들고자 철학의 토대를 세워나갔다. 그의 이상 국가는 정의로운 국가다. 지혜의 덕이 탁월한 사람이 통치자가 되고, 용기의 덕이 탁월한 사람은 군인이 되며, 절제의 덕이 탁월한 사람은 생산자가 되어야 한다고 했다. 정의의 덕은 앞의 세 가지 덕이 조화가 이루어질 때 생긴다고 했다. 플라톤은 통치자는 철학자가 맡아야 한다고도 생각했다.

그는 '이데아론'에서 우리가 존재하는 현실 세계의 밖에는 절대 관념인 이데아가 존재하며 이것은 영원불멸의 것이며 현실 세계에 존재하는 것은 이데아의 관념을 모방한 것이라고 하였다. 플라톤은 동굴의 비유를 들었다. 간단히 설명하면 어두운 동굴 속에 세 명의 죄수가 갇혀 있다. 이들은 동굴 밖의 빛에 의해 생기는 사물의 그림자만으로 지나가는 동물 같은 것을 판단한다. 어느 날 죄수 한 명이 동굴 밖으로 나가게 되었는데 해를 보게 되고 사물의 그림자를 인식하게 되었다. 동굴 안에 돌아와 나머지 죄수들에게 이 같은 점을 이야기했으나 아무도 동굴 밖의 실재(實在)를 이해하지 못했다. 절대적 진리는 현실 세계의 뒤편에 있다는 것이다.

플라톤의 이상 국가는 이성을 통해 파악된 이데아가 반영되는 국가다. 놀랍게도 시인은 이상 국가에서 추방되어야 한다고 주장한다. 시가 이성에 호소하지 않고 감성에 호소하며 모방의 모방에 불과하여 진리를 왜곡하고 허위로 사람들을 현혹한다는 것이다.

그 예로 침대의 비유를 들었다. 침대에는 세 종류가 있다. 신이 만든 것은 이데아의 침대이고 제작공이 만든 것은 이데아의 침대를 모방한 것이다. 예술가가 만든 것은 제작공이 만든 것을 다시 모방한 것이라고 했다. 그러므로 예술가는 모방의 모방을 하는 사람이라고 말했다.

플라톤의 관심은 로고스를 통해 이데아를 파악하고 자신의 이상 국가에 반영하는 것이었다. 플라톤은 예술을 거울에 들어 비유하기도 했다. 거울에 비쳐진 것은 실재가 아닌 현상으로서 절대 관념인 이데아를 모방한 것이다. 모방을 일삼는 시인이야말로 모방의 모방자로서 신성 모독적이며 인간에게도 비교육적이며 허위를 앞세워 올바른 사고와 행동에 방해를 준다는 것이다.

플라톤도 소크라테스처럼 글을 가리켜서 파르마콘으로서의 독이라고 보았다. 그러나 말은 현장성이 크고 신뢰성이 높은 장점이 있지만 금방 사라져버리는 휘발성을 문제시했다. 그러므로 문자의 필요성을 인식하였지만 읽는 사람의 오독이나 옮기는 사람의 오역을 일으키는 주체의 부재라는 문제점을 인식했다.

사실 플라톤은 문학을 배척한 것은 아니고 그가 문학보다는 철학을 중시했기 때문이라고 보는 견해도 있다. 플라톤도 젊어서 시를 썼다고 한다. 시인을 추방해야 한다는 플라톤도 좋은 시를 언급한 적이 있는데 그것은 이상 국가 같은 유토피아를 찬미하는 시가 좋은 시라고도 하였다. 지금으로 말하자면 체제를 찬양하는 목적시 같은 것이다.

플라톤이 대화편 「파이드로스」에서 기록한 소크라테스의 대화록은 말을 문자화한 것이다. 문자를 기억과 지혜의 독으로 보았던 소크라테스와 로고스 중심주의에 반하여 35권의 대화편을 비롯한 방대한 저작물을 써서 후세에 위대한 철학의 유산을 남겼다. 플라톤은 대안적으로 소크라테스의 대화록을 문자화하여 차선의 전달 방법을 택한 것이다. 소크라테스가 죽었기 때문에 어쩔 수 없이 문자로 대화록을 남긴 것이다.

플라톤은 말의 강점과 문자의 강점을 모두 취하는 동시에 이들의 약점을 버리고자 하는 뜻에서 소크라테스의 이원론적 개념을 파기하고 진정한 파르마콘의 관점에서 문자와 말을 다시 바라보았다. 플라톤은 말과 문자에 있어서 양가성에 대하여 주목하였으며 이를 활용하였다. 플라톤은 「국가(Politeia)」에서 말에도 참다운 것이 있고 거짓된 것이 있다고 지적했다. 따라서 말 또한 약이 되기도 하고 독이 되기도 한다

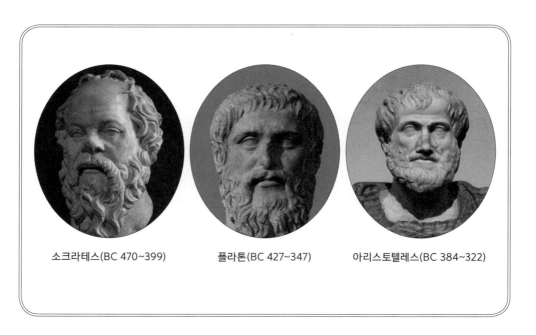

소크라테스(BC 470~399)   플라톤(BC 427~347)   아리스토텔레스(BC 384~322)

예술 속의 파르마콘

고 보았다. 그러므로 플라톤은 소크라테스가 가지고 있던 말과 글의 이분법적인 사고를 넘어 자유로운 사고를 펼쳤다. 소크라테스를 모방한 측면도 있지만 스승을 뛰어넘은 철학자다. 그럼에도 불구하고 플라톤의 대화편은 분명히 소크라테스를 모방한 것이고 말을 글로 모방한 이중적 모방이라는 점을 간과하기는 어렵다.

플라톤은 문자와 말이 가지는 독성을 자신의 방식으로 무독화시키고 약으로 사용한 철학자다. 말에서 문자로의 전환점에서 과거의 권력인 말을 유지하면서도 미래의 권력인 문자를 확보함으로써 보다 강력한 철학적 힘을 가지게 된 것이다. 철학자 앨프리드 화이트헤드(Alfred North Whitehead, 1861~1947)가 "서양 철학은 플라톤 철학의 각주에 불과하다"는 말을 했을 정도로 플라톤의 문자 기록인 철학 저술들은 서양 철학에 큰 영향을 끼쳤던 것이다. 지혜와 지식의 전달 수단에 대하여 소크라테스는 이상적이고 과거 지향적인 데 비하여 플라톤은 현실적이고 미래 지향적이었다고 볼 수 있겠다. 플라톤은 80세 되는 해에 제자들의 연회에 참석했다가 편안한 죽음을 맞이했다고 한다.

아리스토텔레스(Aristoteles, BC 384~322)

플라톤의 수제자인 아리스토텔레스는 많은 권력자와도 교류한 귀족 출신으로서 마케도니아 왕 알렉산더의 스승이 되는 사람이다. "시작이 반이다, 인내는 쓰고 열매는 달다" 등과 같은 인간적인 격언으로 우리 귀에 익숙해진 철학자다. 스승 플라톤은 철학과 정치에 관심이 컸지만 그는 인문과학과 자연과학을 망라한 학문의 전 영역에 걸쳐 두루 섭렵했다. 그는 거의 천재에 가까운 철학자였다.

플라톤은 예술이 서툰 모방으로서 절대 관념적 실재인 이데아를 왜곡시킨다고 했다. 그러나 아리스토텔레스가 실재라고 생각한 것은 플라톤이 주창한 이데아가 아니라 자연이었다. 그냥 자연이 아니라 질서정연한 원리가 구현되는 과정 혹은 활동으로서의 자연이었다. 그러므로 예술을 개성이라는 수단을 통하여 자연을 '표현(expression)' 혹은 '이상화(idealization)' 한 것으로 보았다.

희랍어에서 '시인(poietes)'이라는 말은 원래 '만드는 사람'을 뜻한다. 따라서 '시(poiesis)'는 '만들어진 것'이고 '시학(poietike)'도 '만드는 기술'이라는 말이었다. 그 당시의 시는 우리가 지금 '시(poem)'라고 부르는 좁은 뜻의 시가 아니라 '문학'을 가리켰다. 그 당시에도 시의 대종을 이루는 서정시가 있었고 서사시와 극시가 있었다. 그 당시의 서사시와 극시는 지금의 소설과 희곡에 해당된다. 그러므로 그 당시의 시(poiesis)는 오늘날의 문학 장르 전반에 해당되는 셈이다.

아리스토텔레스는 비극(문학의 대표적 장르로서 시를 일컬음)을 자연 자체의 모방으로서 지식이나 진리로서 열등한 것이 아니라 매우 가치 있는 것으로 주장했다. 플라톤은 문학이 파르마콘에 있어서 독작용을 나타내는 것처럼 사람의 감정을 나쁘게 조장하여 결과적으로는 도덕적으로 유해하다는 부정적인 결론을 내렸다.

반대로 아리스토텔레스는 문학에는 사람의 감정을 정화하고 조절하는 긍정적인 효과인 '카타르시스'가 있다고 주장한다. '카타르시스(katharsis)'라는 말은 「시학」 제6장에 있는 비극(悲劇)의 정의에서 쓰인 말로서 '정화(淨化)'를 의미한다. 마음속에 쌓여 있던 불안, 우울, 긴장 등의 응어리진 감정이 풀리고 마음이 순수하고 깨끗해지는 것을 말한다.

우리가 신파조의 영화나 슬픈 연극을 볼 때 주인공이나 화자와 자신을 동일시하여 작품 속에 빠져들게 된다. 또한 연민이나 불안, 공포도 함께 느끼게 된다. 이어서 이런 모든 감정을 눈물과 함께 밖으로 배출함으로써 그동안 쌓였던 감정의 찌꺼기가 일시에 사라지는 듯한 후련한 쾌감을 느끼는 것이 바로 카타르시스 작용의 결과다.

'카타르시스'라는 말이 아리스토텔레스의 「시학」 이전에는 배설을 뜻하는 주로 의학적 용어로 사용되었다. 희랍어에서 카타르시스는 '밖으로 내보내다', '배설하다'라는 뜻이다. 원래 사설(瀉泄)을 뜻하는 의학 용어로서 창자를 씻어내는 것을 의미한다. 이런 어원으로 현대 약학에서도 설사제(하제)와 같은 약물을 일컬어 '카타르틱(cathartic)'이라고도 한다. 황산마그네슘, 센나, 카스카라, 피마자유, 대황 같은 다양한 기전의 설사약(laxative, copragogue라고도 부름)이 있다.

한편 '카타르시스'는 정신 의학 분야에서도 적용되고 있다. 정신 분석자 프로이트는 동료 의사로부터 카타르시스 치료법을 익혔다고 한다. 이 치료의 기본적 가설은 사람 내부의 억눌린 감정이 정화되지 않으면 딴 곳으로 분출하여 히스테리를 일으킨다는 것이다. 환자를 최면 상태에서 대화를 통해 억눌린 감정을 씻어주는 것이 당시의 카타르시스 치료법이었다. 그러므로 아리스토텔레스는 글쓰기로 이루어진 비극으로서의 시가 파르마콘의 이중성에서 독이 아니라 분명한 약효를 지닌 약(몸과 마음을 정화시키는 약)으로 보았던 것이다. 문학이 파르마콘 중 약으로서 직접적 치료 효과가 있다고 본 것이다. 이것이 소크라테스와 플라톤의 문자 인식과 다른 점이다.

아리스토텔레스는 플라톤의 이원론적 이데아론보다는 '형상—질료' 이론이라 불리는 일원론으로서 진리가 사물 그 안에 있으며 사물과 진리는 하나라는 현실 세계가 참다운 세계임을 강조하였다. 아리스토텔레스는 신보다는 인간에 가까운 논리로 철학으로 예술론으로 다가왔으며 지금에 이르기까지 융성한 예술의 발전에 그의 사상적 기여가 크다는 점을 부인할 수 없다.

아리스토텔레스는 알렉산더 대왕이 패망하자 반대파에 의해 불경죄로 기소가 되었는데 무고한 죄로 죽음을 맞은 스승 소크라테스에게서 쇼크를 받았던지라 "다시는 철학을 더럽히지않겠다"라는 말을 남기고 떠나버렸다. 그리곤 일 년 후에 곧 사망했다. 그의 나이 60세였다.

자크 데리다(Jacques Derrida, 1930~2004)

알제리 태생의 프랑스 철학자. 포스트모더니즘으로 특징지어지는 해체주의 철학을 주장한 사람이다. 해체주의는 서구의 로고스 중심주의를 비판하는 사상으로서 문화, 예술 분야는 물론이고 건축 등 광범위한 영역에 걸쳐서 큰 영향을 끼쳤다. 데리다는 자신의 해체론을 주장하기 위하여 파르마콘의 개념을 들어 그리스 철학의 로고스 중심주의를 비판한다. 고대 철학에서 글쓰기를 독으로 본 것에 대하여 글쓰기가 약이 될 수 있으며 말과 글은 본질적으로 차이가 없다는 점을 강조한다. 이것을 파르마콘으로 설명하고 있다.

데리다의 해체주의 철학에서 이 세상에 유일하거나 진선진미한 것은 없는 것 같다. 데리다는 이분법을 부정한다. 이성과 감성, 남자와 여자, 흑인과 백인 등에서 어느 것도 우월한 것은 없다고 본다. 그러므로 그에게 고정관념은 없다. 특히 데리다가 강하게 비판한 것이 바로 말과 글의 대립 관계다. 음성 언어가 문자 언어보다 우월하다고 보는 서구의 오만한 이성 중심의 로고스 중심주의(logocentrisme)가 비판 대상이다.

데리다의 상상적 본질은 귀로 듣는 것보다는 눈으로 보고 읽으려 한 지혜와 철학이다. 전자는 말 중심주의이고 후자는 문자 중심이라고도 하겠다. 사실 데리다의 해체주의는 항상 현상을 둘로 나누고 위계를 만들어내는 이분법적 플라톤주의에서의 말과 글에서 두 가지는 모두 본질적으로 차이가 없는 약과 독으로서의 파르마콘적이라는 것이다. 데리다는 파르마콘을 통해 '말하기가 실재를 분별한다'는 존재에 대한 그릇된 생각을 해체하는 것이다. 그러므로 말도 글도 다 중요하다는 것이다.

글쓰기와 말하기로 나누어지는 이분법적인 이원론보다는 다원론적인 입장에서 파르마콘은 약일 수도 독일 수도 있겠다는 생각이다. 로고스 중심주의는 말소리 중심주의이다. 데리다는 '말=소리=의식=양심=영혼' 같은 등식으로 전통적 로고스주의가 계승되어왔다고 말한다. 글쓰기는 약과 독으로서 이중성을 갖고 있는데 파르마콘의 성질에서 독의 성질을 더 갖는다고 로고스 중심주의자들이 주창해왔다. 그러나 데리다는 그의 저서 「산종(散種)」에서 파르마콘은 양자택일이 아니고 양자 공

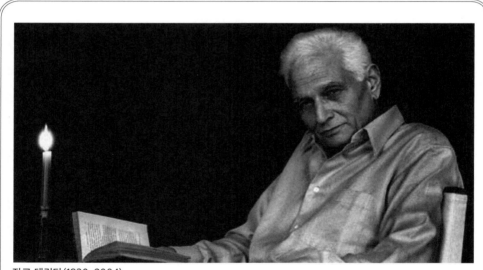

자크 데리다(1930~2004)

존의 원리로서 두 가지 이상의 뜻을 가지고 있는 중의(重義)적이라는 점을 강조한다. 그러므로 이분법적인 흑백논리를 통해 둘로 나누고 이 중에서 위계를 찾는 방법론인 이원론을 해체하고 다원론으로 현상을 설명한다. 어쩌면 모호성을 포함하는 다의성(多義性)을 뜻하는 것이다.

약학자의 입장에서도 약과 독(파르마콘)이 두 개로 딱 분리되는 것은 아니다. 같은 약이라 해도 용량을 많이 쓰면 부작용이 나오는 독으로 작용한다. 물론 너무 적게 쓰면 약도 안 된다. 하지만 독이라 하더라도 낮은 투여량에서 약이 되는 경우도 있다. 주름살을 펴는 보툴리누스톡신이 그 예다.

"약이냐 독이냐를 가르는 것은 그 투여 용량에 있다"라는 중세 시대 의학자 파라셀수스(Paracelsus, 1493~1541)의 유명한 말이 있다. 설탕과 소금이라도 많이 먹으면 독이 된다. 또 적정 용량이더라도 인체의 어떤 부분에는 약이 되어 그 부분에는 치료 작용을 하지만 같은 인체의 다른 부분에는 독작용을 하는 경우도 많은 것이다. 그러므로 파르마콘으로서의 약과 독의 차이는 이분법으로서는 도저히 설명하기 어렵다. 어떠한 약리 작용은 독작용과 가역적이기도 하고 비가역적이기도 하면서 그러한 작용은 또 단속적이 아니라 연속적이라는 점이다. 아주 애매하기도 하고 복잡하기도 하다. 데리다는 약학자는 아니었으므로 물질적인 측면에서 약과 독의 효과에 대해 잘 이해하지 못했을 것이다. 그러나 그가 해체 이론으로 고대의 이분법적 파르마콘 사상을 비판하고 말과 글은 상호 모순 되는 약과 독의 두 가지 속성을 함께 가졌으며 처음부터 암컷과 수컷이 구분되지 않는 자웅동체처럼 존재한다고 말하는 것으로 보아 현대 약리학적 해석과도 상통하는 점이 있다. 데리다의 파르마콘은 약인 동시에 독이며 독인 동시에 약인 이중 긍정이고, 나아가 각각의 정체성이 없으므로 약도 아니고 독도 아니라는 이중 부정의 논리에 다다르게 된다.

데리다에게 있어서는 파르마콘의 은유가 바로 글쓰기다. 그리고 그가 주창한 차연(差延, différance)이라는 신조어는 '다르다(differ)'와 '연기하다(defer)'를 동시에 담은 뜻으로서 공간의 차이와 시간의 차이를 의미한다. 그러니까 어떤 단어나 문장이 확정적인 의미 맥락을 담지 못하고 그 뜻을 끊임없이 공간적으로나 시간적으로나 유예시키는 현상을 말한다. 즉 의미의 미결정 상태다. 우리가 어설프게 알고 있는 많은 개념이 차연의 상태에 놓여 있다. 현대 약학에서도 과거에 만들어졌거나 새롭게 나온 약이 미처 생각하지 못했던 다양한 작용이 나타나고 있으며 시대를 넘나들며 야누스적 성질을 뛰어넘어 불확정성의 파르마콘 개념과 닿아 있다. 글쓰기도 문학도 그럴 것이다.

데리다는 자신의 책 「그라마톨로지(Grammtology)」에서 "텍스트 바깥에는 아무것도 없다(There is nothing outside the text)"고 말했다. 왜냐하면 우리가 사용하는 말과 단어의 의미는 언제나 불완전하다는 것이다. 이어서 하는 말에 따라 달라지고, 또 사용하지 않는 단어와의 관계에 따라 달라지기 때문이다. 정확한 의미를 전달하기 위해서는 끊임없이 말을 해야 하고 불완전성은 되풀이된다. 그러므로 우리는 결국 텍스트 바깥에는 아무것도 없다는 것을 깨닫게 된다.

그는 그의 저서 「글쓰기의 차이」에서 "책이 존재하므로 세계는 존재한다"고 썼다. 데리다는 그의 책 「문학의 행위」에서 문학을 향해서도 해체주의적 확장성을 이야기한다. "모든 문학이 문학을 넘어설 필요가 있지 않을까? 단지 문학일 뿐이기만 한 문학은 무엇일까? 문학이 문학 자체라면 더 이상 문학 자체가 아닐지도 모른다."

파르마콘으로서의 문학은 소크라테스 시대에서는 독(poison)으로 취급되었다. 플라톤은 독이 되기도 하고 약이 되기도 한다는 양면성을 제시했으며 그에 따른 많은 저술을 했다. 아리스토텔레스에게 와서는 치료제와 같은 약(drug)이 되었다. 해체주의 철학자 데리다에 와서는 로고스 중심주의에서 선으로 치부되던 말하기나 악으로 취급되던 말과 글이 모두 파르마콘으로서의 중의성(重義性)을 가진다고 보았다. 아테네 철학 삼인방과 데리다와의 시간적 간극은 무려 2천 년이 넘지만 '파르마콘'이란 개념을 가지고 글쓰기의 본질을 계속 생각하게 한다는 점에서 서로 이어져 있다.

오늘날 우리는 파르마콘으로서의 말이나 문자 그리고 문학이 지니는 약과 독에 대한 개념을 환기할 필요가 있다. 소크라테스와 플라톤의 우려에서 볼 수 있었던 것처럼 텍스트를 근간으로 하는 문학에는 여전히 존재하는 파르마콘적인 요소가 있다. 문자가 기억력을 감퇴시킨다는 소크라테스와 플라톤의 우려가 인터넷 시대에 현실화되고 있다. 전화번호도 기억 못 하고, 직접 말(음성)로 하는 것을 피하고 싶은 나머지 문자로만 소통하다 보니 단절 현상이 나타난다.

작금의 여러 사건에서 나타나는 것처럼 문자의 왜곡으로 사람과 사람 사이의 소통에 엄청난 부작용이 나타나고 있다. 지금 세상에서는 어찌 보면 문자가 파르마콘 중 독의 요소가 된 것도 많다. 사실 SNS 시대에서 문자로 나타나는 글쓰기가 얼마나 위험한지 잘 보여주고 있다. 말하기는 또 어떤가. 달콤한 속임수나 과장된 허풍도 말하기의 허위와 위선에 한몫하고 있다.

아리스토텔레스가 「시학」에서 설파한 것처럼 글쓰기의 문학이 카타르시스라는 개념을 뛰어넘는 치유로서의 확장성을 갖는 것이 중요하다. 문학이 우리의 삶 속에서 질병적인 역할이 아니라 건강한 '문학 약국(Literary pharmacy)'의 역할을 해야 하는 측면이 있다. 그리고 데리다가 주장했던 것처럼 문학에서도 이분법적인 것은 피해야 한다. 파르마콘의 진정한 성격인 중의적인 시각에서 세상을 바라다보고 다양성이 강조되는 참다운 문학이 되어야할 것 같다. '파르마콘 문학'은 문학적 건강 증진과 함께 삶의 부조리에 대한 조기 발견 및 치료를 위하여 21세기 정신문화에 소중한 문학으로 발전해 나갈 수 있을 것이다.

약이 될 수 없는
피

루쉰의 소설 『약(藥)』

중국의 작가 루쉰(魯迅, 1881~1936)은 그의 삶 속에서 약에 대한 경험이 좀 특별한 것 같다. 오랫동안 그의 아버지가 병을 앓아서 4년 동안 거의 매일 약방을 드나들었다고 한다. 루쉰은 한의학 때문에 아버지가 죽었다고 생각하고 양의학을 배우려고 일본으로 유학을 갔다. 그러나 중국 개혁에 뜻을 두고 문예 운동가가 되었다.

그의 소설집 「납함(吶喊)」(1923)에는 유명한 단편 작품 「아큐정전」과 「광인일기」가 들어 있다. 1918년부터 1922년 사이에 집필한 14편의 단편 소설로 이루어져 있다. 1919년이면 우리나라에서는 3·1운동이 일어났던 해다. 중국에서는 일본의 중국 침탈에 항의하는 5·4운동이 일어났던 해다. '납함(吶喊)'이라는 중국어는 '외치다'라는 뜻이다. 또 「아큐정전(阿Q正傳)」은 제목이 특이한데, 여기서 아Q는 이름이 확실하지 않다고 해서 비슷한 발음이 나는 Q를 써서 주인공을 불렀다고 설명한다.

루쉰의 소설은 계몽적인 부분이 많지만 동시대를 살고 있는 가난하고 순박한 일반 서민에 대한 연민과 애정을 느낄 수 있다. 루쉰이 지적하고 있는 당시 중국의 국민성은 무지와 몽매다. 친구로부터 "숨구멍도 없이 막혀 있는 무쇠방에서 질식하여 혼수상태에 빠져 있는 사람들이 죽어가고 있다. 지금 네가 큰 소리로 외쳐 아직 죽

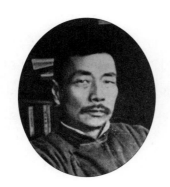

루쉰(1881~1936)

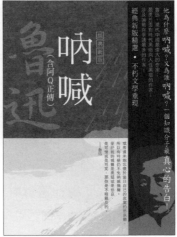

「납함(吶喊)」 표지

지 않은 몇몇 사람이라도 깨어나게 하여 무쇠방을 깨트릴 희망을 키워야 하지 않는 가?"라는 취지의 말을 듣고 소설을 쓰기 시작했다고 한다. 「납함」서문에 바로 이런 내용이 나와 있다.

이 소설집 속에 『약(藥)』이라는 작품이 있다. 이야기의 줄거리를 대략 살펴보자. 늙은 식당주인 라오솬은 폐병에 걸려 죽어가는 아들 샤오솬을 살리고자, 사형 집행 자로부터 '이 나라의 주인은 우리들이다'라고 외치며 처형당한 젊은 혁명가의 피를 묻힌 만두를 산다. 무서워 덜덜덜 떨면서 약이 될까 하여 인혈 만두를 받아와서 먹 이지만 아들의 죽음을 막지는 못한다.

당시 불치병에 걸려 결핵 치료가 어렵게 되자 은화 한 꾸러미와 바꾼, 사람의 피 가 섞인 만두(饅頭)를 먹인 것이다. "이제 종이 꾸러미 속의 새로운 생명을 자기 집에 옮겨 심어 수많은 행복을 수확해야 하는 것이다"라고 소설 속 아비는 생각했다. 집 에 와서 시든 연잎에 피 묻은 만두를 싸서 아궁이 불 속에 익혀 아들에게 먹였다.

『약』에서는 봉건 제도 하에서 우매함과 무지함이 미신을 발동시켜 민중을 잡아 먹고 있으며 젊은 혁명가가 처형당하는 모습이 그려진다. 소설 제목인 『약』은 일반

명사로서 '약'이기도 하지만, 혁명가의 피로 민중을 치료하고자 하는 상징적인 '약'이기도 하다. 그러나 혁명가의 피는 우매한 민중의 병에 아무런 도움이 되지 못한다. 당시 민중은 혁명에 대하여 냉담하였다.

방금 죽은 사람의 피를 묻힌 만두가 폐병을 낫게 한다고 믿을 만큼 근대 이전의 중국인들은 무지했던 것인가? 중국, 아프리카, 라틴아메리카를 비롯한 여러 나라에서는 식인주의(cannibalism)가 실제로 있었다. 인육 만두라든지 인혈 만두 같은 것이 중국의 각종 자료에 전해지고 있는 것도 사실이다.

소설에는 처형될 젊은 혁명가의 피를 구하려고 줄을 서 있는 장면이 있다. 작가는 인혈의 제공자로서 일반 흉악범도 아니고 하필이면 혁명가를 등장시켜 그의 피를 구하려는 사람들의 그로테스크한 장면을 설정한 것인가? 루쉰이 이 소설의 제목을 '약'이라고 한 것은 미신적 요소가 강한 민간요법(일종의 주술약)으로서의 '약'을 그대로 채용한 것이다. 결핵에 걸리면 객혈을 많이 하게 되고, 또 빈혈이 생기므로 피를 보충한다는 의미에서 피를 생각해낼 수 있다. 동물의 피(녹혈도 있음)도 있겠지만 사람의 피를 주술적인 약으로 설정했다. 또한 인혈 만두는 인육 만두와 함께 중국 소설의 소재가 되기도 했기 때문이리라.

그러나 이 소설을 자세히 보면 제공된 피가 일반 사형수가 아니고 젊은 혁명가의 피라는 점에서 피의 상징성이 있다고 본다. 결국 약이 되지는 못하지만 젊은 혁명가의 피는 전제적 봉건주의 혹은 무지와 몽매로부터 깨어나라는 외침(⊠喊)이 담긴 피일 수도 있겠다고 생각된다. 작가는 치유가 어려운 중국의 봉건주의를 치료할 약이 필요하다는 점을 암시하고 있는 것이다.

당시의 중국 민중을 『약』에서는 좀비스럽게 그렸다면 「광인일기」에서는 식인종으로까지 묘사했다. 두 소설 모두 봉건주의나 유교 사상을 비판한 것이었다. 이처럼 작가는 소설 『약』을 통하여 중국의 민중을 깨어나게 하는 '희망의 약'을 전해주고 싶었던 것이다. 그것이 어쩌면 바로 그의 문학의 본질인지도 모르겠다. 그러나 루쉰도 폐병으로 죽었다.

"희망이라는 것은 본래 있다고도 할 수 없고, 없다고도 할 수 없다. 그 것은 마치 땅 위의 길과 같은 것이다. 걸어가는 사람이 많아지면 그게 곧 길이 되는 것이다."

— 루쉰

사랑할 줄 아는 사람은
여자들밖에 없다

모파상의 소설 『의자 고치는 여인』

기 드 모파상(Guy de Maupassant, 1850~1893)은 프랑스 대표 작가다. 「보바리 부인」의 작가 플로베르로부터 직접 문학 지도를 받았다. 그의 작품들은 프랑스 사실주의 문학이 낳은 걸작으로 평가되고 있다. 모파상의 단편 「비계 덩어리」, 「목걸이」는 사람들의 주목을 끌었다. 그의 장편 소설 「여자의 일생」도 유명하다. "사랑할 줄 아는 사람은 여자들밖에 없다"라는 유명한 말이 나오는 단편 소설이 바로 『의자 고치는 여인』이다. 모파상이 잘 다루는 남녀 간의 사랑 이야기이다.

이 소설은 늙은 의사가 자신이 아는 진정한 사랑에 대해 말하는 것으로 본격적인 이야기를 풀어간다. 그러니까 이야기 속에 이야기가 있는 일종의 액자소설 형태다. 주요 등장인물은 의자 고치는 여인과 이 여인이 55년간 사랑했던 약사 슈케다.

의자 수리공으로 지내던 소녀는 어느 날 소년 슈케에게 돈을 주며 첫 키스를 한 것을 계기로 애정을 느끼게 된다. 약사 아들 슈케는 돈을 받아먹는 재미에 소녀의 접근을 허용한다. 그 후 슈케는 중학교에 진학하러 도회지로 가버렸다. 가끔 집에 왔지만 그녀를 못 본 척했다. 그녀는 너무 슬퍼 울기도 했다.

시간이 지나 소년 슈케가 아버지의 가업을 이어 약사가 되었다. 어느 날 의자 고

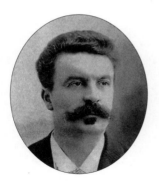

기 드 모파상(1850~1893)

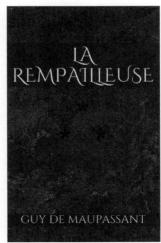

『의자 고치는 여인』 표지

치는 여인은 사랑하는 슈케가 부인과 함께 가는 것을 보고 시청 광장에 있는 연못에 몸을 던졌다. 밤늦게 귀가하던 술꾼이 그녀를 건져 근처 슈케 약국으로 데리고 갔다. 약사인 슈케가 잠옷을 입은 채로 그녀를 회복시키기 위해 내려왔다. 그는 아는 체도 하지 않고 그녀의 옷을 벗겨 몸을 문질러 주고는 굳은 목소리로 말했다. "아니, 당신 미쳤소? 이런 바보 같은 짓을 하다니!"

소설 속 약사 슈케는 매우 비인간적으로 나온다. 소년 시절인 어릴 때부터 의자 고치는 소녀로부터 용돈을 받고 좋은 척하다가 좀 더 크고 나서는 모른 척한다. 성인이 되고 나서는 결국 다른 여자와 결혼한다. 모파상이 왜 하필 약사 아버지를 둔 소년과 또 성장해서 약사가 된 슈케를 주인공으로 했는지는 잘 모르겠다. 약사라는 사람의 이미지가 매우 나쁘게 등장하는 소설 중의 하나다.

의자 고치는 여인이 슈케 자신을 사랑했었다는 이야기를 듣자 노발대발하는 모습에서 이기적인 인간의 전형을 보게 된다. 소설 속 의사가 약사 슈케에게 말한다.

"그녀가 저축한 돈 2천3백 프랑을 당신에게 건네주라고 제게 맡겼습니다."

"글쎄요, 그녀의 마지막 유언이라니… 거절하기가 힘들겠네요."

"그, 그 여자가 여기에 자기 마차를 놔두었네요. 이 마차를 어떻게 하실 생각이십니까?"

"잘됐네요, 필요하던 참이었는데, 제 채소밭의 오두막으로 쓰려고요."

의사가 말을 멈추었다. 눈물을 글썽거리며 의사의 이야기를 듣던 후작 부인이 한숨을 쉬며 말했다.

"정말이지, 사랑을 할 줄 아는 사람은 여자들뿐이네요!"

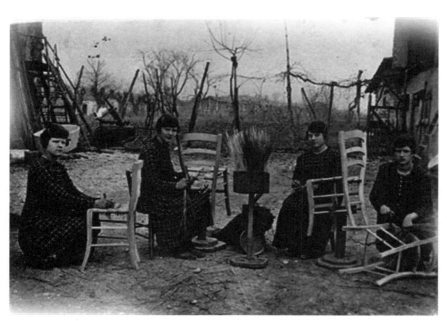

유럽의 의자 고치는 여인들

모파상은 이 소설에서 약사의 나쁜 이미지를 이야기하려고 했던 것은 아닐 것이다. 55년간 짝사랑을 받는 대상으로서 지적이고 이기적인 직업으로 약사를 등장시켰다. 특이하게 이 이야기를 소설 속에서 풀어놓는 사람은 의사다. 그런데 이 의사는 "한 지방에서 의사와 약사가 적이 되어서는 안 되겠지요"하며 동업자라고 볼 수 있는 약사 슈케를 아주 나쁘게 몰지는 않는다.

의자 고치는 여인은 소녀 때 돈을 주며 소년에게 접근했다. 신분이 한참 아래인 의자 수리공으로서 가까이하기에는 어려운 귀티 나는 남자애를 사귀어보려고 했다. 독자는 플라토닉 러브가 아니라고 욕할 수도 있다. 자신이 죽어가면서도 사랑했던 사람인 약사 슈케에게 유산까지 남겨주었다. 평생 모은 돈을 짝사랑 연인에게 줌으로써 자신의 희생적 사랑을 간직하려고 했다. 19세기 의자 수리공 여인의 마음은 21세기에는 와닿지 않는 것일까. 예나 지금이나 짝사랑은 힘만 많이 들고 슬픈 결말만 있는 것인가. 성숙해졌다는 걸로 쉽게 잊을 수 있는 것일까.

이 소설에서 모파상은 이기적인 인간의 추악함이 어쩌면 인간의 본질일지도 모른다고 생각한 것 같다. 작가 오스카 와일드는 인생에서 '사랑하는 사람을 잃는 것'과 '사랑하는 사람을 얻는 것'이 가장 힘들다고 말했다. 사랑이 무엇이기에 동서고금의 사람들은 목숨 걸고 사랑을 하는 것일까?

*원문 인용: 모파상 『의자 고치는 여인』, 김경미 옮김, 책 만드는 집

비명을 지르는
독초

마키아벨리의 희곡 『만드라고라』

"목적이 수단을 정당화한다"는 말로 유명한 「군주론」을 썼던 니콜로 마키아벨리 (Niccolò Machiavelli, 1469~1527)가 희곡을 썼다는 사실을 아는 사람은 많지 않을 것이다. 그는 레오나르도 다빈치, 미켈란젤로, 라파엘로와 함께 르네상스 시대에 활약한 유명 인물이다. 희곡 『만드라고라』는 마키아벨리가 남긴 풍자적 코미디 작품으로 지금까지도 전 세계 곳곳에서 공연되고 있다.

16세기경 귀족 청년인 서른 살 칼리마코가 주인공이다. 그는 피렌체의 부자 니치아의 젊은 아내 루크레치아가 절세미인이라는 이야기를 듣는다. 그래서 이 여자를 자기 여인으로 만들겠다고 프랑스에서 피렌체로 온다. 늙은 니치아와 젊은 루크레치아 부부 사이에는 아이가 없다. 문제는 남편이 몹시 아이를 갖고 싶어 한다는 것이었다.

의사로 가장한 칼리마코는 니치아에게 '만드라고라(mandragora)'로 만든 약이 아내의 임신을 가능하게 할 것이라고 말한다. 그러나 이 처방에는 치명적인 부작용이 있어서 이 약을 먹은 남자는 죽을 수도 있다고 말한다. 니치아는 그럴듯한 의사의 말을 신뢰하게 되고 약의 효능까지 믿게 되지만, 약을 먹은 남자가 죽을 수 있다는 것이

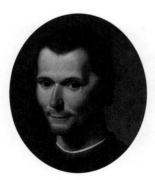
니콜로 마키아벨리(1469~1527)

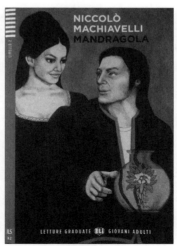
『만드라고라』 표지

꺼림칙하여 선뜻 동의하지 못한다.

　의사로 가장한 칼리마코는 신체가 건강한 다른 남자에게 그 일을 대행시키자며 꼬드기고 남편도 동의하게 된다. 남은 문제는 정숙하기로 소문난 루크레치아를 어떻게 끌어들이느냐 하는 것이다. 매수를 당한 신부 티모테오는 남편을 위해서 하는 일이라 죄가 되지 않는다고 루크레치아를 설득한다. 신부에 의해 루크레치아는 다른 남자와 잠자리를 같이해도 되는 명분을 얻었다. 칼리마코는 그때까지 걸쳤던 의사 분장을 벗고, 아무도 모르는 사나이가 된다. 그리하여 그가 원하던 잠자리가 성사된다. 그런데 아무것도 모르는 줄 알았던 루크레치아가 사실은 모든 것을 눈치채고 있었다. 그녀는 사랑을 나누고 난 후에 칼리마코에게 속삭인다.

　　"주께서 바라시는 일을 제가 어떻게 거역할 수 있겠어요. 지금부터 저는 당신을 남편으로 알겠어요. 보호자라고도 생각하겠고요. 당신과 남편은 이제 한 가족 같은 사이가 되는 거예요."

칼리마코가 이 뜻을 받아들인 것은 두말할 것도 없다. 이렇게 하여 우습게도 만드라고라를 통해서 모든 사람이 만족하게 된다.

만드라고라는 유럽의 중세 시대에 쓰였던 약용 식물로 열매는 최음제로 사용되었고, 뿌리는 마취제로 쓰기도 하였다. 맨드레이크(mandrake)라고도 한다. 만드라고라는 보라색 꽃과 오렌지색 과실을 가진 식물로 뿌리 부분은 우리나라의 인삼같이 사람의 형태를 띠고 있다.

이 식물은 셰익스피어 작품 속에 자주 등장한다. 햄릿의 「오셀로」 3막 3장, 「안토니우스와 클레오파트라」 1막 5장, 「로미오와 줄리엣」 4막 3장, 「헨리 4세」 제2부 3막 2장에 나온다. 「오셀로」와 「안토니우스와 클레오파트라」에서는 수면제로 소개되고 있다. 「로미오와 줄리엣」과 「헨리 4세」에서는 이 식물의 괴이한 모습을 음침하고 무서운 분위기로 묘사하고 있다.

뿌리 모양이 사람과 닮았고 손에 닿기만 해도 중독될 수 있으며 이걸 뽑아낼 때는 그 뿌리가 비명을 지르는데, 그 소리에 죽거나 미쳐버린다고 한다. 판타지 소설 「해리 포터」에서는 귀마개를 하고 뿌리를 뽑아야 한다고 설명하고 있다. 저주를 받아 이상하게 변한 사람을 위한 '의식 회복제'로도 소개하고 있다. 사람의 모습을 한 만드라고라의 뿌리는 자세히 보면 손발과 남녀의 생식기까지 갖추고 있는 것같이 보인다. 모양에 따라 남자와 여자 두 종류가 있다고 한다. 열매는 악마의 사과(Devil's apple)로도 불리고 있다.

만드라고라는 합환채라고도 하는데 가지과(solanaceae) 식물의 공통 성분인 트로판 알칼로이드(tropane alkaloid)가 많이 들어 있다. 즉, 아트로핀(atropine), 히요시아민(hyoscyamine), 스코폴라민(scopolamine) 등 자율 신경계에 약리 활성이 강한 알칼로이드가 들어 있다.

아트로핀과 약리 작용이 비슷하며 아세틸콜린의 작용 억제에 의한 부교감 신경 차단 작용이 나타난다. 중추 신경계에는 졸음·환각, 눈은 동공 확대, 기도에서는 구강·비강·기관지의 건조증과 기관지 확장, 위장관에는 위액 분비 감소와 위장관 운동 감소, 심혈관계에는 맥박 증가, 요로계에는 방광 배뇨근을 수축되게 만든다. 아트로핀은 아세틸콜린 리셉터와 결합하여 아세틸콜린의 작용을 방해하고 나트륨이온 채

널 통로를 봉쇄한다. 이로써 아세틸콜린의 신경 전도가 차단된다.

고전은 항상 교훈을 준다. 권모술수의 원전인 마키아벨리즘의 「군주론」이 21세기에 와서도 새롭게 평가되는 면이 있다. 마키아벨리의 희곡 『만드라고라』는 당시의 퇴폐한 사회를 풍자하면서 새로운 사회상을 희구하고 있는 재미있는 작품이다.

*원문 인용: 마키아벨리 『마키아벨리와 에로스』, 곽차섭 옮김, 지식의 풍경

자살 방지약
'사페트론'

최수철의 소설 『페스트』

우리나라의 자살률은 OECD 국가 중에서 최근까지 12년간이나 1위를 차지했다고 한다. 올림픽 금메달도 아니고 자살률 1위라니 서글픈 통계다. 좀 더 자세히 보자. 2016년 우리나라 10대 사망 원인 중 암, 심혈관 질환, 뇌혈관 질환, 폐렴에 이어 5위에 자살(25.6명/10만 명)이 링크되어 있다.

남자가 여자보다 많은 편이며 나이가 많을수록 자살을 많이 한다. 아무래도 스트레스가 남자 쪽이 큰 것 같으며, 나이가 많을수록 질병이나 경제적 이유 등으로 살기가 힘들어지기 때문일 것이다. 세계적으로는 10대 청소년의 사망 원인 1위는 교통사고라는데 우리나라는 1위가 자살이다. 그러니까 우리나라의 성인이나 청소년 모두 자살률이 매우 높다.

자살의 원인은 무엇인가? 자살은 급격한 스트레스에 따른 일시적 충동도 있지만, 정신 질환과 밀접한 연관성이 있다. 의학계에서는 자살자의 약 60% 이상이 우울증에 기인하는 것이라고 본다. 미국의 공공보건국에서는 '자살을 예방할 수 있는 가장 적합한 방법은 우울증이나 다른 정신 질환을 조기에 진단하여 적절하게 치료하는 것'이라고 발표한 바 있다.

　　　　　예술 속의 파르마콘

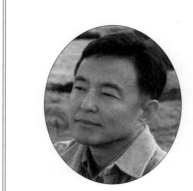

최수철(1958~)

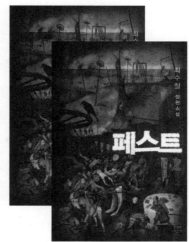

『페스트』표지

　작가 최수철(1958~)의 장편 소설 『페스트』(2005)는 급증하는 자살을 '21세기 페스트'로 규정하고, 자살을 일으키는 부조리한 현실을 집요하게 파고들었다. 페스트(pest)는 14세기 중세 유럽 일대를 죽음의 도가니로 몰아넣은 세균성 전염병으로 흑사병으로도 불렀다. 쥐벼룩을 매개로 하여 급속하게 퍼져가는 페스트균(*Yersinia pestis*)에 당시 유럽 인구의 절반이나 되는 수천만 명이 속수무책으로 목숨을 잃었다. 18세기 이후에도 페스트는 다시 나타났고, 19세기 말에도 전 세계에 유행된 바 있다.

　알베르 카뮈(Albert Camus, 1913~1960)의 「페스트」는 알제리의 도시 오랑시에서 일어난 흑사병의 전염과 혼란의 극복을 그린 소설이다. 카뮈는 약도 없이 허무하게 죽어가는 전염병이 마치 현대의 부조리 현상과 같다고 했다. 최수철의 『페스트』는 21세기에 급증하는 자살 현상을 중세 당시의 페스트 확산에 빗대어 장편 소설로 구성했다.

　소설의 무대는 인구 35만 명 도시 무망시. 최근 들어 자살 사건이 속출한다. 자살사태가 계속 이어지면서 도시는 일종의 패닉 상태가 된다. 자살예방센터 OSP에 근무하는 작중 인물들은 자살 현장을 찾아다니며 전염병처럼 창궐하는 자살의 원인을 분석한다. 우습게도 자살하는 사람이 많아지자 유품을 수집하는 컬렉터들도 생겨난다.

한편 무망 제약 회사에서는 자살 방지약을 수입한다. 약의 이름은 '사페트론'이다. 소설 속 가공의 약이다. 생선에서 발견되는 지방산을 원료로 했다고 한다. 임상 결과 인간 두뇌에도 많은 이 지방산을 먹은 사람에게 우울증이 적게 발병했다고 한다. 시판되고 있는 항우울제 프로작(Prozac)보다 오히려 약효가 좋다고 했다. 조현병(정신 분열증)에도 효과가 있지만 자살 충동 치료제로 적응증이 추가된 약물이라고 소개한다. 자살 충동자에게 혈중의 세로토닌 농도가 낮은 것이 사실로 나타났다고 하는 것으로 보아 신약으로 소개되는 '사페트론'은 세로토닌의 농도를 높여주어 항우울증제로서 작용하는 약물인 것 같다.

그러나 정신과 의사들은 이 약물이 세로토닌 농도를 다소간 높여주기는 하나 이것을 자살 예방약으로 여기는 것은 난센스라고 한다. 정신과적 치료를 병행하라고 지도하지만 무망시 시민들에게 사페트론에 대한 열망은 커져만 갔다. 제약 회사는 이런 과열 현상을 우려하여 약물 치료와 병행하여 건전하고 즐거운 활동의 중요성을 광고하기도 했다. 실제로는 자살률도 그리 떨어지지 않았다. 향후에 사페트론이 별 효과가 없다는 소문이 돌면 판매량도 급격히 떨어질 것이 분명하였다. 그리고 엉터리 약을 판매했다고 오해를 받으면 자신이 한낱 사기꾼이나 약장수로 치부되는 것이기에 판매 담당자는 고통스러워하였다.

지방의 작은 도시에서 원인 모를 전염병같이 번지는 자살 현상. 이에 맞서는 사람들의 이야기 속에서 작가는 인간의 삶 자체가 결국 죽음으로 가는 과정임을 전해준다. 또한 소설 속에는 프로이트, 융 같은 유명한 인문학자와 함께 불교, 힌두교 경전 등을 언급하며 인간의 자살 현상에 대한 종교적이고 철학적인 성찰을 다룬다.

작가는 소설 『페스트』를 통하여 '인간에게 삶이란 무엇이고 어떤 존재인가'에 대한 근원적 질문을 던지고자 하였다고 한다. 자살도 사회 현상의 한 부분이며 삶도 한 부분이기 때문에 자살도 곧 삶이라는 것이다. 그러나 자살을 미화하는 것 같지는 않다. 자살은 결코 권장할 만한 일이 되지 못한다. 적극적으로 예방해야 한다. "개

똥밭에 구르더라도 이승이 낫다"라는 말도 있다. 목숨은 그만큼 소중한 것이다. 언젠가는 다가올 죽음도 자연스레 기다려야 한다. '메멘토 모리(Memento mori!, 죽음을 기억하라!)'라는 말이 생각난다.

* 카뮈와 최수철의 동명 소설 「페스트」 비교

	카뮈	최수철
소설 제목	La Peste	페스트
발생 도시(가상)	오랑(Oran)시	무망시
발병 원인	페스트균	자살 현상
치사율	높다	매우 높다
증상	발열, 구토, 패혈증	겉으로는 멀쩡
병에 따른 손실	매우 크다	작다(죽기 전 일상생활)
대응	혼란 후 극복	혼란 후 수용
예방(치료)약	항혈청(주사제)	사페트론(경구약)
상징	부조리	죽음

"그건 당신 문제죠"라고
말하는 약사

안톤 체호프의 소설 『약국에서』

안톤 체호프(Anton Chekhov, 1860~1904)는 19세기 러시아의 사실주의를 대표하는 단편 작가이자 극작가이다. 대표적인 작품으로 단편으로는 「귀여운 여인」, 「약혼녀」 등이 있다. 잘 알려진 희곡으로는 「세 자매」, 「갈매기」, 「벚꽃 동산」 등이 있다. 체호프의 희곡은 셰익스피어의 작품만큼이나 전 세계에서 꾸준히 공연되고 있다.

1879년 모스크바대학의 의학과에 입학한 체호프는 의학 공부를 하는 한편, 장학금과 잡지들에 유머 단편을 써서 받은 원고료로 부모와 세 동생의 뒷바라지도 한다. 1904년 폐결핵으로 44년의 짧은 생애를 마친 체호프는 "의학은 나의 아내요, 문학은 나의 애인이다"라는 유명한 말을 하기도 했다.

체호프는 애초부터 작가가 되길 원했던 건 아닌 것 같다. 그는 의학을 가장 중요한 학문으로 생각했다. 당시에도 의학을 중심으로 하는 자연 과학이 최고의 학문으로 여겨지던 시대였다. 「베짱이」라는 작품에서는 "모든 것은 연관되어 있다. 의사는 병을 치료하는 것이 아니라 환자를 치료해야 한다"고 주인공이 말하는 장면이 있다. 의사의 휴머니즘을 강조하는 표현이다. 그가 쓴 단편 중에는 의약에 관련된 내용이 많이 나온다. 의과 대학생 시절에 썼던 단편을 모은 작품집 「Intrigues: Nine Stories

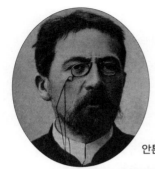

안톤 체호프(1860~1904)

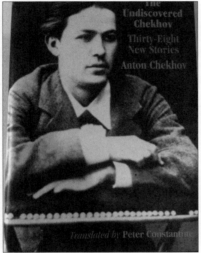

『약국에서』가 수록된 작품집

『약국에서』 첫 페이지

by Anton Chekhov』에 수록된 작품 중 「시골 의사(Village Doctors)」(1882)는 의사가 지역의 경찰관과 사냥을 간 사이에 두 사람의 서투른 의사 보조원들에게 일어나는 코믹한 이야기다. 「최면술사(A Hypnotic Seance)」(1883)는 수면 요법사들의 이야기다. 「음모들(Intrigues)」(1887)은 의사가 저지른 실수에 대하여 심문을 당하는 과대망상의 편집증에 걸린 의사의 이야기다.

한편 『약국에서(At the Pharmacy)』(1885)라는 작품은 약국과 약사가 나오는 짧은 소설이다. 작가는 화자를 통하여 당시 보건 의료 제공자로서 약사가 너무 딱딱하고 친절하지 않은 약사상을 스케치하고 있다. 이 소설은 약국에 약을 타러 온 주인공 환자가 약국 안에서 약사의 행동을 살피며 느끼는 감정과 자신이 당한 일을 써 내려 갔는데, 약사의 딱딱하고 냉혹한 이미지를 소설 속에 나타내고 있다.

이 소설의 주인공인 환자 스보이킨은 우선 약국의 첫인상인 세상의 모든 약국에서 맡을 수 있다고 생각하는 소독약 냄새를 싫어한다. 예전에는 동서양을 막론하고 약국에 들어가면 소독약 크레졸이라든지 방부제, 나프탈렌, 좀약 냄새 같은 것이 났을 것이다. 요즘 약국에는 향긋한 아로마 냄새가 나는 곳이 많다.

환자는 약사와 대화를 열기 위해 먼저 악수를 청하며 질문을 던졌는데 답이 없자 약사의 엄격하고 거만한 얼굴을 쩨려보았다. 약사의 직업상을 과학자로서 너무 딱딱하다, 유식한 체한다고 생각한다. 환자들은 약사의 직업적 모습을 보고 피해 의식을 느끼게 된다. 그렇다. 약국에는 주로 아픈 사람이 온다. 사람이 아프면 마음도 약해지지 않는가. 약사들은 이런 환자들의 마음과 병을 어루만져 주어야 할 것이라고 작가는 이야기하고 있다.

동서양을 막론하고 약사들은 엄격한 교육을 받기 때문에 성격도 딱딱하게 변할 수 있다고 생각한다. 그러므로 약사들은 환자와의 스마트한 의사소통술에도 관심을 가지고 연마해야 한다고 본다. 소설 속에서 약사에게 지금 아프다며 약을 좀 빨리 줄 수 없냐고 요청하자 약사는 곧 된다고만 한다.

약사가 천천히 일하는 것을 보고 화자는 "종교 의식처럼 조제를 한다"며 불평을 한다. 환자들이 많이 몰리는 약국에서는 환자들이 빨리 투약해달라고 성화를 해서 서두르다가 조제나 투약에 오류를 범하는 경우가 있다. 바쁠수록 직업의식을 가지고 실수 없이 환자에게 투약해야 할 것이다. 중요한 것은 환자의 생명과 안전이기 때문이다.

주인공 환자가 돈을 내려고 했으나 가진 돈이 모자랐다. 외상도 안 된다고 한다. 아파서 걷기도 힘들고 돈을 대신 가져다줄 사람도 없다고 하자 약사는 비정하게 "그건 당신 문제죠"라고 이야기한다. 그는 가까스로 집으로 돌아갔으나 오랜 시간이 지난 후 약국에 다시 찾아와야 했다.

이 짧은 소설은 19세기 러시아 약국의 모습을 묘사하고 있으니 21세기 현재의 약국 분위기와는 다를 것이다. 그러나 지금도 약국에서 근무하는 어떤 약사는 소설 속 약사와 유사한 분위기를 연출하는 경우가 있을 것 같다. 물론 이러한 약국이 모두는 아니지만 우리 곁에 사실상 존재하고 있지 않은가.

　물론 소설 속 약사를 약사의 입장에서 본다면 마냥 비난할 인물은 아닌 것 같다. 오히려 그의 투철한 직업정신과 원칙론자적인 엄격한 과학자의 풍모가 보인다. 안톤 체호프는 19세기 후반의 한 러시아 약국의 묘사를 통하여 좀 더 휴머니즘이 있는 과학자로서의 약사상을 소설 속에서 제시하고 있었다.

독이 묻은 책

움베르토 에코의 소설 『장미의 이름』

『장미의 이름』은 이탈리아 출신 철학자이자 소설가 움베르토 에코(Umberto Eco, 1932~2016)가 1980년에 발표한 장편 소설이다. 중세 이탈리아의 어느 수도원에서 일어난 의문의 연쇄 살인 사건을 조사해 나가는 과정을 그렸다. 단순한 추리 소설은 아니다. 중세의 철학, 신학, 문학, 역사 등 고전의 박식한 인용과 함께 중세의 역사를 스토리텔링한 멋진 역사 소설이다.

"지난날의 장미는 이제 그 이름뿐, 우리에게 남은 것은 그 덧없는 이름뿐" 소설의 마지막 부분이다. 왜 이 소설의 제목이 '장미의 이름'이냐고 누군가 물었다. 작가는 웃으며 독자를 헷갈리게 하는 맛이 있어야 한다고 했다. 그러나 '장미 전쟁', '장미십자회' 등 중세에 자주 나타나는 역사적 상징으로서 '장미'를 내세운 것 같다. 작가는 주인공인 가톨릭교회 수도사 윌리엄이 수도원에서의 일주일을 통하여 중세 시대의 생활상, 종교관과 종교 재판, 이단 논쟁, 수도관의 도서관 등을 사실적으로 묘사하였다. 14세기 유럽의 종교적 독선과 인간 자유의 구속 등 암울했던 중세 역사를 소설로 펼쳐보였다.

간단한 줄거리는 이렇다. 윌리엄은 황제가 지시한 임무를 가지고 수도원에 도착

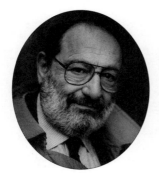

움베르토 에코(1932~2016)

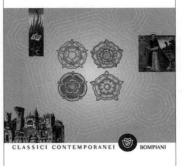

『장미의 이름』 표지

한다. 수도원 원장은 수도사 아델모가 시체로 발견된 사건을 밝혀달라고 한다. 그는 수도원의 여기저기를 다니며 아델모의 죽음의 원인을 조사한다. 장서관의 사서 말라키아에게 장서실의 조사를 요청했으나 거절당하기도 한다. 이튿날 수도사 베난티오가 또 시체로 발견된다. 윌리엄은 장서관이 수상하다고 생각하여 몰래 잠입한다. 장서관은 규모도 크고 미궁 구조로 빠져나오는 데 애를 먹는다. 다음 날 혀가 검게 변한 채 죽어 있는 베렝가리오가 또 발견된다. 뒤이어 윌리엄에게 이상한 책을 발견했다고 알려준 수도사 시베리노도 시체로 발견된다.

이어서 장서관 사서 말라키어도 죽은 채 발견되었는데 특이한 점은 혓바닥과 손가락이 검게 변한 채 죽어 있었다. 윌리엄은 수도원 원장과 장서관 사서 호르헤에게 용의점을 가지게 되었는데 수도원 원장은 조사를 그만하라고 한다. 윌리엄은 장서관에 있는 '아프리카의 끝'이라는 밀실을 알게 되어 찾아낸 끝에 그곳에 있는 늙은 수도사 사서 호르헤와 조우하게 된다. 호르헤는 이단으로 금지된 장서를 수도사들이 절대로 보지 못하도록 막아온 장본인이었다.

그동안 죽은 사람들은 '웃음이 예술이며 식자들의 마음을 여는 세상의 문이다'

라는 내용의 아리스토텔레스 「시학」 제2권의 유일본을 찾아 읽어보다가 죽임을 당한 것이다. 윌리엄은 이러한 추론으로 호르헤를 추궁하자 호르헤는 감탄하며 그 서책을 건네준다. 윌리엄이 장갑을 끼고 책장을 넘기면서 읽자 호르헤는 등잔불을 넘어뜨리고 「시학」을 빼앗아 도망간다. 호르헤는 책을 뜯어 씹어 먹기 시작하고 장서관이 있는 수도원은 불길 속에 쌓이게 된다.

그러니까 호르헤라는 수도사는 소위 중세의 종교 당국에서 금서로 지정한 서책을 교단의 지시로 지키는 사람이었고 신학을 공부하는 수련자나 수도사가 호기심 때문에 금서에 접근하다가 차례로 희생당한 것이다. 바로 책자에 발라진 맹독 때문이었다. 맨손으로 책을 꺼내다가, 혹은 침을 묻혀 책장을 넘기다가 맹독이 피부나 입안으로 들어갔다. 그러니 손이나 혓바닥이 검게 변한 채 죽어간 것이다.

참 신기한(?) 독살을 꾀했다. 이 소설에서 무슨 독을 사용했는지 나와 있지는 않다. 소설가 입장에서 그건 그리 중요한 것은 아니었을 것이다. 다만 이 소설 속의 독에 대한 서술을 살펴보면, 낮은 용량에서는 건강에 도움이 되고 과도한 용량에서 죽음을 일으킨다든지, 쥐오줌풀(Valeriana fauriei) 같은 것을 예로 들어 심박동을 저하시키는 진정 작용이 있으며 과한 양에서는 졸음이나 사망을 일으킨다는 약물학적 서술도 있다. 전체 원서 내용에 독(poison)이 들어간 단어가 40여 차례 이상 나온다.

작가가 소설에서 이야기하고자 하는 것은 중세 시대 엄숙한 종교적 분위기에서 억압된 개인의 자유 같은 것일 것이다. 그리고 현재까지 아리스토텔레스의 「시학」은 비극 편만 알려져 있는데 희극 편이 있다는 가정으로 추리 소설의 소재로 등장시켰다. 「시학」 제2권인 희극 편이 분실된 것인지 아니면 중세 기독교 사상에 배치한다고 해서 숨긴 것인지는 미스터리다.

소설 속에서 「시학」 희극 편을 금서로 정한 이유는 윌리엄과 호르헤의 대사에 나온다. 희극적 정서는 대상을 가볍게 보아서 종교를 엄숙히 받아들이기보다는 신에게 불경스러운 태도를 길러준다는 것이다. 그래서 독을 발라 이 서책의 접근을 봉쇄했으며 심지어는 광신적 수도사가 씹어 먹어버림으로써 영원히 봉인해버렸다는 것이다. 소설 속 가설이다.

이생위락(以生爲樂)
이생위고(以生爲苦)

조선 선비들의 서간문 『삼현수간』

조선 시대 대학자인 율곡 이이(1536~1584), 우계 성혼(1535~1598), 구봉 송익필(1534~1599)의 편지글을 묶은 책이 『삼현수간(三賢手簡)』이다. 2004년 보물로 지정되었다. 율곡은 성리학자이자 이조판서까지 지낸 정치가이며 우계와 구봉 또한 성리학의 대가로 전해진다. 이 책은 세 사람이 서로 주고받은 100여 통의 편지글을 모아놓았는데 학문, 정치, 철학, 처세, 건강과 질병에 관한 일상적인 내용이 담겨 있다. 선비들의 서간문이지만 독특한 서체의 서예 작품집이라고도 볼 수 있다.

편지를 주고받은 시기는 1560년부터 1595년까지 죽기 전까지 오래도록 이어졌다. 세 선비가 약 35년 동안이나 편지 왕래를 한 것이다. 두 친구가 떠나고 난 뒤 구봉 송익필이 얼마나 더 살 것인가 한탄하며 아들을 시켜 그간의 편지글을 모아 후대에 남기게 된 것이다. 어려운 처지에 있는 벗을 위해 기꺼이 녹봉을 나누고 약과 처방전을 구해 보내주었던 친교의 서간문이다. 이토록 두터운 우정은 지금도 본받을 만하고 읽어볼수록 후세에서 배울 만한 것이 많다. 여기에서는 건강과 관련된 서찰 내용에 대하여 한번 더듬어본다.

우계는 평소에 치통과 편두통을 앓고 있었고 잔병치레를 많이 하는 체질로 병약했다. 그는 구봉이 중국 의학서인 「활인심(活人心)」으로 치통을 낫게 하는 방법을 알려주었다고 감사의 글을 적기도 하였다.

우계는 한약에도 조예가 깊은 학자였다. 청위(淸胃)와 형방(荊防) 두 약방문을 구한다고도 하였다. 폐병에 쓴다는 육종용을 구해 구봉에게 보내기도 하였다. 편지에도 「본초강목」을 읽은 것으로 되어 있고 토사자를 수확하여 구봉에게 보내기도 했다. 우계가 보기에는 구봉이 속세를 벗어나 조용히 살며 인격을 도야하고 학문에 전념하는데 자신은 심기가 산란하고 질병이 도져 기운을 해친다고 한다. 그래서 구봉을 무척이나 부러워한다.

우계는 구봉을 훈계하기도 한다. "질병은 살아가면서 조심해야 하는 것입니다. 형 같은 분은 의원이나 약을 쓸 수 있는 데도 도리어 쓰를 않고 있으니 검소한 생활이라며 칭찬할 수는 없습니다." 그러면서 '삼소'라는 약재를 보내고 '보중익기탕'이라는 처방을 권한다. 명의와도 의논하라고 한다. 차로 마시라고 오미자도 보낸다. 그러니까 우계는 병을 약으로 또는 의원으로 다스려야지 무작정 참고 견디면 안 된다는 생각을 하는 약·병리학적 관점을 가진 학자였다.

이에 구봉은 답한다. "병이 있으면 몸은 죽고, 병이 떠나면 몸이 삽니다. 한편으로는 죽고 한편으로는 사는 것이니 함께할 수가 없는 것입니다. 요즘에 깊이 생각하니 병을 치료하는 데는 무욕이 제일이고 약물은 하급입니다. 참으로 근원을 치료하지 않으면 약은 무엇에 쓰며 세상을 피한들 무슨 도움이 되겠습니까? 화복은 모두 천명에 맡깁니다." 이어서 구봉은 말한다. "조용한 가운데 약간의 좋은 생각이 떠오르는데 양심(養心)과 양병(養病)이 동일한 방법임을 알았습니다." 양병은 여기서 병을 잘 다스려 낫게 함이라는 뜻인 것 같다. 양심은 심성(心性)을 수양함이다. 그러므로 구봉은 마음을 잘 다스리듯 병을 잘 다스리면 치료가 된다고 생각한 것 같다.

우계는 구봉의 동생인 송한필의 병까지 걱정하여 약과 치료 방법을 알아보겠다고 한다. 본인은 병든 몸에 편두통으로 고통스럽다고 하면서 남의 병을 치료하기 위해 마음을 쓴다. 구봉에게 보낸 편지에서 전염병에 관한 내용이 있다. 전염병 치료약은 현재 가진 것이 없다며 인동초를 진하게 달여서 병이 발병했을 때 마셔서 서너 차례 땀을 내면 완전히 낫는다고 한다. 소화기인지 호흡기 쪽인지 무슨 전염병인지 모

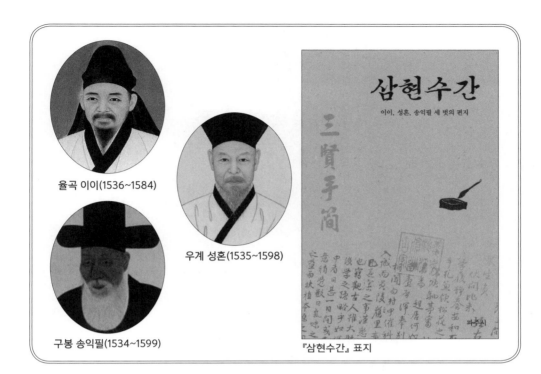

율곡 이이(1536~1584)

우계 성혼(1535~1598)

구봉 송익필(1534~1599)

『삼현수간』 표지

르겠으나 발열이 있는 병이라면 땀을 내어 이겨내라는 이열치열의 방도인 것 같다.

구봉이 율곡에게 보낸 편지에서 "문을 걸어 잠그고 병으로 신음하고 있습니다. 율곡 형께서도 건강이 안 좋다고 하시니 걱정이 됩니다"라며 동병상련의 아픔을 토로하고 있다. "한질이 심하여 고생입니다. 사람들은 이생위락(以生爲樂, 삶은 즐겁다)이라고 하지만 이생위고(以生爲苦, 삶은 괴롭다)입니다. 근원으로 돌아가는 것이 어느 때인지 모르겠습니다"라며 우계는 자신의 병약함을 한탄한다. 그러나 나이가 제일 어리고 비교적 건강하다던 율곡이 먼저 세상을 떠났다.

『삼현수간』에는 약과 건강에 대하여 상이한 태도를 보이는 두 선비의 생각이 담겨 있다. "양심(養心)과 양병(養病)이 같은 것이며, 약(藥)은 하급이다"라는 구봉의 말과 "약을 쓸 수 있는 데도 도리어 쓰지를 않고 있으니 검소한 생활이라며 칭찬할 수는 없다"는 우계의 말은 약의 쓰임에 대하여 다시 한 번 되새겨 보라고 후세에 남겨준 교훈들이다.

내 마음속의 슬픔,
비트리올

파울로 코엘료의 소설 『베로니카 죽기로 결심하다』

이 소설은 단절된 닫힌 공간에서 짧은 생명의 시간이 허용된 한 여자의 이야기다. 이 작품을 쓴 파울로 코엘료(Paulo Coelho, 1947~)는 브라질 소설가다. 대표작은 「연금술사」, 「11분」, 「오 자히르」, 「포르토벨로의 마녀」 등이 있다. 그의 소설 중에서 『베로니카 죽기로 결심하다』는 영화화되기도 하였다.

24세 주인공 베로니카는 가족도 있고, 월급은 그다지 많지 않지만 안정된 직장인 도서관 사서에 자기 집도 있는 아름답고 젊은 여성이다. 그런데 자기 삶이 너무나 뻔하고 자신이 아무것도 할 수 없는 존재라는 걸 느끼면서 죽기로 결심한다. 다량의 수면제를 한꺼번에 먹고 혼수상태가 된 그녀는 정신 병원 빌레트에 수용된다. 의사는 그녀에게 수면제 과다 복용으로 심장이 나빠져서 일주일 후에는 죽는다고 알려준다. 베로니카는 병원에서 여러 사람을 만나면서 다가올 죽음을 앞두고 비로소 삶의 소중함을 느끼게 된다.

사실 그녀의 생명이 일주일밖에 남지 않았다는 것은 주치의 이고르가 베로니카를 상대로 '비트리올(Vitriol)'이라는 물질의 효과를 실험하기 위해 거짓말을 한 것이다. 비트리올은 의사 이고르가 명명한 마음속의 독이다. 비트리올은 욕망을 상실케

한다. 사람을 살고 싶지도 죽고 싶지도 않게 하는 독으로 자신을 완전히 잃어버리게 만든다. 그러자 그녀는 자살을 결심하게 된다.

의사 이고르는 정신 이상의 원인 물질이 비트리올이며, 이 독은 체내에서 생성된다고 한다. 만약 해독제를 찾을 수 있다면 그의 이름이 역사에 남을 것으로 생각한다. 베로니카는 그의 실험 대상이 되었다. 비트리올에 대하여 코엘료는 자신의 블로그에서 아래와 같이 자세히 설명한다.

> "비트리올은 실험실에서 따로 분리해낼 수 없다. 프로이트가 말한 리비도처럼 사람이 공포감을 느낄 때 몸 안에서 생성되는 물질이다. 비트리올의 영향을 받는 사람은 맛을 느낄 때 모든 것이 달지도 짜지도 않고 쓰다. 그래서 비트리올은 씁쓸한 기분(bitterness)에 의한 우울로 표현할 수 있다. 많은 사람이 결핵균을 가지고 있는 것처럼 인간의 신체는 아메르튐(amertume, 은유적으로는 회한, 쓰라림, 슬픔 등을 뜻함)을 지니고 있다. 이것은 결핵처럼 환자가 쇠약한 상태일 때 공격을 한다.
>
> 비트리올에 의해서 생기는 질병인 아메르튐은 현실에 대한 공포로부터 시작된다. 외부로부터 어떤 위협도 침투해올 수 없는 자기만의 세계를 세우려는 사람들이 있다. 이들은 잘 모르는 타인, 낯선 장소, 새로운 경험 같은 외부 세계에 대한 방어에 지나치게 치중한 나머지 정작 내부 세계를 방치해둔다. 이런 상태가 되면 비트리올의 작용이 시작되며 돌이킬 수 없는 해를 입게 된다. 비트리올의 가장 큰 표적은 사람의 의지다. 이 병에 걸린 사람들은 차츰 모든 것에 대한 욕망을 잃어간다. 이윽고 자기가 원하는 높은 벽을 만들기 위해 엄청난 에너지를 써버리고 몇 년 후에는 자신의 세계에서 바깥세상으로 나갈 수도 없게 된다."

프로이트 박사는 정신 분석학을 창조함으로써 리비도와 그것이 야기하는 문제들에 대한 치료법을 발견해냈다. 비트리올의 존재를 발견한 이고르 박사 역시 치료가 가능하다는 걸 증명해보여야만 했다. 이고르는 베로니카가 그녀의 몸속에서 비

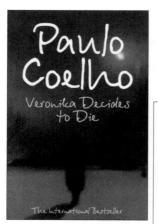

『베로니카 죽기로 결심하다』 표지

Vitriol or bitterness

December 10, 2008 by Paulo Coelho

In my book "Veronika decides to die", which takes place in a psychiatric hospital, the director develops a theory about an undetectable poison which contaminates the organism over the years: vitriol.

Like the libido – the sexual liquid that Dr. Freud had recognized, but no laboratory had ever been able to isolate, vitriol is distilled by the organisms of human beings who are in a state of fear. Most of the people affected identify its taste, which is neither sweet nor salty, but bitter. – that is why depressions are intrinsically associated to the word Bitterness.

코엘료 블로그의 비트리올 관련 글

트리올을 제거할 수 있는지 보기 위해 치밀한 계획을 세웠다. 페노탈이라는 약을 써서 그녀가 심장 발작을 계속 일으키도록 했다. 사실 페노탈은 페노바르비탈 성분의 신경 안정제로 오히려 발작을 억제하는 약인데 소설에는 약물 부작용으로 흥분과 불안이 있다고 썼다. 어쨌든 주인공 베로니카는 일주일 내내 그 약이 든 주사를 맞았다. 죽음을 생각하고 자신의 삶을 돌이켜볼 수 있는 시간이었다. 그녀는 비트리올을 조금씩 제거해가기 시작한다.

소설 속에서 작가는 비트리올이라는 생리 물질을 가공으로 등장시켜 현대인의 정신병을 설명하고자 했다. 의사 이고르는 이 비트리올의 해독제를 찾았을까? 소설 속에서 '죽음의 자각'이 곧 '삶의 의지'가 된다고 강조한다. 그러므로 비트리올의 해독제는 죽음을 자각하는 것이다.

사실 비트리올은 황산(sulfuric acid)의 옛 이름이다. 15세기의 연금술사 바실리우스 발렌티누스가 쓴 '만능용매(azoth)'에 최초로 기재되어 있다. 또 비트리올은

'Visita Interiora Terrae Rectificando Invenies Occultum Lapidem'의 머리글자를 합쳐놓은 단어로 이루어졌다. "땅속으로 들어가서 잘못을 바로잡으면 숨겨진 돌을 찾게 되리라"는 뜻이라고 한다. 죽음을 기억해야 하는 것처럼 내가 모르는 것이 많다는 것을 기억한다.

　　록밴드 '국카스텐'이라는 그룹이 있다. 이들이 부른 노래 중에 「비트리올」이 있다. 소설 속 베로니카처럼 내 마음속에 비트리올이 아메르툼에 이르지 말기를 바라는 마음으로 한 번 들어보기로 하자.

*원문 인용: 파울로 코엘료 『베로니카 죽기로 결심하다』, 이상해 옮김, 문학동네

20세기 최고의 시에 나오는
약학적 이미지

엘리엇의 장시 『황무지』

　"사월은 잔인한 달"로 유명한 시는 T.S. 엘리엇(Thomas Stearns Eliot, 1888~1965)의 시 『황무지』(1922). "죽은 땅에서 라일락은 키워내고…"라며 젊은 시절 한두 줄씩은 외우고 다녔을 정도로 좋아하는 사람이 많다. 제1차 세계대전 후 유럽의 황폐한 상황과 서구인의 자화상을 상징적인 소재와 구성으로 표현한 작품이다. 총 433행의 장시로 된 난해시. 20세기의 가장 중요한 시라는 찬사를 들으며 작가는 이 작품으로 1948년 노벨문학상을 받았다.

　엘리엇은 하버드대학에서 철학을 공부했고 그 후 옥스퍼드대학 등 유럽의 명문 대학에서 연구 활동을 계속했다. 1917년에 시집 「프루프록 및 그 밖의 관찰」, 1932년에 당시 세계적인 시인 에즈라 파운드(Ezra Pound, 1885~1972)의 감수로 『황무지』를 펴내면서 유명해졌다. 이 시는 독백 형식을 갖춘 시로 상징과 비유를 많이 사용하고 또 신화적인 표현을 사용한 이야기들이 작품 속에 병치되어 있다. 당시 유럽 현대 문명의 정신적 혼미와 인간 개인의 황폐함을 그리고 있다. 그는 주지주의적인 모더니스트 시인으로서 인간 감정의 시각화 같은 이미지를 중시한 이미지즘 경향을 보인다.

　그의 시에 대한 문예 비평적 관점은 어려워서 각설한다. 일단 『황무지』를 소개해

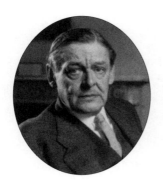
T.S. 엘리엇(1888~1965)

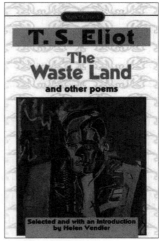
『황무지』 표지

본다. 모두 다섯 부분으로 되어 있는데 제1부는 「죽은 자의 매장」, 제2부는 「체스놀이」, 제3부는 「불의 설교」, 제4부는 「익사」, 제5부는 「천둥이 한 말」로 되어있다. 프롤로그에 해당하는 부분에 그리스 신화에 나오는 나이를 먹지 않고 천 년을 사는, 그래서 '죽고 싶다'는 쿠마에 무녀가 등장한다. 에필로그에는 '산티 산티 산티'라며 산스크리트어로 평화를 의미하는 말로 끝맺는다. 엘리엇은 이 시가 '리듬감 있는 불평(rhythmical grumbling)'이라고 이야기했다. 여기서 불평은 너무 겸손한 그의 말이다. 비판이라고 말해도 좋을 것 같다. 즉 20세기 초 어두운 문명 사회에 대한 비판을 리드미컬한 운율에 실어 시적으로 표현했다는 것이다. 20세기 최고의 시로 일컬어지는 이 시에 약학적 이미지가 몇 차례 등장한다.

제1부는 한 부인이 예전의 즐거웠던 한때를 우울하게 회상하고 사랑하던 장면과 이어서 카드점을 치는 장면을 묘사한다. 런던 거리를 지나는 보행자들을 유령의 물결이라며 우울한 장면으로 묘사한다. 이어서 '벨라돈나(*Atropa belladonna*)'라는 생약 이름이 나온다. 아트로핀 같은 트로판 알칼로이드를 함유하여 부교감 신경 차단 효과가 있는 식물이다. 이것을 '암석의 숙녀(the lady of the rock)'라 하며 중요할 때 등

장한다고 한다. 아마도 바위 속에 핀 벨라돈나(즙을 눈에 넣으면 눈동자가 커져서 예쁘게 보이므로 귀부인들이 많이 사용)를 아름다운 여인으로 비유했는지도 모르겠다.

제2부에도 한 고상한 부인을 묘사하고 있다. 그녀의 숭배자들이 좀 더 열렬하지 않은 것에 부인이 화를 낸다. 이어서 평민 출신의 두 여자가 나오는데 한 명은 자기 남편을 속이고 있으며 다른 여자는 낙태를 했다는 내용이다. 여기에서는 "마개가 열린 상아 약병(ivory vial)과 채색 유리병(coloured glass)에는 신기한 합성 향료들이 연고나 가루나 액체로 숨어 있다가 공기 중에 섞인 냄새들이 감각을 괴롭히고 취하게 한다"는 내용이 있다. 시각적이고 후각적인 이미지가 겹쳐진 공감각적 이미지다. 이어서 환약(pill)과 약제사(chemist, 당시 영국에서 약사 역할을 하는 직업)가 등장한다. 낙태시키는 약과 부작용이 없을 거라는 일종의 복약 지도 내용이 나온다.

또 "구리 가루(copper)가 뿌려진 큰 나무 조각이 대리석 속에서 초록빛과 주황색으로 타고 있네"라는 시구가 나온다. 벽난로 안에 바다에서 구한 화목이 타고 있다. 구리 가루가 뿌려져서 화염의 색깔은 붉은빛 속에 아름다운 청록색이 퍼져 나온다. 이 구절을 볼 때 약학 대학 정성 분석학 실험에서 공부했던 구리의 불꽃 반응(분젠 반응)이 떠오른다. 바다에서 구한 듯한 굵은 해목(huge sea—wood)이 화염 속에 타면서 일으키는 녹색 불꽃의 이미지를 시인은 '슬픈 불 속에서 돌고래 한 마리가 헤엄치고 있다'며 고양시킨다.

제3부에서는 눈먼 예언자가 남녀 사이의 암울한 사랑을 이야기한다. 그 후에는 분위기가 바뀌면서 엘리자베스 1세 영국 여왕과 그녀의 애인이 함께하는 템스강 위에서 펼치는 뱃놀이가 묘사된다. 제4부는 죽음을 새로운 시작으로 강조한다. 제5부는 천둥이 치지만 비는 오지는 않는 황량한 풍경 속을 지나는 여행을 묘사한다. 마지막에 비가 오는 것이 전해진다.

사월은 잔인한 달! 생명이 꿈틀대는 사월이지만 모든 것이 폐허가 되어 버린 땅에서는 잔인한 달이라는 말이다. 역설적으로는 희망의 새봄에는 재생의 의지를 다지고 새로운 삶을 추구해야 한다는 메시지로 읽혀진다.

해독약이
그녀를 죽였다

너대니얼 호손의 소설 『라파치니의 딸』

　'주홍글씨'하면 생각나는 작가가 호손이다. 엄한 청교도 시대 간음을 뜻하는 영어 'Adultery'의 머리글자 A를 가슴에 새기고 다녀야 하는 여인의 이야기다. 「주홍글씨」를 쓴 너대니얼 호손(Nathaniel Hawthorne, 1804~1864)은 미국의 대표적인 소설가다. 그의 작품 중에 유명한 것이 「주홍글씨」말고도 『라파치니의 딸』이 있다. 이 작품은 여러 가지 상징성과 해석의 여지를 두는 어려운 작품으로 문학적으로 높이 평가되고 있는 단편 소설이다.

　중세의 르네상스 시대를 염두에 둔 듯 이탈리아의 파도바라는 곳에서 독초를 키우는 독약 학자이자 과학자인 라파치니라는 의사가 있었다. 그는 세상이 너무 악하다고 생각하여 그의 딸 베아트리체를 사회와 완전히 격리시킨다. 그리고 그녀를 맹독에도 견디는 체질로 만들기 위하여 정원에 독초를 키웠다. 피부에 슬쩍 닿거나 숨결만으로도 생명을 죽일 수 있는 독을 품은 여성으로 만들었다.

　소설의 주인공인 베아트리체는 결국 괴이한 아버지 라파치니의 실험에 의해 희생되고 만다. 그녀를 사랑하는 청년 죠바니 사이에서 죽음으로 끝을 맺는다. 단편 소설 『라파치니의 딸』은 비상식적인 내용으로 되어 있으나 선악을 상징하는 독과 해독

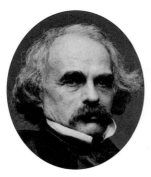
너대니얼 호손(1804~1864)

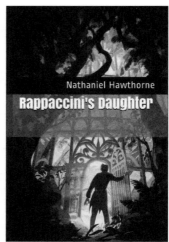
『라파치니의 딸』 표지

제를 통해 과학의 발견이 너무 생산지향적이고 파괴적인 힘을 나타내고 있다고 제시한다. 또한 인간의 이중성을 독와 해독의 은유로 표현하고 있는 작품이라고 보여진다.

줄거리를 좀 더 살펴보자. 죠바니라는 한 청년이 공부하러 세 들어왔다. 죠바니는 정원에 있는 보라색 꽃을 피운 아름다운 식물을 좋아하게 된다. 정원의 주인인 의사 라파치니는 조심스럽게 보라색 꽃나무들을 만진다. 자기 딸은 독초에 노출되어도 내성이 생기게 해놓았다. 허나 자신은 그런 독에 노출되지 않으려는 비정한 과학자 아버지다. 그는 그녀의 딸을 실험 대상으로 쓰고 있다.

라파치니의 딸, 베아트리체는 아버지가 피하려던 독초의 꽃을 만지고 향기도 맡을 수 있다. 딸은 이미 독초에 내성이 생겼다는 말이다. 라파치니의 괴팍한 과학자 성향을 작가는 설명하고 있다. 그러나 친구 발리오니 교수는 내심 라파치니의 연구 작업에 대하여 일말의 시기심을 나타내기도 한다. 라파치니는 독초로 만든 독약으로 병을 치료할 수 있다고 믿고 있다. 의사인 라파치니는 그가 만든 독약으로 위험한 임상 실험을 하며 치료 효과를 나타내는지 실험하고 있었다. 그의 딸 베아트리체는 무척 예뻤다. 그러나 그녀는 독초 속의 정원에 갇혀 지내는 신세다.

독초인 보라색 꽃을 피운 식물의 정체를 작가는 말하지 않았다. 문맥으로 보아 아마도 보라색 투구같이 생긴 꽃을 피우는 맹독성인 부자(일명 초오, 투구꽃, 바곳)가 아닌가 싶다. 그러나 부자는 근경(뿌리줄기)을 약이나 독으로 쓰는 식물인데 여기서는 보라색 꽃을 피우는 식물 자체를 맹독성으로 설정하였다. 그 꽃에서 나온 즙이 도마뱀도 죽이고 나비를 죽이기도 한다.

어쨌든 이 정도의 독성이 강한 식물로 설정한 것으로 보면 유독 식물 부자라는 생각이 든다. 부자 성분 중 아코니틴(aconitine)은 인체 세포막의 나트륨이온 채널을 활성화하여 과도한 신경 흥분 작용으로 지각 이상, 호흡 마비, 심장 독성으로 사망에 이르게 한다.

죠바니는 해독제가 될 것 같은 약을 구해다 베아트리체에게 준다. 이것을 먹은 베아트리체는 땅에 쓰러졌다. 그녀는 아버지와 죠바니의 발 앞에서 죽었다. 라파치니의 과학에 대한 위험한 맹신이 독을 품은 딸을 만드는 엄청난 결과를 초래했다. 독은 이미 연약한 여인의 일부분이 되어버렸던 것이다.

그녀 몸속의 독을 파괴하는 약이 그녀에게 독이 된 것이다. 독을 해독하는 약이 그녀까지도 죽인 것이다. 이미 몸 전체가 독이기 때문에 해독은 곧 죽음을 의미한다. 독은 그녀에게 독이 아닌 생명이었다. 오히려 독을 파괴하는 해독제가 그녀에게 독이자 죽음이 된 것이다.

이 소설에서 라파치니는 왜 딸을 독초로 키워 독을 품은 사람으로 만들었을까? 간단히 대답하면 세상이 사악하므로 그 악에 대항하는 힘을 가지기 위해 보통 사람들은 노출되면 바로 죽게 되는 독을 품게 했다. 그녀에게 독이 삶 자체가 된 설정이다. 그러나 그녀는 누군가의 사랑을 받고 적어도 남을 죽이는 사람은 되기 싫다.

베아트리체는 라파치니의 과학에 대한 맹신의 희생물이다. 어찌 독에 내성을 가진 사람을 만들어 뭇사람들에게서 자신을 보호할 수 있다는 생각을 한 것인가. 그러나 이 소설은 과학 기술의 양면성을 이야기하고 있다고 비평가들은 말한다. 약과 독의 이중성을 상징적으로 생각하면 그런 것 같다.

작가는 라파치니 같은 과학자를 통해서 인간의 불완전함을 무시하고 자연에 대한 오만과 도전을 경고한다. 그러면서 과학이 인간을 자유롭게 하는 것이 아니라 인간에게 치명적인 폐해를 줄 수 있다고 경고한다.

이 작품 속에서 독을 품은 여인에 관한 발상은 어릴 적부터 부자를 먹여 키웠다는 고대 인도의 처녀 설화에서 따왔다. 전갈처럼 독을 품은 처녀의 숨을 쐬기만 해도 상대방은 죽는다. 당시 이렇게 키운 처녀를 정적인 알렉산더 대왕에게 바쳐 그를 암살하는 데 이용했다는 기록이 있다.

소설 『라파치니의 딸』은 특히 독약과 해독약에 얽힌 이야기로 약물의 효능과 부작용을 깊이 있게 헤아려야 하는 약학을 전공하는 사람들에게 호기심과 여러 가지 상상력을 불러일으키는 소설이다.

풍자 문학에 등장한
'제중당 약국'

채만식의 소설 『탁류』

    소설 『탁류』는 식민지 시대의 혼탁한 물결에 휩쓸려 무너지는 인물들의 모습을 통해 당시 식민지 사회의 어두운 세태를 그린 작품이다. '탁류'는 일제강점기의 암울했던 역사적 흐름을 상징한다. 이 작품을 쓴 소설가 채만식(1902~1950)은 「레디메이드 인생」(1934), 「태평천하」(1938) 같은 소설로 유명하나 일제를 찬양하는 글을 써서 친일 작가 42명의 명단에 올라 있는 작가다.

    여주인공 정초봉은 어지러운 세파에 시달리는 고달픈 여인이다. 그러나 출중한 미모로 인해 여러 남자의 관심을 끈다. 식민지 치하의 암담한 현실로 어려워진 가족의 삶을 위해 자신을 희생하며 마음에도 없는 결혼을 하고 결국 살인자로 전락하는 비극적 인물이다.

    소설에 등장하는 박제호는 제중당이라는 약국을 경영하고 나중에 제약 회사를 차리기까지 하는 약사다. 그런 과정에서 주인공 초봉을 자신의 첩으로 만드는 탐욕적인 인간형으로 나온다. 작가는 박제호와 제중당 약국을 비아냥거리며 껄끄러운 시선으로 묘사한다.

    이런 묘사가 작가의 진정한 생각인지 판단할 길은 없지만, 아마 그때의 시대상에 약사라는 직업이 가진 자로서 비쳐졌고 또 부러움과 시샘이 섞여 있는 계급 의식의 표현 같기도 하다.

한편 약국에서 일하는 직원인 초봉에 대해서는 얼굴이 무척 예뻐서 약국의 매상이 오를 정도라고 묘사하고 있다. 약사 박제호는 한 번 이혼 후 재혼한 처지에서도 현재의 부인을 박대하는 못된 인간으로 나온다. 약국을 하던 박제호는 서울로 올라가서 제약 회사를 설립하려고 마음을 먹고 초봉에게 서울로 함께 가자고 꼬드긴다. 박제호가 제 이야기를 작가의 표현을 빌리자면 '부옇게' 늘어놓는다. 초봉의 환심을 사려고 제약 회사가 엄청난 이문을 남기는 장사라는 걸 번듯하게 강조한다. 소설 속에서 박제호는 "열 곱 스무 곱이 남는다"고 한다. 호랑이 담배 피우던 시절의 제약 회사는 그랬을 것이다.

박제호는 서울로 올라가서 제약 회사를 차렸고, 제 뜻대로 영업을 시작하게 되었다. 마침내 초봉은 제호의 첩이 되고 만다. 초봉은 부모를 위하여 호색한 태수와 결혼하나 결혼 후 오래되지 않아 꼽추 형보의 흉계로 남편을 잃게 되고 겁탈까지 당한다. 임신을 하게 되었는데 그간에 박제호를 만났기에 누구 아이인지 알 수가 없었다. 초봉은 낙태하려고 약을 먹는다.

작가는 소설 속에서 무슨 약인지 이름을 밝히지는 않고 '××'로 표현하고 있다. 아마도 약 이름을 밝히면 이 책을 읽는 사람들에게 위해를 줄 것을 우려해 배려 차원에서 그렇게 했었는지도 모를 일이다. 그리고 '낙태'라는 말도 입 밖에 내지 않으려는 듯 '××'로 표현하고 있다. 그 당시 약국에서는 낙태약으로 '맥(麥)×' 그러니까 맥각을 팔았던 모양이다. 맥각 알칼로이드의 에르고타민은 자궁 수축제로 사용되고 있으므로 부작용을 이용하여 낙태에 복용이 가능할 것이다. 원래 편두통 치료약이나 기립성 저혈압 치료약으로 쓰이고 향신경 작용에 착안하여 LSD 같은 마약도 만들었다.

그리고 초봉은 형보를 죽이려고 무서운 독약인 ××가리를 구하려고 하고 있다. 그러나 청산가리가 구하기 쉽지 않자 전에 낙태하려고 먹었던 교갑약을 여벌로 사두었다. 교갑은 예전에 쓰던 말인데 요즘 말로는 캡슐을 말한다. 언젠가 캄보디아 여행 때 북한 식당에서 파는 약을 보니 북한제 의약품 포장에는 여태껏 교갑이라는 말을 쓰고 있었다. 초봉은 형보가 자기 딸 송희를 학대하는 것을 보고 화가 나서 때려

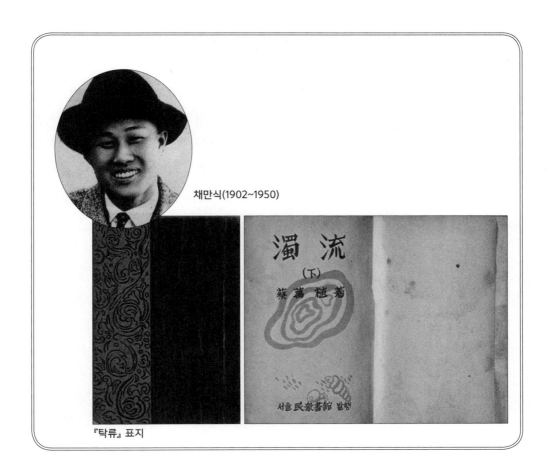

채만식(1902~1950)

『탁류』 표지

죽이게 된다. 초봉의 동생인 계봉은 초봉에게 자수를 권유한다. 탁류에 함께 쓸려온 것 같은 불행한 운명의 여인인 초봉은 형보를 죽인 죗값을 받고자 자수를 한다는 내용이 장편 소설의 결말이다.

　작가는 일제강점기 당시의 사회를 혼탁하기 이를 데 없는 '탁류'로 보았다. 그러나 이 작품은 절망감을 딛고 일어서서 당시 사회의 패악성과 대결할 것을 기약하는 초봉의 동생 계봉, 계봉의 남편 남승재 등의 새로운 인간상도 보여준다. 특이하게 이 소설의 마지막 장의 부제가 '서곡'이다. 이것은 탁한 물(일제강점기의 광폭함)이 몰고 온 혼탁한 삶의 찌꺼기(식민지 시대의 곤궁함)들을 깨끗이 씻어내고 맑은 물(조국 광복)이 흐르는 새 시대(독립 국가)가 오리라는 희망을 암시한다.

이 소설에는 약사 박제호와 함께 의사 남승재가 등장하고 여러 가지 의약품이 등장한다. 임산부에 쓰는 약으로 초봉에게 주사한 스코폴라민 주사액, 항균제 트리파플라빈 주사액, 요오드화은, 옥도정기, 메틸렌 브라운(소설에 언급되지만, 실제 존재하지 않음)이라는 세균 염색약, 독약 주사 ××××는 아마도 청산가리일 듯싶다.

제중당 약국 박제호 약사는 탁류의 세월 속에서도 직업이 직업인지라 비교적 유복했던 사람이다. 그러나 아쉽게도 소설 속에서 그를 좋지 않은 행동을 하는 사악한 인간상으로 설정하였다. 앞으로 더는 박제호 같은 나쁜 이미지로 약사가 설정되는 문학 작품이 나오지 않았으면 하고 바라본다.

'마지막 잎새'를 쓴
약사 작가

오 헨리의 소설 『아이키 쇼엔스타인의 사랑의 묘약』

세계적인 단편 작가 세 명을 꼽으라면 모파상, 체호프, 오 헨리다. 「마지막 잎새」라는 단편 소설로 유명한 오 헨리(O. Henry, 1862~1910)의 원래 이름은 윌리엄 시드니 포터(William Sydney Porter). 필명인 오 헨리는 그가 교도소 복역을 할 때 간수장이었던 오린 헨리(Orrin Henry)의 이름에서 따온 것이라고 한다. 그는 가난한 서민들과 빈민들의 애환을 다양한 표현과 교묘한 화술로 담아내어 많은 단편 소설을 썼다. 따뜻한 유머와 깊이 있는 페이소스가 담겨 있는 작품들은 놀라운 반전과 함께 독자들에게 깊은 인상을 준다.

오 헨리는 세 살 때 어머니를 여의고 불우한 어린 시절을 보냈다. 1879년 고등학교를 졸업하고 숙부가 경영하는 약국의 조수로 일하다가 미국 노스캐롤라이나주에서 정식으로 약사 면허를 취득했다. 1884년에 미국 텍사스 오스틴의 'Morley Brothers Drug Store'에서 약사로 일하기도 했다. 그러나 그의 재능이 워낙 다양해서 약사로 계속 일하지는 않은 것 같다.

1987년부터는 건축제도사, 은행원 등으로 직업을 바꾸었다. 그는 은행에서 근무했을 때의 회계 문제로 고소되기도 했다. 1898년에 횡령 혐의로 5년 징역을 선고받고 복역하였는데. 그가 약사 면허가 있어서 교도소 야간 약국의 약사로도 일을 했다. 이때부터 오 헨리라는 필명으로 소설 쓰기에 매진하였다.

그의 단편 소설 중 『아이키 쇼엔스타인의 사랑의 묘약(The love—philtre of Ikey Schoenstein)』이라는 작품이 있다. 여기서 주인공 아이키 쇼엔스타인이 바로 약사다. 소설 속에는 작가 오 헨리가 내린 약사의 정의가 나온다.

> "약사는 학식을 존경받고 수준 높은 지식을 추앙받는 상담자(counselor), 사제(confessor), 자문가(advisor)이고 기꺼이 마다치 않는 전도자(missionary)이며 스승(mentor)이다."

약사 오 헨리는 비록 자신이 약사 일을 계속하고 있지는 않았지만 자신의 소설 속에 약사의 직업상을 숭고하게 표현하였다. 소설의 줄거리는 다음과 같다. 약사 아이키는 블루라이트 약국에 근무한다. 그는 주변에서 존경받는 약사이지만 자신감이 강한 편은 아니다. 그는 로지라는 처녀를 사랑하게 되었는데 연적으로 그보다 자신감이 강한 청크 맥고원이 있었다. 청크는 로지와 함께 도망가길 원하나 그녀는 그를 피한다. 청크는 약사에게 로지와 도망가서 결혼할 계획을 말하며 자신을 사랑하도록 그녀에게 먹일 '사랑의 묘약'을 부탁한다.

아이키는 기분이 내키지는 않았지만 로지를 뺏기지 않기 위하여 사랑의 묘약 대신 유당이 들어간 별 해가 없는 수면제 가루약을 조제해준다. 가능하면 물에다 타서 먹이라고 시킨다. 그리고 로지 아버지 리들 영감에게 청크가 로지와 도망간다는 계획을 일러바친다. 아이키는 무슨 일이 일어날지 기다린다. 다음 날 로지의 사랑을 얻어 행복한 청크를 만난다. 자신은 양심의 가책으로 아이키가 준 '사랑의 묘약'을 사용하지 않았으며 당당하게 사랑을 쟁취하였다고 청크가 말한다. 대신 반대하는 리들 영감의 커피 속에 그 약을 타주었다는 이야기를 듣는다. 이렇게 끝이다.

이 짧은 소설 속에는 약사와 약국에 관한 묘사가 많다. 약국과 약에 관련된 용어만 해도 drug store(약국), pain-killer(진통제), opium(아편), laudanum(아편 틴크), pill(환제), calcined magnesia(산화마그네슘), cough drops(기침약), soothing

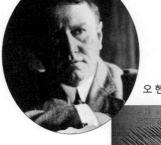

오 헨리(1862~1910)

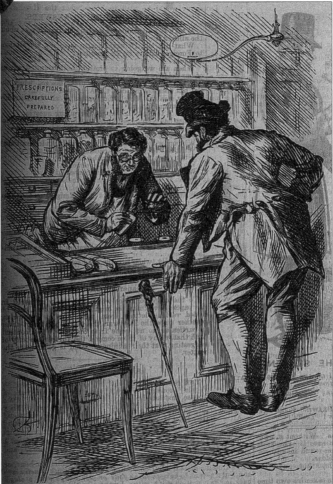

『아이키 쇼엔스타인의 사랑의 묘약』 삽화

syrups(편도 시럽), pharmacy(약국), druggist(약사), compound extract(화합물 엑기스), dispensatory(조제), aloes(알로에), *Valeriana fauriei*(쥐오줌풀), ointment(연고), iodine(요오드), mortar(약사발), pestle(약절구), gum benzoin(안식향), chrysanthemum(국화), morphine(모르핀) 등이다. 이런 전문 용어를 구사한 것으로 보아서 소설가 오 헨리는 약사임이 틀림없다는 확신이 든다.

약사 아이키는 친구이자 연적인 청크의 비합법적 제안을 약사로서 거절했어야 했다. 물론 소설 속에 그의 망설임이 다소 표현되어 있기는 하다. 끝부분에서 청크가 스스로 양심의 가책을 받고 로지에게 약을 타주지 않은 결말이 다행이지만 리틀 영감의 커피에 약을 타 넣었으니 약을 가지고 장난친 것은 마찬가지다. 아쉽다.

오 헨리의 단편 소설 『아이키 쇼엔스타인의 사랑의 묘약』은 그가 비록 약사로서 직업을 꾸준히 영위하지는 못했지만 약사의 직업을 잘 표현한 소설이다. 「마지막 잎새」에서도 볼 수 있는 것처럼 오 헨리의 작품은 독자를 깜짝 놀라게 하는 반전이 있는 결말로 유명하다.

약사 오 헨리는 1901년 출옥하여 계속 글을 쓰다가 1908년 건강 악화로 글쓰기를 중단한 후 1910년 6월 5일에 48세의 젊은 나이로 사망할 때까지 주옥같은 소설을 남겼다.

몸속의 암,
체제 속의 암

솔제니친의 소설 『암병동』

20세기 저항 작가의 대명사격인 솔제니친(Aleksandr Solzhenitsyn, 1918~2008). 그는 처녀작인 「이반 데니소비치의 하루」를 1962년에 발표한 데 이어, 장편 소설 『암병동』을 1968년에 소련이 아닌 서구 여러 나라에서 출판하였다.

『암병동』은 서슬 퍼런 스탈린 치하의 비인도적 체제를 정면으로 비판한 소설이다. 당시 소련에 해빙의 바람이 불 때이긴 해도 쉽지 않은 저술이었다. 그는 1970년 노벨문학상을 받았다. 1973년 유형지에서의 잔학상을 폭로한 「수용소 군도」가 해외에서 발표되자 서독으로 추방되었다.

소설에서 작가는 구소련 사회를 '암병동'으로 비유하였다. 그러나 작가는 단순한 사회주의 체제 고발이나 사건의 진실 규명에 머물지 않았다. 고도의 세련된 문학적 미감과 따뜻한 인간애를 미려한 문장으로 독자에게 펼쳐보였다.

어떠한 어려운 환경 속에서도 인간은 인간의 존엄으로서만 존재할 수 있으며, 누구나 존중받아야 할 마땅한 가치가 있다는 엄숙한 메시지를 우리 인류 사회에게 전하고 있다. 그 자신이 1950년대 말 복강 종양으로 병원에 입원했을 때의 경험을 바탕으로 썼다. 줄거리를 아무리 줄여도 쉽게 줄일 수 없는 대하소설이다.

타슈켄트 종합 병원의 암병동은 시설이 열악하고 의료진의 수나 병원 재정이 극히 빈약한 곳이다. 스탈린 시대에서 해빙기로 접어들 무렵, 산업 관리국에 근무하는 관리이자 당원인 루사노프는 공산당원이라는 우월 의식을 가진 채 악성 종양으로 암병동에 입원한다.

이어서, 학창 시절에 서클에서 반정부 토론을 벌였다가 적발되어 14년간을 군대의 사병과 강제 노동 수형자로 젊음을 보내고 죽음 직전의 상태가 된 코스토글로토프라는 지식인 노동자가 들어온다. 이 밖에 여러 가지 인생을 거쳐 온 남녀노소의 환자들이 암병동에 가득 차 있다.

루사노프와 코스토글로토프 두 사람은 소련에서 사는 사람으로서는 대비를 이루는 인간형이다. 살아온 내력도 서로 너무나 달랐다. 루사노프는 당과 스탈린을 추종하여 사회적 신분으로서나 가정적으로 유복함을 누려온 사람이었다. 그는 자신은 절대로 암에 걸리지 않았다고 부정한다. 그가 소련 사회를 보는 눈도 자기중심적이며 그동안 자신이 여러 가지 혜택을 누려온 수구 세력으로 구시대적 의식의 수렁에 빠져 있다.

한편, 코스토글로토프는 오랜 수형 생활에서 건강했던 신체가 병들고, 칼부림을 당해 얼굴에 큰 흉터를 지니고 있었다. 남에게 호의적인 인상이 못 되고 매사에 저항적이다. 말투 또한 거친 편이다. 그러나 같은 처지에 놓인 노의사 부부와 다정다감한 교류를 하는 등 그는 매우 인간적이고 따뜻한 성격이다.

죽음의 암 공포와 방사선 치료의 무서움에 짓눌린 환자를 위하여 의료진들은 성실하게 근무를 한다. 방사선과장 돈초바는 50대의 여의사로서 의사 직무에 충실하지만 그녀 자신도 암에 걸린다. 30대 초반의 미혼녀로서 전쟁에 나가 죽은 약혼자를 잊지 못하는 여의사 간가르트는 미모에 따뜻한 마음을 지니고 있으나 인생의 즐거움을 잘 모른다. 의학도로서 간호원으로 일하는 조야는 재기발랄한 처녀로 현실적인 인물이다. 암환자 코스토글로토프는 간호원 조야와의 연애를 경험하고, 여의사 간가르트에 대한 사모의 정도 품는다.

암병동은 자신의 삶에 집착하는 환자, 퇴원이 강요되는 불치의 환자, 유방 절제 수술 선고를 받은 예쁜 소녀 등 여러 환자가 절규하는 곳이지만 코스토글로토프에

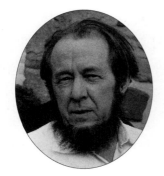

솔제니친(1918~2008)

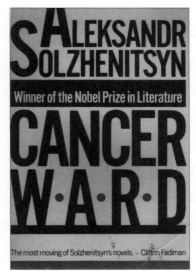

『암병동』 표지

있어서는 암병동이 라게리(강제 수용소)보다는 자유로운 곳이었다. 마침내 루사노프와 코스토글로토프가 같은 날에 퇴원하게 된다. 루사노프는 종양이 줄어들어 퇴원을 하게 되었지만 그가 현직에 있을 때 고발하여 죄수가 되었던 사람들이 복권된다는 소식을 듣고 전전긍긍한다.

코스토글로토프는 퇴원을 앞두고 간가르트와 조야로부터 각각 자기 집에 하루 묵어가도 좋다며 집 주소를 받았다. 특히 혼자 사는 간가르트의 초대는 그에게 있어서 의미심장하고 가슴이 뛰는 일이 아닐 수 없었다. 그는 시내에 나와 망설인다. 처음엔 여의사 간가르트의 집에 찾아갈 작정이었으나 "정신적인 교제는 다른 어떤 교제 방법보다 존귀하다"고 생각한다. 젠틀맨이다. 그녀에게 감사와 이별의 사연을 적은 편지를 보내고 우시 텔레크 행의 장거리 열차를 탄다.

『암병동』은 암환자가 병동에서 겪는 치료에 관한 소설이므로 아무래도 암의 진단법이나 방사선 요법이 많이 소개된다. 암 치료제나 예방제 그리고 관련된 약들도 소설 속에 자주 나온다. 암환자 무르살리노프는 병을 빨리 낫고 싶어서 비타민 한 병을 두 번에 나눠 먹어버렸다. 그만큼 절박한 환자의 심정이 나타난다.

소설 속엔 호르몬제 시네스트롤(sinestrol)을 처방하는 장면이 있다. 이 약은 에스트로젠 유도체로 합성 여성 호르몬 의존성암 등에 치료약으로 쓰일 수 있지만 유선 증식 등 부작용이 많다. 암환자 아조프킨은 자신의 암을 어떻게든 빨리 낫고 싶어 여러 가지 약을 마구 달라고 떼를 쓴다.

소설의 무대가 암병동이니 여러 가지 항암 치료가 이루어질 것이다.『암병동』에는 그 당시에도 각광받는 치료법인 방사선 요법에 대한 이야기가 많이 나온다. 또 암 화학 요법제인 엠비틴(질소머스터드계 약제로 소개) 주사도 나온다.

질소머스터드는 독가스인 머스터드가스(mustard gas)와 비슷한 화학 구조를 가진 독성 물질이다. 이 계열의 물질이 백혈병에 치료 효과가 있다는 것을 알게 되어 임상에도 사용하게 되었다. 작용 기전은 비특이적 DNA 알킬화제로 암세포를 죽여 강력한 항암 작용을 한다.

베라 코르닐리예브와 어느 환자와의 대화에 나오는 아날긴(analgin)은 메타미졸 나트륨(metamizole sodium) 혹은 디피론(dipyrone)으로 불리는 약으로 강력한 진통 해열제다. 1970년대 이후 대부분의 나라에서 무과립구증 재생 불량성 빈혈 등 부작용으로 동물용 이외에는 사용이 금지되었다.

소설『암병동』에서는 암을 예방 혹은 치료한다는 특이한 버섯이 소개되고 있다. 차가버섯이다. 마슬레니코프 박사는 모스크바 교외 시골 의사인데 그 일대의 주민들은 찻값을 절약하기 위하여 차 대신 차가라는 것을 끓여 마신다. 그런데 동네 사람들에게서 암환자를 보기 어렵다고 한다.

차가는 자작나무에 기생하는 버섯으로 이것을 차로 마셔서 암을 예방했을 것이라고 소설에 나온다. 책을 읽는 암환자도 귀가 솔깃한 버섯이다.『암병동』이 발간되고 나서 우리나라에

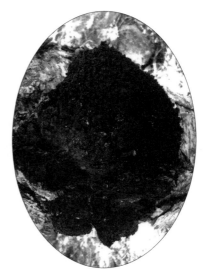

차가버섯

예술 속의 파르마콘

도 고가의 차가버섯이 많이 소개되었다.

그러나 확실한 치료약이 되려면 유효성, 안전성, 안정성 등이 과학적으로 증명되어야 한다. 차가버섯이 어떤 암에, 어느 정도의 용량으로 효과가 있으며, 어떠한 부작용이 있는지가 검토되어야 할 것이다. 역학적 조사나 임상 실험도 없이 민간요법에서 막연히 효과가 있다고 과장된 채 사용하면 환자의 생명 안전에 큰 문제가 된다.

이 소설 제17장의 제목은 '바곳 뿌리'다. 바곳은 '초오'라고도 한다. 바로 부자라는 식물이다. 아코니틴(aconitine)이 주된 독성 성분으로 중독 시에는 신경독 작용으로 호흡 마비에 의해 사망한다. 여의사 간가르트는 코스토글로토프에게 "이 병동에 있는 동안 우리가 모르는 약을 가지고 있는 것은 허용되지 않습니다"라고 말한다.

코스트글로토프는 부자로 암을 고치려고 조금씩 쓰고 있다고 말한다. 병이 다소 나은 것은 보드카에 바곳 뿌리를 담궈 만든 엑기스를 먹은 덕이라고 믿는다. 암환자들은 지푸라기라도 잡는 심정으로 민간요법에 의존하며 플라세보 효과를 보기도 하지만 대부분 환자의 수명을 단축하는 예가 많다.

간가르트는 코스토글로토프에게 그 병을 빼앗아 속에 든 갈색 액체를 쏟아버렸다. 코스토글로토프는 바곳 뿌리 요법이 왜 정식 치료법보다 못한가에 대해 이해하지 못했다. 옛날에 페니실린 같은 것도 작용 기전을 모르고 사용했었다며 불평한다. 삶과 죽음의 기로에 선 암환자인 코스토글로토프의 불만도 이해할 만하다. 코스토글로토프는 또 외과 의사에게 질문한다.

"실은, 저는 호르몬 요법으로 시네스트롤의 근육 주사를 맞고 있습니다만… 꼭 알고 싶은 것은 호르몬 요법의 작용이라는 것은 축적되는 것입니까, 어떻습니까? 체내에 주입된 호르몬은 밖으로 나가는 겁니까, 아니면 영원히 남는 겁니까? 혹은 얼마 후에 다른 주사를 하면, 호르몬의 영향을 상쇄시킬 수 있을까요?"

소설 속 코스토글로토프의 질문이 무척이나 전문적이다. 약물 동태와 약물 상호작용에 대하여 질문하고 있다. 마침내 코스토글로토프는 2개월간의 입원 기간을 마감하고 퇴원하면서 주변 마을의 약국에 들른다.

"약국이라는 것도 재미있는 곳이다. 청결한 판매장에 놓인 장방형 유리 상자는 하루 종일 보아도 싫증이 나지 않을 것이다. 안쪽에는 효능을 적은 상자에 넣은 약초가 진열되어 있었다. 다음에는 정제를 넣은 유리 케이스가 있었는데, 이것은 보지도 듣지도 못한 새로운 명칭의 약뿐이었다. 번쩍번쩍하게 닦아놓은 깨끗한 유리로 둘러싸인 약국에서 나오는 것이 아쉬웠다."

코스토글로토프는 약국에 대하여 외경심을 가지고 있는 것 같다. 소설 속 약국은 청결 위생은 물론 전문 지식, 품위까지 갖춘 당시 러시아의 약국으로 보인다. 환자에게 무한한 신뢰를 얻기 위해서는 우선 약국의 모습에서부터 전문성을 나타내고 환자에게 청결함과 안락함을 줄 수 있도록 더 많은 배려를 해야 한다고 본다.

소설 『암병동』은 인류의 암적 존재였던 공산주의 체제를 가차 없이 비판한다. 구소련 사회를 '암병동'으로 규정하는 한편, 인간이 무시되는 병리학적 사회를 어떻게든 극복하려는 휴머니즘을 강조하고 있다. 지금 우리가 살고 있는 이 비정한 세계 속에 국가적으로나 사회적으로나 또 다른 암병동은 없는지 살펴보아야 할 것 같다.

*원문 인용: 솔제니친 『암병동』, 실버세계문학 23, 동완 옮김, 중앙미디어

화장품 이야기가
나오는 소설

김훈의 소설 『화장』

    2013년 부산국제영화제에서 「서편제」로 유명한 임권택 영화감독이 소설가 김훈 (1948~)의 단편 소설 『화장』을 원작으로 102번째 작품을 만든다는 제작 발표회가 있었다. 안성기 주연이다. 거장 영화감독이 선택한 김훈의 소설 『화장』은 어떤 작품일까? 소설가 김훈은 「칼의 노래」, 「현의 노래」 등으로 동인문학상 같은 저명 문학상을 받은 자유로운 영혼의 작가이다. 그의 소설 『화장』은 제목이 한글로 나와 있어 '化粧'인지 '火葬'인지 잘 모르겠으나 아마도 두 가지 의미를 소설 속에 모두 채용한 것 같다.

    소설에는 두 여성의 이야기가 나온다. 한 여성은 암으로 죽어가는 아내, 또 한 여성은 같은 회사에 다니는 젊은 여성. 유명 화장품 회사의 상무로 근무하는 주인공은 아내의 최후를 곁에서 맞이하게 된다. 그러나 신입 사원으로 들어온 지 얼마 후 결혼을 해버린 같은 회사의 한 여직원을 짝사랑한다. 아내의 장례를 화장으로 치르고 회사에 돌아오니 좋아하던 여직원이 사직서를 내고 떠났다. 주인공은 아내가 기르던 개를 안락사하고 다시 일상으로 돌아오는 줄거리인데 생각할 게 많다.

    그의 아내는 뇌종양으로 죽음을 앞두고 있었다. 소설 속 아내의 간병 장면에서 배설물의 악취를 표현하는 리얼한 묘사가 나온다. 김 조각과 미음 속의 낟알과 달걀

흰자위까지도 소화되지 않은 채 쏟아져 나오는 아내의 똥, 그 악취 속에서 아내가 삼켜야 하는 다섯 종류의 약 냄새 등 죽어가는 아내의 모습을 일말의 존엄성을 배제한 채 찬찬히 묘사한다.

작가는 일부러 인간의 말로를 혐오스럽게 표현하는 듯하다. 아내는 이미 인간 이하의 생물체로 전락해 있다. 그러나 이러한 태도는 짝사랑하는 여직원 추은희에게 보내는 서정적이고 낭만적인 감정 표현과 너무나 대비되어 있어 화가 나기까지 한다. 그의 아내는 죽어가고 있는데 짝사랑 여인에게 사모의 편지글을 쓰다니. 새벽에 아내를 간호하고 있으면서도 그 여자를 떠올린다.

작가는 병들어 소멸해가는 곧 '화장'시켜버릴 아내의 몸과 예쁘게 '화장'한 젊고 아름다운 여인의 몸을 대비시킨다. 화장(火葬)과 화장(化粧)을 병치하면서 인간의 영혼과 정신이 아니라 실체인 몸이 주제임을 환기시킨다. 소멸하는 몸과 아름다운 몸에 대한 세밀한 비교 묘사가 때론 능청스럽고 때론 환상적이기까지 하다.

『화장』에서 그려진 비참한 목숨을 이어가는 여성과 아름답게 생을 발산하는 여성. 그러나 그들은 인격을 지닌 하나의 인간이기보다는 생명, 그 자체로 수렴되어버린다는 점에서는 동일하다. 주인공이 아내를 화장한 날에 짝사랑하는 직원 추은희는 외교관인 남편을 따라 미국으로 떠난다.

소설 속에는 주인공이 화장품 회사 상무라서 그런지 화장품에 관련된 내용이 많이 나온다. 주인공이 다니는 회사는 기초 화장품 20여 종에 색조 화장품 30여 종을 생산하고 유통시키는 국내 시장 점유율 1위의 회사로 성장했다.

기초 화장품은 클렌징 로션, 클렌징 폼, 스킨 로션, 밀크 로션, 메이크업 베이스, 자외선 차단용 선 블록, 리퀴드 파운데이션, 콤팩트, 파운데이션 등이다. 색조 화장품은 립스틱, 립글로스, 아이 섀도, 아이 라이너, 마스카라, 블로셔, 매니큐어 등이다. 작가가 화장품을 이렇게 기초 화장품과 색조 화장품으로 구분하고 제품 종류를 나열했는데 꽤 전문성이 있는 자료 조사를 했다고 보인다.

요즘 약국에서도 기능성 화장품을 취급하는 곳이 많다. 미백, 주름 개선, 자외선 차단용 화장품이다. 예전에는 약학 대학에서 향장품학을 꼭 배웠고 졸업 후에는 화장품 회사에서 연구와 생산 분야에 많이 종사했다. 우리나라 화장품 매출액이 앞으

예술 속의 파르마콘

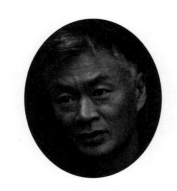

김훈(1948~)

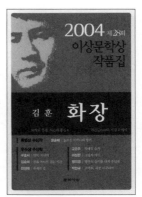

『화장』이 수록된 작품집

로 의약품 매출액의 거의 절반에 육박할 것이라고 하니 약사로서는 놓쳐서는 안 될 분야다. 약국 화장품도 물론이다.

소설 속에는 회사에서 신규 개발한 의약 부외품(현재는 의약 외품으로 부름)으로 질 세정제와 방향제의 연구 사업을 하고 있다. 이들 제품의 인체 적용 실험 중 문제가 생겼음을 묘사한다. 의약 부외품인 질 세정제와 방향제 개발에 대한 서술은 독자가 읽기에 징그럽게 느낄 정도로 사실적으로 표현하면서 인체 과학적 임상 실험을 현학적으로 설명하고 있다.

소설 속 화자는 의사나 약사, 생리학, 약리학 교수에게 용역을 발주하고 비전문가는 연구 과정에는 관여할 수 없는 것을 알 정도로 꽤나 전문적인 식견을 가지고 있다. 소설가들은 작품을 쓰기 위해서라면 자기가 모르는 분야까지도 파고드는 치열한 취재 근성을 가지고 있다.

소설의 끝부분에서 회사 간부인 주인공은 광고 카피의 문구를 '내면여행'과 '여름에 여자는 가벼워진다' 사이에서 마지막 선택을 못 하고 있었다. 그는 광고 회사 직원에게 신제품 화장품 콘셉트에 대하여 전화를 건다. "'가벼워진다'로 갑시다. '내면여행'은 아무래도 너무 관념적이야." 독자는 그의 소설 『화장』 속에서 이미 많은 내면여행을 했는데 작가는 능청스럽게 이를 능친다.

조제로부터
무엇이 만들어지는가?

에드거 리 매스터스의 시 『약사 트레이너』

시 한 편 읽어보자. 미국의 에드거 리 매스터스(Edgar Lee Masters, 1869~1950) 시인의 『약사 트레이너(Trainor, the Druggist)』라는 시가 있다. 「스푼 리버 사화집(Spoon River Anthology)」이라는 시집으로 유명해진 시인이다. 죽은 자들이 생전의 생활을 사실적으로 회상하며 이야기하는 내용을 시로 꾸민 것이다. 그는 미국 우표에도 등장하는 시인이다. 제목 중 드러기스트(druggist)는 약사를 일컫는 예전에 쓰던 말로 요즘은 별로 사용되지 않는 용어다. 파마시스트(pharmacist)가 일반적이다. 재미있는 시의 전문은 이렇다.

단지 화학자라 말할 수 있을까 아님 화학자가 아닐지도
조제로부터 무엇이 만들어지는가
액체 혹은 고체.
누가 말할 수 있으랴
남자가 여자가 만났을 때
서로에게서 아이가 태어나면?

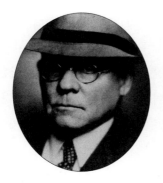

에드거 리 매스터스(1869~1950)

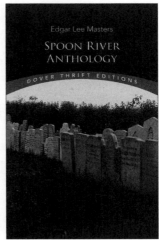

「스푼 리버 사화집」 표지

여기 벤자민 팬티어 부부가 있었네,

그들 스스로는 좋기도 하였지만 서로가 악이 되어

싸우기도 하였네:

그는 산소, 그녀는 수소,

그들의 아이는 모든 걸 태우는 불길.

나 트레이너 약사여, 화학 물질을 섞는 이여,

실험하다가 죽은 이여,

결혼하지 않은 채 살기로 했다.

이 시에서 주인공 트레이너의 약사로서의 직업 이미지가 나온다. 약사를 우선 화학자 같은 속성으로 떠올린다. 그리고 약사가 그의 고유 직능인 조제를 하고, 그 결과물로 액체로서의 시럽제와 고체로서의 정제가 만들어짐을 묘사한다. 약사는 여러 가지 약을 섞어서 최적의 약효를 나타내는 혼합물을 만든다. 그러나 시인은 재미있게도 약사의 조제 행위를 인간의 결혼처럼 상상한다.

여자와 남자가 만나 결혼을 하고, 아이가 태어나는 것, 부부가 되어 서로 싸우는 것. 마치 산소와 수소가 만나 물이 만들어지지 않고 위험한 화학 반응을 거쳐 생겨나는 불길로 본다. 태어나는 아이의 불확실한 미래를 함께 걱정한다. 약사는 화학 물질을 섞는 사람으로 작업하다가 죽을지도 모르는 위험한 직업인으로 비춰진다. 결혼도 이같이 위험한 일로 생각되어 약사 트레이너는 결국 혼자 살기로 했다는 내용의 시다. 사실 요즘에도 결혼에 대한 확신이 없어 홀로 사는 독신자들이 많아지고 있다.

이 시에서 남자를 산소, 여자를 수소로 비유하여 이들의 화학 결합이 물을 만드는 것이 아니라 파괴적인 불을 만들었다. 그들 사이에서 생기는 반응적 결과물인 자식의 위험성을 갈파한다. 무자식이 상팔자라는 것이다. 시의 마지막 연에서 "결혼하지 않은 채 살기로 했다"라는 진술은 결혼하지 않고 살아가는 것을 마치 어떤 성취감과 자존심으로 생각하는 사고방식을 보여준다.

이 시를 읽은 독자들에게 다음과 같은 질문을 던져본다. 누가 화자인가? 화자의 상태는? 당신은 이 시를 읽고 동의할 점이 있는가? 트레이너는 자기를 어떻게 설명하고 있는가? 트레이너의 결혼에 대한 생각은? 등등이다. 이 시에서는 위험한 약을 짓는 직업인인 약사를 등장시켜서 그 행위를 위험한(?) 결혼에 비유하였다. 그리고 결혼이라는 것이 그 결과를 예측할 수 없는 화학 반응과 같은 행위라는 것을 암시하고 있다.

과연 결혼은 위험천만한 것인가. '결혼은 사랑의 무덤'이라는 셰익스피어의 「한여름 밤의 꿈」에 나오는 대사도 있다. 이 작품은 약사의 신성한 조제 행위를 빗대어 정상적인 결혼 생활을 부정하는 독신주의 주창자의 시로 보인다. 그래서 낯설다. 그러나 결혼이야말로 한 가정을 꾸려 보다 큰 행복을 얻기 위한 삶의 요람이라 생각한다. 약사 직능과 관련된 우리나라 시인의 시 한 편 읽어보자. 1992년도 문화일보 신춘문예 입상작이다.

세 번째 약국엔 새장이 있었다
햇살은 넉넉하였고 한 쌍의 카나리아는 하얀 진통제를 쪼고 있었다

구리 반지보다 더 가느다란 손이 진열장을 열면 아스피린들, 눈처럼 쏟아져
(중략)
캡슐에 든 흰 가루를
드링크제의 목을 비틀어 마셔도
해독되지 않는 날들은
식도의 어디쯤에서 분해되는가
유리문을 열고 거리로 나서면
햇살은 또 그렇게
저희끼리 몰려다니며 깔깔대고 있었다.
내 영혼의 깊은 곳에서

— 배정원, 「그리운 약국」 부분

약사는 고독한 직업이다. 때론 혼자 약을 만지고 때론 독을 만진다. 이들을 섞기도 하면서 살아간다. 인생의 8할 정도는 약을 이야기한다. 국민 건강을 지키기 위한 치료 효과와 부작용 같은 말이다.

'노오란 성장통'
산토닌과 해인초

오정희의 소설 『중국인 거리』

　　단편 소설 『중국인 거리』는 한국전쟁 직후 인천에 위치한 차이나타운을 무대로
한 소녀가 이사와 살면서 느끼는 정신적 성장의 고통을 형상화한 것이다. 대한민국
예술원 회원인 오정희(1947~) 작가가 1979년에 발표하였다. 작품의 시대적 배경은 어
렵게 살아야 했던 한국동란 직후다. 회충약 산토닌을 먹어 하늘이 노래지고 어지러
웠던 기억과 노란 해인초를 끓이는 냄새는 시각적 이미지와 함께 후각적 이미지가
합쳐져 소설 속에 여러 번 나온다.

　　주인공인 나는 폐허가 된 건물들과 낯선 중국식 집 그리고 미군 부대와 기지촌이
있는 거리에 산다. 정말로 싫은 해인초 끓이는 냄새를 지나다니면서 맡는다. 양공주
매기 언니의 죽음과 어렵게 살다 돌아가신 할머니의 죽음을 보면서 성장의 고민을
느끼며 점차 성숙해져 간다. 외로운 성장의 시간 속에서 주인공은 몸속에서 무언가
솟아오르는 것을 느낀다. 마치 상처가 아물 때 느껴지는 참을 수 없는 가려움을 느낀
다. 그리고 아픈 성장의 꽃잎처럼 주인공은 첫 월경을 맞이한다.

　　국민학교 3학년에 다니는 주인공 소녀는 회충약인 산토닌을 먹었다. 담임은 회
충약의 효과를 극대화하기 위하여 아침을 먹지 말라고 한 것 같다. 맞다. 회충약

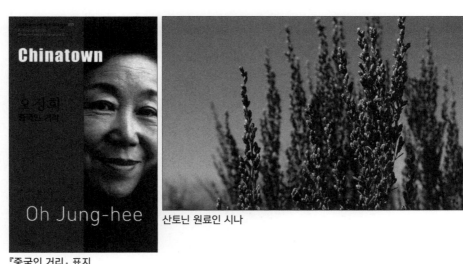

『중국인 거리』 표지

산토닌 원료인 시나

은 공복에 먹어야 한다. 소설 속 선생이 복약 지도를 잘한 것이다. 회충약인 산토닌(santonin)은 당시 유명한 약이었다. 화이자라는 제약 회사에서 시판한 약이다. 1950~1960년대 인분을 준 채소를 먹은 아이들은 회충 때문에 배앓이를 많이 했다. 학교에서 나눠주던 회충약이 산토닌정이었다.

산토닌의 원료는 국화과 식물 시나(*Artemisia cina*), 마르티마(*Artemisia martima*), 쿠라멘시스(*Artemisia kuramensis*)의 개화 직전 꽃봉오리에 많이 함유되어 있다. 이들 식물의 종자 모양을 한 꽃봉오리를 시나화라고 한다. 그러니까 국화꽃 같은 것에 산토닌이 함유되어 있다. 이 성분을 추출·분리하거나 그 성분과 똑같이 합성하면 산토닌이다.

작가는 소녀가 아침을 안 먹었을 때 느끼는 공복감 때문인지 혹은 산토닌을 먹어 부작용으로 눈앞이 노랗게 보였는지 모른다고 했다. 배가 고파도 눈앞이 노래진다고들 한다. 혈당 강하 현상 때문에 일어나는 어지럼증이다. 또 작가도 의심하는 것처럼 산토닌의 부작용일 수도 있다. 사실 산토닌의 부작용으로 어지러움과 황시증(黃視症)이 있다. 현기증이 나타나도 하늘이 노랗게 보이지만 황시증은 시야나 사물이 노랗

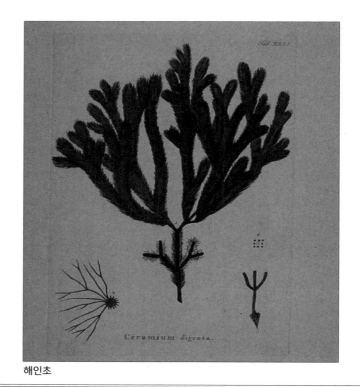

해인초

게 보이는 병이다. 노란 색안경을 쓰고 세상을 바라보는 느낌이라고 한다.

노란색을 즐겨 쓰는 화가 고흐도 바로 황시증에 걸렸다는 이야기가 있다. 그 이유는 고흐가 압생트라는 술을 좋아했는데 이 술의 원료인 향쑥(*Artemisia absinthium*)이 바로 산토닌을 함유한 국화꽃의 일종이다. 사실 고흐는 간질 때문에 디기탈리스를 처방받았는데 이 식물의 부작용도 황시증이 있어서 어쩌면 이 두 가지 식물이 상승 작용을 하였고 그의 작품 세계가 노란색 일색으로 되었는지도 모르겠다.

『중국인 거리』에는 우연히 당시에 쓰던 구충제 두 가지가 다 나온다. 산토닌 말고도 해인초가 그것이다. 해인초 성분인 카이닌산을 산토닌과 섞어 카이닌산·산토닌산 복합제로도 회충약을 만들어 보급하기도 하였다.

예술 속의 파르마콘

해인초는 흔한 바닷말인데 어두운 붉은빛이 도는 자주색으로 가지를 치며 자란다. 함유 성분으로 카이닌산(해인초산)이 0.16~0.18% 들어 있다. 여름철에 바위에서 뜯어내어 바닷가 모래 위에서 햇볕에 말린다. 그것의 추출액이나 함유된 카이닌산을 회충약으로 썼던 것이다.

할머니는 해인초를 끓여 소녀에게 한 사발씩 먹였다. 소녀는 해인초를 마시고 어지러워졌다. 해인초의 주성분인 카이닌산을 과량 먹으면 발작이나 간질을 일으키는 중추 신경 흥분제로도 작용한다.

소설 속에서는 벽에다 바를 석회 반죽을 할 때 풀로 쓰려고 해인초를 끓인다. 드럼통에서 해인초를 끓이면 노란 추출물이 철철 넘칠 것이다. 또 연료로 쓴 조개탄 연기는 유황이 많아 노랄 것이다. 이 모든 마을의 노란빛은 산토닌 부작용인 현기증과 함께 소녀의 성장통이 되었다.

소설 속 산토닌과 해인초의 노란색 이미지는 인생의 모호함, 폭력에 의한 희생, 등장인물의 다양한 모습을 노랗게 흔들리는 노란 국화꽃처럼 비춰준다. 전쟁 후 피어나는 고단한 삶의 연기 같은 노란 현기증과 소녀의 몸 안에서 이윽고 일어나는 비밀스러운 변화인 월경을 통해 소녀는 어른이 되어간다.

소녀는 언제나 성숙의 어지러움 속에서 예쁘게 커가나 보다. 소설 속에 나오는 산토닌이 옛 추억을 이끌어준다. 현기증이 나면 노란 나비가 머릿속을 날아다니는 것 같은 느낌은 나만의 생각일까. 장자의 호접몽도 어지럼증에서 나온 착각이었을까? 노란색은 참으로 얄궂은 색이다. 물론 요즘은 산토닌이나 해인초 따위의 구충제는 쓰지 않는다.

판타지 세계 속의 약

조앤 롤링의 판타지 소설
『해리 포터』 시리즈

『해리 포터』 시리즈는 조앤 롤링(Joan K. Rowling, 1965~)이 쓴 판타지 소설이다. 책 제목은 주인공인 해리 포터(Harry Potter)의 이름이다. 1997년에 「해리 포터와 마법사의 돌」이 출판된 이래 「해리 포터와 비밀의 방」, 「해리 포터와 아즈카반의 죄수」, 「해리 포터와 불의 잔」, 「해리 포터와 불사조 기사단」, 「해리 포터와 혼혈 왕자」에 이어 2007년 「해리 포터와 죽음의 성물」로 7개 연작 소설이 완결되었다. 작품은 영화로도 제작되어 전 세계 어린이와 청소년에게 인기를 끌었다. 판타지 소설 장르의 스토리텔링이 무서운 힘으로 전 세계를 휘감았다.

해리 포터는 한 살 때 이모에게 맡겨진 채 불우한 삶을 살아간다. 해리 포터는 화가 나거나 두려울 때 자신도 모르게 마법을 쓴다. 동물원에 갔다가 자신이 뱀과 대화할 수 있다는 것도 알게 된다. 호그와트 마법학교의 사냥터지기 해그리드가 나타나서 해리 포터에게 네가 마법사이며, 부모님이 어떻게 돌아가셨는지 알려준다. 해리 포터는 세계에서 가장 좋은 마법학교에 입학하게 된다. 호그와트로 가는 급행열차에서 평생 친구가 될 위즐리를 만난다. 그들은 그리핀도르 기숙사에 들어가게 된다. 호그와트에서 해리 포터는 마법약 제조법, 약초학, 변신술, 어둠의 마법 방어술,

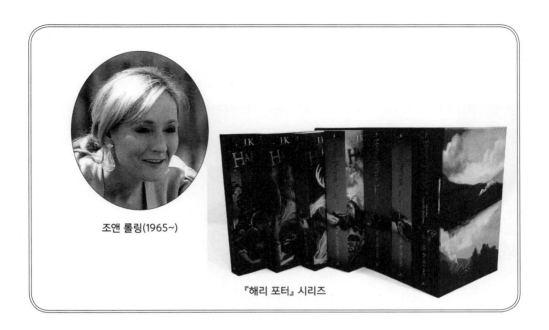

조앤 롤링(1965~)

『해리 포터』 시리즈

마법 역사 등을 배우게 된다.

「해리 포터와 마법사의 돌」에서 시작된 해리 포터 시리즈는 판타지 스토리가 끝없이 펼쳐지면서 상상력을 자극한다. 마술은 일종의 속임수이지만 마법은 일반인이 알 수 없는 초능력의 세계다. 마법학교에는 마법약 전공 교수 스네이프가 있다. 그는 이 분야의 천재적 전문가이며 소설에 등장하는 약을 거의 만들었다. 해리 포터를 비롯한 마법학교 학생은 자연스럽게 마법약 제조 기술을 스네이프 교수에게 배우게 된다. 해리 포터의 어머니 릴리 포터도 마법약의 달인이었다. 소설 속에 나오는 마법약을 소개해본다.

* **나이 먹는 약** 실제 나이가 더 들어 보이도록 하는 약. 17세 이상이라는 나이 제한이 있는 위험한 시합에 참가하기 위하여 만든 약. 계획은 실패로 끝나게 된다.
* **멘드레이크** 의식 회복제. 저주를 받아 변신한 사람을 원래의 상태로 되돌리는 해독제다. 호그와트 학생의 의식을 회복시키는 데 사용되었다.

* **아모텐시아** 강력한 사랑의 묘약. 마시게 되면 상대에게 빠진다. 진정한 사랑
  은 아니다.
* **베리타세룸** 진실 자백제. 세 방울을 마시면 비밀을 털어놓는 효과가 있다.
* **스켈레그로** 없어진 뼈를 자라나게 하는 약. 다친 해리의 팔뼈를 다시 생기게
  하는 데 사용되었다.
* **디터니원액** 상처 치료제. 순간이동 마법의 부작용으로 부상을 당한 론의 몸
  을 치료하였다.
* **투구꽃** 늑대인간을 위한 약. 보름달이 뜨기 일주일 전에 매일 먹으면 늑대로
  변했을 때 이성을 잃지 않게 된다. 스네이프가 늑대인간 리무스 루핀에게 매
  달 만들어 주었다.
* **폴리주스** 변신 약. 동물이나 반인반수로 변신하면 되돌아오기 어렵다.
* **꾀병용 과자 세트** 과자로 만든 꾀병 유도제. 과자 한쪽을 먹으면 코피, 구토, 기
  절 등 그 과자 이름에 해당하는 증세가 나타난다. 나머지 반쪽은 해독제이다.
* **펠릭스 펠리시스** 모든 일에 행운을 가져다주는 약. 너무 많이 마시면 일을 그
  르치게 된다.

재미있는 상상 세계의 약들이 많이 나왔다. 그러나 앞에서 자주 나왔지만 맨드레
이크는 실제 존재하는 식물로서 '만드라고라'라고도 부른다. 아트로핀, 히요시아민
과 같은 부교감 신경 차단 효과가 있는 알칼로이드 함유 식물이다. 그리고 투구꽃은
'부자'라고도 하는 아코니틴 함유 독초다.

우리나라에 중·고생들 사이에 '꾀병약'이 사용되고 있다. 학교에 가기 싫으면 아
세토아미노펜정 수십 알을 사서 한꺼번에 삼킨다. 복통이나 급성 위궤양을 일으켜
의사에게 진단받고 학교에 결석하는 것이다. 가정상비약의 편의점 판매가 허용된
지금에 어린 청소년이 이런 독한 진통제를 마구 사 먹게 될까봐 걱정이 된다. 치명적
인 간독성이 우려된다. 차라리 해리 포터의 꾀병용 과자 세트라도 팔면 좋겠다.

판타지 소설 속에 나오는 마법약의 효능·효과를 과학적으로 설명할 수 없지만 상상
력에 의해 신약이 태어나듯이 언젠가 이런 마법약이 실제로 개발될지는 아무도 모른다.

제약 회사 간부의
안개 속 일탈

김승옥의 소설 『무진기행』

한국 문학에서 탁월한 작품으로 꼽히는 『무진기행』은 1964년 「사상계」에 발표된 김승옥(1941~)의 단편 소설이다. 당시 그는 서울대 불문과 4학년에 재학 중이었다. 제목에 인용된 무진(霧津)이라는 도시는 실재하지 않는 가상의 도시다. 그는 우리 문단에 탁월한 문체와 구성으로 감성 소설의 진면목을 보여준 작가다.

이 소설은 1960년대부터 급격히 진행된 산업화로 비롯된 사회 병리적 현상들을 꿰뚫고 있다. 배금사상, 출세 지향, 도시화 문제 등을 안개가 자욱하게 낀 무진을 배경으로 하여 허무주의적인 시각으로 그리고 있다. 1967년 개봉한 김수용 감독, 윤정희, 신성일 주연의 「안개」도 원작이 『무진기행』이다.

소설 속 나는 나이 서른셋으로 회사 간부인데 곧 처가의 도움으로 전무로 승진될 사람이다. 그는 잠시 휴가를 내어 무진으로 내려간다. 그곳에는 어린 시절의 참담한 과거가 얼룩져 있고 어머니의 묘가 있다. 짙은 안개는 바로 무진의 쌩얼이다.

그는 무진에서 여러 사람을 만난다. 문학 소년이었던 중학교 교사 박은 그를 좋아한다. 출세한 세무 공무원인 조는 그를 비슷한 부류로 생각한다. 음악 선생인 발랄한 하인숙은 그에게서 풍기는 도회적 이미지에 서울의 풍류를 느끼며 그를 유혹한다. 그녀는 그와 단둘이 있을 때, 무진에서 자신을 구해줄 것을 간청한다. 그녀에게서 과거의 자신을 발견한다. 그는 과거에 폐병으로 요양했던 집에서 하인숙과 정사를 벌인다. 그녀에게 사랑의 감정을 느끼지만 끝내 말하지는 않는다.

다음 날 아침, 아내에게서 온 전보를 보고 과거에 함몰되어 있던 '나'를 일깨운다. 하인숙에게 쓴 사랑의 편지를 찢어버린다. 그는 이제 영원한 기억의 너머로 무진을 묻어두기로 한다. 심한 자괴감을 느끼며 서울로 돌아간다.

소설 속에는 특이하게도 주인공 윤희중이 제약 회사의 간부로 나온다. 그는 무진으로 내려가면서 버스 안에서 이런 공상을 한다. 제약 회사에 오래 근무를 해서 그런지 신약 개발에 관한 것이다.

> "햇볕의 신선한 밝음과 살갗에 탄력을 주는 정도의 공기의 저온 그리고 해풍(海風)에 섞여 있는 정도의 소금기, 이 세 가지만 합성해서 수면제를 만들어낼 수 있다면 그것은 이 지상(地上)에 있는 모든 약방의 진열장 안에 있는 어떠한 약보다도 가장 상쾌한 약이 될 것이고 나는 이 세계에서 가장 돈 잘 버는 제약 회사의 전무님이 될 것이다. 왜냐하면 사람들은 누구나 조용히 잠들고 싶어 하고 조용히 잠든다는 것은 상쾌한 일이기 때문이다."

무진으로 향하고 있는 주인공은 매우 호흡이 긴 문장을 통하여 독특한 상상력을 펼친다. 햇볕과 공기와 소금기 먹은 바람을 원료로 하여 수면제를 합성한다니! 수면제가 바람처럼 상쾌한 약이 될 거라는 공상. 그리고 자신이 돈 잘 버는 제약 회사의 임원이 된다는 상상이다. 주인공 나는 4년 전에 일자리를 잃고 무진에 한 번 내려왔었다. 경리 일을 보고 있던 제약 회사가 좀 더 큰 다른 회사와 합병되는 바람에 일자리를 잃고 무진으로 내려왔던 것이다.

소설의 배경이 되는 무진의 안개는 혼미스러운 주인공 나의 내면 세계를 표현하는 상징물이다. 무진에서 만난 여선생에게 썼다가 찢어버린 편지가 찡하게 독자의 가슴에 남는 소설이다. 주인공 나는 과거를 묻어버린 채 무진을 떠나며 심한 부끄러

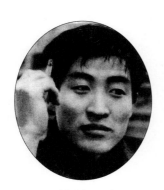

김승옥(1941~)

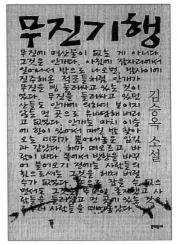

『무진기행』 표지

움을 느낀다. 그는 모처럼 다시 돌아온 옛 추억의 고향인 무진의 거리를 걷다가 청산 가리를 먹고 자살한 읍내 술집 여자를 보게 된다.

순경에게 무슨 약을 먹었냐고 물어보았더니 저런 여자들이 먹는 것은 수면제 따 위로 떠들썩하게 연극이나 하는 게 아니고 바로 청산가리를 먹는다고 시니컬하게 말했다. 순경의 입을 통해서 청산가리가 강한 독성이 있음을 기술하고 있다. 청산가 리는 시토크롬 옥시다아제(cytochrome oxidase)라는 효소를 불활성화시켜 세포 내에 산소 공급이 되지 못하여 근육 마비, 호흡 마비를 일으켜 곧 사망에 이르는 무서운 독약이다.

비록 오리무중의 안개 도시 무진이지만 인간적 냄새가 있다. 그러나 근대적인 삶 을 살아내야 하는 나는 서울을 벗어날 수 없어 다시 돌아가야만 하는 처지다. 이러 한 상황은 지금 이 시대에도 비슷하지 않은가 생각해본다. 그러나 작가는 도시를 비 판하기 위해서 무진을 낭만화하지는 않았다. 사람 사는 곳은 다 마찬가지다.

잠시 안개 속에서 옛 시절 추억과 섞여 혼미했으나 정신을 차려 현실로 돌아가는 소설 『무진기행』은 내용 면에서 주인공이 제약 회사 간부로 설정이 되어 있다. 빛과 공기와 소금으로 수면제를 합성하는 상상 장면과 모처럼 고향에 와서 보게 된 청산가리에 의한 자살장면 등이 소설 속에 들어 있다. 약사와 같은 약과 독을 다루는 사람들에게서도 관심을 끌 소설이다.

*원문 인용: 김승옥 『무진기행』, 범우출판사

예술 속의 파르마콘

UFO가 된 약

박민규의 소설 『아스피린』 외

문학에 아스피린을 소재로 한 작품들이 여럿 있다. 이상의 단편 소설 「날개」에서 주인공이 아내가 준 수면제를 아스피린인 줄 알고 먹었던 내용은 너무나 유명하다. 작가 이상보다 58년 연하인 소설가 박민규(1968~)의 단편 소설 『아스피린』(소설집 「더블」, 2010)의 내용을 중간중간 발췌해보자.

　　―저게 뭐지?
　　―납작한 원통 같은 형태였고,
　　―누구도 UFO라고는 느끼지 않았다.
　　―하늘에 떠 있는 게 저 정도라면 직경이 대체 얼마란 말이야?
　　―수 킬로 지름은 돼 보이는 거대한 물질…
　　―각국의 과학자들이 참가한 실험과 검증… 장광설 끝에, 그리하여 저
　　　물질은 '아스피린'이라는 사실이 밝혀졌습니다.
　　―우리는 아무 말도 하지 않았다. 대신 근처의 벤치에 앉아 아스피린
　　　이 떠 있는 하늘을 쳐다볼 뿐이었다.

어느 날 도시의 하늘에 거대한 아스피린 정제가 떠 있다. 사람들은 "저게 뭐야!" 하고 놀라고 나중에 아스피린으로 밝혀졌지만 왜 공중에 떠 있는지 모른다. 주인공인 나는 바이엘사에서 아스피린의 역사를 찾아 '2009년 6월 아스피린 침공'이라는 말을 적어놓는다. 세상은 난리가 났다. 아스피린의 침공이라니!

> ─아닌 게 아니라, 지배를 받는 느낌이 드는 것입니다.
> ─여름철이라 비가 많이 내렸지만 공중에 떠 있는 아스피린의 크기는 줄지 않았다.
> ─도대체 아스피린이 왜 떠 있는 것입니까, 정부가 해결해야 할 문제죠.
> ─쏘지 않아.
> ─그리고 어느 날 아스피린이 속출했다. 동남아에, 중남미에, 아프리카에, 동유럽 곳곳의 상공에 같은 크기의 아스피린이 나타난 것이었다.
> ─새로운 세계가 시작되었다고도, 나는 생각했다.
> ─아스피린이 떠 있는 나라들을 생각했네.
> ─떠 있는 아스피린을 바라보다 툭툭, 어깨를 치며 부부장이 말했다. 자, 일해야지.
> ─예하고 나는 대답했다.

SF 같은 줄거리다. 아스피린은 신기한 볼거리가 되었다. 관광객들이 몰려왔지만 사람들은 평소와 다름없이 출근하고 일을 한다. 하늘에 떠 있는 아스피린은 아무에게도 피해는 주지 않았다. 사람들은 이런 이상한 상황 속에서도 묵묵히 쇼핑 목록을 준비하고 일상을 살아간다. 이 소설에서 아스피린이 상징하는 것은 무엇일까? 하늘에 떠 있는 외계인이 타고 있는 우주선 같은 거대한 아스피린. 혹시 우리 인류의 고통을 의미하는 것은 아닐까? 그런 고통 속에서 아스피린을 먹으며 살아가는 군상들 그리고 아무 일도 없다는 듯 다시 일해야 하는 일상성을 얘기하는 것은 아닐까. 소설 작품 속에는 생활의 진부함과 답답함을 날려버리는 듯 목이 아플 때 빨아 먹는 강력한 휘산 작용의 호올스(Halls®)도 나온다. 작가는 아스피린을 UFO 대신 오브제로 등장시킨 소설 속에서 하루하루 매몰되어가는 현대인의 따분함을 꾸짖는 것 같다. 시도 있다. 노향림 시인과 최승자 시인의 동명 작품의 「아스피린」이 눈에 띈다. 먼저 노향림 시인의 「아스피린」 일부분이다.

> 약발이 무엇인지도 모르던 때 나는
> 아스피린 한 움큼 집어먹고 쓰러진 적 있네.
> 기역자로 꺾인 한옥의 뒤란 맨 끝 방에서
> 폐병 말기로 사촌 오빠가 세상을 떴네.
> (중략)
> 페니실린을 구하지 못해 무작정 아스피린 한 움큼씩
> 삼키다가 나이 서른을 넘기지
> 못 하고 죽은 그 오빠
> 임종하는 날 세상이 왜 이리 알약만 하느냐
> 세상에서 제일 싫은 게 아스피린이란
> 말을 유언처럼 남기고 숨을 거둘 무렵
> (중략)
> 산도 같은 세상의 구멍을 아스피린 한 알만큼도
> 뚫지 못해 스러진 한 생을 기억하네.

시인은 폐병으로 죽은 오빠를 기억한다. 페니실린이 없어 대신 진통제인 아스피린을 먹었다는 오빠. 제대로 된 약을 써보지 못하고 죽은 셈이다. 페니실린도 폐병의 특효약은 아니다. 시인은 자신도 아스피린 알약을 한 움큼 집어먹고 쓰러진 적이 있다고 했다. 아스피린은 시인에게는 자해용 약이었고 환자에게는 대중 요법 약이었다. 약도 제대로 못 쓰고, 산도(産道) 같은 좁은 세상을 아스피린 한 알만큼의 공간도 뚫지 못한 채 죽었다는 사실을 환기하고 있다. 시인은 아스피린을 소재로 아픈 추억을 더듬어내면서 인간의 삶과 죽음을 환기시킨다. 다음은 최승자 시인의 「아스피린」 전문이다.

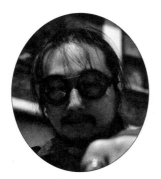
박민규(1968~) ⓒ 창비

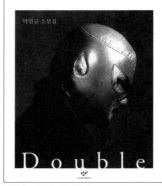
「더블」 표지 ⓒ 창비

대단위가 한 묶음으로,
가령 유사 이래가 아니라,
가령 천지 창조 이후가 아니라,
천지 창조 이전의 시간부터
내 생애 중의 어느 뜨거운 여름날 오후까지,
한 묶음으로 대단위가 몰아칠 때

내가 하는 일은 아스피린을 먹는 일,
뜨거워, 뜨거워, 숨 막혀, 숨 막혀,
숨 막히게 대단위가 한 묶음으로 몰아쳐
이 늦은 여름날 오후마다 아스피린을 먹는다
책상 위에 놓인 아스피린에
눈길이 마주칠 때마다 나는 속으로 말한다
아,스,피,린,아,시,퍼,런,

아, 악, 시, 퍼, 런.

예술 속의 파르마콘

시인에게 고통의 시간은 "한 묶음으로 대단위가 몰아칠 때"다. 시인은 "대단위"도 싫어한다. 시인은 "한 묶음"은 더더욱 싫어한다. 대단위로 묶이는 것은 뜨겁고 숨막히는 일이다. 지옥 같다는 말일 게다. 사실 개인의 영혼이 개별적이지 못하고 도매금으로 한 패키지가 되어 정어리 통조림처럼 한통속으로 취급된다는 것은 괴로운 일이다. 획일성이 싫다는 말이다. 시인은 다양성의 필요성을 이야기하고 있다. "한 묶음으로 대단위가 몰아칠 때" 시인은 아스피린을 먹는다. 그리고 "아,스,피,린"을 "아,시,퍼,런"으로 읽는다. 아스피린은 시인에게 깊은 바다 같은 청량감을 주는 존재일지도 모르겠다. 그래서 "아, 악, 시, 퍼, 런"으로 시적 감정을 고양시킨다. 그러니까 약효가 하도 깊어서 시퍼런 아스피린의 바다에 빠지는 듯한 환상을 보는 것이 아닐까. 어려운 시다.

다양한 예술 장르에 등장하는 아스피린은 자타가 공인하는 세기적 약품이다. 최근에는 심장병 질환 예방약으로 WHO에서 지정하였다. 버드나무 껍질에서 태어난 아스피린이 뇌졸중과 심근경색 예방 및 치료제뿐만 아니라 치매와 암까지 예방할 수 있는 마법의 약이 되는 것이다. 바람에 살랑대는 강가의 버드나무에서 삶의 여유가 보이듯 하얀 아스피린 한 알이 예술로 남아 삶의 고통을 사라지게도 한다.

*원문 인용: 박민규 「더블」, 창비

불노장생의
헛된 꿈

발자크의 소설 『영생의 묘약』

"나는 굴이 무너져 갱 속에 갇혀버린 광부가 목숨을 걸고 곡괭이를 파듯 글을 썼다." 대문호 발자크의 말이다. 이러한 치열한 예술 정신이 그를 위대한 소설가로 알려지게 했다. 오노레 드 발자크(Honore de Balzac, 1799~1850)는 프랑스의 소설가다.

프랑스 사실주의 문학의 거장으로 꼽히며 쉰한 살이란 길지 않은 생애 동안 100여 편의 장편 소설과 여러 편의 단편 소설, 여섯 편의 희곡과 수많은 콩트를 써낸 정력적인 작가이다. 「고리오 영감」, 「골짜기의 백합」, 「사촌누이 베트」 등이 유명하다.

그는 프랑스 자연주의 소설에 큰 영향을 미쳤다. 스스로 '문학의 나폴레옹'이 되고자 했던 발자크는 글을 쓰기 위해 하루에 40잔 가까이 커피를 마신 것으로도 유명하다. 과량 커피가 심장에 많은 부담을 주었는지 그에게 심장 질환을 안겨준다. 발자크는 결혼한 지 불과 5개월 만인 1850년 8월 18일 병세가 악화되어 세상을 떠나고 만다.

단편 소설 『영생의 묘약』 줄거리다. 16세기 이탈리아 도시 페라라에 방탕한 청년 돈 후안 벨비데로가 있다. 엄청난 부자인 그의 아버지는 죽은 자를 살려낼 수 있는 '동방의 묘약'을 손에 넣었다. 이 약을 죽은 사람의 몸에 바르면 그 부위가 되살아난

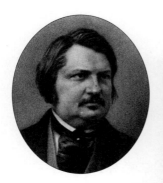
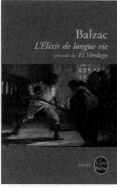
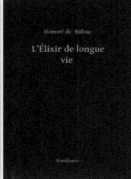

오노레 드 발자크(1799~1850)

『영생의 묘약』 표지

다는 것이다. 아버지가 죽기 직전에 남긴 유언에 반신반의하면서도 시험 삼아 아버지 시신 오른쪽 눈에 발라 보았더니 그 눈이 반짝 뜨이며 살아났다. 공포에 질린 아들은 아버지의 눈을 뽑고는 장례를 지내버린다. 아버지의 부탁을 저버리고 영생을 돕지 않는다. 아들은 온갖 호사와 방탕을 만끽한 뒤 이제 그 자신이 늙어 죽을 차례가 되었다.

그는 자기 아들을 시켜 보관하고 있던 '영생의 묘약'을 바르게 했다. 그러나 죽은 뒤 되살아난 신체 부위는 얼굴과 오른팔이었다.

> "오른팔을 닦았을 때 그는 젊고 힘센 손이 자기 목을 힘껏 조르는 것
> 을 느꼈다. 아버지의 손이었다! (중략) 펠리페는 날카롭게 비명을 질렀고
> 약병은 손에서 떨어져 산산이 깨지고 말았다. 액체는 증발해버렸다."

벨비데로는 육신은 움직이지 않고 얼굴과 손만 살아난 것이다. 유명한 귀족이 부활했다고 수도원에서는 시성식을 열기로 했다.

"성인이 악마가 되었네."

"그의 살아 있는 머리는 죽은 육체에서 스스로 떨어져 나와, 의식을 집행하는 사제의 누리끼리한 머리 위로 떨어졌다."

머리를 물어뜯긴 수도원장이 마지막 숨을 거두는 그 순간 목소리가 외쳤다.

"바보 같으니 이제 하나님이 있는지 우리에게 말해봐!"

아들의 실수로 일부만 삶을 회복한 그의 신체, 삶도 죽음도 아닌 존재가 된 그의 머리가 죽은 육체에서 떨어져 나와 자신의 시성식 의식을 집행하는 사제의 머리를 물어뜯는다. 괴기스러운 결말이다. 한편으론 화려한 교회 의식과 종교에 대해 약간은 불경한 서술이 인간, 종교, 도덕에 대한 신랄한 풍자를 하고 있다.

'영생의 묘약'이 있다면 관심이 없는 사람은 없을 것이다. 발자크는 동방에서 구해온 묘약을 등장시켜 인간의 영생에 대한 욕심을 그린다. 상속자 아들은 제 아비가 빨리 죽기만을 바란다. 아버지가 20여 년 전에 구해놓은 영생의 묘약을 아들에게 알려주고 그걸 자신의 몸에 발라달라고 유언한다. 이 약은 물약으로 된 액체였다. 양이 많은 것 같지는 않다. 그러므로 불효자인 아들은 자기도 쓰려고 속마음으로 생각했을 것이다.

작가는 이 액체의 성분에 대해서는 아쉽게도 아무런 정보를 주지 않는다. 영생불사 묘약의 성분을 작가도 모를 테니 이해는 간다. 어쩌면 이 약을 정확히 표현하면 '생명 부활제'라고 표현해야 맞을지도 모르겠다. 허나 그런 것이 있기는 하겠는가?

현대의학으로 영생의 꿈을 이룰 수 있을까? 인간의 정명은 120살 정도라고 하는데 거기까지는 아마도 적극적인 건강관리, 즉 질병의 조기 진단과 조기 치료로 달성할 수는 있을 것 같다. 그러나 영생이야말로 도달할 수 없는 하나의 헛된 욕망이리라. 진실로 영생하는 비결은 자신의 자손들을 번창시키는 것이다. 대대로 자신의 DNA가 후대로 전달되는 것이 바로 나의 영생이 아닐까 생각해본다.

*원문 인용: 발자크 「영생의 묘약」, 『세계의 환상소설』, 민음사

최고의 극작가 셰익스피어가
즐겨 쓴 파르마콘

셰익스피어의 '4대 비극'

윌리엄 셰익스피어(William Shakespeare, 1564~1616)는 영국의 극작가이며 시인이다. 그의 작품은 영어로 된 작품 중 최고라는 찬사를 받으며, 최고의 극작가로 손꼽힌다. 셰익스피어 4대 비극은 『오셀로』, 『맥베스』, 『리어왕』, 『햄릿』을 말한다.

이들 작품을 읽으면 작품 속으로 관통하는 주제 의식과 함께 햄릿의 우유부단, 리어왕의 무지, 맥베스의 탐욕 그리고 오셀로의 질투가 떠오른다. 4대 비극은 잔혹한 복수극이나 치정극이 주된 내용이지만 작품 속에 나오는 대사나 인물들은 간단히 읽기에는 심상치 않다. 셰익스피어 작품의 비극적 결말들은 인간의 외부적 요인에 의한 것이 아니라, 결국 인간의 내부적 요인이라는 것을 깨닫게 해준다.

『오셀로』는 흑인 장군 오셀로의 아내인 데스데모나에 대한 사랑이 이아고의 간계로 무참히 허물어지는 비극을 그린 작품으로 인간의 신뢰를 다시 생각하게 하는 작품 중의 하나다. 『오셀로』에서 독약, 또는 독이라는 단어가 여러 차례 나온다. 묘약, 보약과 마약 그리고 피를 들끓게 하는 약, 고통을 잊는 약 같은 상상 속의 약도 등장한다. 아편, 만드라고라, 수면제와 같은 구체적인 약 이름도 나온다. 특히 만드라고라는 『오셀로』 이외에도 「로미오와 줄리엣」, 「안토니와 클레오파트라」, 「헨리 4

세」에도 등장하며 아트로핀류가 들어 있는 가지과 식물 같은 부교감 신경 차단 효과가 있는 생약이다.

『맥베스』에서는 한 장군이 권력에 눈이 멀어 왕위를 빼앗아 초래되는 비극적 결말을 다룬다. 인간의 영혼과 양심을 무너뜨리는 것을 다뤘다. 맥베스는 비록 악인이지만 독자에게 공감을 자아내게 한다. 『멕베스』에서도 독약, 독, 독소, 약이라는 단어가 많이 나온다. 복수의 약과 망각의 약 같은 상징적 약도 등장한다. 제4막에서는 마녀들이 제조하는 독약의 엽기적인 레시피가 나온다. 약학적으로 의미가 있는 재료는 독당근(소크라테스가 사약으로 먹은 독초로 코니인 함유)과 소방목(소목의 나무 속살, 브라질린이라는 붉은색 식물 색소가 들어 있다)이 보인다. 그리고 대황(Rheum rhabarbarum) 같은 구체적인 생약 이름도 나온다.

『햄릿』은 복수를 다룬 비극이다. 진실, 허위, 양심, 결단, 행동, 신념, 회의 등의 정신적 갈등 속에서도 고통의 삶을 초월해보려는 한 인간의 모습을 제시하고 있다. 『햄릿』에서도 독약, 독, 독살, 약병, 약초, 약장수 같은 단어들이 보인다. 그리고 독을 탄 술인 독주와 독을 바른 독칼이 나온다. '헤보나의 독약'은 삽시간에 온 체내를 돌아 별안간 피를 굳어버리게 했다는 표현이 있다. 숙부가 아버지를 죽일 때 작은 병에 넣어 귓속에 부었다는 이 독약은 일단 몸에 들어가면 피를 응고시키고 살을 녹이는 무서운 독약이라고 한다. 이 독약은 주목 열매의 씨앗에서 추출한 독으로 알려져 있다. 주목(Taxus cuspidata)은 현재 껍질에서 항암제를 추출하고 있으며 탁솔(taxol)이라는 성분은 유방암 치료제로 쓰고 있다.

『리어왕』은 혈육 간의 파탄이 결국 인성의 파괴로 확대되는 과정을 그린 비극이다. 근원적 차원에서 인간성의 문제를 다룬 작품이다. 『리어왕』에는 리어가 약사에게 약을 달라고 지시하는 장면이 나온다. 또한 약, 독, 독기, 독초, 독살 같은 단어들이 대사와 지문에서 많이 보인다. 그러나 '회복의 비약'이라며 편안히 잠을 자게 하고 마음이 아픈 사람의 눈을 스르르 감겨주는 효능이 있다고 소개한다. 『리어왕』에는 애기현호색풀, 독미나리, 독보리 같은 유독 식물 이름이 나온다. 현호색은 보라색의 아름다운 꽃이 피며 독성이 있다. 독미나리는 이름같이 시쿠톡신(cicutoxin)이라는 독성분을 가지고 있어 구토, 복통과 함께 전율, 발작, 사망에 이르게 하는 유독 식

예술 속의 파르마콘

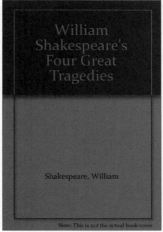

「셰익스피어 4대 비극」 표지

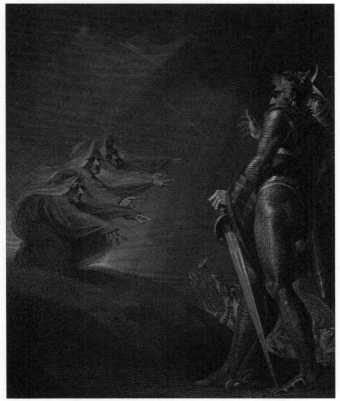

『맥베스』의 세 마녀

물이다. 독보리는 그 자체가 독이 있는 것은 아니고 진균 독소인 '테믈렌(temulen)'이라는 유독성 알칼로이드를 내는 곰팡이(*Endoconidium temulentum prill*)의 기생에 의해 구토와 설사, 현기증을 일으키는 중독 증상이 나타난다.

셰익스피어 작품에는 왜 독과 관련된 내용이 많이 나오는가? 셰익스피어 작품은 인간의 선악을 주로 다루고 있다. 복수나 치정이 주된 내용이다. 작품 속에 정의와 불의, 사랑과 질투, 효와 불효, 진실과 허위 등 선악의 근원적인 것을 다루고 있다.

사태의 해결을 위해 독약을 써서 대상 인물의 죽음을 유도하여 이야기의 전개와 반전을 이루어낸다. 어찌 보면 셰익스피어 작품에서 독의 사용은 신에 의한 징벌을 대신하는 것이다. 인간이 대행한 신의 독살이라고 믿게 한다. "죽느냐 사느냐, 그것이 문제로다"라는 햄릿의 유명한 대사가 귓속에 남는다.

백색의 흑사병에
치료약은 없었다

김유정의 편지『필승전』

"그 돈이 되면 우선 닭을 한 30마리 고아 먹겠다. 그리고 땅꾼을 들여 살모사, 구렁이를 십여 못 먹어보겠다. 그래야 내가 다시 살아날 것이다." 김유정은 탐정 소설을 번역하여 돈 백 원을 만들어볼 작정이라며『필승전』으로 되어 있는 마지막 편지를 1937년 친구 안회남에게 보낸 것이다. 이 편지를 쓰고 11일 만에 29세의 젊은 김유정은 폐결핵으로 죽었다. 요절한 천재 소설가 김유정(1908~1937)은 극히 짧은 유년기를 제외하고 가난과 질병에 시달렸던, 우리 문단에서 가장 불행했던 작가 중의 한 사람이다. 그는 1933년 25세 때 결핵에 걸렸다. 1937년에는 처지가 너무 불쌍해서 동료 문인 김문집이 병고 작가 구조운동까지 벌이기도 했다.

김유정은 허약 체질에 질병이 많았다. 늑막염도 걸렸고 치질과 결핵으로 고생했다. 말년에는 돈을 구하려고 치열하게 소설을 썼다. 좋은 음식에 풍부한 영양을 섭취하기 위해서는 돈이 필요했다. 29세 젊은 나이에 죽었지만, 죽기 전 약 5년도 안 되는 짧은 시기에 단편 소설만 29편을 썼다. 작가 채만식은 「밥이 사람을 먹다」라는 글에서 폐결핵 3기인데 쉬지 않고 소설을 쓰는 것이 그에게 독약이 되었다고 한탄했다. 또 안회남의 수필 「겸허」를 보면 김유정이 우랑이라고 하여 쇠불알을 구워 먹었다고 한다. 약골 유정의 뱀술 보약론이다.

> "그걸 잡아선 산 채로 좋은 약주에다 넣고 뚜껑을 딱 덮어두었다가, 한
> 달 후에 먹어봐, 어떤가. 살무사가 다 녹아버리고 뼈만 앙상하다. 너 그놈
> 만 집어버리고 나면 약주술 위에 하얀 동전만 한 기름덩이가 동실동실 뜨
> 는데, 그게 여간 보하지 않거든!"

유정은 자신이 허약 체질에 결핵까지 걸려서 그런지 영양을 잘 섭취하려고 노력
했다. 소위 몸보신하는 음식을 좋아했던 것 같다. 일제강점기 당시에는 결핵을 치료
하는 약이 없었다. 그 당시 폐결핵에 걸리면 불치병으로 생각했다. 오로지 섭생과 요
양뿐이었다. 김유정은 병색이 심해지자 아편을 사용하기도 했다고 한다.

수필 「어떠한 부인을 마지할까」에서 자신이 상당한 폐결핵을 앓고 있다면서 최
근에는 매일같이 피를 토한다고 실토한다. 수필 「병상영춘기」에서는 병상에서 치루
를 앓고 있으며 심한 설사를 호소한다. 변기까지 소독약으로 소독처리 한다. 기침도
폭발하고 치질이 괴롭다 한다. 그리고 소화 불량에 위장약 '태전위산'을 복용한다.
'태전위산'은 일제강점기 일본의 한 제약 회사에서 판매한 제산제다. 지금도 일본에
서 판매하고 있다.

설사를 막기 위해 '산약' 과 '밀즙'을 먹는다. 산약은 마라고 해서 자양강장 목적
으로 쓰고 지사제로 먹기도 하는 약초 뿌리다. 밀즙은 밀싹이 난 것을 갈아 쌀과 함
께 죽으로 쑨 것이니 각종 비타민과 미네랄 보급이 가능할 것이다.

하제 '락사토올'을 먹었다는 기술도 있는 것으로 보아 김유정은 설사와 변비가 교
대로 오는 과민성 대장 증후군에 걸렸을 것으로 생각된다. 그리고 늑막염, 치루성 치
질 등은 결핵성으로서 폐결핵과 함께 만성병으로 그를 괴롭혔을 것이다.

구인회 동인인 시인 이상도 폐결핵에 걸렸다. 두 사람 모두 폐결핵에 걸렸다는 동
병상련을 느꼈다. 1936년 가을날, 이상이 김유정을 찾아와서 귓속말로 동반 자살을
권유했다. 김유정은 "영일(寧日)의 희망이 이글이글 끓습니다"라며 단호하게 거절했
지만 결국 폐결핵으로 숨을 거두었고, 김유정이 죽은 지 20일 뒤에 이상 역시 동경

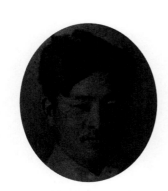
김유정(1908~1937)

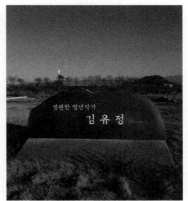
춘천 문학공원의 김유정 작가 기념비

제대 부속 병원에서 폐결핵으로 숨을 거두었다.

결핵 치료법이 없었던 일제강점기, 외과 시술로서 인공 기흉법이나 폐 절제술이 시행되었지만 후유증이 컸다. 조선총독부는 결핵 예방을 위해 고작 공공장소에 가래를 뱉는 타구(唾壺)를 설치하라는 법을 만들었을 뿐이다.

결핵에 대한 본격적인 치료제는 1943년 왁스만이 발견한 스트렙토마이신(streptomycin)이다. 그 후에 이소니아지드(isoniazid), 리팜핀(rifampin), 에탐부톨(ethambutol), 피라진아미드(pyrazinamide) 등의 신약이 개발되어 결핵을 치료하였다.

김유정은 시대를 잘못 만나 아무런 약도 써보지 못하고 결국 결핵으로 죽었다. 그러나 수필 「나와 귀뚜라미」에서 "이번 가을에는 귀뚜라미의 부르는 노래나 홀로 근청하며 나는 건강한 밤을 맞아보리다"라며 삶에 대한 긍정적 희망을 나타내기도 했다. 그리고 "닭을 한 30마리 고아 먹겠다. 나는 건강한 밤을 맞아보리다, 영일(寧日)의 희망이 이글이글 끓습니다"라는 대화에서 볼 수 있듯이 마지막 순간까지 살아보려고 치열하게 글을 썼다. 죽음이 목전에 올 때까지 삶의 희망을 놓지 않았다.

*원문 인용: 『김유정 전집』, 강원일보 출판국

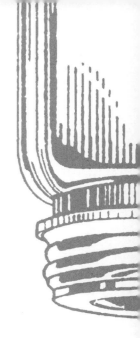

Part II.
··········

미술 속의 파리마콘

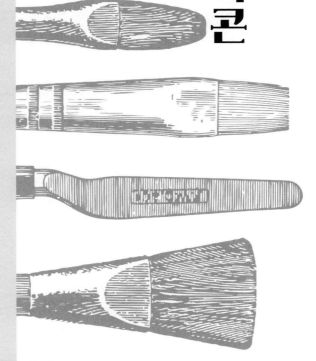

모든 약은
탄생과 죽음 사이에 있다

데미안 허스트의 설치 미술 『약국』

데미안 허스트(Damien Hirst, 1965~)는 현재 높은 작품 값을 받는 유명한 설치 미술가다. 21세기 현대 미술의 아이콘으로도 불린다. 그에게 다양한 계열의 작품들이 있지만 여러 색깔과 형태의 알약을 진열장에 넣어 마치 실제 약국의 약장을 보는 것 같은 '약장(The medicine cabinets)' 시리즈, 약에 쓰인 성분을 망점의 다양한 색깔로 표현하고 제목을 붙인 '도트 페인팅(dot painting)' 시리즈도 유명하다.

'약장' 시리즈는 실제로 사용되는 여러 가지 용도의 약병과 약상자를 약장 안에 진열한 설치 작품들이다. 어찌 보면 어떤 약국에 걸려 있는 약장같이 보인다. 그런데 이것이 무슨 예술 작품이 되는 것일까? 작가는 어찌 보면 아름답고, 또 어찌 보면 위험스런 약을 진열한 설치 작품을 만들어 죄인(sinner), 신체(bodies), 거짓말쟁이(liar) 등의 제목을 붙였다. 작가가 아무렇게나 약품을 진열장에 배열한 것 같지는 않다. 진열장 자체를 하나의 인체로 생각하여 약이 적용되는 부분에 따라 배열하려고도 하였다. 의약품 용기들이 가지고 있는 고유한 색과 독특한 디자인을 이용하여 미감을 자아내는 교묘한 배열 의도가 들어 있기도 하였을 것이다. 어쨌든 이 작품은 삶, 죽음, 사랑, 신화와 약 사이에 존재하는 어떤 차이점을 탐구하는 작품이다.

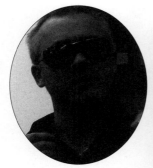

데미안 허스트(1965~)

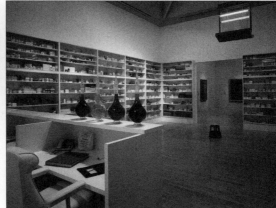

데미안 허스트 『약국』

    삼성 리움 미술관에 소장되어 있는 「죽음의 춤(Dance of Death)」은 스테인리스 스틸과 유리로 만든 진열장 선반 위에 약 2만 개가 넘는 예쁘게 생긴 다양한 색깔과 모양의 알약들인 비코팅 정제, 코팅 정제, 캡슐제, 캐플렛 등을 석고나 합성수지로 만든 것을 배열하여 관객의 시선을 끈다.

    이와 함께 허스트의 유명한 설치 작품 중에 『약국(Pharmacy)』이 있다. 이 작품은 하나의 약국을 전시실에 옮겨다 놓은 것같이 실제 약국과 같은 분위기를 그대로 재현했다. 물론 진열장에는 약이 가득 놓여 있다. 그의 작품 「약장」을 보다 대형화하고 관객이 실제 약국에 들어와 있는 것처럼 느낄 수 있게 작품을 꾸몄다. 허스트는 이 작품을 자기가 지금껏 만든 것 중 최고의 설치 작품이라고도 했다.

    약국의 벽에 붙은 진열장은 빈 병을 꽉 채워놓았다. 처방전 접수대 위에는 약국의 상징인 약사의 병(apothecary bottle)으로 지구, 불, 공기, 물을 상징하는 녹, 황, 적, 청색의 각기 다른 색깔의 액체를 담은 병을 놓아두었다. 약국의 중앙에는 낯설게 설탕물이 들은 전기 해충 퇴치기(Insect-O-Cutor®)를 천장에 매달아놓았다.

    '도트 프린팅' 시리즈 중 도트 무늬로 연속된 패턴은 아름다운 색깔의 알약으로

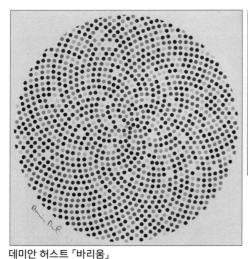

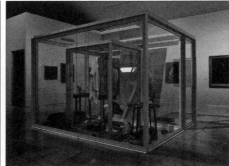

데미안 허스트 「약사로서의 자화상을 묵상함」

데미안 허스트 「바리움」

인간의 삶과 죽음을 표현한 작품들이다. 이 계열 작품 중에 마약인 「아편(Opium)」이 있고, 신경 안정제인 「바리움(Valium)」도 있다.

허스트는 다양한 약물이 인체에 들어와 일으키는 약물 상호 작용처럼 아름다운 약들을 우리의 망막으로 비쳐지게 했다. 작품의 각 점이 하나의 화면 속에서 삶과 죽음 그리고 인간사의 여러 가지 사건들과 상호 반응하는 것처럼 예술적 파급 효과를 준다는 것을 표현하고자 했다. 그는 과학으로서의 약이 객관적이고 차갑기도 하지만 종교적이기도 하고 예술적이기도 한 은유적인 표현을 하고 있다는 것을 말하고 싶어 한다.

데미안 허스트는 「약사로서의 자화상을 묵상함(Contemplating a Selfportrait as a Pharmacist)」(1998)이란 제목으로 자신의 화실을 진열장 안에 넣어 전시하기도 했다. 이중 구조로 된 유리 상자 안에 그가 쓴 물감, 붓 등 어질러 있는 화구들, 캔버스와 이젤, 탁자와 의자 등을 집어넣고 관객들에게 보여준다.

유리 진열장은 스테인리스 프레임에 유리창을 끼운 것이다. 뒤쪽에 있는 유리 박스에는 립스틱으로 "I love you"라고 쓰인 거울이 세워져 있다. 안쪽 유리 박스에는

예술 속의 파르마콘

이젤 위에 자화상을 그리기 시작한 캔버스가 놓여 있고 거기에 약사 가운 혹은 실험 가운이 걸려 있다. 작품 제목으로 보아 약사가 입었던 가운으로 보인다. 바깥쪽 유리 박스에는 화구들이 어지럽게 탁자 위나 바닥에 널브러져 있다.

「약사로서의 자화상을 묵상함」은 작가의 작업실을 옮긴 듯 유리 벽 공간 속에 자화상과 더불어 각종 그림 도구들이 실제 상황처럼 자리 잡고 있다. 이 작품의 가격이 200만 달러를 호가한다고 한다.

그런데 왜 제목이 '약사로서의 자화상을 묵상함'인가? 이젤 위에 하얀 약사 가운을 걸쳐놓은 이 작품은 약사와 예술가를 병치시켜서 보여준다고 볼 수 있다. 약사 같은 예술가의 초상 또는 예술가 같은 약사의 초상이라 할 만하다. 밀폐된 공간에 약사의 초상이 있다고 생각하면 실제로 전 세계의 약사들이 좁고 복잡한 약국이라는 공간에서 일하고 있는 것이 떠오른다. 화가들이라면 좁은 화실의 구석방에서 치열한 작업을 하고 있는 예술가들을 떠올릴 것이다.

예전부터 많은 사람이 신을 믿고 있지만, 또 어떤 사람들은 신의 자리에 감히 예술을 놓아보기도 한다. 그러나 이제 그 자리가 질병과 고통을 없애주는 '약'으로 대체되었다는 것이 허스트의 생각이다. 오늘날 사람들이 아무런 의문도 없이 너무나 쉽게 믿는 것이 바로 과학으로서의 '약'일 수 있기 때문이다.

약은 잠시 인간의 삶을 연장할 수 있을지는 몰라도 영원히 죽음을 막을 수는 없다. 그러므로 죽음 앞에서는 누구나 평등하다. 아무리 좋고 비싼 약을 먹는다고 해도 반드시 죽는다. 허스트가 무수한 점들로 표현한 약이 때로는 과자처럼 맛있는, 시각으로 맛볼 수 있는 예술이 된다. 그러나 과학이나 종교와 마찬가지로 약도 예술도 궁극적으로 우리의 죽음을 해결할 수는 없다. 하지만 죽음 앞에 무기력한 우리에게 잠시라도 몸에 좋은 비타민처럼, 아름다운 시처럼 위안을 제공하는 것은 아닐까?

동서양의
독배

렘브란트의 회화 『독배를 받는 소포니스바』

    렘브란트(Rembrandt Harmenszoon van Rijn, 1606~1669)가 그린 『독배를 받는 소포니스바』(1634)를 보면 여주인공이 받는 독배가 정말 멋있게(?) 생겼다. 그림 속 독배는 아마도 조개 장식 같은 것으로 만들어졌는지 무척 화려하다.

    빛의 마술사답게 렘브란트는 어두운 배경에 강렬한 조명을 비추게 하여 극적인 빛과 어둠의 대비를 통해 감정적인 효과를 극대화시키는 명암법인 일명 키아로스쿠로(chiaroscuro) 기법을 썼다. 그의 빛을 쫓아가면 어둠이 보이고 그의 어둠을 쫓아가면 빛이 보인다. 그 사이에 색이 있다. 미술사학자 월러스에 의하면 "이 기법은 시각 세계의 만질 수 없는 성질들, 즉 빛, 공기, 그늘을 사용하여 마음과 영혼의 미스터리를 환기시키고자 하였다"고 기술하고 있다.

    주인공 소포니스바는 곁눈으로 하녀와 독배를 바라보고 있는데 약간의 미소를 띠었다. 그녀는 카르타고의 장군인 하스드루발 기스코의 딸이다. 당시 그녀는 기구한 운명으로 남편으로부터 독배를 받게 되었는데 이미 죽음을 각오한 듯 오히려 도도한 표정이다. 일설에는 이 주인공 여인이 클레오파트라처럼 절세미인이었다고 전해지는데 그림 속에서는 그리 미인으로 보이지 않는다. 렘브란트가 자기 부인을 모델

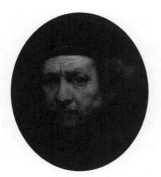

렘브란트 「자화상」

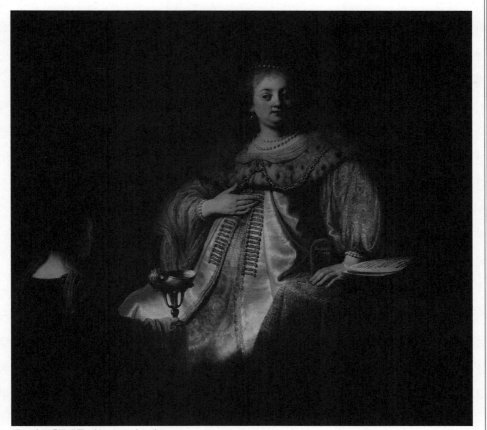

렘브란트 『독배를 받는 소포니스바』

로 그렸다는 이야기가 있다.

소포니스바의 슬픈 운명은 그동안 문학이나 미술에서 많이 다루어져 왔다. 오페라로 작곡을 해도 좋을 스토리텔링이다. 소포니스바는 카르타고의 속국 동누미디아의 왕자 마시니사 장군을 사랑했다. 그런데 서누미디아 왕 시팍스가 소포니스바를 좋아했다. 소포니스바를 양보하면 전쟁을 일으키지 않겠다고 했다. 마시니사는 웬일인지 사랑하는 그녀를 시팍스에게 보냈다. 마시니사는 로마 장군 스키피오와 함께 카르타고와 시팍스 동맹군을 격파하고 빼앗긴 영토와 소포니스바를 되찾는다.

다시 만난 소포니스바와 마시니사는 결혼식을 올리게 되었지만 스키피오는 이를 인정하지 않았다. 그에게 소포니스바는 적국의 왕비로서 로마로 이송해 전승을 축하하고 싶었기 때문이다. 마시니사는 사랑하는 그녀가 로마로 붙잡혀가서 치욕을 당하게 하고 싶지는 않았다. 첫날밤을 기다리는 소포니스바에게 마시니사로부터 편지와 함께 독배가 전달된다. 소포니스바는 순순히 독배를 받고 쓰러진다.

소포니스바와 독배와 관련된 회화 작품은 많다. 그림 속에는 노란색 청동이나 회색 주석 제품이 예술적으로 조각된 독배들이 눈에 띈다. 이 독배에 들어간 독약들은 무엇일까? 소크라테스가 마신 독배 속에는 유독 성분이 코니인인 독당근이 들었다고 알려져 있다. 아마도 독당근은 물론 바곳(초오, 부자), 만드라고라, 메콩(일명 독콩) 같은 식물 독과 두꺼비독, 칸타리스 같은 동물 독과 진사(수은), 비상(비소) 같은 광물성 독을 혼합하였을 것이다. 독배에는 증류하거나 농축한 독들을 주스나 와인에 섞어 독의 흡수를 극대화시켰을 것으로 추정하고 있다.

우리나라에도 죄인에게 내리는 사약이 있었다. 여기서 사약은 사약(死藥)이 아니라 사약(賜藥)이다. 임금이 하사한 약이라는 뜻이다. 봉건주의 시대에 사대부들에게 끔찍한 교수형이나 참수형 대신 독약을 내리는 죽음의 형벌이다. 사약은 임금의 명을 받은 금부도사에 의하여 하사받았다. 죄인은 사약 약사발을 상 위에 정중하게 놓고 왕명을 받드는 절을 네 차례 하는 등 임금에 대한 예의를 갖춘 뒤 마셨다. 드라마 「장희빈」에서는 여러 주연이 사약을 마시는 연기를 했는데 어느 여배우는 막대기로 억지로 입이 벌려진 채 독약을 먹는 연기를 했다. 당시에 사약을 담은 용기는 모두 사기그릇 같은 것으로 보인다. 그냥 평범한 약사발이다. 서양의 독배처럼 특별한 장식이나 모양이 별난 것은 없다. 서양의 독배가 우리나라의 약사발보다는 훨씬 예술적으로 만들어진 것 같다.

당시에 썼던 사약의 성분은 자세히 기록된 것은 없으나 전해지기로는 천남성, 부자, 비상 같은 것들을 섞어놓은 일종의 '독약 칵테일'로 보인다. 게의 알을 섞었다는 문헌도 있다. 그러나 드라마에서처럼 독약의 약효가 빨리 나타나지는 않았을 것이다. 사람마다 차이가 많이 났을 것이다.

렘브란트의 그림은 사랑했던 남자로부터 독배를 받은 기구한 운명의 여인 소포니스바를 너무나 잔인할 정도로 표현했다. 그림에서까지 자신의 독보적 회화 수법인 키아로스쿠로 기법을 돋보이고자 그녀를 스포트라이트 했던 것인가.

동서고금을 막론하고 독배를 받는 것은 비참한 일이다. 세상 살다보면 "독배를 마실 땐 마셔야 한다"라는 은유적인 말도 있지만 어쨌든 독배를 마신다는 것은 가슴 아픈 일이다. 그리 길지 않은 인생에서 독배보다는 축배를 마셔야 바람직하지 않을까 생각해본다.

철학자에게 내린
사약

다비드의 회화 『소크라테스의 죽음』

소크라테스(Socrates, BC 470~399)는 고대 그리스의 철학자로서 공자, 예수, 석가와 함께 세계 4대 성인으로 불릴 만큼 인류사에 영향력이 큰 인물이다. 소크라테스의 제자가 플라톤이고, 아리스토텔레스는 플라톤의 제자다. 그런데 이 위대한 철학자는 아테네 시민에 의해 고소되어 신을 모독하였으며 젊은이를 타락시키는 발언과 행동을 하였다는 죄명으로 법정의 판결에 따라 사약을 받게 되었다.

그는 구차한 변명도 없이 자기의 사상을 포기하지 않은 채 흔쾌히 죽을 결심을 했다. 소크라테스는 간수에게 사약을 가져오라고 했다. 아직 해가 지지 않았으니 서두를 것이 없다고 했지만 약사발이 도착하자 소크라테스는 망설이지 않고 독약을 마셨다. 그러고는 "이보게, 친구 크리톤. 아스클레피오스에게 닭 한 마리를 빚졌다네. 자네가 기억했다가 대신 갚아주게"라고 말한 뒤 숨을 거두었다.

아스클레피오스는 '의술의 신'인데 고대 그리스 사람들은 병을 낫게 해달라고 제물로 닭을 바쳤다고 한다. 소크라테스는 자신에게 독약을 줘 이승의 구속으로부터 저승의 해방으로 가게 해준 아스클레피오스에게 감사한 것이다. 일종의 풍자다.

이어령 교수는 어느 대담 자리에서 "내가 은퇴식에서 하는 기념 강연 자체도 내 시대를 연장하는, 몇 분 더 살아남는, 그래서 '헴록'의 약효를 더디게 하려는 것이다"라며 지성인의 운명에 대한 비장한 얘기를 했다. 자신의 학문에 대한 시대적 죽음이 예감될 때는 피하지 말고 머뭇거리지도 말고 끝을 봐야 한다는 말인 것 같다. 참으로 욕심 없는 학자다운 생각이다.

간수가 사약을 마신 소크라테스에게 발이 차가워 오느냐고 묻자 발끝에서부터 점점 차가워지고 있다고 태연하게 대답했다. 다시 냉기가 가슴에 이르렀느냐고 물었을 때 이제 차가워지는 것 같다는 말을 마치고 죽었다고 한다. 대학자의 의연한 말로를 보여준다.

소크라테스에게 준 사약인 헴록(hemlock)은 학명이 *Conium maculatum*으로서 미나리과에 속하는 유럽 원산 식물이다. 잎은 당근과 흡사하나 크다. 꽃은 흰색을 띤 아주 작은 꽃잎이 한 줄기에 여러 개 달린다. 잎이 꼭 당근과 비슷하고 독을 가지고 있어서 독당근이라고도 불린다.

이 식물은 유럽에서는 진통, 진해제 목적으로 사용되어 왔다. 추출물 중 알칼로이드 성분인 코니인은 독성이 무척 강하기 때문에 사약으로 썼던 것이다. 코니인

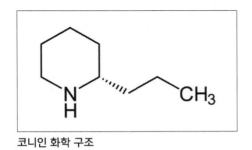

코니인 화학 구조

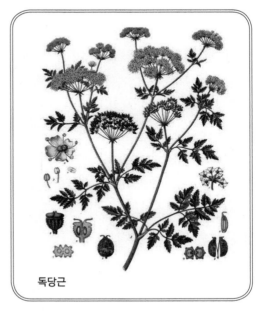

독당근

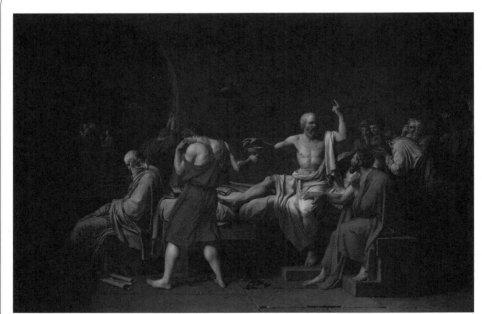

자크 루이 다비드 『소크라테스의 죽음』

은 화살독 큐라레(curare)처럼 신경 세포 접합 부위의 니코틴성 아세틸콜린 수용체를 저해하여 아세틸콜린의 작용을 방해한다. 이에 따라 횡문근으로 가는 신호 전달이 중단되고 근육을 이완시켜 골격근이나 수의근이 활성화되지 못한다. 소크라테스가 느꼈던 것처럼 사지 말단부터 마비되다가 최종적으로는 호흡 마비(respiratory paralysis)로 사망하게 된다.

『소크라테스의 죽음』을 그린 자크 루이 다비드(Jacque Louis David, 1748~1825)는 신고전주의 양식에 속하는 유명한 프랑스 화가로 역사적 인물의 그림을 많이 그렸다. 이 그림은 소크라테스가 독약을 마시기 바로 직전의 상황을 마치 사진처럼 실감나게 화폭에 담았다. 그의 제자와 동료들에게 "악법도 법이다"라는 마지막 연설을 하는 듯하다.

인물의 표정이나 몸짓 속에는 애통해하는 분위기가 강렬하게 표현되어 있다. 한 사람은 벽을 향해 울부짖는 듯하고, 또 어떤 이들은 소크라테스를 쳐다보거나 그의 말을 들으며 침통한 표정을 짓고 있다. 독약이 든 잔을 한 손으로 건네주는 간수는 소크라테스를 제대로 쳐다보지도 못하고 부끄러운 듯 고개를 숙이고 있다. 그 왼쪽에 앉아 있는 사람은 탈진한 듯도 보인다. 벽에 기대 울고 있는 사람도 있고, 방 건너 배경에 있는 사람들도 이쪽 상황이 궁금한 듯 건너다보고 있다. 이 그림을 소크라테스가 독배를 마시는 그냥 그런 그림인가 했는데 자세히 살펴보니 인물들의 표정이나 몸짓이 소크라테스의 죽음을 얼마나 애통해하고 있는가를 잘 알 수 있는 처연한 분위기가 느껴진다. 대학자 소크라테스는 왼손의 검지를 하늘로 치켜세우며 자신이 주장했던 진리를 올곧게 세우는 듯하다.

육체에서 영혼을 해방시키는 카타르시스 작업이 철학이라고 정의되기도 한다. "영혼이 육체로부터 분리되는 것이 죽음이므로 철학이란 결국 죽음으로 가는 길이고, 철학이란 제대로 죽기 위한 노력이다"라는 말도 있다. 진리 앞에서 죽음을 절대 두려워하지 않았던 소크라테스의 용기는 이와 같은 철학적 신념에서 우러나온 것일지도 모른다. 악처로 소문났으나 남편을 대학자로 만든 소크라테스의 아내 크산티페는 그림 속 어디에도 없는 것 같다. 어디서 혼자 울면서 사부곡을 부르고 있었던 것일까.

고대 의약학의
문서

『의약용 점토판』과 『의약용 파피루스』

고대 의약은 바빌로니아, 이집트, 그리스, 로마와 아랍에서의 발달로 이어져 왔다. 티그리스와 유프라테스강을 끼고 번창한 수메르족은 BC 3000년경에 설형 문자(쐐기 문자, Cuneiform)를 발명하여 점토판(clay tablet)에 여러 가지 기록을 남기었다. 점토판은 석재가 부족한 메소포타미아 지방에서 진흙으로 만든 성형판 위에 문자를 쓴 것이다.

제작 방법은 토판 위에 글자를 쓴 다음에 공기 중에서 말리기도 하였고, 불로 굽지 않은 것은 나중에 물에 다시 녹여 진흙으로 재활용도 하였다. 가마에서 구운 것은 단단해져서 오랫동안 보관이 가능했다. 이들을 모아둔 것이 인류 최초 도서관의 기원이 되었다.

이 토판에는 신화, 우화, 속담, 노래, 시, 법률, 동식물에 관한 다양한 콘텐츠가 들어 있다. 물론 의약에 관한 것도 많다. 의학적 내용은 BC 2100년경에 최초로 쓰여졌다. 이를 특별히 『의약용 점토판(medical tablet)』으로 부른다. 현재 약 1,000여 개가 전해진다. 이 중 660여 개는 앗수르바니팔(Asshurbanipal) 도서관으로부터 대영박물관으로 옮겨져 소장되고 있다. 여기에는 약 700여 종의 생약이 기재되어 있고, 또한 질병의 여러 증상, 다양한 약의 조제를 위한 제조법 등이 기록되어 있다.

『의약용 점토판』에서 확인되는 제형은 현대 약학에서 사용되는 제형들과 유사한 것이 많다. 동물성 지방(라놀린)으로 연고제와 크림제를 만들었고, 비누나 소금으로 관장약도 만들었으며, 좌제나 카타플라스마제 같은 것도 있다. 포도주로 엘릭실제도 만들었으며 유황 초(candle)로 된 훈증제도 있다고 하니 놀랍다. 가루약인 산제도 물론 있다.

한편 고대 이집트 나일강 주변에는 여러해살이풀인 파피루스(Papyrus)가 많기 때문에 이를 이용해 종이를 만들어 썼다. 가장 오래된 파피루스는 BC 2900년경의 것으로 알려져 있다. 파피루스에 써진 글자는 1799년 나일강의 데루타에서 발굴된 로제타석(Rosseta stone)에 의해 해독의 열쇠를 풀 수 있었다. 로제타석에는 3가지 문자가 병기되어 이집트 상형 문자의 해독이 가능해졌다. 여기에 그리스어로 번역된 상형 문자도 병기되어 있었다.

파피루스에도 여러 가지 제약 기술이 기록되어 있는데 이런 파피루스들을 『의약용 파피루스(medical papyrus)』라고 부른다. 이집트의 『의약용 파피루스』는 12가지가 발견되었다. 800여 종에 이르는 의약 처방과 700여 종의 생약이 기록되어 있고 여러 가지 질환에 대해서도 기록되어 있다.

해부학, 수술법, 병태 생리, 의약품에 관한 내용이 수재되어 있다. 감염, 복수, 부종 등의 증상과 기생충 질환, 부인병 같은 것도 정확하게 기술되어 있다. 또 여러 가지 제약용 기구(약절구, 약 분쇄기구, 체, 저울) 같은 것도 보인다. 처방의 예로 구토제로는 동 화합물, 사하제로서 피마자유, 구충제로서 석류피, 두통약으로서 두송실을 썼다고 한다.

물론 현재 사용 가능한 약도 많았다. 몰약, 명반, 피마자유, 센나, 탄산나트륨, 유황, 구리 화합물, 철 화합물 등이다. 지금에도 나일강 주변에 기생충질환으로 많은 주혈흡충증에는 안티몬화합물을 썼다는 기록이 있다. 당시에도 지금 못지않은 놀라운 제약 기술이 있었음을 알 수 있다.

두 개의 중요한 『의약용 파피루스』로서 「에드윈 스미스 파피루스(The Edwin Smith papyrus)」(BC 1550)는 해부학, 수술법, 병태 생리학적 내용이 들어 있고, 「에베루스 파

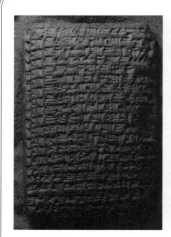
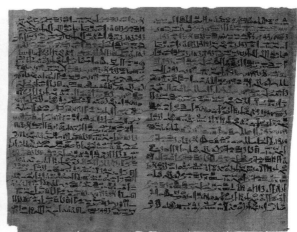

『의약용 점토판』(대영 박물관) 　　「에드윈 스미스 파피루스」

피루스(The Georg Eberus Papyrus)」(BC 1534)는 700여 개의 동식물, 광물약 처방과 조제법 등이 실려 있다.

　토판은 현대적인 감각으로 보아도 마치 테라코타 작품으로 보인다. 테라코타는 점토를 성형하여 초벌구이를 한 것으로 지금까지도 조각 작품의 재료로 사용되고 있다. 가끔 문화재로 발굴되는 토우(土偶) 같은 것들도 다 테라코타 작품이다.

　한편 파피루스는 이집트 특산의 식물을 재료로 만든 인류 최초의 종이로서 여기에 상형 문자를 썼는데 마치 예술 작품 같다. 아마도 파피루스 위의 글쓰기나 그림 그리기가 후세 사람들에게 전해져서 예술품을 제작하는 기원이 되지 않았을까도 추측해본다. 이러한 『의약용 점토판』과 『의약용 파피루스』는 소중한 의약 정보의 자산이지만 예술적 가치 또한 인류 문화사의 발전에 지대한 영향을 끼쳤다고 본다.

5

몽마르트의
뮤즈

마리 로랑생의 회화 『아폴리네르와 그의 친구들』

마리 로랑생(Marie Laurencin, 1883~1956)은 프랑스 여성 화가다. 파리에서 태어나 73세에 사망했다. 그녀는 몇 안 되는 여성 큐비즘 화가 중의 한 사람이라 불린다. 그녀는 피카소를 포함한 화가들, 서머싯 몸이나 아폴리네르와 같은 문인 등 당대의 예술가들과 친교를 많이 맺었다. 로랑생은 파리의 예술가들에게 인기가 좋은 몽마르트의 뮤즈였다. 당시 남성 중심의 파리 미술계에서 여성으로서 자신의 화풍을 독특하게 발전시켜 피카소, 로댕 등으로부터 찬사를 받았다고 한다. 그녀의 그림은 파리 오랑주리 미술관에 많이 전시되어 있으며 MOMA 등 세계적인 미술관에서 그녀의 작품이 전시되고 있다.

마리 로랑생은 그녀의 연인이었던 시인 아폴리네르(Guillaume Apollinaire, 1880~1918)와 헤어지고 독일인과 결혼하여 스페인 등지를 전전하다가 프랑스로 돌아갔지만 결혼 생활은 결국 실패하고 만다. 아폴리네르도 제1차 세계대전에 참전했다가 부상 후 귀향했다가 38세 이른 나이에 죽었다. 그녀는 사랑과 이별을 겪으며 죽는 날까지 그림을 그렸다. 그녀의 그림 속에는 소녀, 여인, 꽃, 애완동물 등이 주요 소재로 등장한다. 또 파스텔 톤의 몽환적인 색채로 표현하여 보는 사람들로 하여금 사랑, 이별, 추억 등 여성 특유의 섬세한 감성을 느끼게 한다.

그녀의 그림 중에 『아폴리네르와 그의 친구들(Apollinaire and His Friends)』(1909)
이라는 그림이 있다. 한가운데에 시인 아폴리네르가 앉아 있고, 그 뒤에 부엉이 눈을
가진 남자가 화가 피카소이며, 그 옆에 푸른 원피스를 입은 여자가 로랑생으로 알려
져 있다. 마리 로랑생은 시인 아폴리네르를 한때 무척이나 사랑했다.

마리 로랑생은 1907년 세느(센)강의 '세탁선'을 닮았다고 해서 '바토 라부아르
(Bateau—Lavoir)'라고 이름 붙여진 아틀리에에서 피카소의 소개로 아폴리네르를 만
났다. 피카소가 걸작 「아비뇽의 처녀들」을 이곳에서 그렸다고 한다. 둘은 금방 친해
졌다. 서로의 예술 세계를 이해하며 사랑을 키워나갔다. 당시 유명한 모더니스트 시
인이며 미술에도 조예가 깊어 유행 사조이던 큐비즘 미술의 평을 쓰기도 한 아폴리
네르는 매력 넘치는 예술가 마리 로랑생과 사랑에 빠졌다. 그러나 개성이 너무나 강
했던 둘은 1912년 결국 서로에게 상처만 남긴 채 5년 만에 헤어지고 말았다.

아폴리네르는 떠나간 마리 로랑생과의 지나간 사랑을 아쉬워하며 「미라보 다리
(Le Pont Mirabeau)」(1912)라는 유명한 시를 썼다.

> 우리들 사랑도 흘러내린다
> 내 마음속 깊이 기억하리
> 기쁨은 언제나 고통 뒤에 오는 것을
> 밤이여 오라 종아 울려라
> 세월은 흐르고 나는 남는다
> (중략)
> 미라보 다리 아래 세느강은 흐른다
> 밤이여 오라 종아 울려라
> 세월은 흐르고 나는 남는다

이 시는 마리 로랑생과의 사랑을 노래한 시로 연인과 아쉽게 헤어진 추억을 가진
많은 사람에게 공감을 불러일으켰고 세계적으로도 널리 암송되는 시가 되었다. 미라

보 다리는 세느강을 가로지르는 30여 개가 넘는 다리 중 하나일 뿐 그다지 큰 눈길을 끌지 못했는데 이 시를 통해 유명해졌다. 미라보 다리 아래를 흐르고 있는 강물의 물살은 시간이고 사랑이고 추억일 것이다. 다소 감상적이고 진부한 이 시가 많은 이에게 사랑을 받는 이유는 "밤이여 오라 종아 울려라 / 세월은 흐르고 나는 남는다"라는 시구가 있기 때문이라고 본다. 실연의 아픔 속에서도 아폴리네르는 절망보다는 희망의 강물을 떠올렸던 것이다.

마리 로랑생은 본업이 화가였지만 시도 잘 썼다. 「루에게 주는 시」, 「마들렌에게 주는 시」 등 수십 편의 시를 썼다. 1922년에 마리 로랑생의 친구들이 그녀의 시를 모아 「더 팬(The Fan)」이라는 시집을 발간했다. 이 시집 속에는 「진정제(Le Calmant)」(1917)라는 그녀의 시가 있다.

> 권태보다 더한 것은 슬픔,
> 슬프기보다 더 아픈 것은 비참한 것,
> 비참하기보다 더한 것은 괴로움,
> 괴로움보다 심한 것은 버림받은 것,
> 버림받기보다 심한 것은 외로움,
> 외롭기보다는 떠도는 것이,
> 떠돎보다는 죽는 것이,
> 그리고 죽기보다 더 아픈 건 잊혀진다는 것.

아폴리네르와 헤어진 로랑생은 '잊혀진' 자신의 처지가 슬퍼서 이 같은 시를 썼던 것 같다. 아폴리네르에게 잊혀진 것이 죽기보다 더 슬프고 비참한 것이라는 느낌을 노래한 일종의 비가(悲歌)다. 그런데 특이하게 제목을 약의 한 종류인 진정제라고 했다. 로랑생은 이러한 자신의 비련에 대한 아픈 감정을 삭여주는 시가 바로 진정제가 된다고 생각했음이 틀림없다.

아폴리네르는 미라보 다리 아래 사랑은 강물처럼 그냥 흘러가는 것이라는 초월적인 상념에서 "세월은 흐르고 나는 남는다"라고 적었다. 반면 마리 로랑생은 죽음

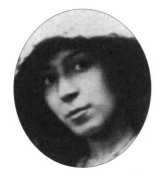
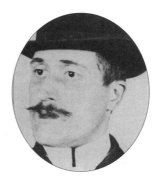

마리 로랑생(1883~1956)

아폴리네르(1880~1918)

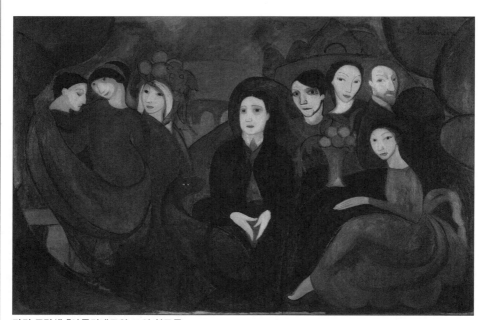

마리 로랑생 『아폴리네르와 그의 친구들』

예술 속의 파르마콘

까지 상정해가며 망각의 고통을 잊고자 자신의 시를 진정제로 표현했다. 그런데 이 시는 제목이 '잊혀진 여인'으로도 알려져 있다. 이것은 일본의 번역가가 여인이라는 말을 시에 넣어 의역하고 제목을 '잊혀진 여인'으로 바꾸고 "죽은 여인보다 더 불쌍한 여인은 잊혀진 여인입니다"처럼 내용을 의역하여 원래의 시와는 다소 달라진 것이 세상에 퍼지게 된 것이다.

문학 치료라는 분야가 있다. 예술 치료의 한 분야인데 문학이라는 장르를 활용해서 인간의 고통은 물론 질병까지를 치료해보자는 목적을 가진 전문 분야다. 마리 로랑생은 아폴리네르와 헤어지고 난 후 자신에게 엄습하는 실연의 고통과 아픔을 시로 표현했다. 시는 자신이 쓰면서도, 또 남의 시를 읽으면서도 몸과 마음의 힐링을 느낄 수 있는 것이다.

마리 로랑생은 자신의 아픔을 담아 시를 쓰면서 슬픈 감정을 해소하고, 또 시 제목을 진정제로 붙인 것으로 보아 이 시가 약(藥)이 되어 자신의 슬픔을 치료하기를 기원했을 것이다. 진정제는 항불안제다. 약품으로 자주 사용되는 진정제는 벤조다이아제핀 계열이 있다. 바리움(Valium)이라는 상표명으로 알려진 디아제팜이 가장 유명하다. 리브리움(Librium) 그리고 최근에는 자낙스(Xanax) 같은 것도 있다. 모두 향정신약으로서 엄격히 관리되는 약들이다.

상사병에 약이 없듯이 실연에도 약은 없다. 아마도 시 쓰기나 시 읽기 같은 것이 마음의 병을 치료하거나 더 큰 슬픔을 막아주는 예방에 도움이 될 것이다. 그러나 시의 효용이 어디 실연의 아픔을 해소하는 것뿐이랴. 새로운 사랑을 깨닫고 완성해나가는 법을 시에서 터득할 수 있지 않을까? 로랑생의 그림과 아폴리네르의 시가 어느새 「내 맘의 강물」과 함께 흐른다.

> 수많은 날은 떠나갔으나 내 맘의 강물 끝없이 흐르네
> 그날 그땐 지금은 없어도 내 맘의 강물 끝없이 흐르네.
>
> ─ 이수인 곡 「내 맘의 강물」 부분

건강의 여신

클림트의 회화 『히기에이아』

비엔나는 모차르트, 베토벤, 슈베르트, 요한 슈트라우스의 묘지가 있는 음악의 고향으로 유명한 곳이지만 미술 분야에도 유명한 사람이 많다. 구스타프 클림트(Gustav Klimt, 1862~1918)는 오스트리아를 상징할 만한 유명한 화가다. 그의 그림들이 가장 많이 소장된 곳이 비엔나에 있는 벨베데레 궁전이다. 궁전의 정원도 아름답지만 클림트의 대표작 「키스」가 있기 때문에 많은 사람이 찾고 있다.

클림트는 1862년 보헤미아 이주민의 아들로 태어나 1876년 비엔나 응용 미술 학교에 입학했다. 어려서부터 상을 여럿 받아 두각을 나타냄으로써 당대의 저명한 화가들로부터 단숨에 유망주로 지목되었다. 1883년에 학교를 졸업하고 왕성한 작품 활동을 통해 비엔나 화단의 대표 화가가 되었다.

그러던 중 그의 강렬한 에로티시즘 표출에 대한 시민들의 반감이 커졌다. 오스트리아 내에서 사실상 퇴폐적인 외설 작가로 낙인이 찍혔다. 그러나 외국에서는 엄청난 찬사를 받기 시작했다. 1907년경 「키스」 발표를 정점으로 작가로서 황금기를 맞는다. 그 후 그의 그림 세계는 이전보다 색채에 더 많은 의미가 부여되었고, 소재도 풍경화와 초상화가 주류를 이루었다. 말년에 클림트는 뇌졸중으로 투병하다가 스페인독감에 걸려 56세 나이로 죽었다.

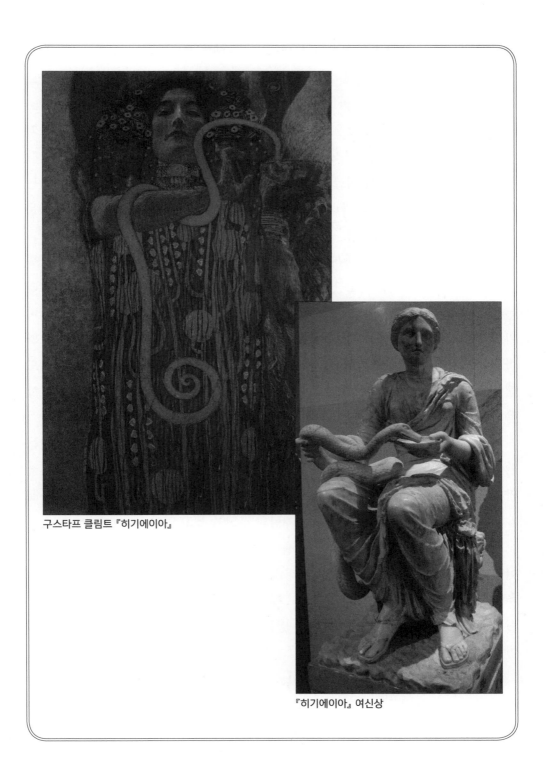

구스타프 클림트 『히기에이아』

『히기에이아』 여신상

그의 그림이 비엔나대학 천장화로 그려져 있는데 제목이 '의학'이다. 이 그림 속에 『히기에이아(Hygieia)』 여신상이 들어 있다. 히기에이아는 그리스·로마 신화에 나오는 '전지전능의 신' 아폴로(Apollo)의 아들 중 '의술의 신' 아스클레피오스(Asclepius)의 딸로서 '건강의 여신'이다. 유럽에서 건강의 상징으로 생각하는 신이다. 클림트의 그림에서 '건강의 여신'은 「키스」에서 보여주는 인물처럼 감각적 표현과 과감한 장식성이 돋보이고 있다. 여신이 입고 있는 강렬한 붉은 색채의 옷과 몸을 두르고 있는 황금색의 장식으로 여신의 화려하고 위엄 있는 풍모를 보여준다. 머리도 꽃 장식을 해서 아름다움을 극대화했다.

히기에이아 여신의 이름에서 '위생(Hygiene)'이 유래되었다. 그림 속 히기에이아를 보면 왼손에는 약사발을 들고 있고, 오른팔에는 약사발 안에 들어 있는 약을 먹으려는 듯 큰 뱀이 감싸고 있다. 뱀은 독이 있는 징그러운 모습을 하고 있다. 부정적 의미가 강하다. 아담과 하와를 에덴동산에서 쫓겨나게 한 장본인으로서 간사함과 교활함의 대명사가 된 뱀이다. 인간에게 친숙한 동물은 아닌 듯싶다. 아스클레피오스도 뱀을 휘감은 지팡이를 든 모습의 조각상으로 나타난다. 유럽의 병원과 약국에서 사용하는 문장에 치료의 신을 상징하는 뱀이 새겨져 있다.

고대부터 뱀은 지혜를 가진 치유의 상징으로 전해 내려왔다. 그래서 서구에서는 뱀이 휘감고 있는 약사발을 약학 관련 단체들의 상징으로 사용해왔다. WHO, 미국 약사회, 캐나다 약사회, 오스트레일리아 약학회 및 국제약학연맹(The International Pharmaceutical Federation)에서도 같은 개념의 로고를 쓰고 있다.

클림트는 건강의 여신 '히기에이아'를 비엔나대학의 요청을 받아 그렸다. 서구의 여러 대학이나 병원 앞에는 건강의 여신 동상들이 많다. 보건 의료 분야에서 상당히 추앙받는 상징물이었던 것 같다. 그리고 말년에 클림트는 「키스」에서와 같은 인물에 천착하였는데 히기에이아 여신의 위엄 있는 풍모를 자신만의 관능미로 조화시킬 수 있었기 때문에 그렸던 것 같다.

1886년 독일 뮌헨대학에서 위생학(hygienics) 강의가 정식으로 시작되었다. 약학 분야에 위생학 문제를 다루고 있는 과목이 바로 위생 화학(Hygienic chemistry)이다. 공중 보건학과 식품 위생학, 환경 위생학, 독성학을 주로 다루고 있다. 최근에는 질병의 치료보다는 예방이 강조되는 추세다. 이에 발맞추어 위생 화학을 질병 예방에 보다 전문화된 지식을 내용으로 하는 예방 약학(Preventive pharmacy)으로 개칭하여 지금에 이르고 있다.

2013년부터 서울시에서는 '건강 증진협력약국'을 운영하고 있다. 공공 의료 마스터플랜 사업 중 하나로, 서울시와 지역 약국과의 연계를 통해 환자들의 포괄적인 약력 관리나 금연, 절주, 영양, 자살 예방 활동 등의 서비스를 제공하는 것을 골자로 하고 있다. 약사들이 조제·투약뿐만 아니라 질병 예방을 위한 건강 증진에 기여해주기를 대중은 바라고 있는 것 같다. 약사의 훌륭한 이미지를 구축하고 전문적 역할을 자리매김하는 데 있어 좋은 기회가 될 것으로 기대된다. 그야말로 히기에이아 여신의 역할이다.

그림 속에 나타난
세균 독소

회화 『활울림긴장』과 『물라크리비의 보툴리누스 중독』

세계 명화를 보면 가끔 의·약학적인 내용이 묘사된 그림을 발견할 수 있다. 어느 날 벌거벗은 남자가 누운 채 머리를 젖히고 허리를 위로 들어 마치 활처럼 포즈를 취하고 있는 한 그림이 눈에 띄었다. 자세히 보니 엄청난 고통을 느끼고 있는 특이한 모습이다.

『활울림긴장(Opisthotonus)』은 찰스 벨(Charles bell, 1774~1842)이 그린 것이다. 그는 영국 스코틀랜드 지역의 의사로서 해부학과 신경학을 전공했으며 신학자이기도 했다. 특히 문화 예술에 조예가 깊었던 그의 어머니는 어려서부터 예술적 소양을 그에게 심어주었다. 비록 그는 의사였지만 감성적이고 예술적인 사람으로 성장했으며 화단에서 인정받는 화가가 되었다.

그가 그린 작품 『활울림긴장』은 파상풍(tetanus)에 감염되어 고통받고 있는 환자의 모습을 리얼하게 그린 그림이다. 'Opisthotonus'는 그리스의 어원에서 유래된 behind(뒤)와 tension(긴장)의 합성어로 후궁반장(後弓反張)이라고 한다. 우리말로는 '활울림긴장'이라고도 한다. 머리와 발뒤꿈치가 경직되고 근육이 과도하게 늘어나서 마치 몸이 활처럼 뒤로 굽어지는 현상을 말한다. 환자는 침대에서 머리와 발뒤꿈치

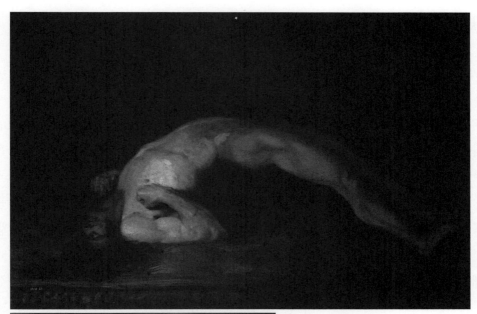

찰스 벨 『활울림긴장』

더못 시모어 『물라크리비의 보툴리누스 중독』

만으로도 몸을 지탱할 수 있을 정도로 경직된다. 이런 증상은 심한 근육 경련, 뇌성 마비, 외상성 뇌 손상 등에 의해 생길 수 있다.

찰스 벨의 그림은 제목도 의학 용어로 쓰고, 그에 따른 임상 증상을 그림으로 보여주고 있다. 또한 그의 작품으로 알려진 소묘에 정신병 환자인 듯한 「광인(The Maniac)」(1806) 도 있다. 후궁반장 환자는 경련의 고통에 눈을 부릅뜨고 이를 악문 채 두 주먹을 꽉 쥐고 허리가 휘어지고 발가락이 굽혀진 채 늘어진 몸이 꼭 활처럼 보인다. 후궁반장을 일으키는 원인 물질 중에 파상풍균이 내는 독소가 있다. 파상풍균은 토양 중에 있던 균이 피부 상처를 통해 인체에 들어온다.

파상풍균(Clostridium tetani)이 생산하는 균체외 독소에는 신경독으로서 파상풍 독소인 테타누스톡신(tetanus toxin)이 있다. 지금까지 발견된 독소 중 가장 강력한 독인 보툴리누스톡신(botulinus toxin)보다는 다소 약한 편이지만 디프테리아톡신과 함께 매우 치사율이 높은 맹독성이다. 파상풍균의 아포가 상처에 감염되고 발아 증식하기 시작하면 신경에 작용하는 균체외 독소를 방출한다. 이것이 사람에게 신경 조절을 방해하여 경련성 마비를 일으킨다. 파상풍의 증상은 골격근의 긴장, 고통스런 경련과 뒤틀림이 지속되다가 결국 횡격막과 늑간의 호흡근에 경련이 일어나 호흡 곤란으로 사망한다. 영·유아에서도 파상풍과 뇌수막염의 증상으로 후궁반장이 나타날 수 있다. 파상풍의 예방법은 어려서부터 파상풍 톡소이드 백신을 맞는 것이고 이 질병에 걸리면 사망률이 높기 때문에 추가 접종도 필요하다.

세균 독소와 관련된 또 다른 그림으로서 더못 시모어(Dermot Seymour, 1956~)의 『물라크리비의 보툴리누스 중독(Botulism over Mullaghcreevy)』(1985)이 있다. 얼핏 보면 한 남자가 자는 것인지, 아파하고 있는지, 죽어 있는 것인지 애매하다. 도로 위에 누운 것으로 보아 뭔가 사고가 난 것 같고, 그 옆에 새 한 마리가 죽은 것으로 보아 죽음과 연관이 있는 것으로 추측되는 그림이다. 길옆 전봇대에는 염소가 줄에 매여 있다. 멀리 군용 헬기도 낮게 날고 있다. 또한 『물라크리비의 보툴리누스 중독』에는 쓰러진 사람과 떨어진 갈매기를 함께 그려서 불안감을 가속시킨다. 마치 작가의 고향인 상처받은 땅, 북아일랜드를 연상시킨다. 시체들과 함께 묶여 있는 염소와 공중에서 감시하고 되돌아가는 듯한 헬기는 피해자와 가해자 같은 모습을 보여주고 있다.

더못 시모어는 북아일랜드 벨파스트 출신 화가로 당시 북아일랜드가 처해 있는 신교도와 구교도 사이에 분쟁 상황의 부조리를 탐구하고 그림으로 묘사해왔다. 아일랜드가 영국으로부터 독립을 쟁취한 후 버려진 북아일랜드는 정부를 장악한 다수파 신교도에 맞서 소수파 구교도들이 독립을 요구하며 IRA를 조직하여 무장 투쟁에 나섰고(북아일랜드 사태) 이후 북아일랜드는 세계적인 분쟁 지역이 되었다. 영국은 1972년에 북아일랜드의 자치권을 회수하였는데, 이후 유혈 폭력이 더욱 고조되었다. 그 후 상호 간의 평화협정 체결로 유혈 사태는 다소 잠잠해졌지만 갈등이 해소된 상태는 아니다.

그림의 제목에 들어 있는 지명인 물라크리비(Mullaghcreevy)는 벨파스트 인근 지역이다. 1980년 중반 북아일랜드에서는 갈매기들이 하늘에서 날아가다가 갑자기 떨어지는 일이 잦았다. 식중독균인 보툴리누스균으로 감염된 음식 쓰레기를 갈매기들이 먹었기 때문이었다고 한다. 작가는 상처받은 아일랜드 땅에 대한 생각으로 보툴리누스 독소로 떨어져 죽은 죄 없는 갈매기를 일련의 희생된 죽음과 관련된 은유적 이미지로서 그의 그림 속에 표현한 것이다.

'블랙워치(Blackwatch)'라는 단어가 있는 긴 제목의 그림에는 동물의 눈에 초점이 흐려져 있다. 하늘엔 두 개의 빨간 비행선이 날고 있다. 언덕 위에도 감시 초소인 망대 같은 것이 보인다. 블랙워치는 영국 육군 소속의 유명한 '제42 스코틀랜드 고지(高地) 연대'를 뜻한다. 모두 다 북아일랜드의 상황을 묘사하고 있다.

보툴리즘(Botulism)은 보툴리누스균(*Clostridium Botulinum*)의 중독증을 뜻한다. 이 균은 보툴리누스톡신을 분비한다. 이것도 신경독으로서 사람의 신경 세포에서 신경 전도 물질인 아세틸콜린의 방출을 억제하여(파상풍 독소는 아세틸콜린의 방출을 증가) 신호 전달이 저해되어 근육이 이완되는 신경 마비를 일으킨다. 그러므로 이 독소에 중독된 사람은 팔다리 근육이 마비되고 호흡 곤란에 빠져 죽게 된다. 보툴리누스 중독은 18세기 말 독일 지역에서 상한 소시지를 먹은 사람에게서 식중독으로 관찰되었다. 보툴리누스는 라틴어로 소시지를 뜻한다. 의사인 케르너(Justinus Kerner, 1786~1862)는 상한 소시지에서 나오는 독이 신경계의 마비를 일으킨다는 것을 밝혔다. 그는 해당 논문을 발표하면서 '소시지 독이 신경 자극을 억제하는 능력이 있으므

로 언젠가는 운동계의 과다 자극으로 인한 질병의 치료제가 될 것'이라고 덧붙였다

1950~1960년대부터 사시 환자에게 보이는 과도한 외안근 수축 치료를 위해 보툴리누스 독소(일명 보톡스) 주사가 안과 영역에서 사용되어 왔다. 최근에는 근육을 이완시키는 성질을 이용하여 주름살을 펴게 하는 목적으로 피부과 영역에서 널리 이용되고 있다. 치명적 소시지 독소가 약으로 태어난 하나의 사례다. 이 같은 보툴리누스 독소의 변신은 독(근육 이완)이 약(사시 치료 혹은 주름살 제거)이 되는 새로운 용도를 실험을 통해 예언한 케르너 박사 같은 의학자의 덕이 아닐까 생각해본다. 그 결과로 의학과 미(美)의 만남이 되었다고 본다. 그는 또 독일의 낭만파 시인으로도 유명했다고 한다. 그러니까 시인 의학자다.

파상풍 독소는 근육의 수축성(강직성) 마비를 일으키고, 보툴리누스 독소는 근육의 이완성 마비(flaccid paralysis)를 일으키는 차이점이 있다. 그러나 결국은 둘 다 호흡 마비를 일으켜 환자를 질식사하게 하는 무시무시한 세균 독소다. 이러한 독소가 유명한 그림의 소재가 되기도 하고 약이 되기도 한다. 찰스 벨이나 더못 시모어는 이런 독소와 관련된 내용을 채용하여 그림을 그렸다. 과학과 예술의 융합이다.

단군 신화 속의
쑥과 마늘

이만익의 회화『웅녀 현신도』

신화가 없는 민족은 불행한 민족이다. 신화는 상상력의 보고다. 상상력이야말로 인류의 문명과 문화의 밑거름이다. 그리스·로마 신화로부터 얼마나 많은 예술 작품과 문화 콘텐츠가 개발되었을까? 그것이 유럽 문화의 발전에 엄청난 밑거름이 되었다는 것을 부정할 수는 없다.

한국적 정서를 표현하는 서양화가 이만익(1938~2012)의『웅녀 현신도』를 보다가 단군 신화가 생각났다. 단군 신화는 삼국유사에서 전해지는 대표적인 문헌 신화다. 천상 세계의 상제인 환인에게는 환웅이라는 아들이 있었다. 환인은 환웅에게 비와 바람과 구름의 3신을 데리고 땅으로 내려가서 나라를 다스리라고 직권의 표시인 세 가지의 천부인(天符印)을 주었고, 환웅은 천상의 무리 3,000명과 함께 지상으로 내려왔다. 환웅은 태백산(지금의 묘향산) 정상에서 신단수인 박달나무 아래에 신시를 열고 인간 세상을 다스리게 되었다. 환웅은 곡식, 생명, 질병, 형벌, 선악 등 인간 세상의 360여 가지 일들을 맡아 나라를 다스리게 되었다.

그때 호랑이 한 마리와 곰 한 마리가 환웅에게 찾아와 사람이 되기를 간청하였다. 환웅은 쑥 한 줌과 마늘 스무 개를 주며 100일 동안 해를 보지 않고 지내라고 하였다. 곰과 호랑이는 쑥과 마늘을 먹게 되었다. 곰은 잘 참고 견뎌 여자로 변신하였으나 인내심이 부족한 호랑이는 끝까지 참지 못하여 사람이 되는 데 실패하게 되었다. 곰에서 여자로 현신한 웅녀는 아기를 낳고 싶었다. 짝이 될 만한 인물이 없어 신단수 밑에서 매일 같이 기도를 하였다. 환웅이 이에 감동하여 사람의 몸으로 변신하고 웅녀와 혼인을 하였다. 웅녀는 이윽고 아들을 낳았는데 그를 단군왕검이라 하였다. 그는 평양을 도읍으로 정하고 고조선을 개국하게 되었다.

단군 신화는 「삼국유사」에서 전해 내려오는 한민족의 대표적인 문헌 신화다. 천상신의 아들 환웅과 한민족의 토템을 상징하는 곰이 생산과 풍요로 상징되는 여성으로 환생하여 다시 단군을 낳아 자손을 번창시켰다는 단군 신화는 홍익인간의 정신과 한민족의 창조 정신이 담긴 신화라고 보고 있다.

『웅녀 현신도』는 바로 단군 신화를 바탕으로 한 작품이다. 이만익은 우리나라의 신화에 예술적 의미를 두는 회화 작업을 많이 했다. 웅녀는 놀랍게 누드로 현신하지만 성스럽다. 신화적 상상력이다. 그는 신화 세계를 한 폭의 그림 속 선과 색으로 단순화했다.

그림 속에는 마늘만 등장하고 쑥은 등장하지 않는다. 곰과 호랑이가 동굴 속에 있고 웅녀로 변했다. 비록 호랑이는 실패하였으나 그림 속 웅녀는 그리스 신화를 바탕으로 한 르네상스 시대 최초의 누드화로 일컬어지는 보티첼리의 「비너스의 신화」 속 여신보다 아름다운 자태다. 이런 한국 신화 작품의 탄생이야말로 한민족의 정체성을 가지고 있는 보편적 세계성의 발로라고 말하고 싶다.

이만익에게는 또 다른 『웅녀도』 작품들이 있다. 거기에는 쑥과 마늘이 동시에 그려져 있고 예쁜 꽃도 함께하고 있다. 전성기 작품 이전의 『웅녀도』는 다소 거친 붓질로 호랑이와 곰이 그려져 있다. 단군 신화를 보면서 쑥과 마늘이 약이라는 사실을 지나치게 강조할 필요는 없다. 어떤 이는 쑥과 마늘이 우리 한민족의 수난을 뜻한다고 하고 또 어떤 이는 아픈 역사를 치유하는 영험한 치료제를 상징한다고도 설명한다. 약의 효험뿐만 아니라 수난이라든지 치유라는 상상력으로 확장되는 것이다.

쑥은 우리나라에서도 그동안 한방에서 많이 사용됐다. 애엽의 어린 잎에서 추출한 유파틸린(eupatilin)으로 위염 치료제도 만들었다. 2015년에는 개똥쑥 성분을 활

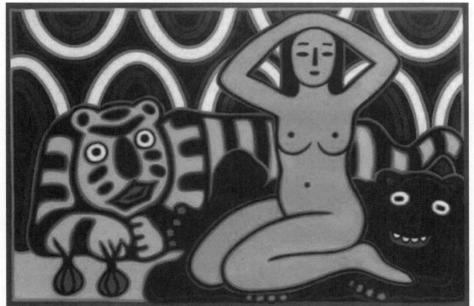
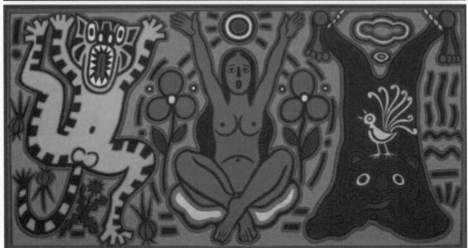

이만익 『웅녀 현신도』

용한 말라리아 치료제 연구로 중국의 학자 튜유유 교수가 노벨상 화학상을 받았다.

마늘은 우리나라 사람은 물론이고 전 세계인이 좋아하는 음식 재료다. 약으로도 마늘의 알리신(allicin) 같은 성분이 비타민 B1과 결합한 알리티아민(allithiamin)이 아로나민®이나 마늘 주사의 성분이다.

화가 이만익은 가장 한국적인 현대 화가로도 꼽힌다. 우리나라의 신화와 설화를 한국적 정서로 잘 표현한 작가다. 그의 호랑이 그림이나 가족 그림들 모두 푸근한 서정을 준다. 단군 신화에 나오는 쑥과 마늘은 한국인에게 많은 상상력을 주고 있으며 지금 이 순간에도 한국인의 원형적 DNA 속에 새겨지고 있는지도 모른다.

9

황시증을 일으킨
디기탈리스

고흐의 회화『가셰 박사의 초상』

1990년 뉴욕의 크리스티 경매장에서 빈센트 반 고흐(Vincent van Gogh, 1853~1890)가 남긴 마지막 초상화『가셰 박사의 초상(Portret van Dr. Gachet)』(1890) 첫 번째 판이 8,250만 달러라는 경이적인 가격에 낙찰되었다. 사실 이 작품은 반 고흐의 다른 작품만큼 유명하지는 않다. 그림 속에는 고흐의 주치의인 가셰가 한쪽 손을 턱에 괴고 있다. 다른 한쪽 손에는 보라색 꽃이 핀 어떤 식물을 잡고 있다. 바로 이 식물이 당시 고흐의 정신 질환과 뇌전증(간질병)을 치료하던 디기탈리스라는 식물이다.

고흐는 프랑스 남부의 아를에 작은 집을 빌려 노란색으로 칠하고 친구 폴 고갱(Paul Gauguin)과 잠시 함께 살았다. 두 화가는 1888년 10월에서 12월 사이에 이곳에서 열정적으로 그림을 그렸다. 고흐는 총 6점의 「해바라기」 연작을 그렸다고 알려져 있다. 고갱에게 선물한 그림도 해바라기였다. 해바라기는 고흐에게 있어서 희망을 의미했다. 노란색은 당시 그의 기쁨과 설렘을 반영했다. 노란 해바라기는 이글거리는 태양처럼 뜨겁고 격정적인 자신의 감정을 대변하는 영혼의 꽃이다. 그의 짧고 비극적인 삶과 예술을 거울처럼 반영하고 있다. 그러나 고갱과의 불화로 자신의 귀를 자르며 정신 발작을 일으킨다. 고갱과의 동거는 두 달을 채 넘기지도 못했다.

이러한 고흐의 노란색에 대한 미감은 미술적인 배경보다는 그의 질병인 황시증(xanthopsia)과 관련되었다는 연구가 많다. 이것은 마치 노란색 안경을 끼고 세상을 보는 것 같은 느낌이 드는 안과 질환이다. 황시증의 원인은 여러 가지가 있다. 가장 의심이 가는 것은 가셰 박사로부터 처방받아 고흐가 복용하고 있던 디기탈리스의 과용을 들 수 있다.

가셰 박사는 철도 회사의 의사였는데 디기탈리스로 조증(mania)이나 간질을 치료하고 있었다. 현재는 이 식물에서 추출된 디곡신과 같은 강심 배당체는 심장병 치료에 쓰인다. 디기톡신, 기톡신, 메칠 디곡신, 라나토시드 등이 다 비슷한 약이다. 19세기에는 디기탈리스 추출물을 신경 안정제, 항경련제, 조증 치료제 등 정신병 관련 질환 치료제로 널리 사용하였다.

『가셰 박사의 초상』에서 의사 가셰는 걱정스런 표정이다. 디기탈리스를 손에 쥐고 있는 것이 꼭 고흐가 이 약초로 치료받으며 고생하고 있다는 것을 후세에 알리려고 한 것 같다. 고흐는 『가셰 박사의 초상』을 두 개 그렸다. 한 개는 동생 테오에게 주고, 다른 하나는 모작으로 가셰 박사에게 주었다고 한다.

디기탈리스 과용은 사물을 볼 때 주위에 노란색 혹은 녹색의 안개 같은 잔상을 만들어내는 부작용을 초래한다. 특히 별을 표현할 때 주위에서 노란색의 코로나(일종의 광휘나 광륜)를 느끼게 하는 경우가 많다. 실제로 고흐가 고갱과 싸운 후 조현병(정신 분열증)으로 병원에 입원해 있는 동안 그린 「별이 빛나는 밤(The Starry Night)」(1889)에서 소용돌이처럼 표현된 별들은 정신 장애인의 시각 체험과 함께 디기탈리스의 부작용이 나타난 것으로 보인다. 더구나 고흐는 환각을 일으키는 독주인 압생트에 의한 알코올 중독도 함께 있었다. 압생트의 원료인 향쑥도 함유 성분인 산토닌의 부작용으로 황시증이 온다.

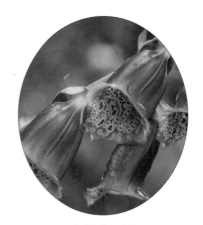

디기탈리스의 꽃

「별이 빛나는 밤」은 고흐가 말년에 입원했던 정신 병원의 창문 너머 상 레미의 시가지를 배경으로 별들이 노란 곰팡이처럼 핀 하늘이 보인다. 별 하나

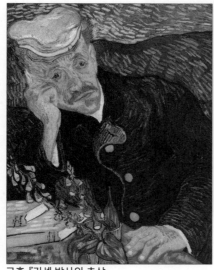

고흐 『가셰 박사의 초상』

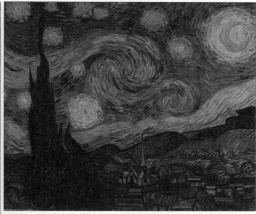

고흐 「별이 빛나는 밤」

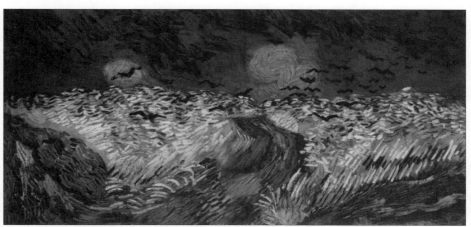

고흐 「까마귀가 있는 밀밭」

하나는 심장의 고동 소리처럼 빛을 켜고 끝이 없는 푸른 은하가 소용돌이치고 있다. 별들도 팽이처럼 빠르게 자전을 하고 하늘의 원심력과 땅의 구심력을 보여 주는 장엄한 밤이다. 음산하면서도 생동감이 있는 신비스러운 밤을 표현한 그림 자체가 한 편의 시다.

돈 맥클레인이 「별이 빛나는 밤」을 주제로 고흐의 생애를 노래한 「빈센트(Vincent)」가 떠오른다.

> 별이 찬란한 밤
> 팔레트에 파란색과 회색을 칠해보세요
> 여름날을 보세요
> 내 마음속에 깃든 어둠을 알고 있는 눈으로
> 언덕 위의 그림자들
> 나무와 수선화를 그리세요
> 부드러운 바람과 겨울의 찬 공기를 그림 속에 담으세요
> 눈처럼 하얀 캔버스에 색을 칠하세요

고흐의 꿈은 화가 공동체를 이루는 일이었다. 수소문 끝에 데려온 고갱마저 다툼으로 집을 나가버리자 큰 충격을 받았다. 결국 고흐는 자신의 귀를 잘라버렸다. 이때부터 더 심한 발작으로 고통받다가 결국 정신 병원을 들락날락한다. 고흐의 발작은 나날이 악화되어 갔다.

죽음을 예견한 고흐는 마지막까지 혼신의 힘을 다해 「까마귀가 있는 밀밭」(1890) 등의 작품을 남겼다. 어느 날 홀로 밀밭에 나가 권총을 쏴 37세의 나이로 생을 마감했다. 총소리와 함께 까마귀 소리가 까악~까악~ 들렸다. 까마귀들이 그의 불우한 삶을 천상으로 데려갔다. 세상이 노란 현기증 같이 칠해졌다. 디기탈리스의 부작용이 너무 심했던 것일까.

가글이 등장하는
예술 작품

스튜어트 데이비스의 회화 『오돌』

　스튜어트 데이비스(Stuart Davis, 1894~1964)는 필라델피아에서 출생한 미국의 추상화가다. 입체파의 영향을 받아 색면 분할과 콜라주 기법을 이용하여 미국적 풍경을 즐겨 그린 화가다. 명암 없이 평면적으로 채색된 기하학적 형태로 화면을 채우는 모더니즘 경향의 작가다. 그는 일상 속 풍경과 사물들을 추상적 상상력을 가지고 강렬한 원색으로 재미있게 그려낸 화가로 유명하다. 리듬감이 있는 색채의 표현은 관객의 미감을 더욱 순수하게 만들며 즐거움과 미소를 불러일으킨다. 화사한 색감과 자유로운 붓놀림과 거기에서 파생되는 구도는 동화적이라고도 할 수 있는 작가다. 생동감이 넘치는 회화적 율동은 그가 재즈 음악을 좋아하는 데 기인한다고 한다.

　스튜어트 데이비스는 현대화, 산업화되는 미국적 풍경의 도시, 길, 건물, 택시, 가게, 광고, 네온사인 등 삶의 현장에서 미술적 영감을 많이 얻었다. 앤디 워홀과 로이 리히텐슈타인 등 유명 팝 아티스트보다 먼저 광고적 이미지를 작품에 반영하여 1960년대 팝 아트를 예견한 진정한 창시자로서도 불린다. 그의 그림 중에 가글병을 그린 『오돌(Odol)』이라는 작품이 있다.

　19세기 후반에는 세균이 주로 입을 통해서 몸으로 들어간다고 생각했다. 그래서 하나의 공중 위생학적 해결책을 제시했는데 1888년 독일 드레스덴의 한 연구소에 있던 칼 아우구스트 링그너(Karl August von Lingner, 1861~1916)가 개발한 '구강 세척수', 일명 가글(gargle)이다. 1893년 오돌(Odol)이라는 브랜드명으로 최초로 시장에 나왔다. 오돌이라는 이름은 그리스어로 치아를 뜻하는 'odous'와 라틴어로 오일을 뜻하는 'oleum'을 합성한 것이라고 한다.

독일에서 먼저 개발한 오돌은 전 세계적으로도 구강 보건에 큰 기여를 했다. 1913년 링그너 공장에서는 60여 개국에 오돌을 수출했다. 오돌 브랜드는 구강 세척수뿐만 아니라 구강 스프레이, 치약, 치아 보호용 껌까지 시판하여 1980년대 중반부터는 세계적인 브랜드가 되었다. 현재 이 브랜드는 세계적 제약 회사 글락소 스미스클라인(Glaxo—Smithkline)이 소유하고 있다. 회사의 전신이었던 비참(Beecham)사가 1974년에 링그너 공장을 사들였기 때문이다.

특히 오돌의 용기 디자인이 큰 인기를 끌었다. 물파스처럼 목이 구부러진 독특한 모습이다. 독일의 아르누보 계열 예술가 프란츠 폰 슈투크(Franz von Stuck)가 이 용기를 디자인했다고 알려져 있다. 또한 오페라 작곡가 지아코모 푸치니(Giacomo Puccini)에게 오돌을 찬양하는 송가를 작곡해달라고 의뢰했다. 이러한 위생용품의 디자인과 광고를 세계적 명성이 있는 유명 예술인에게 의뢰하여 제품의 가치를 상승시켰다.

이런 독특한 용기의 모습이 데이비스의 눈에도 들었던 것인지 아니면 당시 팝 아트의 태동기에 어떤 영감을 가지고 일상용품을 회화적 소재로 채용한 것인지는 몰라도 그는 여러 개의 오돌 연작을 그렸다. 사소한 생활적 사물을 고급 미술의 영역 안으로 채용한 것이다. 럭키 스트라이크 담배와 오돌 구강 세정제 같은 상품의 이미지를 고급 미술의 영역 안으로 채용함으로써 미국 사회의 대량 생산과 소비주의를 그의 회화 세계에 반영하였다. 한편 시판 가글에는 리스테린(Listerine®)이라는 제품도 유명한데 앤디 워홀이 1963년에 그린 「리스테린 병(Listerine Bottle)」도 팝 아트 그림이다.

오돌을 개발하여 큰돈을 번 링그너가 1912년에 독일 남동부 작센주의 수도 드레스덴에 독일 보건 위생 박물관을 세웠다. 평소 위생과 보건에 관심이 많았던 그는 자비를 들여 관련 전시회를 수차례 개최하고 그간 수집한 자료를 바탕으로 박물관을

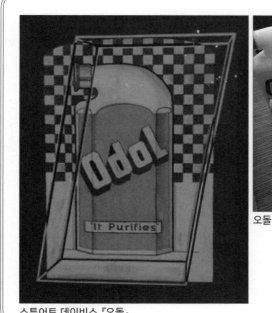

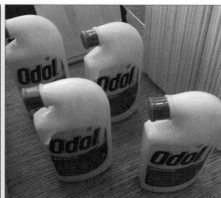
오돌

스튜어트 데이비스 『오돌』

만든 것이다. 이 박물관은 나치의 인종 차별 정책을 전파하기도 했으며 제2차 세계 대전 때 파괴되기도 하였다. 지금은 인간, 인류, 인체, 문화와 사회 속의 건강, 어린이 의학 박물관 관련 자료를 전시하고 있다.

또 다른 드레스덴의 한 작은 약국의 실험실에서는 1907년 오토마르 폰 마이엔부르그(Ottomar von Mayenburg, 1865~1932)라는 라이프치히대학 출신 약사가 치약에 관한 연구를 했다. 그는 그동안 사용되어왔던 가루 미백제와 액체의 구강 청결제를 섞어 반죽하고 향 성분으로는 박하에서 추출한 엑기스를 섞어서 치약을 만들었다. 자신의 제품을 알루미늄 튜브에 넣어서 독일에서 판매하기 시작한 것이 바로 클로로돈트(chlorodont®)라는 유명한 치약이다.

독일 출신 사업가 링그너와 약사 마이엔부르그 같은 개인 위생에 선구적인 사람들이 국민 보건에 중요한 치과 영역의 가글과 치약을 만들어 자국민은 물론 세계 인류의 구강 건강 확보에 노력한 사례라고 보인다.

약물을 요약한
텍스트 아트

댄 그레이엄의 회화『부작용들/보통약들』

댄 그레이엄(Dan Graham, 1942~)의『부작용들/보통약들(Side Effects/Common Drugs)』(1966)이라는 프린팅 작품이 있다. 대형 종이 위에 가로로는 여러 가지 부작용을 나열하고, 세로로는 여러 종류의 의약품명을 나열했다. 해당 의약품을 흥분제 및 식욕 억제제(Stimulant also Appetite Depressant), 항우울제(Anti—depressant), 신경 안정제(Tranquilizer), 수면제(Sedative), 항멀미제(Anti—motion sickness), 피임제(Contraceptive)로 나누고 각각에 해당하는 관련 약물 이름을 몇 가지씩 리스트에 올렸다.

그의 독특한 작품 속에 약학적 내용을 비교적 사실적으로 담았다. 그림의 타이틀에 '보통약들'이라고 되어 있지만 주로 중추 신경에 작용하는 향정신성 약물들이 많다. 대부분 일반인에게 흔하게 처방되는 전문약이다. 그래서 제목에 '보통약'이라고 한 것 같다. 마치 약물학 교과서에 나오는 한 페이지 같다.

그리고 각 의약품의 부작용에 해당되는 곳에 ● 표시를 해서 해당 약물의 부작용들을 알기 쉽게 보여주는 일종의 요약표(instructional paragraphs)처럼 작품을 구성했다. 이런 형식은 마치 약사들이 약물과 부작용을 공부하는 요약된 메모 형식과 비

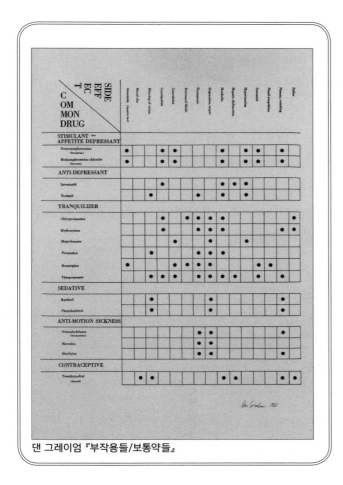

댄 그레이엄 『부작용들/보통약들』

숫하다.

꽤 사실적인 내용이지만 자세히 들여다보면 수면제인 barbital을 barbitol로, phenobarbital을 phenobarbitol로 오기했다. 이 프린팅의 초기 드로잉에서도 같은 오기가 있는 것으로 보아 제작 초기부터 그렇게 되었던 것 같다. 아무래도 약학자가 아닌 예술가라서 그랬을 수도 있겠다. 해당 약물에 대한 부작용의 표시도 딱 들어맞는 것 같지는 않다. 그러니까 이것은 전문가의 자문을 얻어 작성한 상용약물의 정확한 부작용 표는 아닌 것 같다. 그러므로 약학 교과서에 나오는 표 형식을 취했지만, 예술가인 화가가 문헌적 자료를 가지고 나름대로 창안한 예술적이고 창조적인 표현이라고 볼 수 있겠다.

그렇다면 이러한 종이 위에 약물학적 사실을 나열한 듯한 내용을 프린트한 것이 어떻게 미술 작품이 될 수 있을까? 사실 이런 류의 미술 작품들을 Text art(or Text—based art)라고 할 수 있다. 그러니까 이것은 미술 작업의 일차적 구성으로서 문서(텍스트)를 사용하여 작가의 의도를 시각적으로 전달하려 한 것이다. 문장이나 단어를 이해할 수 없게 변형하거나, 글자를 이미지화하여 마치 장식이나 키치(kitsch), 구성, 광고, 어떤 생산품처럼 보이게 하는 것이다.

『부작용들/보통약들』은 그가 창안한 '문서에 기반한 예술 작업(text-based artworks)'인 바 작품 속에 약물의 종류와 부작용과의 관계에 대한 것을 일종의 요약표(instructional paragraphs)와 시각적 스키마(schemas)로 보여주고 있다. 자신의 텍스트 안에 동그란 점을 찍었다. 물론 해당 약품의 부작용 여부를 표시한 것이지만 미술적으로는 팝 아트의 유명 작가 로이 리히텐슈타인이 자주 쓰는 '벤 데이 도트'다. 이 기법은 미국의 인쇄업자 벤자민 데이(Benjamin Henry Day)가 창안했다. 색을 점으로 분할하여 찍어내는 인쇄 기법으로 일명 'Screen dots' 기법이라고 한다. 그러니까 『부작용들/보통약들』은 특정 약물의 해당 부작용에 근거하여 표에 정확히 점을 찍은 거라기보다는 회화적 디자인으로서 점을 찍은 것으로 보인다.

댄 그레이엄은 화가이자 책을 쓴 작가이기도 하고, 또 미술관 큐레이터로도 활동한 세계적으로 유명한 개념 예술가다. 또한 그는 그림 속에 래리 푼즈(Larry Poons, 1937~)의 '옵 아트(Op Art)'를 즐겨 채용하기도 했다. 래리 푼즈는 미국 옵 아트, 추상주의 화가다. 옵 아트는 '옵티컬 아트'를 줄여서 부르는 미술 용어다. 일종의 '시각적인 예술'이다. '망막의 미술(retinal art)', '지각적 추상(perceptual abstraction)'이라고도 불린다.

팝 아트(Pop Art)가 일상생활에서 흔히 쓰이는 대중적인 사물 등의 이미지에서 소재를 찾았던 미술이라면 옵 아트는 추상적 무늬와 색상을 반복하여 표현함으로써 실제 화면에서 무엇인가 연속적으로 움직이는 듯한 착각을 일으키게 하는 미술이다. 래리 푼즈가 젊은 시절에 시도했던 작품 경향으로 나중에는 추상주의 화가로 변모했다.

어쨌든 댄 그레이엄의 『부작용들/보통약들』은 롤링 스톤즈의 노래 「엄마의 작은 도우미」에서 착상하여 메프로바메이트를 포함하는 여러 위험 약물들을 문서를 기반으로 한 회화적 이미지로 그들의 부작용을 표현한 그림이다. 댄 그레이엄의 작품은 의사로부터 일반적으로 처방이 되는 보통약의 부작용을 회화적으로 표시하여 약물의 오남용에 대한 경고를 예술 작품으로 시도했던 셈이다.

약국이 있는
샤갈의 고향 풍경

샤갈의 회화 『비테프스크의 약국』

　　유명한 화가 마르크 샤갈(Marc Chagall, 1887~1985)을 좋아하는 사람이 많다. 그는 러시아의 오래된 도시 비테프스크에서 태어났다. 비트바강과 드비나강이 합류하는 곳에 있는 비테프스크는 지금은 벨라루스에 속해 있다. 샤갈이 태어날 당시에는 가난하고 우울한 마을이었다.

　　여기에 비교적 큰 유대인 공동체가 있었다. 이곳 출신인 샤갈은 가난한 집안에서 태어났으나 1907년 상트페테르부르크 미술 학교에 입학하여 정식 교육을 받았다. 1910년에 입체파가 주류를 형성하고 있는 파리로 와서 렘브란트, 고흐, 마티스, 고갱 등 화가들의 작품을 연구했다.

　　샤갈은 1911년경부터 그로테스크한 환상적 화풍을 선보이며 이름을 날리기 시작했다. 지금은 고흐, 고갱, 마티스, 피카소와 함께 세계인에게 사랑받고 있는 화가다. 그는 동화의 세계나 고향의 생활, 하늘을 나는 연인들이란 주제를 다루면서 자유로운 상상력과 풍부한 색채감으로 보는 사람의 마음을 즐겁게 해주는 작가다. 유대인 특유의 신비감과 슬라브 지역의 환상을 겹쳐 표현했다. 몽환적이면서 초현실적인 화풍으로 마치 시를 읽는 것 같은 착각을 느낀다. 샤갈은 표현주의 화가로서 초현실주

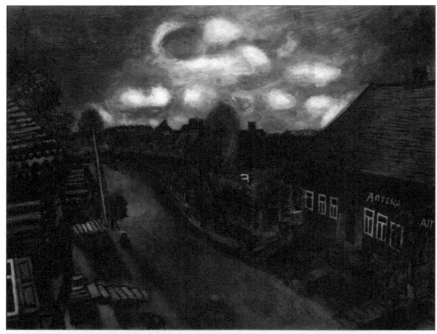

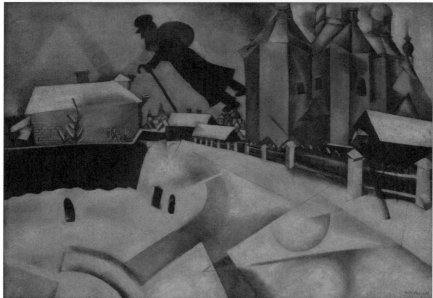

샤갈 『비테프스크의 약국』(위), 샤갈 「비테프스크 위에서」(아래)

예술 속의 파르마콘

의에도 많은 영향을 주었다. 샤갈의 말이다.

> "슬프고도 즐거운 나의 도시여! 어렸을 적에 난 널 유심히 관찰하곤 했었지. 주위에는 성당, 수도원, 가게, 지오토의 벽화에 나오는 건물처럼 소박하면서도 영원한 유대 예배당이 있었어."

여기서 지오토(Giotto de Bondone, 1267~1337)는 벽화를 잘 그렸던 이탈리아 화가다. 샤갈은 고향 비테프스크의 모든 것을 사랑했다. 파리에서 활동하다가 1914년 고향으로 돌아간 샤갈은 약국, 성당, 집과 풍경을 그린다. "내 그림 중에 비테프스크로부터의 영감이 담겨 있지 않은 작품은 한 점도 없다"라고 말한다. 그래서 그런지 그의 작품 세계에는 추억과 정체성이 서려 있는 러시아 고향 마을이 반복되어 나온다.

1914년부터 1918년까지 고향에 살면서 그린 작품 중에 『비테프스크의 약국(Apothecary in Vitebsk)』(1914)이 있다. 파란 하늘에 뭉게구름이 두둥실 떠 있다. 행인 두 사람이 왼쪽 건물로 들어가려는 듯 주춤하고 서 있는 길은 부드러운 황톳길이다. 길가의 양편에는 러시아풍의 목조 가옥이 있다. 그림 오른쪽에 있는 큰 건물이 작가가 나타내고자 한 약국이다. 간판에 러시아 글씨로 약국(Аптека)이라고 쓰여 있다. 비교적 작지 않은 건물 전면에 가게로 들어가는 중앙 계단 양쪽에는 또 하나씩 두 개의 계단이 더 나 있다. 오른쪽 계단이 약국 입구로 보인다. 약국의 전면은 우리나라보다 추운 나라여서 그런지 대형 유리창 같은 건 없다. 마치 병원에 들어가는 것처럼 문 옆에 작은 창문이 몇 개 나 있을 뿐이다. 목조 간판인 듯 약국이라는 하얀 글씨가 두 개나 선명하게 붙어 있다. 평범하고 소박한 풍경이다.

샤갈은 고향의 소박한 모든 사물을 사랑했다. 비테프스크의 약국은 그 당시 고향 마을의 큰 건물이었는지도 모른다. 샤갈은 풍경은 물론이고 시골집과 동물을 비롯해서 고향의 사소한 모든 것까지 사랑했던 작가였다. 그림의 기법은 유화가 발명되기 이전에 많이 쓰던 안료인 구야슈(gouache)와 템페라(tempera) 같은 불투명 수채화 물감을 써서 그렸다. 스타일은 원시주의(primitivism)로 자연을 인간적 가치의 눈으로 보고자 하는 그림이다. 우리는 타히티섬에서 원주민의 삶을 그린 고갱의 그림에서 원시주의 미술 경향을 잘 볼 수 있다.

샤갈이라는 세계적인 화가가 약국을 소재로 그림을 그렸다니 관련 의약계 종사자로서는 호기심이 생길 만도 하다. 물론 21세기 현재의 러시아 약국 모습은 모던하게 변했을 것이다.

우리나라에서 양조장이나 정미소가 시골 마을의 유지 역할을 했던 때가 있었다. 산업화가 진행되면서 약국이 동네의 사랑방이나 유지 역할을 했다. 1960~1970년대 약국은 호황이었다. 큰길가 약국은 어두운 시대임에도 조명이 유난히 밝았다. 가끔 약을 사러 약국에 들어가면 소독약 냄새가 나는 분위기가 성스러운 느낌마저 들었다. 어른들에게는 약국이 선망의 대상이었다. 그래서 그랬는지 그때 그 시절 부모는 자식의 약대 진학을 바랐다. 약대가 인기였다. 지금도 그럴 것이지만.

샤갈이 살던 마을에서 비테프스크의 약국은 어떤 위상이었을까? 샤갈도 가끔은 약을 사러 드나들었을 것이다. 그가 그린 성당, 수도원과 함께 이 영혼의 약국은 샤갈의 기억 창고에 진하게 남아 있었던 것 같다.

샤갈의 또 다른 유명한 그림 「비테프스크 위에서」가 떠오른다. 하얀 눈이 쌓인 사랑하는 고향 마을 위를 어깨에 짐을 메고 날아다니는 샤갈의 꿈. 김춘수 시인의 시 「샤갈의 마을에 내리는 눈」의 구절도 귓전을 울린다. "눈은 수천수만의 날개를 달고 하늘에서 내려와 샤갈의 마을의 지붕과 굴뚝을 덮는다."

초현실주의와
환각

살바도르 달리의 말 "나는 마약이다"

살바도르 달리(Salvador Dali, 1904~1989)는 스페인 태생의 초현실주의 화가다. 그의 콧수염과 녹아내리는 시계가 있는 그림이 떠오른다. 달리는 이상한 삶과 행동으로 스캔들을 몰고 다닌 기인 예술가였다. 프로이트의 영향을 받아 꿈과 욕망, 잠재적 무의식의 세계를 자신의 그림에 자주 표현하였다. 미국에서 활동하면서 상업 미술, 광고 디자인, 영화, 발레 등에도 다양한 작품을 남겼다. 피카소처럼 당대 최고의 대우를 받으며 화려하게 살다가 85세에 세상을 떠났다.

달리의 초현실적 그림을 보면 그런 생각도 든다. 이런 이미지가 어떻게 정상적인 정신 상태에서 나왔을까. 혹시나 그가 환각제 같은 약물을 복용하고 그린 것이 아닐까. 달리의 유명한 말 "나는 마약을 하지 않는다. 나는 마약이다(I don't do drugs: I am a drug)"를 상기해보면 약은 먹은 것 같지 않은데 알쏭달쏭해진다. 그가 과연 작품 활동 중에 마약이나 환각제 같은 것을 복용한 적이 있는지, 어떠한 영향이나 관심이 있었지 않았을까 의심이 간다.

달리의 그림 「나르키소스의 변형(Metamorphosis of Narcissus)」을 보자. 그리스 신화 속 나르키소스(나르시스)를 주제로 하고 있다. 나르키소스는 연못에 비친 자신의 그림자와 사랑에 빠졌다가 수선화로 변해버린 미청년의 이야기다. 나르키소스는 수선화를 뜻하며 미남자의 이름이다. 물에 비친 이미지는 자신의 내면을 응시하고 있는 것 같으나 머리 같은 부분에서 풀이 자라나고 있다. 뒤쪽 배경에는 사람의 무리가 춤을 추는 듯하나 나르키소스는 극도의 외로움 속에 연못을 바라보며 스스로 고립되어 있다. 라틴어 Narkissos는 마비(numbness)를 뜻하는 'narke'에서 유래되었으며 이것이 마약(narcotic)이라는 뜻이 되었다.

수선화는 그 강한 향기가 감각을 마비시키는 경우가 있어 마취약의 narcotic이 여기에서 유래되었다고 한다. 한편 나르시시즘(narcissism)은 자기의 외모에 대한 과도한 자만을 뜻한다. 그러니까 자기 자신이 리비도(libido)의 대상이 되는 정신 분석학적 용어로서 프로이트가 도입했다. 자기 연모, 자아도취, 자기애라고 번역한다.

달리는 자신이 터득한 '편집병적 임계법(paranoiac—critical method, PCM)'을 이용하여 자신의 회화 세계를 구축해나갔다. 편집병은 자신이 대단히 위대한 사람이고, 중요한 일들이 자신과 관련되어 있다는 일종의 망상을 가진 상태다. 달리는 이러한 내면의 본능이 마치 100℃의 임계점에서 물이 끓듯이 정신적 예술적 임계 상태(들뜬 상태)에서 떠오르는 집착, 강박, 공포, 변태, 향수, 마비 같은 것을 이용하여 회화적 이미지를 만들어나갔다. 녹아내렸거나 늘어진 시계처럼 사물을 변형시키는 것, 익숙한 사물들의 낯선 조합과 배치로 그로테스크하게 만들어내는 것, 인체를 왜곡시키고 해체시키는 것들이 달리와 같은 초현실주의자의 '편집병적 임계법'을 이용한 이미지 구축 방법인 것이다.

그는 이런 말을 했다 "편집병적 임계 행위(paranoic—critical activity)는 섬망(delirium)의 세계를 실제의 상황으로 스쳐 지나가게 하는 것이다." 여기서 섬망이란 일종의 병적인 상태로서 의식 장애나 지각 장애다. 그러니까 환각이나 착각, 망상적인 착상이 있고, 때로는 심한 불안 등을 수반한다. 특히 환각은 때로 무대 위의 몽환적인 정경을 보고 있는 것같이 감지되는 경우가 많다. 그러니까 달리는 이러한 망상을 자기만의 방법으로 환상을 불러일으켜서 실제의 캔버스에 옮겨 넣은 것이다.

신화적 상상력이 표현된 그의 작품 「나르키소스의 변형」, 상징적 기호로 구성된 시각 언어가 표현된 「환각을 일으키는 투우사」, 세 개의 흐늘거리는 시계를 표현한

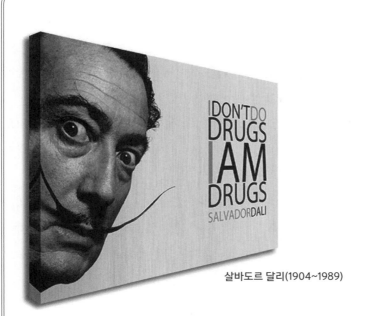

살바도르 달리(1904~1989)

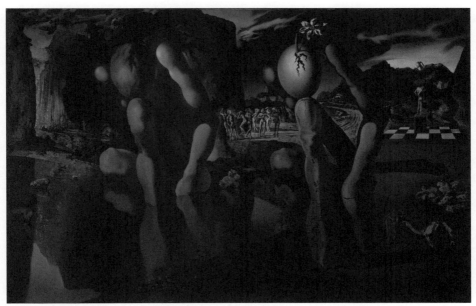

달리 「나르키소스의 변형」

「기억의 지속」에서 그의 편집병적 임계법에 의한 화풍과 함께 자연스레 약물의 영향에 의한 환각의 세계 같은 것을 의심해볼 수도 있겠다. 달리는 재능이 많은 화가다. 그는 다큐멘터리 같은 것도 제작했다. 달리가 직접 나레이션을 했다. 이 필름에 거대한 환각 버섯을 찾아 멀고 먼 몽골로 탐험을 가는 이야기가 나온다. 대사 중에 환각 버섯(*Psilocybe mexicana*)이 나오고 이 버섯에서 얻어지는 실로시빈(psilocybin)이라는 환각 성분이 나온다. 그러니까 그가 환각 버섯을 사용하지 않았다 하더라도 평소에 관심이 있었다는 것이 된다. 이 버섯 속의 실로시빈이 바로 LSD 같은 환각제로 작용한다.

누가 달리에게 물었다. "초현실주의란 무엇입니까?" 그가 답했다. "초현실주의는 나 자신이요." 그렇다. 초현실은 또 다른 현실이 아닐런가. 그러나 현실에 뿌리박지 못한 초현실은 환각에 의한 환상일 뿐이다. 예술은 환상을 통해서도 현실 세계를 그리워하는 것이다.

14

발에 대한
오마주

로이 리히텐슈타인의 드로잉 『발 치료』

일상과 예술의 경계를 허물고 팝 아트의 선구자적인 역할을 한 로이 리히텐슈타인(Roy Lichtenstein, 1923~1997)의 드로잉 작품으로『발 치료(Foot Medication)』(1962)가 있다. 리히텐슈타인은 고급 예술로 치부되던 캔버스에 만화 장면을 옮긴 작가로 유명하다. 앤디 워홀 등과 함께 팝 아트의 대표적인 화가다. 만화가 가진 단순하지만 강렬한 선, 단순화된 색채 등의 표현력을 오일 페인팅으로 표현했다. 어느 날 아들에게서 자기가 읽는 만화보다 그림을 그릴 줄 모른다는 핀잔을 듣고 만화에서 차용한 이미지로 그림을 그리기 시작하였다고 한다.

『발 치료』는 연필로 선을 그리고 배경을 프로타주(frottage) 기법으로 문질러서 제작한 것으로 그가 창안한 벤데이 점(Benday dot)의 느낌을 주는 드로잉이다. 프로타주 기법은 나무판이나 잎, 천 등 면이 올록볼록한 대상물 위에 올려놓은 종이를 연필 등으로 문질러 모양을 내는 기법이다.『발 치료』는 그의 아이콘인 팝 아트의 뿌리가 되는 작품이다.

그는 벤데이 점을 그의 그림에 응용하는 다양한 시도를 했다. 그의 전시회 출품작의 면면을 살펴보면 벤데이 점을 이용한 선과 면의 처리가 어떻게 진화되어 왔는지를 알 수 있다. 어느 날 앤디 워홀이 리히텐슈타인의 벤데이 점 그림을 보고 나는 왜 진즉에 이것을 생각하지 못했을까 자탄하면서 만화 작품의 차용을 그만두었다는 일화도 있다.

『발 치료』에는 잘려지고 극도로 생략된 손과 발이 외부의 몸으로부터 단절된 채 어떤 움직임을 보여주고 있다. 가느다란 손과 발의 모습으로 보아 여성인 듯하다. 손가락 사이에 무정형의 하얀 솜을 집고 발등 위에 바르고 있는 장면이다. 그림의 제목이 '발 관리(foot care)'가 아니고 '발 치료(foot medication)'인 것으로 보아 주인공의 발에 어떤 병적인 문제가 있음을 알 수 있다.

발 관리 차원이라면 아마도 바셀린이나 로션 같은 것을 발랐을 것이다. 그러나 발 치료 차원이라면 무좀(athlete's foot), 혹은 피부염(dermatitis) 같은 것을 의심해볼 수도 있을 것 같다. 1960년대 당시에 쓰던 무좀약은 운데실린산(zinc undecylenate) 같은 것이 있었다. 그리고 손가락으로 집은 약솜(cotton ball)이 동그란 형태를 유지하고 뭔가를 바르고 있는 것으로 보아 이 약솜에는 액체나 연고가 아니라 가루가 묻어 있는 것으로 보인다. 만약 과망간산칼륨 용액 같은 것을 바르는 중이라면 약솜에 자줏빛 액체가 묻어야 하므로 드로잉에도 검은색의 음영 처리가 되어 있었을 것이다. 그러므로 주인공은 운데실린산 파우더 같은 것을 찍어 바르고 있는 것이 아닌가 한다.

그림에서 느낄 수 있는 것은 발에 대한 경외심이다. 작가는 팝 아티스트로서 뭔가를 바르거나 닦거나 하는 하찮은 동작을 미술적으로 표현하려 했을 것이다. 하찮게 여기는 신체 부위 중에 첫 번째로 꼽히는 것이 발이다. 모든 신체 부위가 다 중요하고 애틋하듯 발도 사실 무척 중요한 부분이다. 고단하고 힘든 하루를 굳세게 버티게 해 주는 것이 바로 발이 아닐까. 그의 마음속에 떠오른 발에 대한 사랑의 이미지를 고운 손과 함께 그의 작품 속에 고스란히 담아내었다.

리히텐슈타인은 단순한 손과 발이 나오는 그림을 통해 무언인가 얘기를 하고 싶었을 것인데 그것이 바로 발에 대한 '오마주(homage)'가 아니었을까 감히 생각해본다. 리히텐슈타인은 작품을 그린 후 이듬해에 포스터로 만든 동일한 작품 「발 치료 포스터(Foot Medication Poster)」를 발표했다. 이 작품은 여러 드로잉 전시회를 홍보하는 포스터로 소개되기도 했다.

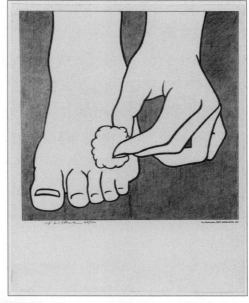

로이 리히텐슈타인 『발 치료』
로이 리히텐슈타인 「아티스트 스튜디오의 발 치료」

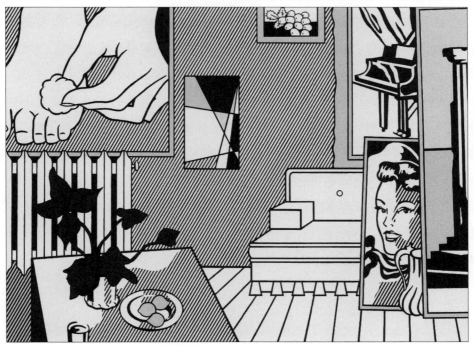

리히텐슈타인의 「아티스트 스튜디오의 발 치료(Artist studio's Foot Medication)」 작품 왼쪽 위에 가장 크게 걸려 있는 액자의 그림이 바로 『발 치료』이다. 1962년에 그린 『발 치료』와 유사하지만 자세히 보면 약솜의 모습이 약간 달라졌다. 이것은 드로잉이 아니라 캔버스 위에 직접 새로 '유채와 마그나(magna with oil)'로 그린 것이다. 배경은 확실하게 벤데이 점으로 표현했다.

문학에서 이야기 속에 이야기가 끼어 있는 구성을 액자 소설이라고 부르는데 이 그림은 그림 속에 여러 그림이 있는 구성이므로 '액자 회화'라고 불러도 좋을 것 같다. 존경하는 마티스의 그림을 재구성하면서 그가 자신의 수많은 그림 중에서 하필이면 『발 치료』를 그림 속 액자로 표현한 의도는 무엇일까. 리히텐슈타인은 어쩌면 『발 치료』를 자신의 '기념비적 작품(monumental painting)'이라고 생각했던 것은 아닐까 싶다.

리히텐슈타인은 발에 대한 '오마주'라고 할 수 있겠다. 발의 이미지는 비천과 헌신의 이미지로 갈린다. 발은 지저분하고 거친 곳을 딛고 다니는 신체의 가장 천한 부분으로 여겨서 '발바닥만도 못한 놈', '발가락에 낀 때만도 못한 놈'이라든지 '도둑이 제 발 저린다'라든지 발을 예로 들며 천하고 나쁜 이미지를 설명하기도 한다. 그러나 발이야말로 우리 신체 중에서 가장 중요한 부분이라고 해도 과언이 아니다. 무거운 몸을 두 발에 싣고 종일 돌아다니며 먹거리를 찾아 헤매는 유목민 같은 존재가 사람이 아니던가. 하루 일이 끝나면 두 발에 대한 경외심으로 따스한 물에 족욕을 해주기도 하는 것이 발에 대한 오마주이다. 상대방에 대한 존경으로 발을 마사지해준다든지 발등에 키스해주는 것도 최대한의 예우가 된다.

리히텐슈타인은 그의 작품 『발 치료』에서 발의 애틋함을 회화적 이미지로 표현하고 있다. 그리고 그림을 깊이 들여다보면 낮은 것에 대한 사랑, 하찮은 것에 대한 배려가 인간이 가져야 할 소중한 덕목이라는 것을 보여준다.

예술가들의 녹색 요정
'압생트'

로트레크의 회화『고흐의 초상』

압생트(absinthe)라는 술이 있다. 알코올 농도 약 45~74%의 증류주로 여러 가지 약초를 포함하고 있는 리큐르(liqueur)라는 술의 일종이다. 18세기 말 프랑스에서 한 의사가 만병통치용 약술로 개발하였다. 당시 프랑스군에서는 말라리아나 이질 같은 풍토병 약으로 쓰기도 하였다.

원료인 쓴쑥(*Artemisia absinthium*)의 라틴명 압신티움에서 술의 이름이 유래됐다.

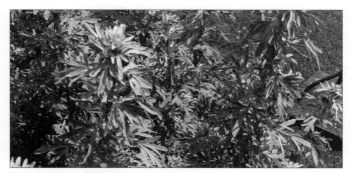

압생트의 원료인 쓴쑥

19세기에 와서 유럽의 예술가들 사이에서 인기가 있었던 술이다. 와인보다 싸고 독하므로 한 잔을 시켜놓고 계속 물을 섞어가며 오랜 시간 마실 수 있어 가난한 예술가나 노동자들이 즐겨 마셨다고 한다.

고흐가 이 술을 먹고 환각 작용으로 자신의 귀를 잘랐다고 전해지나 확실치는 않다. 프랑스 화가 앙리 드 툴루즈 로트레크(Henri de Toulouse Lautrec, 1864~1901)도 압생트에 중독되어 파리의 뒷골목을 배회했다고 한다. 원료는 세 가지인데 아니스(anise), 회향(fennel), 쓴쑥(wormwood)을 증류하여 만드는 술이었다. 압생트는 가격도 저렴한 편이라 서민들의 사랑을 받았다. 압생트는 함유된 생약 원료와 첨가 성분 때문에 인체에 미치는 유해한 영향에 대해 논란이 많았다. 그중에 특히 쓴쑥의 독작용에 대해 논란이 많았다. 환각 작용 유발 등이 압생트에 의한 중독 사고로 오인되었다.

'녹색 요정(Green fairy)'이라고 불리는 초록빛 압생트는 주재료인 쓴쑥이 색을 낸다. 여기에 구리(Cu)와 아연(Zn)을 넣어 색을 더 진하게 만들기도 하였다. 이것이 사실이라면 중금속 때문에 알코올 독성이 더 커졌을 것이다. 압생트는 매우 독하고 맛이 써서 설탕을 넣어 마셨다. 설탕을 넣으면 녹색이 탈색되어 우윳빛으로 변한다. 화가들의 그림 속에 압생트가 때로는 녹색으로 때로는 희뿌옇게 그려져 있는 이유다.

대중적으로 인기를 얻은 압생트를 소재로 많은 미술 작품이 나왔다. 압생트를 그린 화가 중에는 고흐, 드가, 마네와 함께 로트레크와 피카소가 여러 작품을 남겼다. 로트레크는 프랑스의 귀족으로 유복하게 태어났으나 어릴 때 다리 부상으로 키가 작은 장애인이 되었다. 그는 몽마르트의 물랭루주나 인근 카페에서 매일 술을 마시면서 열등감을 극복하려고 했다. 그곳에서 손가락질을 받는 무용수나 창녀들을 모델로 그려 파리 화단에 이름을 날렸다.

그는 압생트를 좋아하는 고흐와도 절친하게 지냈다. 로트레크는 『고흐의 초상』에서 카페 테이블 앞에 앉아 압생트를 마시며 사색에 잠긴 고흐의 옆모습을 그리기도 했다. 고흐의 황시증이 디기탈리스뿐만 아니라 즐겨 마시던 압생트 원료 향쑥의 부작용 때문에 더 심해졌다고 보인다. 고흐도 「압생트가 있는 정물」에서 빈 테이블 위에 놓여 있는 압생트 글라스와 물병을 그렸다. 피카소도 압생트를 좋아해서인지

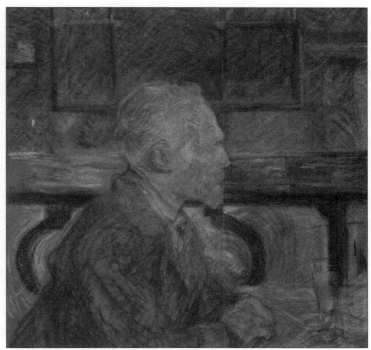

로트레크 『고흐의 초상』

그의 작품 중에는 압생트가 등장하는 경우가 많다. 예를 들면 회화 작품 중에는 「압생트를 마시는 여자」(1901), 「압생트를 마시는 사람」(1901), 「뻬르노의 술병」(1912), 입체 작품인 「압생트 잔」(1914) 등이 있다.

압생트의 독작용은 주원료 중 하나인 쓴쑥(향쑥)에 들어 있는 투존(thujone)이란 성분을 장기간 다량 복용했을 때 일어날 수 있다. 실제로는 쓴쑥에 그리 많이 들어 있지는 않다고 알려져 있다. LD_{50}은 마우스에서 약 45mg/kg이다. 투존은 박하 냄새가 나는 테르펜 화합물이다. 이 성분이 대마의 THC와 화학 구조가 유사하여 한때 환각 물질로 오인되었다. 투존은 고용량에서 뇌세포와 간세포에 독성을 나타낸다. 뇌에서 GABA 수용체의 길항제로 작용하여 피크로톡신(picrotoxin) 같은 근육 경련을 일으키게 된다.

투존은 장관 내에서 세로토닌 수용체인 5—HT$_3$ 길항제로 작용하여 진토 작용이 있다. 투존은 고용량에서 경련과 함께 사망까지 일으킨다. 향쑥은 쑥에서 얻어지는 구충 성분 산토닌과 함께 황시증을 일으킨다고도 알려졌다. 하지만 압생트를 자주 마시면 투존 독성이 나타나기 전에 차라리 알코올 중독이 먼저 온다고 볼 수도 있다.

결국 압생트는 1915년경에 유럽, 미국 등지에서 제조 및 판매가 금지되었다. 지금은 알려진 유해성 대부분이 근거 없는 것으로 밝혀졌다. 1990년대가 되어 투존 프리 (thujone free, 10㎎/㎏이하)로 압생트 제조를 다시 허가했다. 원료 중에 쓴쑥을 빼고 알코올 농도도 40%를 넘지 않게 하였다. 현재 EU 국가는 알코올 음료를 비롯한 식품에 투존 10~35㎎/㎏의 기준이 설정되어 있다. 그러나 우리나라에서 현재 쓴쑥은 식품 원료로 사용될 수 없다. 예술 세계에서 압생트의 폐해는 원료인 쓴쑥의 독성도 있었겠지만 독한 술을 너무 과음한 예술가들의 알코올 중독 때문으로 생각된다.

19세기 말 파리에서 어느 시인이 낭송한 「초록빛 압생트」란 시에 압생트의 절규가 들어 있는 것 같다.

초록빛 압생트는 저주의 음료
혈관을 타고 흐르는 죽음의 독약
아내와 자식은 빈민굴에서 울고 있는데
주정뱅이는 압생트를 머릿속에 부어 넣는다.

　예술 속의 파르마콘

파마 아트

'데미안 허스트'에서 '케미컬 X'까지

미술의 소재는 무궁무진하다. 아스피린의 레플리카(replica) 같은 알약이나 혹은 진짜 아스피린 원료 분말로 미술 작품을 만든 예도 있다. 파마 아트(Pharma Art)라고 부를 수 있는 장르가 현대 미술에 자주 등장한다. 아마도 약을 오브제로 사용한 미술 기법에 탐닉적인 작가들이 있는 듯하다. 오늘날 파마 아트가 이만큼 인기를 얻기까지 데미안 허스트의 역할이 컸다. 그는 파마 아트의 선구자이다.

그렇다면 왜? 약을 회화적 소재로 하는가? 몇 가지 이유가 있을 듯하다. 생로병사를 떠올리게 하는 약의 상징성, 다채로운 디자인적 요소를 가진 약의 예술성, 인간이 사용할 수밖에 없는 약의 필수성, 약물 부작용이나 마약 등으로 생명의 위협까지 주고 있는 약의 해악성 등의 이유가 있지 않을까. 파마 아트에 천착한 작가들의 세계를 살펴본다.

조안나 라즈코우스카(Joanna Rajkowaska, 1968~)

폴란드 조각가 조안나 라즈코우스카는 진통제와 합성수지를 섞어 만든 총기류 작품을 '진통제(Painkiller I, II)' 시리즈로 전시하고 있다. 그녀의 작품들은 약물과 군사 무기와의 패러독스한 상관관계를 보여준다. 그녀는 과학적 지식(약물)이나 힘(총기)의 사용으로 인한 불안하고 위태로운 현 상황을 작품 속에 담고 있다. 사람을 죽이는 수단(총기)이나 살리는 수단(약물)은 둘 다 강력한 힘을 사용한다는 점에서 공통점을 갖는다. 이러한 스펙트럼을 함께 묶는 것은 죽음과 치유의 과정에 대한 혼란을 암시한다. 이런 개념이 약물을 섞은 합성수지로 무기를 만드는 예술 작품의 아이디어가 되었다.

현대의 전쟁 상황과 치유적 시스템, 서구 과학의 실제 사이에 존재하는 상호 간의 불편한 관계를 표현하기 위하여 그녀는 약물인 진통제와 미술 재료인 합성수지를 섞은 입체 작품을 만든 것이다.

「Painkillers I series」(2014) 중에서 「Uzi submachine gun」은 실제 이스라엘 제작 자동 소총의 모형이다. 「Painkiller II series」(2015)에서도 미국산 M4A1 카빈(carbine) 자동 소총 등 여러 가지 총기류와 폭탄, 심지어 핵폭탄이 전시되었다. 작가는 약물의 사용, 오남용을 총기의 합법적 혹은 비합법적 사용과 동일한 시선으로 바라보며 그 해악성에 대해 세상에 질문을 던지고 있는 것이다. 약이 가진 작용과 부작용을 총이라는 무기를 통하여 질서를 유지하거나 파괴하는 힘의 이중성을 말하고 있다고 본다.

마크 퀸(Marc Quinn, 1964~)

영국에서 1980년대 결성된 '젊은 예술가들(Young British Artist, YBA)'이라고 불리는 젊은 세대 미술가들이 있다. 1900년대 초반 이후 유럽은 미술의 주도권을 미국에 빼앗겼는데, 그 주도권이 다시 유럽으로 넘어온 것이 2000년대 초반이다. 미술의 주도권을 다시 유럽으로 가져오게 된 데는 이들의 역할이 컸다.

마크 퀸은 영국의 YBA 멤버 중 대표적인 미술가다. 1991년, 자신의 피를 뽑아 두상을 만든 작품 「셀프(Self)」로 유명해졌다. 그가 천착하는 주제는 인간의 생명과 죽음, 고귀한 정신이다. 최근 주목받고 있는 그의 작품은 생명을 부지하기 위하여 정기적으로 의약품에 의존해야 하는 사람의 조각상 시리즈다. 퀸은 그들이 복용하는 의약품을 수지에 혼합하여 각각의 인물 모습을 주형으로 만들었다. 조안나 라즈코우스카와 같은 기법을 사용했다.

작품 「Chemical Life Support」(2004)는 질환을 앓고 있는 사람들이 실제로 복용

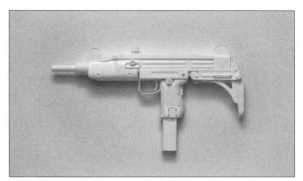

조안나 라즈코우스카 「Uzi submachine gun」

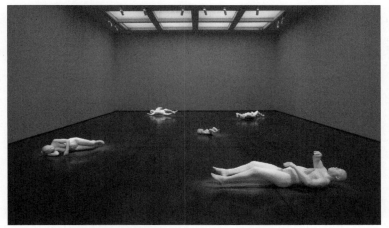

마크 퀸 「Chemical Life Support」

하는 약을 섞어서 각각의 조각품을 만들었다. 사람들이 바닥에 무기력하게 누워 있다. 무중력 상태에 떠 있는 것처럼 바닥에 거의 닿지 않도록 설치되었다. 현대의 약물(의학)만이 죽은 사람들을 다시 일으켜 세울 수 있다는 듯. 혹은 치료약을 먹었어도 결국에는 죽어갈 수밖에 없는 숙명을 보여주기라도 하듯 고통스러워하는 모습이다.

「Innoscience」(2004)는 우유 알레르기로 고통받는 그의 아들을 모델로 했다. 화학적으로 생산된 부성분들과 폴리머를 혼합하여 사용했다. 그림 설명을 보면 혼합된 여러 성분이 나열되어 있다. 포도당 시럽(glucose syrup) 같은 탄수화물, 코코넛 오일(coconut oil) 같은 지방, 아르기닌(arginine) 같은 아미노산, 인산칼슘(calcium phosphate dibasic) 같은 무기물 등 약 50여 가지의 실제 영양 물질이자 의약품 성분이 사용되었다.

에이즈(HIV) 양성 환자인 「실비아 페트레티(Silvia Petretti)」(2005)는 테노피비르(tenofivir) 같은 항바이러스 약물이 고분자 왁스와 섞여 있다. 이런 작품들은 고요한 인간의 몸이 건강하게 보이지만, 작품의 제목과 설명을 보면 약물이 살 속에 섞인 채 죽어가며 고통의 바다에 떠 있는 연약한 생명체를 나타내고 있다. 약에 의존하거나 중독되어 살아가는 우리들의 모습을 투영하고 있는 입체 작품이다.

필립 위아르(Philippe Huart, 1953~)

유럽의 누보 팝(Nouveaux Pop) 작가다. 영국을 비롯한 유럽에서는 '누보 팝 아트'라는 미국의 팝 아트와는 다소 다른 경향의 미술 세계가 발전되기 시작했다. 대중적이고 일상적인 소재를 고급 미술의 영역으로 차용하는 방식은 미국의 팝 아트와 같으나 판화처럼 대량복제하는 미국의 팝 아트와는 달리 화가들이 자신의 붓으로 끝까지 작업하는 측면이 강하다. 그러므로 누보 팝 아트는 대량 생산과 대량 소비와 그로 인한 인간적 폐해에 대한 강력한 메시지를 전달하는 편이다.

프랑스의 유명한 누보 팝 아티스트인 필립 위아르는 현대 소비 사회를 상징하는 약(캡슐), 총, 꽃과 같은 소재를 사용한다. 그의 작품은 극사실적인 그림에 원색을 사용해 관객의 시선을 끌면서 사회적인 문제의식을 부각시킨다. 그의 작품 중에 「God stress amnesia」(2005)가 있다. 이 작품은 이중 분할 화면으로 되어 있는데 왼편에는 극사실적으로 표현된 다량의 캡슐 약이, 오른쪽에는 억지로 손가락으로 입을 벌린 채 고통스러워하는 여성의 얼굴이 그려져 있다. 두 개의 이미지가 서로 대립하며 무엇인가를 대답하고 있는 듯한 대칭성을 느끼게 한다.

제목이 'God Stress Amnesia'라니? '신은 기억 상실로 스트레스를 받는다'인데, 무슨 뜻일까? 사람들이 먹는 약이 어쩌면 이브의 선악과 같은 것이 아닐까? 라는 물음에 도달하게 된다. 약의 캡슐을 극사실적으로 그려내는 필립 위아르의 작품은 그저 하나의 소비문화가 되어버린 무차별적인 약물 사용 등 현대의 의료 소비 문명을 고발하거나 풍자한다. 그는 아름답기까지 한 형형색색의 캡슐 약을 화면에 극사실적으로 배열하면서 여러 가지 메시지를 관객에게 전달한다.

또 다른 작품에서는 문장이나 단어를 삽입하여 메시지의 부여를 강화시킨다. 'shock'라는 단어가 화면 정중앙에 배치되어 있다. 한편 화면 속의 캡슐 약은 화려한 색깔로 치장되어 있다. 배열은 어지럽고 환각적이기까지 하다. 유혹의 느낌을 물씬 준다. 어떤 그림 속에는 캡슐 약이 캔디와 함께 그려져 있기도 하다. 이것은 무엇을 은유하는가? 현대 문명 속에서 약이 차지하는 커다란 비중이나 생명의 부지를 위해서 혹은 또 다른 목적을 위해서 캔디처럼 먹기도 하는 대상으로서의 약물 문화를 상징한다고 본다.

캡슐 약을 꽃, 가시철망, 얼굴 등의 오브제와 함께 극사실적으로 그려내는 필립 위아르의 작품은 현대인들의 약의 의존성과 탐닉성 등 일련의 의약품 소비 문명의 중독적 폐해를 고발하고 풍자하고 있다.

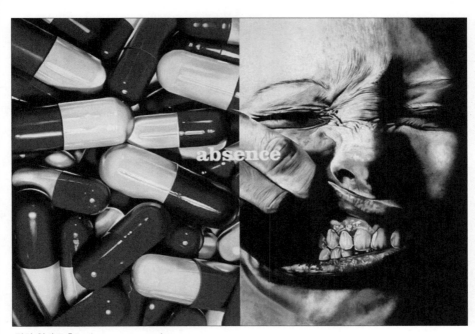

필립 위아르 「God stress amnesia」

케미컬 X(Chemical X, 1964~)

케미컬 X는 환각제인 엑스터시 알약 수천 정으로 「엑스터시의 선지자(The Prophets of Ecstasy)」(2014)라는 벽화(murals) 같은 작품을 만들었다. 미술 작품에 비합법적 약물을 불법적으로 사용했다.

비밀 장소에서 제조한 10,000여 개의 진짜 엑스터시 알약을 사용하여 성당의 스테인드글라스 창문을 닮은 2개의 벽화 형식의 화려한 패널을 만들었다. 사용한 약들은 다양하고 화려한 색깔을 가지고 있으며, 약의 표면에 여러 가지 문양으로 엠보싱(embossing)하여 입체적인 느낌을 강화하였다.

왼쪽 작품은 「휴거(The Rapture)」, 오른쪽 작품은 「심판(The Reckoning)」이다. 둘 다 종교적인 제목이다. 「휴거」는 밝은 화면 속에 햇빛과 무지개를 배치하여 상승감을 표현하였다. 「심판」은 단색조의 어두운 느낌과 떨어지는 별을 통해 무너져 내림(lows)을 표현하고 있다. 두 그림 모두 평화를 기원하는 비둘기상이 예수나 성자를 대신해 자리 잡고 있다. 그리고 그림 맨 위에는 MDMA(엑스터시의 화학 성분명의 약어)가 새겨 있다. 그는 이 작품에서 약(주로 마약)이 인간에게 주는 선과 악을 휴거와 심판이라는 종교적 의미와 함께 밝음과 어둠, 상승과 하강이라는 회화적 이미지로 약의 양면성을 나타내고 있는 것 같다.

엑스터시는 환각성 마약으로 사용되는 메틸렌 디옥시 메탐페타민(methylene dioxy

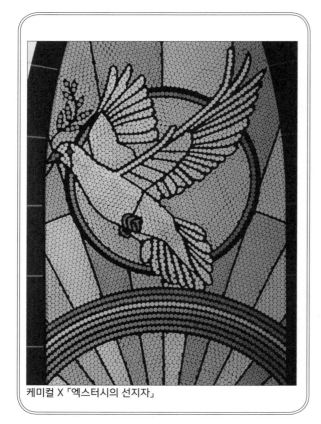

케미컬 X 「엑스터시의 선지자」

methamphetamine, MDMA)의 속칭이다. 메탐페타민(속칭 히로뽕)의 유사 약물이다. 엑스터시를 사용하면 뇌에서 세로토닌이 급격히 증가하여 흥분, 각성 효과가 나타나고 행복감과 도취감을 주는 환각성 물질이다. 그러나 심장 박동과 혈압이 상승하는 등 육체적 부작용이 나타나고 중독성과 탐닉성을 유발한다.

파마 아트는 우리 시대의 예술이다. 인간의 삶에 약이 없는 생활은 상상할 수 없기 때문이다. 그만큼 약은 절실한 생명의 소재가 되었다. 우리 인간이 치료 목적이나 예방 목적이라 하더라도 약에 의존되어 있고 또한 비합법적으로도 여러 가지 형태의 약을 오남용하기 때문이다. 그러나 약은 양면성(double—sidedness)을 지녔다. 또 약이 주는 이미지는 물질적인 면과 정신적인 면이 있다. 약은 질병 치료 및 예방이나 수명 연장에 필수적이다. 그러나 환각제나 마약 같은 비합법적 약물은 인간의 정신을 황폐화시킨다.

지금까지 나타난 파마 아트의 종류를 살펴보면 1) 약의 여러 제형(예를 들면 분말 또는 제제)의 레플리카를 만들어 설치 미술로 표현하는 방법, 2) 실제의 의약품을 미술 재료(레진 등)에 섞어서 제작하는 방법, 3) 실제 약을 구입하거나 불법적으로 제조하여 평면 작업이나 입체 작업을 하는 방법, 4) 화가가 실제 특정 약물(신경 안정제, 진통제, 환각제 등)을 복용하고 그리는 방법들이 나타나고 있다.

그동안 여러 작가가 보여주고 있는 파마 아트는 약의 긍정적인 측면보다는 부정적인 의미가 강하고 인간에 대한 폐해, 공포, 의존 등 비극적 상황을 강하게 암시하고 있다. 약의 하이드적 성격을 가리키는 것이다. 약물에 의존할 수밖에 없는 인간의 나약함이나 허무감 같은 것이 표현된 것이다. 그러나 약이 무조건 공포의 대상은 아니다. 약은 질병을 예방·치료하고 수명을 연장해준다. 약의 전문가들은 약이 악마의 산물이 아니라 천사의 선물이 된다는 진정성을 알려줄 필요가 있겠다. 앞으로의 파마 아트는 더욱 다양한 소재를 통하여 회화를 비롯한 예술 세계를 발전시키는 데 한몫을 해주었으면 좋겠다. 약의 세계는 깊이 들여다볼수록 아름답다. 그것이 진통의 세계이든, 환각의 세계이든 인간의 육체적·정신적 삶에 건강함을 유지시켜준다면 말이다.

빛의 화가를 후원한
약사

렘브란트의 초상화 『아브라함 프란센 약사』

네덜란드에 유명한 화가가 많다. '빛과 어둠의 화가' 렘브란트, '불운한 천재 화가' 반 고흐, '현대 추상 회화의 아버지' 몬드리안이 모두 네덜란드 출신이다. 이들 중에서 렘브란트(Rembrandt Harmenszoon van Rijn, 1606~1669)는 초상화 작품은 물론이고 판화로도 유명하다.

그의 그림 세계는 빛과 어둠이 스며드는 사람과 사물들이다. 특히 어둠을 적절히 배치하여 빛을 살려내는 데 탁월한 재능을 갖고 있었다. 인물화에서 단순한 얼굴의 묘사가 아닌, 순간의 표정까지 살려냈다. 표정을 통해 감정 속에 숨겨진 영혼을 표현했다. 특히 눈과 입의 특징을 표현하는 방식과 신비로움을 주는 빛과 어둠의 교묘한 구사를 통해 인물을 꾸미지 않고 있는 그대로 진실하게 그려내고 있다.

고흐가 1885년 암스테르담 국립 미술관 개관 작품들을 둘러보다 렘브란트의 「유대인 신부」를 보는 순간 발이 얼어붙는 감동과 충격으로 도저히 다른 작품을 볼 수 없었다고 하는 얘기가 전해진다. '스탕달 신드롬'이다. 소설 「적과 흑」으로 유명한 프랑스 작가 스탕달이 1871년 피렌체의 산타 크로체 교회에 있는, 14세기 화가 지오토가 그린 아름다운 프레스코화를 보고 갑자기 흥분 상태에 빠져 호흡 곤란과 현기증

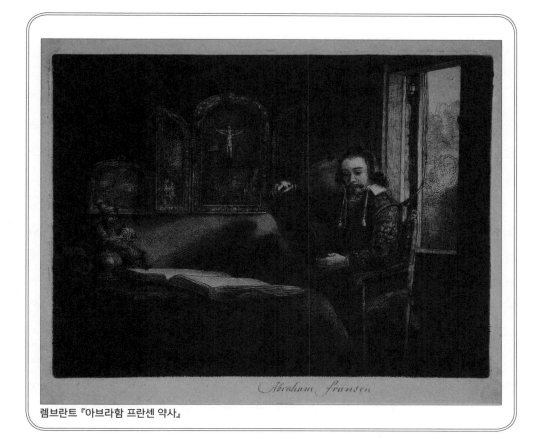

렘브란트 『아브라함 프란센 약사』

을 일으켰던 증상을 후세에 '스탕달 신드롬'이라 불렀다.

스탕달 신드롬은 '위대한 걸작에 대한 동경을 품고 있던 사람이 막상 실제 작품과 일대일로 대면하면서 순간적으로 강렬한 정신적 충격에 사로잡히는 현상'이다. 스탕달 신드롬에 걸리면 사람에 따라 갑자기 흥분 상태에 빠지거나 호흡 곤란, 우울증, 현기증, 전신 마비 등의 이상 증세를 보인다고 한다. 물론 증상이 너무 심할 경우 안정제를 복용하면 대부분 회복된다.

렘브란트의 에칭 판화 작품에 『아브라함 프란센 약사(Abraham Francen, Apothecary)』가 있다. 그림의 주인공인 아브라함 프란센은 17세기 독일 사람으로 약국에서 약을 짓고 판매하는 약사였다. 렘브란트의 이 그림은 투철한 직업의식을 가지고 정열을 쏟고 있는 약사의 모습을 보여준다. 약사는 책상 위에 큰 책을 펼쳐놓고 양피지에 쓰인 내용을 공부하고 있다. 옆에 놓인 작은 병들과 작은 입상, 두개골이 약사라는 주인공의 직업을 말해주고 있다. 그는 정장으로 잘 차려입고 앉아 있다.

그림의 배경에는 렘브란트의 인상적인 에칭 솜씨가 돋보이는 작은 제단의 장식과 풀꽃 무늬 같은 것들이 새겨져 있다. 에칭은 동판 위에 질산에 잘 부식되지 않는 초 같은 것을 바르고 그 표면에 바늘로 그림을 새긴 다음 질산으로 부식시키는 기술로 화가들이 자신의 작품을 많이 만들어 박리다매로 수입을 올리고 싶을 때 제작한다.

실제로 약사 아브라함 프란센은 예술품을 많이 수집했다. 다수의 렘브란트 작품도 소장했고, 경제적 조력자이면서 친구가 되었다. 그는 좋은 작품을 사기 위해 식음을 전폐하고 달려갈 정도로 수집에 대한 열정이 컸다고 한다. 당시 유럽의 부유층 수집가들이 그랬던 것처럼 그의 예술 작품에 대한 사랑은 매우 큰 편이었다. 렘브란트는 평소 프란센의 예술적 심미안에 고마워했다. 그에 대한 감사의 뜻 그리고 약사라는 직업에 대한 존경심으로 아브라함 프란센 약사의 초상화를 그리게 된 것이다.

원래 렘브란트는 주문에 따라 부유층 귀족인 오토 반 카텐부르크(Otto van Cattenburch)의 초상을 그리기 시작했는데 무슨 문제로 완성하지 못했다고 한다. 나중에 에칭 판화로 제작할 때, 앉아 있는 사람의 머리카락, 얼굴, 눈, 수염을 친구인 아브라함 프란센이 되도록 그려서 결국 그의 초상화가 되었다. 그 증거로서 당시 약사는 중산층인데 그림 속에 입고 있는 의상은 최상의 귀족층이 입는 옷으로 그려져 표현이 적절치 못하다는 것이었다.

렘브란트는 인물에 대한 어떤 생각을 표현하기 위해서 빛의 효과를 사용했다. 프란센의 얼굴 부분에 하이라이트를 주어 주인공에 대한 내면의 존경심을 3차원적으로 극대화시키고 감상자의 관심을 끌기 위해서 밝게 표현하였다. 부드러운 빛이 프란센의 머리를 환하게 비추고 그의 두 손을 빛나게 해서 책상 위의 두개골까지 빛에 닿게 했다. 빛과 어둠의 요소를 조화롭게 그려 감상자에게 약사 아브라함 프란센이 무척이나 지적이고 존경을 받을 만한 인물이라는 것을 부각하는 효과를 주었다. 렘브란트의 빛을 따라가면 어둠이 보이고, 그의 어둠을 따라가면 빛이 보였다. 그 사이에 보이지 않는 색이 있었다.

아브라함 프란센 초상화는 인격체로서의 표현은 물론이고 인간의 생명을 다루는 약사라는 직업인으로서의 주인공을 보다 권위 있고 위엄 있게 보이게 한다. 17세기 아브라함 프란센 약사를 떠올리면서 약사나 의사와 같은 전문 직업인들이 주변의 화가들에게 자신의 초상화 하나쯤은 의뢰하여 대대로 물릴 수 있는 마음의 여유나 지역 사회 예술가들에 대한 배려를 고려해보는 것도 좋다고 생각한다.

히드라의 독

귀스타브 모로의 회화
『헤라클레스와 레르네의 히드라』

히드라(Hydra)는 그리스 신화에 나오는 큰 뱀이다. 뱀은 뱀인데 아홉 개의 머리를 가지고 있는 괴물이다. 히드라가 내뿜는 숨결이나 분비한 점액에는 강력한 독이 들어 있어서 닿기만 해도 죽게 된다. 신들조차 함부로 건드리지 못하는 동물이다. 사람이나 가축 등을 잡아먹었고 농작물에도 커다란 피해를 줬다고 한다.

용맹과 지혜를 겸비한 그리스 신화 최고의 영웅 헤라클레스(Heracles)는 히드라가 사는 강가의 동굴에서 불화살로 히드라를 끌어내고 칼로 머리를 잘랐다. 잘린 목에서 여러 개의 머리가 자라났다. 히드라의 상처를 불로 지져서 처치했다. 아홉 개의 머리 중 마지막으로 불사의 머리를 잘랐지만 죽지 않고 살아 있었기 때문에 땅에다 묻고 큰 돌로 눌러놓았다.

프랑스 화가 귀스타브 모로(Gustave Moreau, 1826~1898)의 그림 『헤라클레스와 레르네의 히드라(Heracles and the Lernaean Hydra)』에 이러한 신화의 내용이 고스란히 담겨 있다. 모로는 신화나 성서에서 소재를 채용하여 신비스럽고 환상적인 분위기로 작품을 표현했다. 정밀한 구성과 역동적 색감으로 탐미적이고 상징적인 화풍으로 자신의 회화 세계를 구축했다. 당시 파리 미술 학교 교수로서도 활약하여 당대의 걸

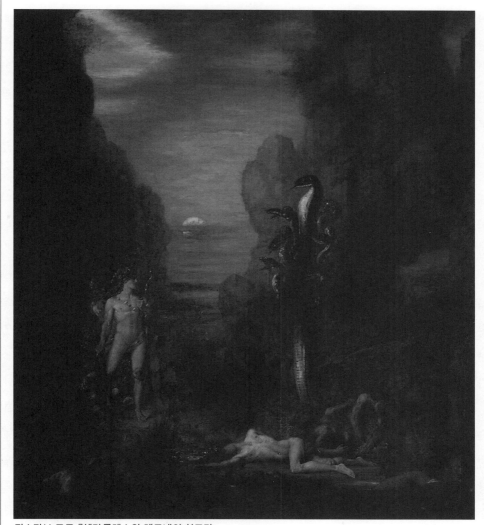

귀스타브 모로 『헤라클레스와 레르네의 히드라』

출한 화가들인 마티스와 루오 같은 제자를 키워냈다. 그는 상징주의 또는 초현실주의의 선구적 작가로 치부되며 20세기 회화 미술 세계를 연 미술 교육자로도 꼽힌다.

그림 속에는 갈색으로 처리된 원시적 분위기를 자아내는 모습으로 일곱 개의 머리가 보이는 히드라가 서 있다. 늪 같은 곳에는 시체들과 히드라의 잘린 부분들이 얽혀 있고 한 젊은이도 죽은 채 누워 있다. 헤라클레스는 젊고 용맹한 모습으로 무기를 두 손에 든 채 서 있는데 약간은 애수에 찬 모습이다. 이 같은 폭력적이고 처참한 소재를 신비스러운 분위기로 나타낸 것은 바로 모로의 상징주의 화풍 때문으로 보인다.

대담한 구성과 섬세한 표현과 명암 조절의 능력도 탁월해 보이는 그림이다. 모로는 신화 속 그림을 당시의 정치적 상황에 빗대어 그렸다. 그의 조국 프랑스를 헤라클레스로 그의 조국을 침략한 프로이센 군대를 히드라로 표현했다는 얘기다. 그러나 이 작품을 깊이 있게 들여다보면 오랜 역사의 질곡 속에서 선과 악의 대립과 빛과 어둠의 시대적 대비를 느끼게도 하는, 그래서 영원성을 가진 작품으로 보인다.

헤라클레스는 히드라와의 싸움에서 얻은 히드라의 맹독으로 화살을 만들어 여러 전투에 사용하였는데, 헤라클레스 역시 히드라의 독에 중독되었다. 단지 독이 묻은 옷을 입었음에도 살이 썩어들어가는 처참한 몰골이 되어 극심한 고통 속에 죽었다. 헤라클레스 사후에도 이 화살독이 전해졌다. 훗날 트로이 전쟁에서 필록테테스가 파리스 왕자를 살해하는 데 사용되었다고 한다.

고대 이집트의 여왕 클레오파트라도 독사에 물려 자살을 했다고 전해진다. 신화 속에 나오는 히드라의 맹독이 무엇이었는지는 잘 모른다. 진화 생물학에서 뱀은 중생대 백악기에 도마뱀과 같은 조상에서 갈라져 나온 것으로 추정된다. 신화가 쓰일 당시에도 독사가 실제로 살고 있었겠지만 당시의 기술로는 무슨 성분이었는지는 알 수 없었을 것이다.

독사의 독은 대략 세 가지 계열의 성분으로 알려져 있다. 첫 번째는 효소독이다. 뱀의 독샘에서 분비된 독에는 단백 분해 작용을 하는 효소들이 많이 들어 있다. 최소한 25가지 이상의 효소가 발견된다. 이들을 한꺼번에 가지고 있는 뱀독은 없지만 일단 물리면 생체 구성 성분들이 분해되어 독작용이 나타난다.

예를 들어 포스포리파제 A2는 세포막의 구성 성분인 인지질을 가수분해시켜 못 쓰게 하거나 용혈 독성이 강한 리소인지질(lysophospholipid)로 만든다. 적혈구와 같은 혈구 세포를 파괴하고 혈관 조직이나 장기를 손상시킨다. 두 번째는 효소 작용이 없는 아미노산 여러 개로 구성된 폴리펩타이드톡신이다. 이것들이 세포 내 수용체들과 결합하여 세포 독성, 신경 독성 등을 다양하게 나타낸다. 세 번째는 당 단백, 지질, 아민 같은 것들이 생체 내 중요한 효소 작용을 저해하기도 한다.

뱀은 종류에 따라서 독성이 다른 뱀독을 낸다. 코브라 종류는 오피오톡신(opiotoxin)이라는 신경독을 낸다. 신경 말단의 아세틸콜린 수용체와 결합하여 신경 전도를 막는다. 아세틸콜린 과잉으로 근육 마비나 호흡 곤란으로 사망하게 된다. 살모사 같은 종은 분가로톡신(α-bungarotoxin), 크로탈로톡신(crotalotoxin), 금속 단백 분해 효소(metalloproteinase)가 있어 혈액독 작용을 일으킨다. 부종이나 피부, 근육 괴사도 일어난다. 이를 무독화시키는 항뱀독소(antivenom)도 있다.

치명적인 뱀독으로 신약을 만들려는 노력도 있다. 독이 약이 되는 경우가 많기 때문이다. 살모사 독에서 추출한 삭사틸린(saxatilin)이라는 단백질이 항혈액 응고 작용이나 암의 전이를 억제하는 효과가 있다고 한다.

불 꺼진 도시 속의
환한 빛

에드워드 호퍼의 회화『약국』

에드워드 호퍼(Edward Hopper, 1882~1967)는 미국의 1960~1970년대 팝 아트와 신사실주의 미술에 큰 영향을 끼친 화가다. 도시 속의 삶과 애환을 대상으로 그린 「밤을 지새우는 사람들(Nighthawks)」과 「이른 일요일 아침(Early sunday morning)」이라는 유명한 대표작들이 있다.

그는 아티스트, 작가, 배우, 뮤지션들의 거주 지역으로 유명한 뉴욕의 그리니치 빌리지(Greenwich Village)에서 많은 걸작을 그렸다.『약국(Drug Store)』(1927)도 그곳에 있는 것을 그린 것 같다. 그는 도시의 일상적인 모습 속에서 사람들의 소외나 고독을 표현하였다. 그의 작품에는 산업화의 어두운 이면과 경제 대공황을 겪은 미국인의 모습을 그려서 당대 최고의 리얼리즘 화가로 불렸다.

그림 속 뉴욕 거리에 있는 약국의 주변은 완전히 암흑이다. 지나다니는 사람은 아무도 없다. 물론 주변 상가도 완전히 문을 닫았다. 늦은 시각인 것 같으나 몇 시경인지는 분명치 않다. 길모퉁이 코너의 약국은 쇼윈도가 있고 환하게 불이 켜 있다. 약사는 보이지 않는다. 약국의 상호는 실버스 약국(Silbers' Pharmacy). 그리고 184번가에 있다는 주소가 쓰여 있다.

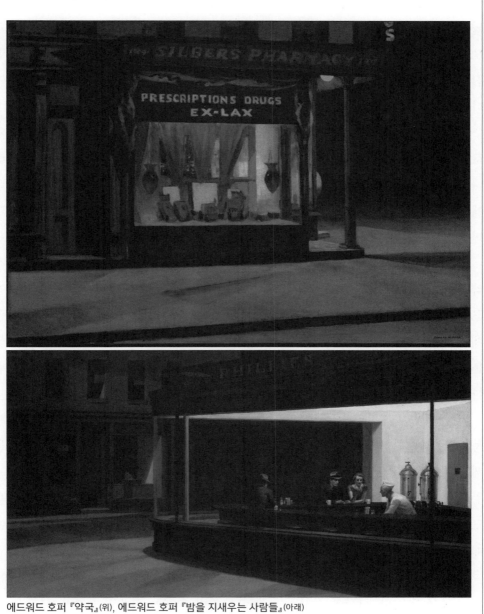

에드워드 호퍼 『약국』(위), 에드워드 호퍼 『밤을 지새우는 사람들』(아래)

쇼윈도 안에는 사람들의 눈길을 끌기 위한 듯 장식 커튼이 늘어져 있고 약국의 상징인 빨간 병과 녹색 병(apothecary jar)이 양옆에 걸려 있다. 그 밑에 비슷하게 포장된 상자들이 진열되어 있다. 화가는 여기에서 무엇을 나타낸 것일까. 단순한 약국의 모습은 아닐 것이다. 암흑의 도시에 밤늦게까지 문을 열고 아픈 사람을 기다리는 헌신적이고 책임감 있는 약국의 모습인가? 아니면 돈을 벌기 위해 늦게까지 환자를 기다리는 애처로운 약국의 모습인가? 호퍼의 착상은 전자일 것이다.

그림 속의 분위기는 거리를 등대처럼 환히 밝히고 있는 약국이 왠지 쓸쓸하고 외로운 느낌이다. 도시적 차가움과 고독이 풍겨 나온다. 그림 속의 풍경은 낯설다. 그러나 보잘것없는 도시의 어두운 구석을 궁금하게 한다. 뉴욕이라는 거대 도시의 뒤편에 자리 잡은 군중들의 외로움과 소외 현상마저 느끼게 하는 그림이다. 이것이 호퍼 미술 세계의 아름다움이다.

의약계에 종사하는 사람의 시각에서 보면 어두운 도시 속에 외롭게 불이 켜진 약국 속에서 일하고 있는 약사의 숭고한 정신을 느낄 수 있을 것이다. 약국의 간판엔 'Prescription Drugs'라고 쓰여 있다. 이 약국이 의사 처방전의 조제와 의약품을 판매하고 있다는 광고 표시다. 그리고 EX—LAX는 변비 치료제인데 1906년 이래 주성분으로 페놀프탈레인이 함유되었다. 1997년 센나엽으로 대체되어 지금까지 사용하는 브랜드명이다.

지금은 노바티스라는 회사에서 EX—LAX® 라는 상품명으로 초콜릿이나 정제 등 여러 가지 제형이 나오고 있다. 원료도 센노사이드(sennoside)로서 센나엽 추출물 제품도 있고 비사코딜(Bisacodyl) 함유 제품도 나온다. Ex는 원료로 한 추출물이라는 뜻이고 Lax는 완화제(laxative)라는 변비 치료제를 뜻한다. 약국 앞에 이 변비약을 크게 써 붙여놓은 걸 보면 변비 환자가 많았던 것 같다. 이 약을 유리창에 광고하여 매출을 올리고 싶어 했던 약사의 뜻도 있었던 것 같다.

그의 대표작 「밤을 지새우는 사람들」을 보면 『약국』과 마찬가지로 주변 가게는 모두 문을 닫았다. 시간이 정지된 느낌이다. 그림 속에는 커플인 듯한 남녀가 늦은 시간에 바텐더에게 뭔가 주문을 하고 있다. 뒷모습을 보이는 남자는 무엇인가 마시고 있는 것 같다. 그림의 제목이 '밤을 지새우는 사람들'인 걸 보니 일이 늦게 끝난 사람들이 요기하는 광경을 묘사한 느낌이다. 그러므로 산업 사회에서 야간 노동을 해야 하는 현대인들의 고된 삶과 외로움을 표현한 것으로 보인다. 그림 속 보이지 않는 사람들을 나로 바꿔본다면 나 자신에게까지 느껴지는 쓸쓸함이 눈물겹도록 애잔해진다.

에드워드 호퍼는 어둠 속에서도 환한 불이 켜진 약국으로 우리를 초대했다. 지역 사회의 중심가에는 어디에나 약국이 있지만 호퍼는 이 약국을 자신의 그림 속에 그려 영원한 생명력을 가지게 했다고 본다. 문을 닫은 채 창문 안쪽 너머로 우리와 함께했다. 이런 아름다운 약국은 어디에서도 볼 수 없을 것이다. 늦은 시각까지 아픈 사람들의 응급 처방을 받아 정성껏 약을 조제해주려는 도시의 등대 같은 약국이다. 우리는 실버스 약국을 건강의 파수꾼으로서 영원히 기억할 것이다.

2011년부터 국민 불편을 이유로 의약 외품의 슈퍼 판매와 일부 일반 의약품의 편의점 판매가 시행되었다. 밤늦은 시간이나 휴일에 문을 연 약국이 없어 국민이 응급약 구입에 불편하다는 이유다. 그러나 감기약, 해열제, 진통제, 소화제 등을 마트나 편의점의 비전문가에게 팔도록 했으니 여러 가지 부작용 우려된다. 지역의 약사회에서는 휴일 지킴이 약국을 운영하고 있지만 숫자가 제한적이라서 불편을 완전히 해소하기는 어렵다는 의견도 있다.

아무도 문을 연 점포가 없는 어두운 도시 속에서 꽤 늦은 시간까지 불을 환하게 켠 채 약국 문을 열고 있는 에드워드 호퍼의 그림 『약국』을 보면서 우리나라에도 응급 약국을 병원의 응급실처럼 운영할 필요가 있다고 생각한다.

에드워드 호퍼의 그림 『약국』을 보면서 지역의 응급 약국 개설을 가능한 확대해서 어떻게든 지역 주민의 삶에 가까이 가게 해야 한다고 생각한다. 그래야 문제점 많은 의약 외품이나 상비약의 약국 외 판매를 시들하게 할 수 있다.

뭉크와
입센

회화 『절규』와 희곡 『유령』

뭉크의 질병과 그림 세계

"자네도 내가 겪은 상황을 겪을 거야. 적이 많아질수록 친구도 많아진다네!" 희곡 「인형의 집」으로 유명한 극작가 헨릭 입센(Henrik Ibsen, 1828~1906)이 화가 에드바르 뭉크(Edvard Munch, 1863~1944)의 전시회를 찾아와서 해줬던 말이다. 그들의 나이는 35년 정도 차이다. 아버지와 아들뻘이다. 한 사람은 당대의 유명한 극작가였고, 또 한 사람은 젊은 신출내기 화가였다.

뭉크는 29세 때 독일 베를린 미술협회 초청 개인전(1892)을 열었는데 얼마나 언론에서 혹평을 받았는지 오픈 8일 만에 협회 결정으로 전시회를 중단하게 되었다. 이 사건을 후에 뭉크 스캔들(Munch affair)이라고 불렀는데 정작 이 사건 때문에 그는 더욱 유명해지게 되었다.

뭉크는 어린 시절 매우 허약했던 것 같다. "내 예술에 있어서 우리 집안의 분위기는 어린아이에게 있어서 산파와 같다. 나는 생생하게 기억하고 있다. 그것은 베개와 병상과 이불의 나날이었다"라고 술회했다. 그는 자주 자신의 가계에 육체적, 정신적 질병에 대한 유전적 소인(hereditary disposition)이 있다고 말했다. 6세 때 엄마가 폐결

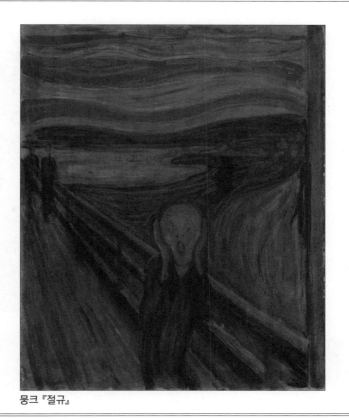

뭉크 『절규』

핵으로 죽고, 14세 때 누나도 같은 병으로 죽었다. 또 다른 누나도 정신병에 시달렸다. 남동생 뭉크 역시 병약하여 질병이 늘 따라다녔다. 그러다 보니 집안엔 병과 고통 그리고 공포의 분위기가 넘실댔다.

군의관이었던 아버지도 신경질적이며 강박적이었다고 하는데 결국 우울증으로 죽었다. 뭉크는 언젠가 "나는 인류의 가장 두려운 두 가지를 물려받았는데 그것은 병약함과 정신병이다"라고 말했다. 그도 류머티즘, 열병, 불면증으로 시달렸다. 뭉크는 자신이 병약한 체질을 물려받았다고 생각했다. 어릴 적 기관지염으로 고생했고, 심한 각혈을 했다고 한다. 학교도 자주 못 갔다. 그래서 그런지 그가 어린 시절 그린 수채화 「약병과 약 스푼(Medicine bottle and spoon)」(1877)도 남아 있다.

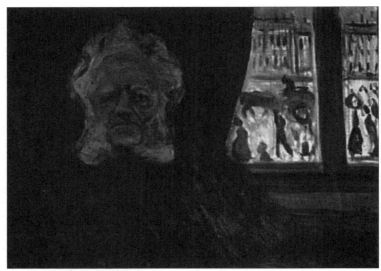

뭉크 「그랜드 카페의 헨릭 입센」

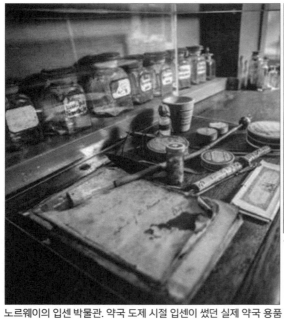

노르웨이의 입센 박물관. 약국 도제 시절 입센이 썼던 실제 약국 용품

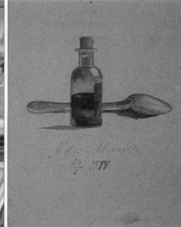

뭉크 「약병과 약 스푼」

예술 속의 파르마콘

뭉크는 공황 장애도 겪었다고 전해진다. 뭉크의 걸작 『절규(The scream)』(1893)(총 4점의 연작)는 친구들과 걷다 저녁노을을 보고, 우울한 가운데 하늘이 핏빛으로 물이 들자 갑자기 죽을 것 같은 공포에 떨었던 경험을 그린 작품이다. 예고 없이 발생하는 심리적 불안의 일종인 공황 장애였다. 그가 겪는 불안과 신경증이 명작 『절규』를 그렸을 것 같다. 그림 속 인물은 병마에 시달리는 환자나 유령처럼 표현되고 있다. 이 그림을 보고 관객들은 현대인의 고통과 절망을 느끼며 시대를 뛰어넘어 나에게도 다가오는 죽음의 그림자를 본다.

뭉크의 그림에는 소품으로 약병이 많이 나온다. 그의 나이 26세 때 누나가 머리에 베개를 대고 창백한 얼굴로 앉아서 창밖 햇볕을 받는 장면을 그린 「봄(Spring)」(1889)에는 탁자 위에 삼 분의 일쯤 남은 약병이 놓여 있다. 「병든 아이(The sick child)」(1896)와 「병실에서의 죽음(Death in the sickroom)」(1893)은 누이 소피의 죽음을 테마로 하고 있는데 침대 맡에는 역시 붉은 액체가 들은 약병들이 놓여 있다. 뭉크의 누이들에 대한 사랑은 남달랐던 것 같다. 특히 누이의 죽음에 대한 그림을 많이 그렸다. 젊어서도 그랬고 늙어서도 이미 팔려버린 옛 그림을 떠올리며 똑같은 그림을 다시 그렸다. 결혼도 하지 못한 뭉크의 말년은 비참했다고 한다. 신경 쇠약과 알코올 중독으로 조현병(정신 분열증)을 앓던 뭉크는 1944년 아무도 없는 작업실에서 심장 마비로 사망했다.

입센의 문학적 업적

젊은 뭉크의 재능을 일찌감치 알아봤던 헨릭 입센은 「인형의 집(A Doll's House)」(1879), 『유령(Ghosts)』(1881), 「민중의 적(An Enemy of the People)」(1882) 등의 작품을 발표한 유명 작가였다. 사회성이 큰 작품을 발표한 입센은 문제 작가로 자리매김하였다. 그는 특이하게도 약국의 도제로 약 6년간 일한 적이 있다. 그 정도 근무했으면 정식 약사가 되었을 법도 한데 기록은 없다. 아마도 문학적 재능이 워낙 뛰어나서 정식 약사로의 직업을 선택하지 않은 것 같다. 그러나 지금도 노르웨이 그림스타드(Grimstad)에 있는 입센 박물관(Ibsen museum)에 가면 입센이 약국 도제로 일하던 약국 모습과 약을 지을 때 쓰던 약병, 조제 노트들이 전시되어 있다. 또한 그림스타드

교외에는 입센 허브 가든(Ibsen Herb Garden)이 있어서 입센이 당시 약국에서 쓰던 동종의 생약이나 허브 같은 것이 재배된 것을 볼 수 있다.

그는 신념에 찬 사상과 통찰력 있는 작품으로 근대극을 확립하였을 뿐만 아니라 여성 해방 운동에 깊은 영향을 끼쳤다. 특히 「인형의 집」에서, 남편의 오해와 이에 따른 불화에서 자신이 그동안 단순히 인형으로 취급되었다고 느낀 노라는 남편이 다시 결합할 것을 원하지만 아내이며 어머니이기 이전에 한 인간으로서 살겠다고 선언하고 집을 나선다. 이 작품이 세상에 나오자 노라는 신여성의 대명사가 되었고 근대 여성 해방론의 교본처럼 여겨졌다.

이러한 내용은 당시 사회상에 비추어볼 때 독자들에게 엄청난 충격을 주었다. 입센의 작품은 세계적으로 여성 해방 운동을 자극시키는 촉매제가 되었다. 세계적으로 지금까지 이처럼 지대한 영향을 끼친 연극은 거의 없었다고 평가된다. 당시에 가정 파괴를 부추긴다는 비난을 받았지만 "억지로 가정을 지키면 만사가 잘될 줄 알아?"라면서 문제의식이 더욱더 강한 후속 작품 『유령』을 내놓았다.

입센의 화제작 『유령』

뭉크와 입센은 자주 만나지는 않았지만 입센은 젊은 뭉크를 격려하였다. 뭉크도 입센의 작품에서 영감을 많이 받았다고 한다. 특히 뭉크는 입센의 3막 희곡 작품인 『유령』의 무대 디자인을 맡기도 했고 『유령』의 한 장면을 그리기도 했다. 또한 입센의 초상화를 여럿 그렸다. 그가 그린 초상화를 보면 입센이 담배 연기에 휩싸인 채 신문을 보고 있는 듯한 모습에서 마치 선지자적인 뉘앙스를 느끼게 된다. 뭉크는 그만큼 입센으로부터 강력한 인상을 받았다는 것을 알 수 있다. 왜 그랬을까? 그는 "입센의 작품을 읽을 때면 마치 나 자신을 보는 것 같다"라고 말하기도 했다. 뭉크는 때로 입센의 작품 속 주인공과 자신을 동일시한 것은 아닐는지. 특히 입센의 『유령』과 뭉크의 『절규』는 이미지가 서로 이어져 있는 것으로 느껴진다.

뭉크가 감동을 받았다는 입센의 작품 『유령』은 환경과 유전이 인간의 운명을 결정짓는 두 가지 요소라고 한 에밀 졸라(Emile Zola, 1840~1902)의 유전 환경 결정론에서 영향을 받아 쓴 대표적인 자연주의 작품이다. 줄거리를 살펴보자. 타락한 남편 알

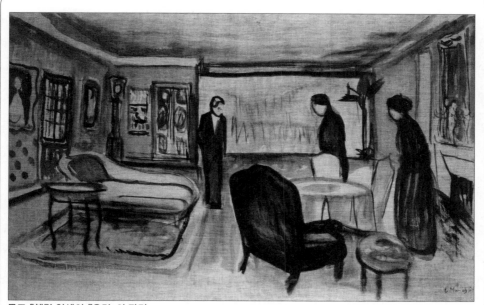

뭉크 「헨릭 입센의 『유령』의 장면」

빙이 하녀와의 부적절한 관계로 혼외자 레지네를 비밀스럽게 낳았다. 이 사실을 안 알빙 부인은 가정을 위해 참고 살아간다. 알빙 부인은 그 하녀를 쫓아낸다. 알빙 부인은 만데르스 목사와 고아원에 대한 논의를 하다가 이 모든 일을 얘기한다. 유학 끝에 외국에서 돌아온 아들 오스왈드가 레지네를 사랑하는 것(근친상간)을 눈치챈다. 알빙 부인은 아들과 레지네에게 모든 일을 털어놓는다. 그들은 심한 충격에 빠지고 레지네는 떠난다.

오스왈드는 아버지가 매독으로 죽었기 때문에 병을 물려받았다고 생각했다. 그는 매독이 점차 심해져서 발작까지 일으킨다. 발작은 매독균이 신경 세포를 파괴하여 생기는 것이다. 그는 엄마에게 아편 가루를 모아놨다고 말한다. 또다시 발작을 일으킨 오스왈드는 엄마에게 "태양을… 태양을…"이라는 말만 하며 힘겨워한다. 알빙 부인은 아들이 죽어가는 것을 보며 아편 가루(안락사)를 주려다가도 차마 못 주는 것을 반복하며 끝이 난다.

이 희곡은 당시 사회에서 엄격하게 금기시된 간음, 근친상간, 안락사 문제까지 다루고 있어서 거센 후폭풍을 일으켰다. 작품 속에는 오스왈드의 질병인 매독을 아버지로부터 물려받은 선천성 매독으로 일종의 유전적 질병(hereditary disease)처럼 설정했다. 극 중에 아버지의 병이 아들에게 대물림되었다는 얘기가 나온다. 그러나 사실 병리학적 원리를 따져보면 아버지로부터 물려받은 유전자에 의해 매독이 아들 오스왈드에게 이행되었다고 볼 수는 없다. 왜냐하면 선천성 매독은 원래 모체로부터 감염되는 것이다.

작품 속에서 매독의 전파 경로를 추측해보면 아버지→하녀→하녀의 딸→오스왈드로 추정된다. 여기서 아버지와 하녀는 성관계(sexual relationship)로, 하녀와 하녀의 딸은 산도 감염(transbirth canal infection)이라는 수직 감염(vertical infection)으로 그리고 하녀의 딸과 오스왈드는 성관계로 전염이 된 것으로 추정된다. 한편 아버지의 불륜 상대인 하녀에게서 옮겨온 것인지도 모른다. 그러니까 결과적으로는 아버지의 병이 아들에게 옮겨왔지만 그것은 유전적인 문제(hereditary genetics)라기보다는 아버지와 아들의 부도덕한 성적 접촉과 엄마와 딸 사이의 모태 감염이 뒤섞인 형태라고 봐야겠다.

여기서 오스왈드의 매독이 상징하는 것은 무엇일까? 아마도 그것은 선대로부터 내려올 수 있는 인간의 죄악(sin)이 아닐까? 또는 이 희곡의 제목인 '유령'이 아닐까? 알빙 부인의 대사에 이런 내용이 있다. "우리는 정도의 차이가 있을 뿐 모두 다 유령이라는 생각이 들어요. 어머니, 아버지로부터 받은 것만이 아니라 이미 죽어 없어진 생각들과 마음 같은 것들이 우리한테 붙어 다닌단 말이에요." 오스왈드는 발작과 정신 이상으로 죽어가면서 엄마에게 "어머니 태양을 주십시오"라고 외친다. 여기서 태양은 아마도 희망이 아니겠는가?

뭉크와 입센의 교감

뭉크가 그린 「불안(Anxiety)」(1894)은 유령 같은 한 인물이 공포에 질려 있는 장면이다. 차라리 그림의 제목을 '유령'이라고 해도 좋을 작품이다. 뭉크는 희곡 『유령』

에 나오는 오스왈드와 자신을 동일시하여 마치 유령을 물려받은 것 같다고 생각되어 『절규』나 「불안」 같은 그림을 그렸다고도 생각된다. 또 오스왈드가 "태양을! 태양을!"이라고 외친 대사와 뭉크의 그림 「태양(The sun)」(1909)을 보면 무엇인가 관련성이 있을 것 같다. 이 작품은 오슬로대학에 걸려 있는 대형 벽화다. 거대하고 휘황찬란한 태양 빛이 바다와 육지와 그리고 피오르드 암반 지형을 비춰주고 있다.

뭉크와 입센, 두 불세출의 예술가는 비록 한 세대의 차이는 있지만 그들의 작품 세계는 서로를 관통하고 있다고 생각된다. 입센의 『유령』에서 유전병적으로 설정한 주인공 오스왈드가 처한 비극적 상황으로부터 뭉크는 아무래도 영향을 받았던 것 같다. 그의 병약한 유년 시절과 성장기에 겪었던 불안, 우울, 공포들이 가계로부터 정신병을 물려받았다는 동질성을 느끼게 해준 것 같다. 이것들이 중첩되어 투영된 뭉크의 『절규』 같은 작품들에서 유전 환경 결정론 같은 당시에 영향을 끼친 유행 사조의 흔적을 느낀다.

노르웨이 출신 두 사람 중 하나는 국민 작가가 되었고, 또 한 사람은 국민 화가가 되었다. 세계적으로도 걸출한 예술가로 남았다. 노르웨이에는 또 한 사람의 위대한 작곡가 그리그(Edvard Grieg, 1843~1907)가 있다. 이들은 노르웨이가 자랑하는 문학·미술·음악 삼총사다. 입센이 쓴 극시 「페르귄트(Peer Gynt)」에 그리그가 붙인 조곡(suite) 중 「솔베이지의 노래(Solveig's Song)」가 귓전을 울린다.

평화를 희구한
팝 아티스트

로이 리히텐슈타인의 회화 『화학을 통한 평화』

평화라는 말처럼 포근한 말이 더 어디에 있을까. 마치 어머니의 품속 같은 평화스러운 삶이야말로 인류가 바라는 궁극적인 목표다. 그러나 우리가 살고 있는 지구는 한시도 평화스러운 날이 없는 것 같다. 제1차 세계대전, 제2차 세계대전으로 말미암아 세계사는 얼마나 질곡 속에서 헤매었던가. 그 후에도 국경 분쟁이나 종교 갈등으로 하루도 세계가 몸살을 앓지 않은 날이 없었던 것 같다.

미국의 팝 아티스트 로이 리히텐슈타인(Roy Lichtenstein, 1923~1997)은 그의 그림 언어로 평화를 주창했다. 그의 작품 중에 『화학을 통한 평화(Peace through chemistry)』라는 작품이 눈길을 끈다. 벤데이 점을 이용하여 만화처럼 표현한 작품의 제목에 놀랍게도 '화학'과 '평화'라는 단어가 들어가 있다. 자연 과학 분야에 종사하는 사람들에게 눈길을 끄는 제목이 팝 아트 작가의 작품이 되었다. 이 작품의 연작은 다섯 개 정도가 알려져 있다. 원작과 네 개의 시리즈 작품 I~IV가 있다. 그리고 이 작품을 브론즈로 제작한 것이 있고, 작품을 초기에 구성한 드로잉도 전해진다.

그는 1960년대부터 새로운 팝 아트 미술 운동의 주역이 되었다. 그의 작업은 고급

예술 속의 파르마콘

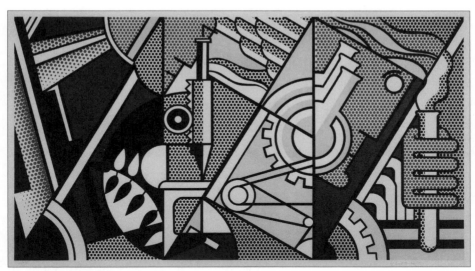
로이 리히텐슈타인 『화학을 통한 평화』

예술로서의 미술 영역이 아니라 일상생활에서 흔히 접할 수 있고 비교적 저급 문화로 알려진 만화나 광고 같은 것을 회화에 도입해 대중적 소재를 발견해냈다. 특히 기존 질서에 대한 패러디나 조롱투(a tongue—in—cheek manner)를 곁들여 그만의 정밀한 회화적 구성을 만들어낸다. 그는 일상과 예술의 경계를 허물어 회화 세계를 대중에게 개방적으로 접근하게 한 팝 아트의 대표적인 작가다. 리히텐슈타인이 발표한 작품 중 「꽝!(Whaam!)」, 「익사하는 여자(Drowning Girl)」, 「룩, 미키(Look Mickey)」, 「제프… 너를 사랑해, 너무… 하지만…(Jeff… I Love You, Too… But…)」이 유명하다. 「행복한 눈물(Happy tears)」은 우리나라에서도 유명하다. 그는 예술과 일상의 경계를 허문 진정한 팝 아티스트로 불리고 있다.

그의 작품 『화학을 통한 평화』를 자세히 들여다보면 화학은 물론이고 생물과 공학까지도 표현되어 있다. 그러니까 화학과 생물을 중시하는 약학과도 관련이 큰 그림 소재다. 여기서 제약 산업 같은 것도 연상된다. 그림은 큰 평면이 세 개로 수직적

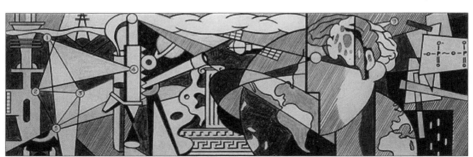

로이 리히텐슈타인 「과학 정보 학회 벽화(연구)」

평면으로 나누어져 있다. 그리고 한 평면이, 아래위가 사선으로 좌우로 나뉘어, 총 여섯 개의 조각 평면으로 구성되어 있다.

색조는 흰 바탕에 노랑, 빨강, 파랑, 검은색을 썼다. 노란색을 먼저 찍고 이어서 빨강, 그리고 벤데이 점을 청색으로 찍은 것 같다. 1967년경에 그렸던 'Modern Painting with classic Head' 시리즈 작품을 보면, 1970년의 이런 구성 작품을 그리기 위하여 많은 밑그림을 연습했다는 것을 알 수 있다.

왼쪽 패널에는 올리브 잎이 그려져 있는데 현미경의 지지 손잡이 안에 그려져 있다. 중간패널에는 현미경의 렌즈가 있는 경통과 시료를 올려놓는 재물대, 대물렌즈, 집광등의 중요 부분이 보이고 한 사람이 접안렌즈에 눈을 대고 무엇인가 관찰하고 있다. 그리고 기어(gear)로 보이는 기계의 피댓줄이 보인다. 일부는 목이 긴 반응 플라스크(flask)로도 보인다. 오른쪽 패널에는 또 어떤 사람이 연기가 나오는 시험관(test tube)을 바라보고 있다.

여기에 나오는 두 사람은 과학자일 것이다. 현미경을 보는 이는 생물학자 그리고 플라스크를 만지는 이는 화학자로 보인다. 두 사람이 비스듬히 몸을 기울여서 현미경에 눈을 대고 있거나 시험관을 잡고 눈을 가까이 대서 들여다보는 등 과학에 대한 열정을 느끼게 하는 장면을 연출하고 있다. 이것이 그림에 대한 작가의 메시지이기

예술 속의 파르마콘

도 할 것이다.

특히 오른쪽 사람은 마치 만화에 나오는 슈퍼 히어로 같은 모습이다. 시험관의 연기처럼 머리칼을 날리고 있다. 언급했다시피 그림 속에는 올리브 잎이 그려져 있다. 올리브 잎이 왜 그려져 있을까? 유엔기에 올리브 잎이 그려져 있듯이 올리브 잎은 평화의 상징이다. 작가는 그림에 나타난 생물, 화학, 공학과 같은 과학 기술이 평화를 위해서 쓰여야 한다는 것을 그림 언어로 말하고 있다.

그가 이 그림을 그리던 1970년 당시 미국은 베트남에서 전쟁을 하고 있었다. 베트콩들이 숨을 곳을 없애고 식량 보급을 막기 위해서 밀림에 고엽제를 살포하였다. 고엽제는 원래 2,4—D와 2,4,5—T라는 제초제가 혼합된 것인데 미국 화학 회사 몬산토사와 다우케미칼사에서 제조된 것이었다. 이것에는 인류 최악의 화학 물질로 판명된 다이옥신(TCDD)이라는 성분이 제조 공정 시 만들어진 불순물로 들어 있었고, 이것에 노출된 사람은 물론 동식물까지 엄청난 피해를 주었다.

다이옥신에 인체가 노출된 뒤 5~10년이 지나면 각종 암, 면역 질환, 신경 마비 및 기형을 일으킬 수 있다고 밝혀졌다. 베트남 전쟁이 끝난 후 피부 질환, 암, 선천성 기형 등 고엽제에 의한 후유증으로 약 200여만 명이 고통을 받고 있다고 발표된 바도 있다. 또한 참전 미군이나 한국군들도 고엽제 후유증을 앓고 있어 국가에서 보상을 해주고 있다. 그러므로 리히텐슈타인의 『화학을 통한 평화』는 화학 물질의 사용을 조심해야 하며 만들어진 화학 물질들은 인류 평화를 위해 쓰여야 한다는 점을 강조하고 있는 것 같다.

과학에 대한 애정을 보이는 리히텐슈타인의 작품이 또 하나 있다. 「과학 정보 학회 벽화(연구)(Institute for Scientific Information Mural(Study))」(1979)로 작가가 과학 정보 연구소 건물 내의 벽화 제작을 위해 색연필로 먼저 그려본 일종의 초벌 그림(esquisse)이다. 그림 속에는 과학자가 있다. 대뇌피질이 보이는 인간의 뇌를 표현하고도 있다. 지구의가 보이는 것으로 보아 과학은 국제적인 것이라는 것을 암시하고 있다. 현미경이나 망원경 같은 것의 경통들도 보인다. 바다는 물론 하늘과 우주의 행성도 보인다. 시험관과 거기에서 화학 반응으로 발생되어 나오는 연기 같은 것도 있다.

특이한 것은 화면의 오른쪽에 화학 구조식이 보이는데, 생체 에너지를 저장하고 있는 아데노신 3인산(adenosine triphosphate, ATP) 부분의 인산(phosphate) 사슬이 두 개 연결된 것이다. 그 밑에는 보기에 따라서는 전기 영동 겔(gel) 상의 분리된 단백질이나 핵산의 밴드(띠) 같은 것이 보인다. 이 벽화 제작을 위한 초안은 많은 과학적인 콘텐츠를 표현하고 있는데 과학을 통한 인류의 행복을 추구하는 그의 메시지로 보인다.

그림의 제목인 「과학 정보 연구소(Institute for Scientific Information, ISI)」는 실제로 1960년에 설립된 미국의 민간 정보 서비스 제공 기관인데 주로 과학 기술 관련 인용 색인(Science Citation Index, SCI®)을 전 세계에 제공하고 있다. 또한 수집 논문의 인용 빈도나 해당 잡지의 과학 기술계에 대한 피인용 지수(impact factor)를 매년 「저널 인용 보고서(Journal Citation Reports)」에 발표한다. 이것은 국제 저명 학술지를 대상으로 이미 발표된 특정 논문이 타 논문에 인용된 횟수 등 논문의 질적 가치와 학술지 수준을 평가하는 정보를 제공하고 있는 것이다.

리히텐슈타인의 『화학을 통한 평화』는 인류를 위한 과학을 영웅시하는 일종의 '과학의 신격화(an apotheosis of science)' 측면도 있기는 하다. 그러나 자세히 보면 올리브 잎이 그려져 있는 것에서 알 수 있는 것처럼 평화를 위한 과학적 노력이 있어야 한다는 점을 강조하고 있기도 한 것이다. 1970년에 이러한 그림을 발표함으로써 베트남 전쟁에서의 고엽제 살포 같은 것을 간접적으로 비난하는 그림이 아닌가 한다. 또한 화학만능적인 사고를 가지고 이윤을 창출하고 있는 거대 다국적 화학 회사에 대하여 비판을 보낸 것이 아닌가 생각도 든다. 과학을 제대로 사용해야 한다는 뜻일 것이다.

화학뿐만이 아니라 생물학과 깊게 접목된 약학 같은 분야에서는 보다 더 생명에 대한 안전성이 확보된 연후에 의약품을 비롯한 화학 물질을 세상에 내놓아야 한다는 점을 시사해 준다. 우리나라에서 발생한 가습기 살균제 사건은 화학 물질의 안전성에 대하여 국가나 제조 회사나 개인이나 최대한의 주의를 기울여야 한다는 것을 시사했다. 그러므로 화학을 포함한 생물학, 공학 등 과학의 발전은 반드시 인류의 평

화와 복지를 위한 것이 되어야 한다는 점을 리히텐슈타인은 그의 예술 작품으로 강
조하고 있는 것이다.

히틀러가 좋아했던
약사 화가

칼 스피츠베그의 회화 『스토로켄 약국』

　독일의 약사 칼 스피츠베그(Carl Spitzweg, 1808~1885)는 화가로 유명한 사람이다. 독일에서 약사라는 직업을 가진 사람 중에서 가장 유명한 예술가로 꼽힌다. 1825년부터 시립 약국(City Pharmacy)에서 도제로 수련을 시작했으며 위생학의 선구자로 알려진 페텐코퍼(Max von Pettenkofer, 1818~1901)의 스승이다. 삼촌이 경영하는 약국에서 약무 실습을 하면서 취미로 그림을 그리기 시작했다. 1830년까지 실습 수련을 끝내고 뮌헨대학에 입학해서 2년 동안 약학을 정식으로 공부했다. 버드나무로부터 항염증 진통제인 살리신(salicin)과 지사제로 쓰이는 알칼로이드 베르베린(berberine)을 발견한 뷔크너(Johann Andreas Buchner, 1783~1852)가 지도 교수였다.

　1832년에는 칼이 약사 시험에 합격했다. 그 후 이태리를 여행하고 나서 뮌헨에 돌아오자마자 신경성 열(nervous fever)로 몹시 아팠다. 병 때문에 스위스에서 취업하려던 계획을 포기했다. 휴양하러 리조트를 갔는데, 그는 그곳에 오는 사람들의 모습을 연필로 그려서 선물로 주곤 했다. 그의 드로잉은 무척 인기가 좋았다. 당시 그의 실력을 알아본 주변의 화가들이 그림의 길로 들어가도록 조언을 했다. 마침내 칼은 약사를 포기했다.

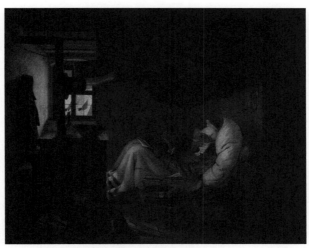
칼 스피츠베그 「가난한 시인」

1839년에 가서 그는 전시회도 가지게 되었다. 당시 발표한 「가난한 시인(The poor poet)」(1839)이라는 작품은 그의 대표작 중의 하나가 되었다. 이 그림은 유명세 때문에 두 차례나 도난을 당했던 일이 생기기도 했다. 많은 독일인은 오직 다빈치의 「모나리자」만이 「가난한 시인」보다 뛰어난 작품이라고 평하기도 했다. 아돌프 히틀러(Adolf Hitler, 1889~1945)는 그의 작품을 아파트에 걸어놓았다고 한다. 그는 소시민적 일상을 잘 포착한 작가로서 비더마이어(19세기 중엽 독일 예술 사조) 시대의 독일 낭만주의 운동을 왕성하게 펼친 화가로 기록된다.

그는 런던, 파리 등 유럽 각지를 여행하면서 전원 분위기를 가진 풍경을 회화적으로 잘 그려냈다. 자연을 정밀하게 관찰하고 자연 현상과 빛의 역할을 매혹적으로 그려내는 능력을 갖춘 화가였다. 그리고 풍자와 해학적 요소도 있다. 그의 약학과 화학적 지식으로 광택이 탁월하고 지속성을 가진 혼합 안료를 만들어 자신의 그림에 사용했다.

그의 유명한 「가난한 시인」은 서민의 삶을 풍자적으로 그린 그림이다. 누추한 쪽방에 비가 새는지 우산을 천장에 펼쳐놓고 수건 같은 것을 줄에 걸어놓은 궁상맞은

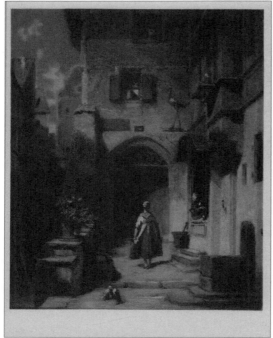

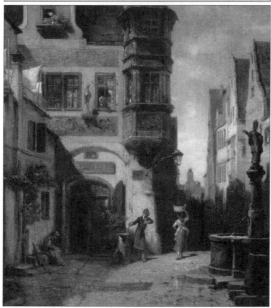

칼 스피츠베그 『스토로켄 약국』(위),칼 스피츠베그 「사랑에 빠진 약국 보조인」(아래)

예술 속의 파르마콘

방이다. 남루한 옷도 걸려 있다. 시인이라는 주인공 옆에는 두꺼운 책이 놓여 있고 습작 뭉텅이와 원고지 같은 종이가 불쏘시개로 아궁이에 들어가 있다. 시인은 엄지와 검지를 맞대고 무엇인가 잡고 있는 것인지, 생각하고 있는지, 매트리스 위에 반쯤 누운 자세다. 그러나 이 그림은 '가난은 단지 불편할 뿐 불행한 것은 아니다'라는 메시지를 주는 듯하다. 그림이 자아내는 색감이 화사하며 아름답다. 어두운 편이 아니다. 그래서 걸작이 되었나보다.

그의 작품 중에는 그가 약학을 전공했기 때문에 그려진 그림도 여럿 있다. 우선 그의 『스토로켄 약국(Storchen Pharmacy)』(1860)이다. 바깥에서 본 19세기 초반의 독일 약국 풍경이 담겨 있다. 부드러운 낭만적 터치로 사실적으로 보이지는 않으나 약국 앞에는 커다란 약절구가 있다. 그래서 약국 같다. 약사가 창문으로 얼굴을 내밀고 환자인 듯 아닌 듯한 어떤 여인이 양손에 무엇인가를 들고 약국 입구로 들어오는 것을 쳐다보고 있다. 아치형으로 장식된 약국의 입구에 약국 표시는 잘 보이지 않는다.

그의 그림 중에 약국이 나오는 작품이 또 있다. 「'스토로켄 약국' 앞에서의 담소 (Chat Close to the Pharmacy Called the 'Storchen—Apotheke')」(1875)이다. 앞의 약국 같은 곳에서 여인들이 담소를 나누는 평화스런 장면이다. 「사랑에 빠진 약국 보조인 (The Provisor fallen in love)」이라는 작품에도 약국의 전면이 보인다. 약절구를 찧고 있는 약국의 보조인(provisor)이 지나가는 여인('스토로켄 약국'에 나오는 여인과 의상이 비슷함)을 쳐다보고 있다. 세 작품 모두 약국 앞 풍경이다. 특이하게 두루미 같은 새가 약국 건물 높은 곳에 서 있다. 이 외에도 「화학자(The Alchemist)」(1860)라는 작품에도 무엇인가 실험을 하는 화학자가 나오고, 「지질학자(The Geologist)」(1860), 「예술과 과학(Art And Science)」(1880) 등 과학과 관련된 그림도 여럿 있다.

요즘도 주변에는 다재다능한 약사들이 많다. 약사라는 천직을 가지고 있지만 자신의 또 다른 능력을 묵히고 있다면 과감하게 새로 시작해보는 것도 인생의 새로운 도전이 될 것이다. 나에게 주어진 인생은 단 한 번뿐이 아니던가.

'성 안토니의 불'을
일으키는 맥각

피테르 브뢰헬의 회화 『걸인들』

중세 유럽에 이상한 병이 나타났다. 어느 날 갑자기 손발이 저리고, 온몸에 근육 경련이 일어났다. 구토와 환각이 일어나고 손가락, 발가락, 코가 썩는 극심한 고통과 함께 사지가 불에 타는 듯 검게 변하는 증상이 나타났다. 마침내 사지가 썩고 떨어져 나가 사망하기도 하고 불구가 되기도 했다.

프랑스에서는 이 병을 앓고 있는 사람들을 돕기 위해 종교적 명령도 내려졌다. 이 명령에 따라 기적적 치유를 후원한 성인이 성 안토니(Saint Anthony)였다. 그래서 이 병은 성 안토니의 불(St. Anthony's fire)로 알려지게 되었다. 불이라고 이름 붙인 것은 손발 끝이 불에 타들어 가는 듯한 심한 통증을 수반했기 때문이다.

줄리어스 시저가 북유럽 지역 출정 때 이 병 때문에 많은 군사를 잃었다. 프랑스에서는 857년, 994년, 1093년 이 병이 크게 발생했으며, 994년 2만~5만 명의 사람이 죽은 것으로 전해지고 있다. 1722년에는 러시아의 표트르 대제 군대의 병사 2만 명이 이 병으로 죽어 서방 침공 계획을 포기하기도 했다.

오랜 시간이 지난 뒤 이 병의 원인이 당시 먹었던 호밀빵과 관련이 있다는 사실이 밝혀졌다. 호밀, 보리, 밀 같은 곡류의 꽃이 필 때 곰팡이류의 맥각균(*Claviceps*

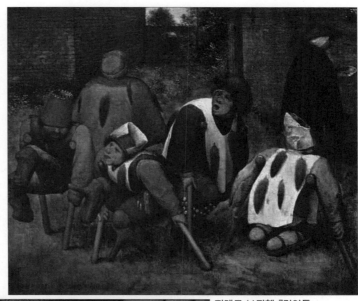

피테르 브뢰헬 『걸인들』

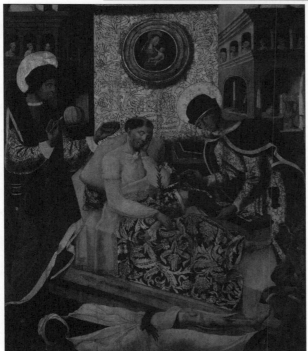

페르난도 린컨 「수호성인 코스마스와 다미안의 기적적 치유」

purpurea)이 감염되어 이삭을 오염시킨다. 이삭 주위에 균이 뭉쳐 흑갈색의 작은 단단한 덩어리가 만들어지는데 이것을 맥각이라 부른다. 옛날에는 맥각을 식물의 한 부분으로 알았다. 사람이나 동물이나 모두 맥각균에 감염된 곡물을 먹었기 때문에 병에 걸렸던 것이다.

맥각 중독의 희생자로 사지가 절단된 장애인을 그린 화가 피테르 브뢰헬(Pieter Bruegel the Elder, 1525~1569)의 『걸인들(The beggars)』이라는 유명한 작품이 있다. 그는 16세기 네덜란드의 위대한 화가 중 한 사람이다. 그는 소박하고 우직하게 살아가는 농민을 높은 휴머니즘 정신과 예리한 사회 비판의 눈으로 관찰하면서 묘사해나갔다. 『걸인들』도 당시 맥각 중독으로 사지가 절단되어 구걸로 살아가는 농민들의 아픔을 리얼하게 그린 작품이다. 브뢰헬은 중세 시대 플랜더스 화파에 속하는 화가로 맥각 중독으로 인한 괴저성 증상으로 사지가 절단된 비극적 환자들을 기록화로 그렸다. 그림 속에는 목발을 짚고 가는 사람, 나무 의족을 끼고 기어가거나 절름거리며 가는 장애인 등 맥각 중독의 희생자들을 그렸다.

그는 네덜란드 북쪽 스헤르토헨보스 근방의 브뢰겔에서 농민의 아들로 태어난 것으로 알려졌다. 그는 당시 유명한 조각가, 건축가이자 타피스트리나 스테인드글라스의 디자이너인 피터 코케(Pieter Coecke van Aelst)를 사사했다. 1551년 안트베르펜의 화가 조합에 가입했고, 알프스의 풍경을 스케치한 풍경화를 남겼다. 1553년 귀국하여 안트베르펜에서 작업을 하다가 1563년 피터 코케의 딸, 메이켄(Mayken)과 결혼하였고 브뤼셀로 이사하여 활동 본거지로 삼았다.

그는 최초의 농민 화가로 불렸는데, 이 무렵 그의 작품들은 북유럽 전통의 사실적 표현을 통한 독특한 개성을 보여주었다. 그의 작품은 루브르 박물관 소장 작품으로 『걸인들』 이외에 빈 미술사 박물관 소장의 사계절 농촌을 묘사한 「영아학살」, 「농민의 춤」, 「농가의 혼례」, 베를린 국립 미술관 소장의 「네덜란드의 속담」, 브뤼셀 왕립 미술관 소장의 「반역 천사의 전략」, 나폴리 국립 미술관 소장의 「맹인들」 등이 알려져 있다.

맥각에는 균의 생합성에 의해 에르고타민과 같은 맥각 알칼로이드와 리세르그산(lysergic acid)이 고농도로 함유되어 있다. 그래서 인체에 괴저(gangrenous) 증상과 신경(neurological) 증상을 일으킨다. 맥각 알칼로이드는 말초 혈관 수축을 일으켜서 피부의 괴사가 일어나고 사지가 절단된다. 리세르그산은 환각 작용과 관련이 있다. 이 물질은 강력한 합성 환각제로 마약인 리세르그산 디에틸아마이드(lysergic acid diethylamide, LSD)의 원료 물질이 된다.

사지의 무기력한 느낌으로 시작하여 바늘에 찔리는 듯한 고통과 뜨겁거나 차가운 감각이 교차한다. 혈행 장애로 사지의 괴저가 일어나고 결국 팔다리가 절단되어 불구가 된다. 신경 증상으로 환각 작용이나 무분별한 행동, 경련에 이어 사망도 일으킨다. 또 다른 작용으로 자궁 수축, 구토, 발작, 의식불명이 있으며 유산을 일으키기도 했다. 약학적으로 중세에는 출산 후 자궁 출혈 억제에 쓰였고, 현대 맥각 알칼로이드는 편두통 치료제와 자궁 수축제로 쓰이고 있다.

레테강에서 태어난
약학 용어

워터하우스의 회화『히프노스와 타나토스』

사람이 죽으면 영혼은 어디로 가는가? 요단강을 건넜다 하고 황천으로 갔다고도 한다. 종교에 따라 극락이니 지옥이니, 천당, 연옥과 지옥으로 간다고 믿어왔다. 도교나 유교 쪽에서는 북망산천(北邙山川)에 간다고 한다.

영혼이 인간의 몸으로 새로 태어날 때도 북망산을 거쳐 온다고 한다. 영계(靈界)의 모든 비밀과 그곳에 대한 모든 기억을 지워야 하기 때문이다. 사람이 죽어도 그의 혼백이 저승사자의 인도로 이승과 저승의 경계선인 북망산을 오르게 된다고 한다. 산 정상에는 주막이 있는데, 이승에 있었던 모든 기억을 사라지게 하는 망각의 술을 판다고 한다.

산에서 내려가게 되면 큰 강이 바로 앞에 보이는데 그 강을 건너가야만 영계에 완전히 정착한다고 한다. 착한 일을 많이 하고 영혼이 깨끗한 자는 하늘을 나는 듯이 강을 건너가게 된단다. 믿거나 말거나이다. 그러나 이것이 동양에서 말하는 죽음에 대한 생각이다.

북망산천은 그리스 신화에서 보면 하데스(Hades)의 세계다. '눈에 보이지 않는 자'라는 뜻을 가진 하데스는 죽음의 나라를 지배하는 신이다. 하데스 궁전 앞

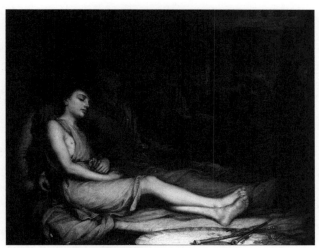

워터하우스 『히프노스와 타나토스』

에는 다섯 개의 강이 흐르고 있다. 아케론(Acheron), 코키투스(Cocytus), 플레게톤 (Phlegethon), 스틱스(Styx), 레테(Lethe)이다. 하데스가 있는 저승으로 가기 위해 죽은 이의 영혼은 이 같은 몇 개의 강을 건너야 한다.

아케론은 슬픔의 강이다. 영혼은 이 강물에다 슬픔을 버리고 간다. 카론이라는 뱃사공이 배로 태워서 강을 건넌다. 타나토스는 가는 길을 계속 안내한다. 레테는 망각의 강이다. 이 강을 건너면 전생의 모든 번뇌가 사라지고 저승의 인간이 된다고 한다. 스틱스는 증오의 강이다. 이 강을 건너면 음침한 넓은 들이 펼쳐지는데 일부 망령들이 여기에 거주한다. 예를 들면 탄탈로스(Tantalus)는 기둥에 묶인 채 영원토록 갈증과 기아에 시달리고 있다. 시시포스(Sisyphus)는 언덕 위로 무거운 돌을 끝없이 반복하여 올리고 있다. 이 강들을 지나면 드디어 하데스의 궁전에 다다르게 된다.

동양의 북망산천이나 서양 신화 속의 하데스 궁전 앞에는 꼭 강물이 흐른다. 동서양을 막론하고 망자는 강에다 슬픔을 버리고 기억을 버리고 가야 한다고 생각한다. 레테강을 건널 때도 반드시 강물을 마셔야 했는데 비로소 이승에서의 모든 기억을 잊게 되는 것이었다. 여기에서 'Lethe'는 죽음으로 이끄는 강이라는 의미를 지니게 되었다.

레테에서 유래된 'lethal'이라는 영어 단어는 '치명적'을 뜻하는 형용사로 쓰이고 있다. 멜 깁슨 주연의 영화 「Lethal weapon」이 본토 발음을 잔뜩 넣어 '리썰 웨폰'으로 번역되기도 했다. '치사 주사(lethal injection)'는 사형수에게 쓰는 치명적 주사다. 치사량이라는 말을 약물학에서 많이 쓰는데 그게 바로 'lethal dose'이다. 특히 Lethal Dose 50%는 LD_{50}으로 줄여 쓰며 동물 실험에서 얻을 수 있는 반수(50%) 치사량이다. 어떤 물질의 독성을 평가할 때 매우 중요한 수치가 된다.

그런데 레테강은 잠의 신인 히프노스(Hypnos)의 동굴 속을 흐른다. 동굴 입구에는 양귀비와 다른 약초가 무성하게 자라고 있다. 히프노스는 밤의 신인 닉스(Nix)의 아들이며 죽음의 신인 타나토스(Thanatos)와 형제 간이다. 영국의 화가 워터하우스(John William Waterhouse, 1849~1917)의 그림을 보면 앞쪽에 잠의 신 히프노스가 있고, 뒤쪽에 죽음의 신 타나토스가 잠들어 있다. 히프노스에서 '수면제(hypnotics)'라는 약 이름이 유래되었다. 환한 빛을 받으며 잠을 자고 있는 히프노스의 왼손엔 양귀비가 있다. 양귀비는 히프노스 신을 상징하는 꽃이기도 하다. 그래서 그런지 히프노스의 아들은 꿈의 신인 모르페우스(Morpheus)다. 여기서 마약성 진통제인 모르핀(morphine)의 이름이 나왔다고 한다.

한편 죽음의 신인 타나토스에서 '죽음학(thanatology)'이 유래되었다. 인간의 웰다잉 문제를 다루는 학문으로 요즘 주목을 받고 있다. 그림 속의 히프노스는 밝은 빛 아래서 달콤한 휴식 같은 짧은 잠을 자고 있는 것 같다. 반면에 타나토스는 어둠 속에서 죽음 같은 긴 잠을 자고 있는 모습이다.

영국의 유명한 약사 시인 존 키츠(John Keats)는 그의 시 「우울에게 부치는 송가(Ode to Melancholy)」에 첫 행부터 '레테강'을 읊조리기도 했다. "아니, 아니, 레테강으로 가지 말라. 독주를 얻으려 깊이 뿌리박힌 부자꽃을 비틀지 말라(No, no, go not to Lethe, neither twist wolfs—bane, tight rooted, for its poisonous wine)."

화가 고갱을 죽음으로
몰아넣은 것은?

고갱의 회화 『우리는 어디에서 와서 어디로 가는가』

폴 고갱(Paul Gauguin, 1848~1903)은 세잔, 고흐와 같은 시대에 살면서 활동했던 프랑스 태생의 인상파 화가다. 그는 1891년 유럽을 떠나 타히티섬으로 가서 그곳의 원주민을 그렸다. 그는 자살을 시도하기 직전에 명작 『우리는 어디에서 와서 어디로 가는가(Where do we come from? What are we? Where are we going?)』를 그렸다. 4m나 되는 긴 캔버스에 타히티의 인물과 풍광을 그리면서 인생의 불가사의함을 묘사했다. 그에게는 유언과도 같은 작품이다. 지인인 몽프레에게 전한 글이다.

"죽기 전에 구상하고 있는 대작을 마치려고 한 달 내내 고열에 시달리면서도 밤낮으로 작업에 열중하고 있네. 자신의 작품을 판단한다는 건 쉬운 일이 아니지만, 그럼에도 불구하고 이 작품은 그동안 내가 해온 것들을 초월하는 것으로, 이와 같거나 이보다 더 나은 그림을 난 그릴 수 없을 것 같네. 죽기 전에 나의 모든 에너지와 고통스러운 가운데서도 열정을 다 쏟으려고 하네."

그림은 어두운 분위기의 구불구불한 열대 나무들이 서 있는 타히티 정글 속이다. 가운데 서 있는 폴리네시안 사람은 두 팔을 올려 나무 열매를 따고 있다. 양옆에는 원주민 가족인 듯 무엇인가 먹고 있는 여인들과 아이들이 앉아 있거나 누워 있다. 그림 속 다양한 연령층의 표현은 인생 전체를 상징한다. 화면 속에는 흰 개와 검은 개가 보인다. 좌측 후면에 보이는 양팔을 든 신상(神像) 앞으로 옆모습이 보이는 유령 같은 사람이 지나간다. 신상은 신비스럽고 그로테스크하게 푸르스름한 빛이다.

그림 왼쪽 상부에는 다음과 같은 고갱의 글이 적혀 있다. "모두 비례에 어긋나 일그러진 거대한 모습 그리고 의도적으로 들어 올린 두 팔, 두 경악스러움을 응시하며 누가 감히 그들의 운명을 생각하는가." 그는 인간의 근본 문제인 존재와 운명을 넘어서 무한히 신비스러운 것들에 대한 문제를 제기하려고 했다고 적었다. 그는 관람자가 그림을 오른쪽에서 왼쪽으로 감상하면 인간이 태어나고 살다 죽는 과정이 된다고 했다. 고갱은 그림에 대하여 이렇게 설명했다.

"우리는 어디로 가는가. 죽음이 임박한 늙은 여인 한 사람. 낯설고 우둔하기 짝이 없는 새가 종료시킨다. 우리는 누구인가. 일상의 존재. 이것이 의미하는 모든 것에 놀라워하는 본능의 남자. 우리는 어디에서 오는가. 개천. 아이. 공동생활."

고갱은 다량의 비소 가루를 삼키고 자살을 시도했지만 먹은 비소를 토해내게 되어 자살 기도에 실패했다. 그가 어디서 비소를 구했는지는 확실하지 않다. 고갱은 젊어서부터 매독 환자였기 때문에 치료용으로 비소 같은 것을 가지고 있었을 것이다. 매독은 1492년 콜럼버스의 신대륙 발견 후 유럽으로 전파되어 사람들을 괴롭혔다. 음악가 베토벤과 슈베르트, 시인 보들레르와 바이런, 철학자 니체, 화가 고흐, 마네와 고갱 등 많은 유명 예술가가 매독에 걸려 고생을 하고 사망에 이르기도 했다. 고흐도 조울증과 함께 오래된 매독 증상이 보태져 정신 착란으로 37세의 나이에 권총 자살에 이르게 되었을 것이다.

당시에는 1940년대에 상용화된 페니실린 같은 전문 매독 치료제가 없었다. 1909

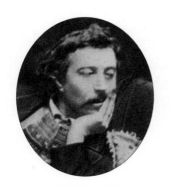
고갱(1848~1903)

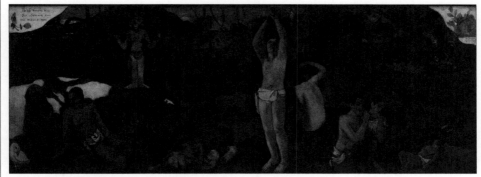
고갱 『우리는 어디에서 와서 어디로 가는가』

년에 매독 치료제로 나온 살바르산은 부작용이 심했다. 그 이전에는 수은 같은 맹독성 물질을 약으로 썼다. 고갱도 말년엔 매독이 너무 심해져 다리도 썩어갔으나 치료를 제대로 받지 못했다고 한다.

심장병과 매독으로 건강이 아주 나빠진 고갱은 원주민의 권리 옹호에 앞장서다가 경찰관 폭행죄로 소환되어 벌금과 실형을 선고받았다. 감옥에 가기 전인 1903년, 그가 54세 때 결국 알코올 중독, 매독 증상과 함께 아편 과용과 심장 마비로 생을 마감했다. 그가 죽은 침대 옆 탁자 위에는 아편이 뒹굴고 있었다.

고갱은 찬란한 유럽의 예술 세계를 과감하게 청산하고 원시의 섬 타히티로 떠나왔다. 겉멋에 빠져 깊이가 없어지는 유럽 미술에 회의를 느낀 것이다. 인간의 감성과 그것을 솔직하게 표현할 수 있는 야만적인 색채, 소묘를 통해 타히티의 때 묻지 않은 자연과 인물을 묘사했다. 원주민의 삶에 애환을 느끼고 그들을 사랑하며 헌신적으로 그들의 생과 일체감을 느낄 수 있었다.

예술 속의 파르마콘

팝 아트와
화장품

앤디 워홀과 제프 쿤스

　1851년 뉴욕의 맨해튼 이스트빌리지 3rd Ave 13th Street, 속칭 배나무 모퉁이 (Peer tree coner)에 브룬스윅(Brunswick) 약국이 있었다. 이곳에서 인턴으로 일하던 컬럼비아 약대 출신 약사 존 키엘(John Kiehl)은 이 약국을 인수하여 1894년에 '키엘 약국(Kiehl's pharmacy)'을 설립했다. 지금도 키엘의 화장품 매장 본점이 그대로 있다.

　그는 천연물을 이용한 허브와 토닉을 바탕으로 피부 및 모발 관련 화장품을 만들어 시판하기 시작했다. 여기서 '키엘'이라는 유명 브랜드가 화장품에 사용되기 시작했다. 약국에서 축적된 지식과 허브 같은 천연 성분에 대한 노하우를 이용한 피부 치료용 연고와 자극성이 순한 토너 등 화장품을 만들기 시작했다.

　1921년에는 키엘의 조수였던 어빙 모스(Irving Morse)가 약국을 인수했다. 그는 컬럼비아대학원 약물학 전공 출신으로 식물학에 조예가 깊어서 세계 각지의 천연물을 모아 화장품에 응용하기 시작했다. 1960년에는 어빙 모스로부터 아들 아론 모스 (Aaron Morse)가 이어받았으며 남자들을 위한 화장품(cosmetics for men)을 만들기 시작했다. 아론 모스도 아버지처럼 컬럼비아대학원 약물학 전공으로 졸업하였다.

　2대 계승자 아론 모스는 미국 최초로 불소 치료법을 발견하였다. 1940년에 뉴

저지에 미국 최초의 페니실린 제조업체이자 공급업체였던 제약 회사 모스 연구소(Morse Laboratories Inc)를 설립한 사람이다. 그는 방사선 노출로 인한 화상 치료제로 알로에 베라 크림을 공급하기도 했다. 매장에 여성과 함께 들어온 남성들이 지루해하는 것을 보고 장난감 비행기와 할리데이비슨 오토바이들을 매장에 전시하기도 하고 이를 이용해 인기 있는 남성용 브랜드로 만들었다.

1964년 무렵 약국 근처 한 블록쯤 떨어진 곳에서 작업하던 미국의 팝 아트 선구자 앤디 워홀이 키엘을 드나들었다. 그때 앤디 워홀이 좋아했던 제품으로 유명해진 '블루 아스트린젠트 허벌 로션'은 지금까지도 '전설의 파란 통'이라 불리며 꾸준히 팔리고 있다고 한다. 미국의 스미소니언 박물관도 키엘에서 생산한 역사적 제품들을 1979년부터 전시하고 있다.

1980년에는 아론 모스의 딸인 제이미 모스(Jami Morse)가 경영에 참여하여 베이비 라인을 개발했다. 2000년에는 화장품업계의 큰손인 글로벌 기업 로레알(L'Oreal)에 매각되어 지금에 이르고 있다. 한국에도 들어와 유명 백화점 등에서 판매되고 있다고 한다.

약국 화장품의 특정 제품을 앤디 워홀이 좋아했다는 사실(legend of royal celebrity fan)이 알려지자 더욱 유명한 제품이 되었는데, 앤디 워홀이 프린팅한 키엘의 블루 로션 작품도 알려져 있다.

2009년에는 키엘의 파트너로 거리 예술가 KAWS(Brian Donnelly, 1974~)의 작품을 디자인 라벨로 채용하여 한정판 제품을 출시하였다. 2010년에는 줄리안 무어(Julianne Moore), 제프 쿤스(Jeff Koons), 퍼렐 윌리엄스(Pharrel Williams), 말리아 존스(Malia Jones)가 화장품 용기의 라벨을 장식하여 예술과의 만남을 시도하였다. 특히 키치 아트의 선구자 제프 쿤스와의 콜라보를 통해 그의 작품 「튤립(Tulip)」이 바디 로션인 'Creme de Corps'의 라벨에 들어갔다. 이 작품은 쿤스가 좋아하던 소재의 시리즈로서 전 세계에 전시되고 있다. 이처럼 화려하고 예술적으로 뛰어난 작품이 키엘 제품의 디자인에 들어가게 되었다.

앤디 워홀이 사랑한 블루 로션 발매 50주년 기념으로 2014년에는 앤디 워홀의 절친이자 공동 작업자였던 사진작가 크리스토퍼 마코(Christopher Makos, 1948~)가

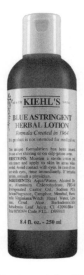
키엘 '블루 아스트린젠트 허벌 로션'

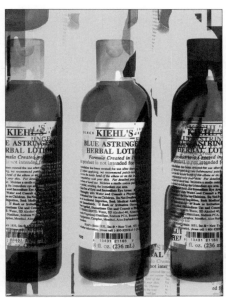
앤디 워홀 「블루 아스트린젠트」

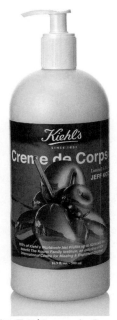
제프 쿤스 'Creme de Corps'

라벨을 만들어 붙인 한정판 블루 로션 제품이 판매되기도 하였다.

화장품으로 더 유명해진 키엘 매장의 직원들은 약사가 만든 브랜드의 정체성을 지켜가기 위해 약사 가운을 입고 고객을 대하고 있다. 약국 내에 약사 가운을 입힌 인체의 골격 모형(Mr. Bones)을 전시하는 등 전문적인 분위기를 전달하려고 노력하고 있다고 한다.

여기서 '키엘 약국'을 소개하는 것은 약사의 직능에 화장품 개발 및 판매도 소중하다는 점에서다. 키엘 약국의 창시자 약사 키엘은 물론이고 그의 계승자인 모스 패밀리들도 허브 식물 등 천연 소재를 바탕으로 약학적인 전문 지식을 잘 살려왔다.

또한 아름다움을 추구하는 화장품의 콘셉트에 맞게 팝 아티스트의 작품을 과감하게 디자인에 활용하여 더욱 격조 있는 제품을 만들었다는 점이 높게 평가된다. 요즘 우리나라의 화장품이 기술력과 한류 열풍으로 전 세계적으로도 유명해지고 있는데 이런 것도 벤치마킹할 필요가 있다고 본다. 미술과 화장품과의 만남은 앞으로도 과감한 예술적 표현이 기대되는 융합 장르인 것이다.

27

레디메이드 작가가 그린
약국

뒤샹의 회화 『약국』

마르셀 뒤샹(Marcel Duchamp, 1887~1968)이라는 미술가가 있다. 피카소와 함께 현대 미술계에 큰 영향을 끼친 인물 중 한 사람으로 다다이즘에서 초현실주의로의 이행에 큰 영향을 주었다. 팝 아트에서 개념 미술에 이르는 다양한 현대 미술사조에 새로운 영감을 주었다고 평가되는 작가다.

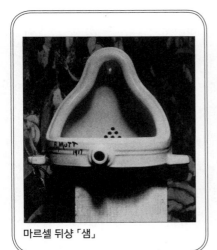

마르셀 뒤샹 「샘」

그는 1917년 뉴욕 '독립 미술가전'에 '알 뮤트(R. Mutt)'라고 사인한 남성용 소변기 「샘(Fountain)」을 출품했다. 작품은 주최측에 의해 비도덕적이고 천박하다는 이유로 전시를 거부당했지만 그 후 그의 레디메이드 작품 중 가장 논란의 대상이 되었다. 그는 독창적 상상력을 가지고 여러 가지 기성품에 약간의 손을 대서 새로운 창조적 예술 작품을 만들었다.

예를 들면 등받이 없는 원형 의자 위에 자전거 바퀴를 설치한 작품 「자전거 바퀴(Bicycle

Wheel)」(1913) 같은 것들이다. 결국 뒤샹의 소변기를 비롯한 레디메이드 작품은 기존의 예술 개념을 무너뜨리고 새로운 형태의 미술을 개발했다. 피카소도 1943년에 기성품인 자전거 핸들과 안장으로 황소 머리를 구성하여 작가의 상상력으로 본래의 의미와는 다른 의미가 있는 「황소 머리」라는 작품을 창조하였다.

뒤샹의 작품 중에 『약국(Pharmacy)』(1913)이 있다. 그런데 그림 구석구석을 살펴보아도 도대체 작품 제목이 왜 약국인지 잘 이해할 수 없다. 더구나 보는 이를 당황하게 하는 것은 그림이라고 해봐야 기성품인 인쇄된 풍경화에 두 개의 점을 달랑 찍어놓았을 뿐이다. 그는 겨울 풍경이 그려진 석판화 그림 같은 것을 화방에서 세 장 구입해 그림 속에 빨간 점 하나와 녹색 점을 하나씩 찍은 후 '약국'이라고 제목을 붙였다. 그러니 일반인은 이 그림이 왜 약국이어야 하는지는 이해되지 않는다.

뒤샹은 대담집인 「뒤샹과 삐에르 까반느와의 대화」라는 책에서 『약국』의 제작 경위를 밝혔다. 1914년 루앙(Rouen)으로 가는 기차를 탔는데 차창 밖에 멀리 떨어진 곳에서 불이 켜진 진열장이 그의 눈에 들어왔다. 그는 "불이 켜진 진열장은 약국 표지판처럼 빛에 색을 사용할 수 있다는 아이디어를 내게 주었다"고 했다. "석양 무렵의 기차 안에서 화상에게 산 '나무와 강이 그려진 무의미한 컬러 석판화'를 보니 그림 배경에 두 개의 작은 빛이 있었다. 그래서 이 부분에 과슈 물감으로 빨간 점과 초록 점을 찍으니 약국과 비슷해졌다"고 했으며 "이건 일종의 장난이었다"고 말했다. 그는 동일한 작품을 세 점 만들었는데 아쉽게도 두 작품은 없어졌다고 알려져 있다.

뒤샹은 약국을 상징하는 점의 색이 빨간색과 녹색이라고 말하고 있다. 서구에서는 오래전부터 약국의 진열장에 빨간 물약과 녹색 물약이 들어 있는 유리 용기를 약국 전면 진열장에 걸어두거나 놓아두었다. 약국의 상징물이다. 1880년대부터 거의 1950년대까지 서구의 약국에서 이런 상징물을 약국에 비치했다. 용기 안에 들어 있는 액체는 약사들이 색소 등 여러 가지 화학 물질을 섞어 썼다.

중세 및 근대 유럽에서 외상 치료를 하는 외과 의사를 나타내는 말로 바버 서전(barber surgeon)이 있다. 이들의 병원 앞에는 빨갛고 파랗게 나타낸 동맥과 정맥을 표현하는 두 줄이 나선형으로 돌아가는 표시등이 있었다. 이런 것처럼 약국도 약사의 권위나 전문성을 내세우고 또 환자들이 멀리서도 약국을 볼 수 있도록 상징물을

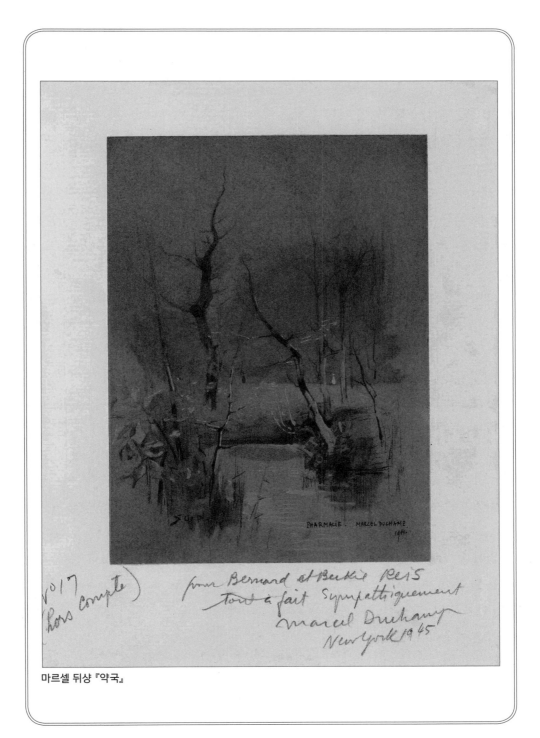

마르셀 뒤샹 『약국』

고안하여 매달거나 세워두었던 것으로 보인다. 적색과 녹색을 사용한 것은 아마도 약국에서 조제하는 시럽제가 빨간색이 많고, 고형 제제도 눈에 잘 띄도록 빨간색으로 만든 것이 많기 때문인 듯하다. 또한 생약 제제 중에는, 식물에서 유래된 것이므로 녹색의 엑기스제도 많을 것이다. 최근 약국에서 일반 판매나 조제되는 정제, 시럽제, 캡슐제들은 색이 컬러풀하다. 의약품의 식별을 쉽게 하기 위한 목적이겠지만 안전성이 염려되는 인공 색소를 지나치게 많이 쓸 필요는 없다고 본다.

일설에는 약국의 녹색이 독약을 의미하기도 한다고 한다. 그러므로 빨간색은 약이고, 녹색은 독을 나타내서 의약품이 약과 독의 양면성을 가지고 있는 것을 암시한다. 녹색이 독을 상징하게 된 것은 그림물감 때문이다. 1814년 독일의 슈바인푸르트에 있는 한 염료 공장에서 구리에 비소를 용해시켜 더 진한 녹색을 생산해냈다. 이것을 슈바인푸르트의 녹색이라고 부르는데 비소가 들어 있어 강한 독성을 나타내고 있다. 그러므로 만들어진 물감도 건강에 해롭다. 비소가 들어간 녹색은 습기만 있으면 용해되고 공기 중으로 휘산되어 비화 수소 같은 비소 화합물 가스로 변한다.

뒤샹의 작품 중에 「파리의 공기 50cc」라는 작품이 있다. 뒤샹은 루앙에서 가족과 함께 크리스마스를 보내고 프랑스 항구 도시 르 아브르에서 뉴욕으로 가는 배에 탔다. 그는 승선 전에 브로메 거리에 있는 약국으로 가서 주사약이 든 유리 앰플 한 개를 샀다. 약사에게 부탁하여 병의 한쪽 끝을 자르고 용기에 든 약을 버린 후 작업실에서 용접으로 밀봉해 작품을 만들었다. 뒤샹의 「파리의 공기 50cc」 속에는 파리의 공기는 물론이고 유럽의 풍광과 추억을 담아 놓은 것이리라. 빈 주사 약병에 도시의 공기를 넣은 아이디어도 레디메이드 예술의 한 작품이 되었다.

2007년 프랑스 퐁피두센터는 개관 30주년을 기념해 파리를 배경으로 현대 예술의 눈을 통해 본 도시와 도시 생활을 담은 특별전 「에어 드 파리(airs de paris)」를 선보였다. 이 전시명은 뒤샹이 파리의 공기를 유리병 안에 담은 작품 「에어 드 파리」에서 따온 이름이다.

의약 협업의
수호성인

세게르스의 회화 『성 코스마와 성 다미아노』

    가톨릭에 수호성인이 있다. 어떤 개인, 직업, 장소, 국가가 특정한 성인을 존경하여, 그 성인을 통하여 하나님께 청원하며 보호를 받는데 이를 수호성인이라고 한다. 가톨릭 신자들은 세례를 받을 때, 단체 혹은 성당, 어떤 지방, 특별한 직업 등에서 특별히 공경하며 본받고 싶은 성인이나 천사를 선택하여 평생 수호자로 모신다.

    3세기경까지는 순교자만이 수호성인이 될 수 있었다. 그 후에는 증거자, 주교, 선교사, 성당의 창설자, 신비(예컨대 삼위일체, 십자가) 사례 등도 수호성인이 되었다고 한다. 직업이나 단체에 대한 수호성인도 있다. 예컨대 요셉은 교회, 알로이시오는 청년과 학생, 성 프란치스코는 가톨릭 단체 같은 것이다.

    의료 관련 직업에 관계되는 수호성인은 의사로서 성 코스마, 성 다미아노, 성 루까, 성 라파엘, 치과 의사로서 성 아뽈로니아, 약사로서 성 코스마, 성 다미아노, 성녀 젬마 갈가니, 마취사로서 성 르네 구필, 간호사로서 성녀 아가다, 성 알렉시오, 성 가밀로, 성 요한, 성 라파엘 등이 알려져 있다.

    수호성인인 성 코스마(Cosmas)와 성 다미아노(Damian)는 의사와 약사의 수호성인이다. 어떤 문헌에 의하면 성 코스마는 의사, 성 다미아노는 약사로 알려져 있고 모두 순교자다. 성 코스마와 성 다미아노는 쌍둥이 형제였으며 어릴 때부터 신앙심이 매우 두터웠다고 한다.

이들은 시리아에서 의학을 공부하고 오늘날 터키 지방 실리시아(Cilicia)의 에게 해 근방에서 살았다. 그들은 의료 기술이 뛰어났으며 그 명성이 널리 퍼져서 명의라는 높은 칭송을 듣고 살았다. 또한 열렬한 그리스도인이던 두 형제는 실리시아의 집정관 리시아스(Lysias) 앞으로 끌려가 모진 고문을 받다가 신앙 때문에 참수되어 결국 순교하였다고 전해진다.

두 수호성인을 묘사한 그림들을 보면, 직업인처럼 후드가 달린 옷을 잘 갖추어 입고 있으며 모자를 쓰기도 했다. 약이 든 병이나 의료 기구가 든 박스, 그릇 같은 것도 들고 있다. 특히 중세 유럽에서 발생한 괴저성 맥각 중독으로 다리가 절단된 한 백인 환자에게 죽은 지 얼마 지나지 않은 흑인의 다리를 두 수호성인이 기적적으로 수술하여 붙여주었다는 일화가 전해지는데, 이 장면은 많은 회화나 그림의 소재로 다루어졌다.

『성 코스마와 성 다미아노』를 그린 게라르트 세게르스(Gerard Seghers, 1591~1651)는 중세 시대 플랜더스 화파에 속하는 화가다. 남부 네덜란드 지역에서 유명한 화가다. 17세 때부터 안트베르펜 길드에 가입된 천재라고 한다. 20세 때 이태리로 가서 카라바조(Michelangelo Merisi da Caravaggio, 1571~1610)의 그림 스타일을 배웠다. 카라바조의 화풍에 매료된 세게르스는 고향에 돌아와 카라바조 추종자인 카라바지스트(caravaggist) 중의 한 사람이 되었다. 1627년경부터는 루벤스의 화풍을 따랐다. 그가 죽은 후 세게르스는 루벤스의 명성을 이어받아 인기 있는 화가가 되었다.

그는 화면의 구성 능력이 대담하였고, 작가적 개성과 자연주의적인 인물의 표현, 강한 명암 대비 화풍으로 르네상스 시대의 고전주의와는 확연히 다른 조형적 언어를 가졌다. 작품 『성 코스마와 성 다미아노』에는 두 수호성인이 평상복을 입고 쓰러져 있는 환자의 가슴에다 약을 발라주고 있다. 두 수호성인은 약이 담긴 약사발 같은 것을 손에 잡고 있다. 말고삐를 잡은 것으로 보아 여행 중에 만난 응급 상황에 빠진 환자를 치료하고 있는 장면인 것 같다. 상처 없는 환자의 옷을 다 벗긴 것으로 보아 고열에 시달리는 환자로 보이고 가슴에 뿌리는 약은 열을 급히 내리려고 물이나 알

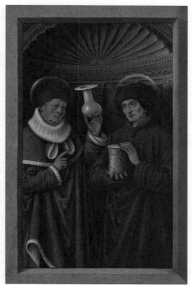

장 부르디숑 「성 코스마와 성 다미아노」

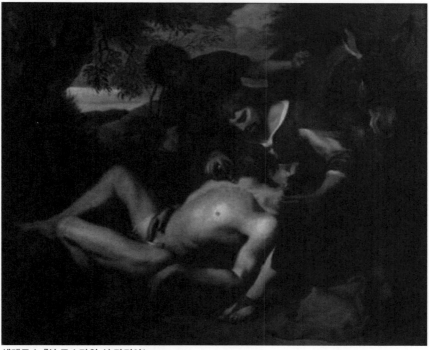

세게르스 『성 코스마와 성 다미아노』

코올을 뿌려주려 하는 것이 아닌가 추측을 해본다. 선하게 생긴 당나귀의 눈망울이 귀엽다. 두 수호성인이 신은 샌들도 모던하기까지 하다.

중세에는 당연히 의료인의 개념이, 의사와 약사의 역할이 지금처럼 분화되지 못했다. 그런데 성 코스마와 성 다미아노는 의약계에 나란히 헌신한 성인이며 어쩌면 문헌상 기록되어 있는 최초의 의약 분업 형태로 활동한 사례의 주인공들일 것이다. 이 쌍둥이 수호성인이야말로 의약 협업의 최초 아이콘인 것 같다. 쌍둥이 수호성인 성 코스마와 성 다미아노는 항상 함께 생활하며 무보수로 환자를 치료해주었다. 두 수호성인은 순교 당할 때까지 서로 힘을 합쳐 환자들을 극진히 돌보았다.

약사와 의사가 서로의 전문성을 이해하고 인정하는 동시에 협업 관계로 상호 보완적으로 일하면 환자의 입장에서는 생명을 지켜주는 수호성인이 된다. 가톨릭 신자가 아니더라도 약사의 수호성인, 성 다미아노란 분이 있으니 믿고 의지하면 착한 일을 많이 하게 되고, 의약 서비스같이 참으로 세상에 좋은 일을 많이 베풀 것 같다.

독버섯이 나오는
회화 작품들

슈빈트의 회화 『광대버섯』과
빅토르 위고의 『버섯』

　　우리는 일상에서 버섯을 자주 접한다. 물론 표고, (양)송이, 싸리, 느타리 등 식용버섯이 주종을 이루고 있다. 버섯은 영양학적으로도 비타민, 미네랄 등 영양소의 함유량이 높은 식품이다. 또한 기능성 물질로서 렌티난(Lentinan) 등 여러 가지 베타글루칸 다당체를 함유하여 면역 증진에 좋다고 한다. 그래서 암 환자도 복용하는 등 인기가 높다. 그러나 잘못 채취한 독버섯을 먹고 중독 사고가 일어나는 경우도 있다.

　　「이상한 나라의 앨리스」나 「개구쟁이 스머프」 같은 동화나 만화에 버섯이 자주 등장한다. 버섯의 생김새가 마치 외계에서 온 우주선 같기도 하고, 어떻게 보면 포근한 오두막집 같기도 하고, 또한 독버섯에는 환각 작용 같은 게 있어서 환상이나 마법 등의 동화적 소재에 사용되는 것 같다.

　　오스트리아 화가 모리츠 폰 슈빈트(Moritz von Schwind, 1804~1871)의 그림에 『광대버섯(Fly agarics)』(1851)이 있다. 광대버섯은 독성이 매우 큰 독버섯이다. 많은 사람이 이 버섯을 잘못 먹고 버섯 중독(mycetism)을 일으킨다. 그림 속에는 한 노인이 산으로 가는 모습인데 그의 발밑에 무서운 광대버섯(*Amanita muscaria*)이 보인다. 이 그림의 주제가 광대버섯이다.

광대버섯을 사실적으로 조각 작품으로 만든 작가도 있다. 벨기에 작가 카르스텐 휠러(Carsten Holler, 1961~)가 만든 「자이언트 트리플 버섯(Giant Triple Mushroom)」으로 '버섯' 연작 시리즈이다. 1m에서 2.6m에 이르는 대형 독버섯을 재현한 일종의 레플리카 작품들이다. 빨간색 광대버섯의 갓 위에는 하얀 점들이 찍혀 있다. 어찌 보면 이 하얀 점마다 맹독이 들어 있는 것 같은 섬뜩함을 보여주는 조각품이다.

또 미국 뉴욕의 센트럴파크에 가면 미국의 조각가 크리프트(Jose de Creeft, 1884~1982)의 조각 작품 「이상한 나라의 앨리스(Alice in Wonderland)」(1959)가 있다. 동화 「이상한 나라의 앨리스」에 나오는 버섯은 앨리스의 키를 작게 하거나 크게 하는 등의 효과가 있는 마법의 광대버섯 이미지를 가지고 있다. 이 규모가 큰 브론즈 조각에는 세 개의 버섯이 있는데 지나가던 아이들이 기어들어 가거나 갓 위에 올라가는 등 작품 속에서 즐겁게 놀기도 한다.

소설 「레미제라블」을 쓴 프랑스 작가 빅토르 위고(Victor Hugo, 1802~1885)는 드로잉에도 꽤 솜씨가 있었다. 약 4,000여 작품을 그렸다고 한다. 그가 만약 작가가 아니고 화가로 활약했더라도 더 크게 성공했을 것이라 평가받았다. 그가 남긴 작품 중에 『버섯(mushroom)』(1850)이 있다. 그림 속 화면 가득한 거대한 버섯(giant mushroom)이 보인다. 마치 땅에서 불쑥 솟아난 모습이다. 배경은 들판이 펼쳐지고 작은 마을이 보이는 시골 풍경이다. 마치 우람하게 서 있는 버섯의 어떠한 토테미즘적 마성(魔性)을 나타낸 것 같다.

영국 YBA(young british artist)의 선두주자 데미안 허스트(Damian Hirst, 1965~)는 「최후의 만찬(Last Supper)」(1999)이라는 실크 스크린 판화 시리즈 작품에서 13개의 의약품 라벨을 이용하여 13개의 식품을 각각 적어 넣었다. 의약품 라벨을 이용하다 보니 그가 제시한 식품 이름 바로 밑에는 의약품 성분과 용량이 그대로 적혀 있다. 그의 「최후의 만찬」 메뉴는 콩, 치킨, 샐러드, 소시지, 스테이크, 샌드위치, 오믈렛 등 13가지인데 모두 정제나 캡슐로 만들었다는 의약품 라벨 표시다. 이 식단에 '버섯' 알약이 들어 있다. 좀 놀라운 발상이지만 그만의 창작 이유는 있을 것이다.

레오나르도 다빈치의 「최후의 만찬」은 예수 그리스도가 십자가에 못 박히기 전

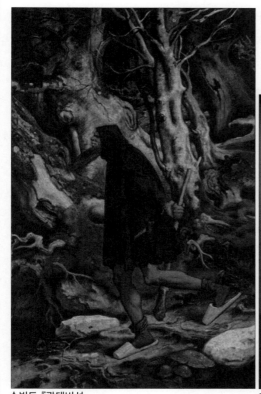

슈빈트 『광대버섯』

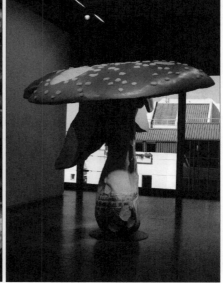

카르스텐 휠러 「자이언트 트리플 버섯」

날 12제자들과 만찬을 함께 나누는 자리를 그린 그림이다. 이 자리에서 예수는 "너희 중 하나가 나를 팔아넘길 것이다"라는 말을 했다. 예수의 '최후의 만찬'에 빗대어 그린 허스트의 「최후의 만찬」은 13가지 식품이 각기 약 포장 속에 알약으로 들어 있는데 마치 12인의 제자와 1인의 예수처럼 자리 잡은 것 같다. 종교를 빗대어 표현하고 있는 포스트모더니즘 그림이 아닌가 한다. 혹시 독버섯이라면 예수를 배신한 가룟 유다의 상징인지도 모르겠다.

광대버섯에 들어 있다고 알려진 독성분은 신경 독성 물질인 이보텐산(ibotenic acid)과 그 유도체로서 정신 신경의 작용제인 무시몰(muscimol), 자율 신경 작용제 무스카린(muscarine) 등으로 매우 많다.

버섯 중에서 색감이나 모양으로 보아 가장 예쁘게도 느껴지는 광대버섯은 다양한 예술적 소재가 되었다. 동화적 상상력은 물론이고 여러 가지 예술적 상상력을 주고 있기 때문이다. 특히 광대버섯은 외계에서 찾아온 듯한 기이한 모양과 강렬한 색감으로 주술적이거나 마법적인 상상력까지 주기도 한다.

중생의 건강 복지를
보살피는 부처

『약사여래불』

사찰에 가면 부처가 여럿 있는데 이 중에 약사 부처도 있다. 약사가 부처라니! 약사가 부처님 반열에 있는 것이다. '병고중생(病苦衆生)'을 구제해주는 부처님으로 불교에서 내세운 부처가 바로 '약사여래불(藥師如來佛)'이다.

그리스·로마 신화에서도 의술의 신 아스클레피오스, 건강의 여신 히기에이아 등을 볼 수 있다. 그리스도교에서 예수는 병든 자를 낫게 하고 죽은 자를 되살아나게 하는 등 기적을 일으킨다. 가톨릭에도 수호성인으로서 의사와 약사의 역할을 하는 쌍둥이 형제 코스마와 다미아노 이야기가 있다.

불교에서는 부처를 모시고 종교 의식에 임한다. 불교의 창시자로서 석가모니불이 가장 숭배를 받고 있으며 대웅전에 봉안된다. 비로자나불은 부처의 원래 모습인 진리 자체를 상징하는 부처다. 이 불상이 봉안된 불전을 대명광전, 대적광전이라 부른다. 아미타불은 영원한 수명과 무한한 광명을 보장해주는 부처라는 뜻인데 무량수전, 극락전, 아미타전에 봉안된다. 이외에 미륵불은 메시아로서 미래불인데 미륵전에 봉안되고 약사불은 약사전(藥師殿)에 봉안되기도 한다.

우리나라 사찰에서 삼존불을 봉안할 때 중앙에 석가모니불, 그 오른편에 아미타

불, 왼편에 약사여래불을 봉안하는 것이 관례이다. 중생이 고통에서 벗어나서 건강한 삶을 이루도록 기원했던 약사 신앙은 통일신라 이후 국난이 있을 때마다 약사 도량이 개설될 정도로 크게 유행했던 불교 신앙이었다. 모든 중생이 질병에서 벗어나 하루하루 건강한 생활을 할 수 있기를 발원하기 위해 '약사여래불'을 참배하는 것이다.

대구의 팔공산 갓바위에는 「석조약사여래불」이 있다. 수능 시험 때만 되면 전국에서 어머니들이 몰려오는 곳이다. 정성으로 지성을 드리면 한 가지 소원은 꼭 들어준다고 한다. 약사 부처에게 지성을 드린다니 약사로서는 기분 좋은 모습이다. 속세에서도 그랬으면 좋겠다. 이 갓바위 부처님은 원광 법사의 수제자인 의현 대사가 어머니의 명복을 빌기 위하여 638년(신라 선덕왕 7)에 조성한 것이라 한다. 현재 보물 제431호로 지정되어 있다. 그런데 왜 약사여래불인가? 부처의 왼손에 들고 있는 것이 약함이기 때문이다. 약함은 약을 담은 그릇이다. 때로는 약병이나 약항아리를 들고 있기도 하다.

우리나라를 대표하는 약사여래불은 청양 장곡사 「금동약사여래좌상」(보물 제337호)과 「철조약사여래좌상」(국보 제58호), 백률사 「금동약사여래입상」(국보 제28호), 국립중앙박물관 소장 「금동약사여래입상」(보물 제328호) 등이 있다. 특히 국립중앙박물관의 「금동약사여래입상」은 오른손을 허리 아래로 내려 엄지와 중지를 맞대고 있고 왼손에 약항아리를 들고 있다. 이 불상은 비록 29.6㎝의 크기이지만 의젓하고 단아한 모습이 중생의 질병을 구제하려는 약사불의 지적인 모습을 표현하고 있는 것 같다. 아주 세세한 부분까지 세련된 기법으로 제작되어 우리나라의 금동약사불상을 대표하는 뛰어난 조각품으로 높이 평가되고 있다.

약사불은 중생의 모든 질병을 치료해주고 고통을 없애주는 부처로 병 치료는 물론이고 수명을 연장해주고, 재화와 화난을 소멸하고, 의복과 음식까지 충만케 하는 등 12가지 큰 소원(藥師十二大願)을 이루게 해준다고 한다. 이 중 여섯 번째, 일곱 번째 소원이 특히 보건 의료와 관련이 깊다.

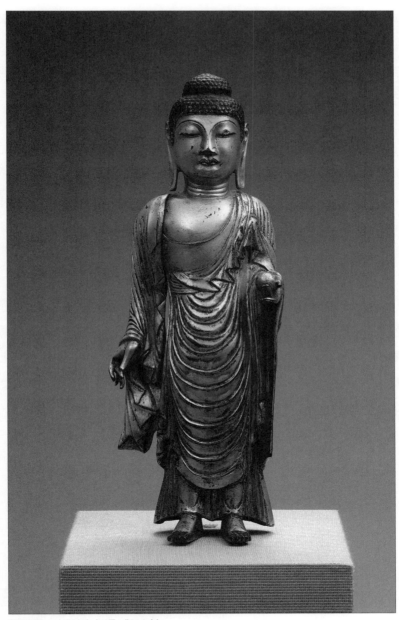

「금동약사여래입상」(보물 제328호)

"원하옵건대 내가 다음 세상에서 바른 깨달음을 얻어 부처가 되면 모든 유정 중에서 몸은 천박한 불구자이며 지저분하고 더러우며 성질은 모질고 어리석으며, 장님, 귀머거리, 벙어리, 손발이 오그라지고, 절름발이, 꼽추, 문둥병, 미친 병 등 온갖 병으로 고통을 당하는 자들이 내 이름을 들으면 모두 다 간교한 지혜는 바른 지혜가 되고, 불구자의 몸은 정상적인 몸이 되어 온갖 질병의 고통에서 벗어나도록 하겠나이다."(여섯 번째 願)

"내가 다음 세상에 깨달음을 증득할 때 만일 모든 중생이 가난하고 곤고하여 의지할 데가 없고 온갖 병에 쪼들려 의약도 없다가 잠깐이라도 나의 이름을 듣는다면, 여러 가지 병이 낫고 권속이 늘고 재물이 모자라지 않으며 몸과 마음이 편안하고 즐거우며 또 깨달음을 얻도록 하겠나이다."(일곱 번째 願)

아! 이런 약사 부처가 우리 곁을 언제나 지켜준다면 얼마나 좋을까. 이런 약사가 국민 곁에 있다면 얼마나 행복할까. 약사여래불은 약을 통하여 육체적 질병의 치료와 예방뿐만 아니라 중생의 안락한 생활까지도 간구해주는 것을 상징한다. 21세기 약사의 역할이 단순히 질병의 치료와 예방에서 끝나서는 안 된다. 인류의 보건 복지 문제까지 신경을 쓰라는 메시지다.

내 눈을
보세요

요하네스 페르메이르의 회화
『진주 귀걸이를 한 소녀』

르네상스 시대에 여인들은 예쁘게 보이기 위해 눈에 벨라돈나 식물의 즙을 넣었다. 일종의 안약을 넣은 셈인데 이유인즉 눈동자를 크게 보이기 위해서다. 벨라돈나(*Atropa belladonna*)는 이태리어로 '아름다운 여인'이라는 뜻이지만 위험한 식물이다. 왜냐하면 아트로핀(atropine)이라는 유독성 알칼로이드가 들어 있기 때문이다. 지금도 안과에서 아트로핀 점안액이 산동제로 쓰이고 눈동자가 확대된 틈으로 안저의 혈관이나 시신경을 관찰한다. 레이저를 쏘아 미세 치료 같은 것도 하게 된다.

사람이 햇빛을 보면 아세틸콜린(acetylcholine)의 작용으로 재빨리 홍채 근육이 수축하여 많은 빛이 들어오지 못하도록 조리개를 조인다. 물론 어둠 속에서는 반대로 작용한다. 벨라돈나 뿌리 중에 있는 아트로핀은 홍채를 수축하는 아세틸콜린의 작용을 방해하여 동공을 확대시키는 것이다.

검은 눈동자를 둘러싸고 있는 부분을 홍채라고 부른다. 이것이 바로 동공의 크기를 조절한다. 고리 모양의 홍채에는 중앙에 원형의 동공이 있다. 이곳을 통하여 빛이 들어간다. 홍채가 이완하거나 수축함에 따라 동공의 크기가 변하고, 망막에 도달하는 광선의 양이 조절된다. 홍채에는 근섬유가 고리 모양으로 배치된 동공 괄약근과 빗살 모양으로 배치된 동공 산대근이 있다. 입사광이 밝을수록 동공 괄약근의 수축은 증진되고 동공 산대근의 수축은 감퇴된다. 홍채의 두 가지 근육이 서로 길항 작용을 하면서 동공 크기가 자동 조절되는 것을 동공 반사라 한다. 이 반사 때문에 사람의 눈은 밝거나 어두운 곳에서도 잘 볼 수 있다.

동공 괄약근은 부교감 신경계의 자극, 동공 산대근은 교감 신경계의 자극에 따라 반응하여 동공을 조절한다. 그런데 아세틸콜린은 동공 괄약근에 있는 부교감 신경에 작용하여 동공을 수축시킨다.

부교감 신경 차단제인 아트로핀은 아세틸콜린의 작용을 방해하여 결과적으로 동공이 확대된다. 정상일 때 동공의 지름은 2.7~4.8㎜, 일반적인 최대 동공 지름은 6㎜ 정도라고 한다.

눈동자가 큰 여성과 작은 여성 중 어느 쪽이 아름답게 보일까. 대부분 남성은 동공이 큰 여성이 예쁘게 보인다고 한다. 왜 그럴까? 눈은 마음의 창이라고 하는데 여인의 마음을 보았음인가? '파란 눈동자', '갈색 눈동자'라는 말을 쓰는데 사실 틀린 말이다. 눈동자는 단지 어두운 안구 속만 비치기 때문에 '검은 눈동자'일 뿐이다. 파랗거나 갈색은 홍채의 색이다. 흥미로운 대상을 보았을 때 눈동자는 커진다. 남성이 매력적인 여성을 볼 때도 마찬가지다. 보석상들은 고객이 비싼 보석을 구입할 것인가 아닌가를 보는 척도로 눈동자가 커졌는가를 본다고 한다. 마케팅에도 이용할 수 있을는지 모르겠다.

바로크 시대 네덜란드 출신 화가 요하네스 페르메이르(Johannes Vermeer, 1632~1675)의 『진주 귀걸이를 한 소녀(Girl with a pearl earring)』는 유명한 작품이다. 정말 어여쁜 소녀다. 그림 속 그 눈동자, 그 입술에 빨려들 것 같다. 명화 속에 그려진 여성들의 눈을 보면 눈동자가 보통보다 좀 키워져서 그려진 것을 자주 볼 수 있다. 르네상스 당시의 미인 초상을 많이 그린 티치아노의 「거울 보는 여인」(1513~1515)과 「밍크코트 입은 여인」(1536~1538)을 보면 확실히 눈동자가 큰 것을 볼 수 있다. 르네상스 시대 귀부인들이 위험한 벨라돈나 즙으로 눈동자를 키워 매력적인 눈으로 보이도록 했던 것 같다.

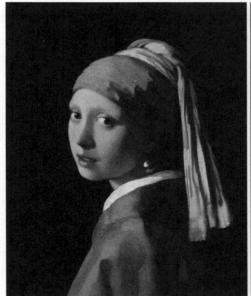
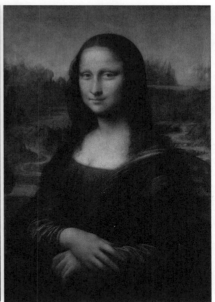

요하네스 페르메이르 『진주 귀걸이를 한 소녀』　　　레오나르도 다빈치 「모나리자」

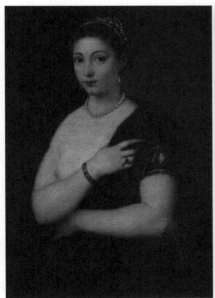
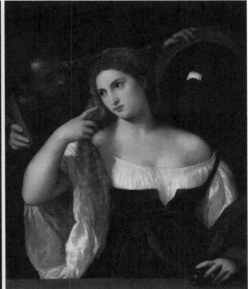

티치아노 「밍크코트 입은 여인」　　　　티치아노 「거울 보는 여인」

다빈치의 「모나리자」와 북유럽의 모나리자라고 불리는 페르메이르의 『진주 귀걸이를 한 소녀』의 눈동자를 비교해보자. 모나리자의 눈은 눈동자가 별로 크지 않은 평범한 눈이다. 진주 귀걸이를 한 소녀는 눈동자가 정말 크다. 선천적으로 큰 눈동자를 가진 소녀인지. 설마 소녀의 눈에까지 벨라돈나 즙을 넣었을 거라고는 상상이 안 된다. 어쨌든 너무나 예쁜 눈이다. 모나리자는 누가 보아도 정숙하고 지적인 이미지의 원숙한 여성상이지만 관능미 넘치는 미인으로 평가되지는 않는 것 같다. 눈썹도 없어서 썰렁한 느낌을 주는데 신비롭게 머금은 미소는 정말 일품이다.

아트로핀 안약을 쓰지 않고 동공을 자연스레 크게 하려면 식품으로서 가지과 식물을 먹으면 다소 효과가 있을 듯하다. 가지, 토마토, 감자, 파프리카, 피망 같은 식물은 아트로핀 효과와 비슷한 솔라닌(solanine)을 미량 함유하고 있어 부교감 신경 차단 작용 때문에 동공이 커질 수 있다. 다만 식품이라서 즉각 효과가 나올 만큼 많은 양을 먹을 수 있을지는 의문이다. 꾸준히 섭취하면 큰 눈동자의 매력 있는 눈을 자연스레 갖게 되지 않을는지. 속눈썹 아래 연못 같은 눈, 하도 깊어서, 사랑한다는 말을 빠뜨리면 천 년 동안 가라앉겠다.

'아프로디테'의 이름을 본뜬
최음제

달리의 조각 『서랍이 달린 밀로의 비너스』

　　스페인의 초현실주의 미술가 살바도르 달리(Salvador Dali, 1904~1989)의 조각 작품에 『서랍이 달린 밀로의 비너스』가 있다. 작품에는 몸의 여러 부분에 서랍이 달려 있다. 왜 비너스의 몸에 서랍을 달았을까? 프로이트의 정신 분석학에 심취되었던 달리는 이 작품과 관련하여 "불멸의 그리스와 현대의 차이에는 프로이트만이 존재한다. 불멸의 그리스 시대에는 신플라톤 학파의 순수한 인체가, 현대에는 정신 분석학에 의해서만 열리게 되는 서랍으로 가득 차 있음을 발견하게 되었다"라고 설명한다. 그러나 이해하기가 좀 어렵다.

　　쉽게 얘기하면 인간의 심성 중에 깊숙이 가라앉아 있는 무의식을 꺼내 보기 위한 장치로 서랍을 상상한 것이다. 서랍 속에는 무의식이 있고, 이 속에는 상당 부분을 차지하고 있는 성적인 환상 같은 것이 있으며, 이러한 관념을 표현하기 위해 아름다움을 지닌 여인 비너스를 택한 것이다. 그러므로 서랍이 '닫혀 있는' 비너스가 원래 그대로의 비너스(밀로)라면 서랍이 '열려 있는' 비너스는 무의식 속에 잠재된 프로이트의 리비도(libido)를 보여주는 비너스다.

　　사람들은 비너스의 육체를 보고 비너스의 영혼 속에 있는 리비도 혹은 나의 잠재된 무의식 중 리비도를 서랍으로 꺼내 보게 된다. 물론 비너스상에 달린 서랍에는 아무것도 없다. 텅 빈 서랍이다. 비너스는 신이기 때문이다. 비너스가 인간이라면 그 여성성의 서랍 속에 무의식이 있을 것이다. 신이 아닌 우리의 서랍 속에는 많은 리비도가 보석처럼 감추어져 있을 것이다.

그리스·로마 신화에서 제우스, 헤라, 포세이돈, 아폴론 등 올림포스 12신 중에 아프로디테(Aphrodite)는 그리스식 이름이다. 로마식 이름으로는 베누스(Venus)다. 샛별, 혹은 개밥바라기라고도 부르는 금성도 이 이름을 쓴다. 사랑과 아름다움, 욕망, 다산의 여신으로 알려져 있다. 비너스란 말에서 성병(venereal disease)이란 용어가 유래했다. 성병(sexually transmitted disease)을 곧이곧대로 부르기가 민망해서 지은 이름이다.

'미의 여신' 비너스라고 하면 대다수 사람은 헬레니즘 시대 조각 「밀로의 비너스」와 함께 르네상스 시대 보티첼리의 회화 「비너스의 탄생」을 떠올리게 된다. 이 두 작품이 비너스의 대표 작품이 되었다. 오늘날까지 수많은 미술가에 의해 비너스가 그려졌지만 「비너스의 탄생」이라는 제목이 말해주듯 비너스화의 효시처럼 인식되고 있을 정도다. 산드로 보티첼리(Sandro Botticelli, 1444~1510)는 르네상스 미술에서 정상에 있는 걸출한 화가다. 다빈치, 미켈란젤로, 라파엘로 등 거장들과 함께 활약했다. 다만 당시에는 그의 명성이 그리 높지 않았다. 그의 작품은 19세기에 이르러서야 재평가되고 유명해졌다.

서사시 「일리아스」와 「오디세이아」의 저자 호메로스는 사랑과 미의 여신인 아프로디테가 제우스의 딸이라고 적고 있다. 하지만 아프로디테가 바다의 거품에서 태어났다는 설도 존재한다. 파도 위 거품 속에서 실오라기 하나도 걸치지 않은 아름다운 여신이 모습을 드러냈다. 그러자 바다의 신이 큰 조개를 여신의 발아래에 바쳤다. 여신이 조개에 올라가자 바람의 신들이 입김을 불어 조개는 키프로스 파포스의 섬에 닿았다. 꽃들도 흩날렸다.

마침 섬에 머물던 계절의 여신 '호라이' 자매가 아프로디테에게 입혀줄 가운을 가지고 그녀를 맞이하여 올림포스로 데려갔다. 제우스를 비롯한 여러 신은 아프로디테의 아름다운 자태에 입을 다물지 못했다. 출렁이는 금발 머리와 갈색 눈, 뽀얀 피

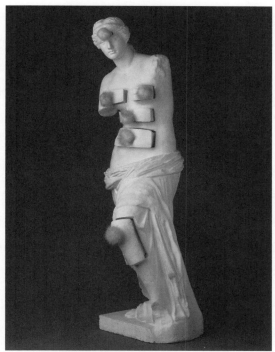

달리 『서랍이 달린 밀로의 비너스』

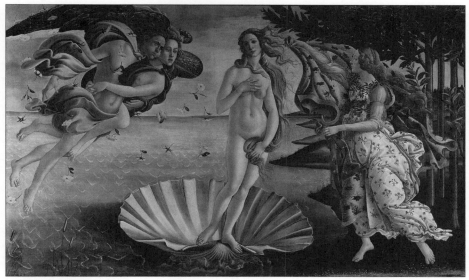

보티첼리 「비너스의 탄생」

부로 완벽하게 조화를 이룬 그녀의 육체는 아름다움, 그 자체였다. 바로 이 여신이 아프로디테다. 그녀의 이름은 그리스어로 '거품'을 의미하는 '아프로스(aphros)'를 어원으로 하고 있다. '아프로디테'란 '거품에서 태어난 여자'라는 뜻이다.

트로이 전쟁의 원인이 된 '파리스의 재판'에서 '가장 아름다운 여신에게'라고 쓰여 있었던 황금 사과를 둘러싸고 여신들이 다투었다. 파리스는 헤라, 아테나, 아프로디테 세 여신 중 아프로디테에게 사과를 주었다. 아프로디테는 가장 아름다운 여신이 되었다.

신화 속 아프로디테는 사랑과 미의 여신으로 애욕의 여신이다. 아프로디테는 남성의 욕정을 자극하는 관능적이고 뇌쇄적인 아름다움이라고 정의된다. 그래서 '최음제'를 의미하는 영어의 'aphrodisiac'이나 불어의 'aphrodisiaque'라는 단어는 모두 이 여신의 이름에서 유래된 것이다. 아프로디테가 얼마나 예뻤으면 최음제(aphrodisiac)라는 단어가 되었을까 상상해본다.

네덜란드 풍속화가가
그린 인물

가브리엘 메취의 초상화 『약사』

가브리엘 메취(Gabriel Metsu, 1629~1667)는 네덜란드 화가다. 우리나라의 풍속화가 김홍도처럼 중세 유럽의 시대상을 반영하는 풍속화를 잘 그렸다. 인물화와 초상화도 잘 그렸는데 38세의 젊은 나이로 죽었다. 그래서 그런지 널리 알려진 화가는 아니지만, 그의 작품은 네덜란드의 최고 수준의 리얼리즘 작품으로 알려져 있다.

풍부한 색채감과 충실한 묘사로 사냥, 편지, 연주 등 일상생활의 정경을 그렸다. 특히 가정에서의 생활 모습 표현에 탁월하였다. 1648년 화가 조합에 가입하여 화가로 활동을 시작하였다. 1654년에 암스테르담으로 나와 제작 생활을 계속하였다. 주요 작품으로 「새를 파는 남녀」, 「아침식사」, 「화초 시장」, 「병문안」, 「음악 애호가」, 「노파」, 「음악의 레슨」, 「이중창」, 「암스테르담의 채소 시장」 등이 있다.

그가 1661년경에 그린 초상화 『약사(The apothecary)』는 누군가 아치형의 문이 없는 발코니 옆에 앉아 오래된 처방집 같은 노트를 읽고 있는 모습이다. 노트는 너덜너덜할 정도로 많이 본 듯 고색창연하다. 창틀에는 펜대가 잉크병에 꽂혀 있다. 그가 약사임을 증명하는 금속제 약절구가 있고 사기로 된 약을 담는 용기(apothecary jar)

도 보인다. 그 위로는 액상의 약이 들어 있는 플라스크가 벽에 걸려 있다. 뒤쪽 서가에는 두툼한 전문 서적이 꽂혀 있다.

발코니 위에서 담쟁이 넝쿨이 밑으로 내려오고 있는 모습을 리얼하게 묘사했다. 화면 왼쪽 위에는 소형 메모판이 걸려 있는데 내용은 알 수 없으나 약에 관한 그림과 함께 글이 쓰여 있는 것으로 보인다. 약사는 검은 모자를 쓰고 있고 수염을 길렀으며 근엄한 표정이나 의복은 바로크 시대의 풍으로 다소 허름한 편이다. 메취가 풍속화가라서 그런지 초상화를 세련되게 그린 것은 아니다.

최근에는 가브리엘 메취가 네덜란드 회화의 황금 전성기의 한 작가로서 재발견되고 있다고 한다. 이 화가는 「진주 귀걸이를 한 소녀」로 유명한 요하네스 페르메이르(Johannes Vermeer, 1632~1675)와 동시대를 살았다. 그는 후세 미술 비평가에 의해 페르메이르와 견줄 만한 상당한 실력을 갖추고 있었다는 사실을 인정받았다.

실제 메취는 페르메이르의 감수성에 영향을 미쳤던 작가로 알려져 있다. 메취도 인간을 표현하는 데 열정적이었다. 얼굴의 표정에서 보이는 페이소스와 명상을 하는 인물들의 신중함이 종종 주름살로 표현되기도 했다. 메취의 그림 속에는 인물이 많이 등장하지 않으며 동적이지 않고 정적이다. 안타깝게도 스타일이 다 만들어지기도 전에 일찍 생을 마감해버렸다.

메취는 풍경화가 주는 무거움을 피하고자 노골적이지는 않지만 유머러스한 묘사도 했다. 인간 군상 속에서 차별과 편견 없이 동등하게 민중의 삶을 바라보았다. 평범한 사람들의 모습에서 생과 사의 비장감을 찾아내 표현하였다.

가브리엘 메취의 「아픈 아이」는 아이를 안고 있는 여인이 죽은 예수를 안고 슬퍼하는 마리아상을 연상케 한다. 이 그림은 가정사 이야기뿐 아니라 인류 구원과 관계된 종교적 묵상을 유도한다. 아이의 자세는 꼭 미켈란젤로의 조각 「피에타(Pieta)」(1499)의 성모 마리아에 안긴 예수의 모습을 닮았다.

그는 인물을 실제로 살아 있는 것처럼 그렸다. 아이는 병이 들어 엄마의 무릎 위에 안겨 있다. 팔다리가 축 늘어져 있고 많이 아파 보인다. 아이는 창백한 얼굴을 하고 옷도 벗겨져 의자 위에 널브러져 있다. 아이는 확실히 열이 있는 것으로 보이고 위장 장애도 있는 것처럼 보이기도 한다. 탁자 위에는 오트밀죽을 담은 그릇이 보이고

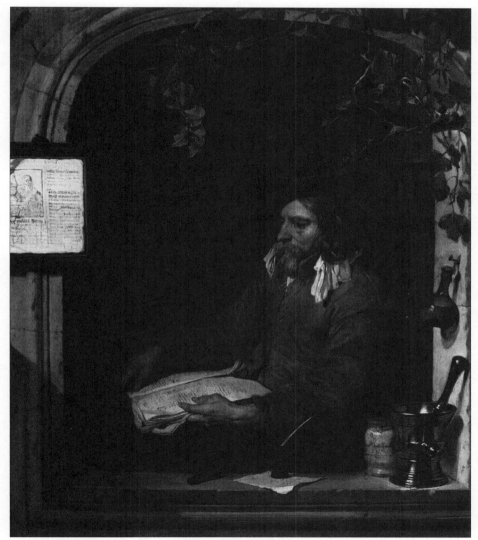

가브리엘 메취 『약사』

숟가락이 꽂혀 있다. 아이의 머리 위에는 회색 조의 예수가 십자가에 못 박힌 희미한 그림이 걸려 있다.

「의사의 왕진」은 그림의 제목으로 보아 환자의 병을 치료하기 위해 왕진 온 의사가 물약(draught)을 주려는 듯 보인다. 아마도 주인의 건강이 걱정되는 듯 옆에서 앞발을 주인의 무릎에다 붙이고 있는 강아지의 모습이 재미있다. 병색이 완연한 얼굴로 탈진한 듯 팔을 늘어뜨리고 손발의 혈색까지 유난히 흰 환자, 그를 지켜보는 가족인 듯한 여인의 모습이 잘 담겨 있다. 의사는 앞의 그림 『약사』에 그려진 인물처럼 다소 삐딱하게 검은 중절모를 쓰고 있고 각도가 반대지만 옆얼굴 모습도 닮았다.

의사가 들고 있는 플라스크 용기도 약사가 걸어놓은 것과 색깔까지도 비슷하다. 어쩌면 동일 인물인지도 모르겠다. 중세 시대에는 약사(apothecaries), 의사(physicians), 외과 의사(barber surgeons) 등이 직역을 구분하지 않고 한 사람이 겸하기도 하였다. 유럽은 지역에 따라 17세기 중반에도 의·약사의 구별이 완전하지 않아 비슷한 역할을 함께하기도 했다. 나중에 독립적인 직업으로서 서서히 분화되어 갔다.

요람에서 무덤까지
약을 먹는다

미술 그룹 '약전'의 설치 미술 『요람에서 무덤까지』

영국 대영 박물관의 제24전시실 '삶과 죽음(Living and Dying)' 전시장에 출품된 길이 13m, 폭 0.7m의 설치 미술이 있다. 『요람에서 무덤까지(Cradle to Grave)』라는 작품인데, 평생 약을 먹어야 하는 인간과 가혹한 질병과의 만남 그리고 생로병사를 지나면서 거쳐야 했던 상병 기록과 복약 관련 소품을 보여준다. 인생이란 질병과의 복잡다단하고 처절한 개인적 투쟁의 산물이라는 것을 느끼게 한다. 그러니까 이 작품은 하나뿐인 그리고 단 한 번뿐인 우리 인생을 더욱 존귀하게 살아야 한다는 메시지를 주는 듯하다.

모던한 작품은 설치 미술가인 수지 프리만(Susie Freeman), 데이비드 크리치리(David Critchley), 의사인 리즈 리(Liz Lee) 세 사람의 공동 작품이다. 특이하게도 자신들 그룹을 '약전(Pharmacopoeia)'이라고 부르고 있다. '약전'은 원래 약에 관하여 국가가 정한 공정서로서 약의 유효성, 안전성, 안정성을 바탕으로 하는 품질을 보증하기 위한 일종의 법전인데 말이다.

작품을 보면, 평생 처방받은 약을 주머니에 넣어 두 장의 기다란 천에 매달았다. 또 남성과 여성의 의료 기록물도 장식물로 부착했다. 부드럽고 속이 비치는 회색 그

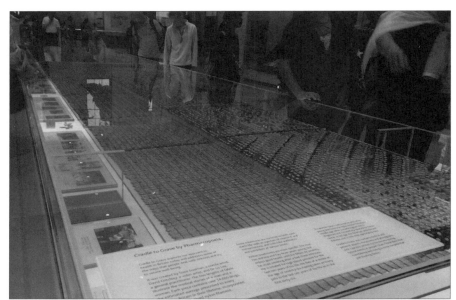

미술 그룹 '약전' 『요람에서 무덤까지』

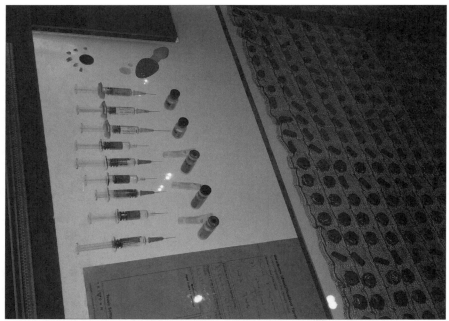

『요람에서 무덤까지』 부분

예술 속의 파르마콘

물 모양의 천에 한쪽은 남성, 다른 한쪽은 여성의 이야기를 오브제로 배열하여 담았다. 작품 전체를 긴 투명 유리 상자 안에 넣어 전시해놓았다. 천 조각에는 한 사람이 살면서 먹게 되는 약 14,000개 이상의 알약, 트로치, 캡슐들을 매달았다. 일반 약(OTC)과 건강 기능 식품은 포함시키지 않았다. 전문 약(ETC)만 사용했다.

작품 속에는 크고 작은 알약들, 포장한 약이나 그렇지 않은 것들, 원형, 삼각형 다이아몬드 모양 등 다양한 모양의 약이 배열되었다. 색깔도 가지각색인데 청색, 분홍색, 녹색, 갈색 등의 다른 색깔의 약들, 어떤 캡슐은 청색—황색, 적색—흑색, 분홍색—청색 등 두 가지 색으로 된 것도 있다. 작품 속의 약들은 서로 다른 모양과 색을 이용하여 기하학적으로 배치되고 작가가 의도한 패턴으로 진열되어 있다.

마치 사람들이 일생을 통하여 먹는 약들을 비주얼적 연대기(visual chronology)로 표현한 것 같다. 우리가 어린 시절 먹었던 베이비 아스피린부터 늙어가면서 생긴 위장 질환 그리고 관절염과 고혈압, 당뇨, 치매 등을 위한 약물 복용을 상징적으로 보여주고 있다.

한편, 유리 상자 안에는 긴 천의 한쪽 편을 따라 개인의 병력을 보여주는 물건이나 사진을 늘어놓았다. 신생아의 출생부터 산소 호흡기를 매단 아기, 출생 증명서에 지문으로 찍은 아기 발자국과 1930년대부터 최근까지 찍은 흑백 사진들이 나이에 따라 배열되었다. 그 외에 많은 질병과 관련된 일상생활의 오브제들이 함께 진열되어 있으나 주된 재료는 역시 약에 관한 것들이다. 천의 끝부분은 말려 있는데 상태가 비어 있는 것으로 보아 앞으로 더 먹게 될 약이 있다는 것을 상징하는 듯하다. 작품에 사용된 약은 의사인 리즈가 처방한 약을 약국에서 조제했으며 마약 같은 것은 절대로 사용하지 않았다고 한다.

이 작품은 서구 사회에 사는 사람들이 웰빙을 지속하고 증진하기 위해 어떻게 노력하는가를 여실히 보여준다. 나아가 평균 수명이 길어지면서 점점 사용이 늘어나게 되는 의약품이 어떻게 질병의 고통과 개인의 아픔에 의학적으로 접근하는가를 상징적으로 보여준다. 사람들에게 한 생애를 통하여 처방될 수 있는 많은 약을 작품 속에서 이야기처럼 표현했다. 전시된 약들은 사람들이 성장하면서 복용한 순서대로 나이처럼 배열했다. 약을 매달은 천의 양옆에 개인 사진, 물건, 의료 기록도 함께 배열하여 리얼리티를 높였다. 자세히 보다 보면 한 개인이 지속 가능한 웰빙인 로하스(Lifestyle Of Health And Sustainability, LOHAS)를 유지하는 것이 질병을 치료하는 것보다 어렵다는 것을 보여준다.

이들은 약을 오브제로 사용하여 아이들 옷에 약을 붙이는 등 여러 가지 재미있는 작업을 했다. 예술 작품을 만드는 데 신성한(?) 약을 재료로 쓰는 것에 대해 어떻게 받아들여야 할까? 생명을 지켜주는 약을 가지고 너무 장난치는 것은 아닐까 하는 생각도 든다. 그러나 의약품을 독창적인 아이디어로 예술에 접목한 작가들은 무엇인가 사회에 대고 이야기를 한다. 따지고 보면 어린 시절부터 성인이 될 때까지 많은 약을 복용하는 현대인들의 '의약품 안전'에 경종을 울리는 퍼포먼스 작품이다.

요즘 주변에는 약이 넘쳐나서 경우에 따라서는 약이 약같이 느끼지 못할 정도다. 같은 약인데도 어떤 것은 정제로 또 캡슐제로, 같은 약인데 회사별로 모양이나 색깔이 너무나 달라 혼란스럽다. 비타민 같은 것과 전문 치료약도 서로 비슷한 모양이 있어 잘못하면 먹을 때 헷갈린다. 어떤 약은 너무나 비싸다. 여성들이 피임약은 물론이고 노년에 갱년기로 시달리며 호르몬제들을 매달고 산다. 인간이 살아가면서 봉착되는 여러 가지 약에 관한 문제점을 예술 작품으로 형상화하고 있다고 보인다.

사실 한강에서 아세토아미노펜 성분이 검출되고 항생제에 의해 세균이 돌연변이까지 된다고 하니 폐기 의약품 관리도 사회 문제가 아니던가. 이 작품은 인간이 살아가면서 봉착하는 여러 가지 약에 관한 문제점을 예술 작품으로 형상화하고 있다고 보인다. 21세기에 와서 약(drug)은 약 그 이상의 많은 것을 상징하게 되었다. "약이 종교 같은 믿음의 대상이 된다"라고 하면 과한 말일까.

35

달에 사는 옥토끼와 불사약

고구려 벽화와 조선 시대 민화

"계~수나무 한~나무 토~끼 한~마리~" 윤극영 선생의 동요 「반달」의 한 부분이다. 달나라에 나무가 자라고 있고 토끼가 있다니 얼마나 시적인 상상력인가. 1969년 달에 착륙했던 아폴로 11호 승무원과 교신하는 NASA 기지국은 불사약을 훔쳐 달아난 '창어(혹은 상아, 항아라고도 부름)'와 토끼를 찾아보라고 지시했다. 승무원 에드윈 올드린은 "잘 찾아보겠다"라고 유머러스하게 답했다.

중국 신화에서 서왕모(西王母)가 총애하는 영웅 '예'의 아내 '창어'가 불사약을 남편 몰래 훔쳐 먹고 신의 배인 선저우를 타고 달나라로 가서 지금까지 살고 있다는 내용이 있다. 중국에서는 이 신화에 나오는 '선저우'와 '창어공정'을 각각 우주선과 달 탐사 프로젝트 이름으로 사용하고 있다. 참고로 중국은 이 이름 덕인지 우주 강국이 되고 있다. 창어는 그녀가 지은 죗값으로 흉물스러운 두꺼비가 되어 달에 살고 있다고 한다.

1500년 전 고구려 고분 속에 그려진 벽화에도 달이 그려져 있다. 그런데 달 속을 잘 들여다보면 두꺼비와 토끼가 등장한다. 고구려 고분 벽화의 여러 곳(평양 덕화리 1·2호분, 집안 장천 1호분)과 평양 개마총에도 달 속에 토끼와 두꺼비, 계수나무가 그려져

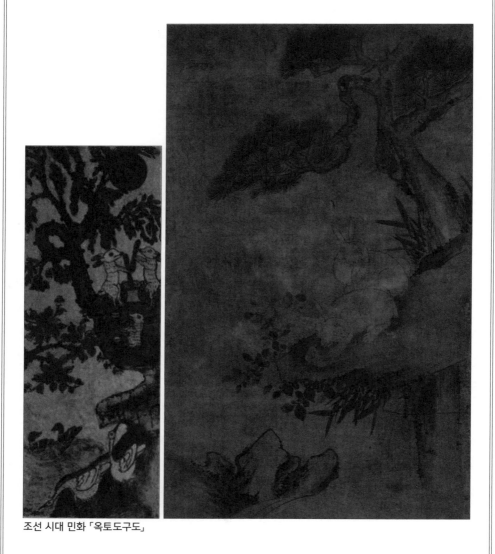

조선 시대 민화 「옥토도구도」

예술 속의 파르마콘

있다. 토끼는 전해지는 설화 그대로 달에서 약절구를 찧고 있다. 그 옆에 두꺼비가 얌전히 엎드려 토끼를 바라보고 있는 모습도 있다.

토끼가 찧고 있는 것은 불사약이다. 그렇다면 약절구 안에서 찧어지고 있는 것은 무엇일까. 궁금해진다. 옥토끼가 열심히 찧고 있는 것을 신선들의 불사약인 '선단(仙丹)'이라고도 불렀다. 인간들이 감히 손댈 수 없는 영역에서 불사의 약을 만들어야 안심할 수 있다고 생각한 신선들이 옥토끼를 한 쌍씩 달로 보내어 선단을 약방아로 찧게 한다는 설화도 전해진다.

조선 시대 민화 「옥토도구도」가 있다. 계수나무 그늘에 약절구를 찧는 옥토끼 두 마리의 모습이 부부인 듯도 하다. 그러니 새끼 토끼도 옆에 귀엽게 앉아 있다. 이 그림에는 사바 세계의 모습으로 학도 있고 원앙도 있다. 마치 보름달에 사는 토끼가 계수나무 아래에서 가족끼리 모여 앉아 쿵덕쿵덕 약절구를 찧는 풍경이 연상되는 민화다.

사람들은 달 속에서 불사약을 만드는 토끼를 인간 세상으로 데려오고 싶었을 것이다. 「광한옥토도」라는 민화 속에도 옥토끼가 등장한다. 이 그림 위쪽에는 '광한전'이라 쓰여 있는데 달 속에 있는 궁전을 뜻한다. 이태백의 시에서도 "봄가을 지날 동안 옥토끼는 약을 찧네(白兎搗藥秋復春)"라는 시구를 본다.

중종 19년인 1524년에 퇴계 이황을 비롯한 선비들이 용수사라는 절에 모였다. 마침 보름달이 동쪽 산 위로 떠오르자 돌아가며 시를 지었다. 중간에 퇴계가 나서서 "은하수들이 깜빡거리자 두꺼비와 계수나무가 달을 채운다… 광한전에서 춥게 살면서 외롭게 약절구를 찧는다… 달의 골짜기에 누가 지나갔는가 하늘 나루에 시가 이어지지 않네"라는 달에 대한 유명한 시구를 남겼다.

달 속의 계수나무는 과연 어떤 나무일까. 계수나무와 헷갈리는 나무 이름으로 월계수와 계피나무가 있다. 올림픽에서 승리의 월계관으로 쓰는 월계수 잎은 향신료로도 쓰인다. 수정과에 쓰이는 계피는 계수나무 껍질이 아니라 계피나무(*Cinnamonus cassia Blume*) 껍질이다. 시나몬(cinnamon)이라는 향신료로 유명하다. 달나라에 있다고 생각하는 계수나무(*Cercidiphyllum japonicum*)를 연향수라고도 하는데 캐러멜과 같이 그윽하고 달콤한 향기가 봄부터 가을까지 계속 난다는 의미다. 낙엽까지도 향이 난다. 중국 계림에 가면 계수나무가 많다. '계수나무가 많아 숲을 이룬다'고 하여 계림이라고 부르게 되었다. 우리나라에도 계수나무가 가로수로 심어져 있는 곳이 춘천을 비롯해 여러 곳 있다. 계수나무 잎의 약리 성분으로 알려진 것은 방부 및 방충 효과가 있는 피로카테콜(pyrocatechol)이다.

옛날에 왕들은 심신이 피로하고 이상이 생기면 몸을 보한다면서 보약을 먹었다. 이른바 불로장생약인 단약(丹藥)을 썼다. 이 약의 재료는 주사(朱砂, cinnabar)나 광명단(光明丹, 사산화삼납)이었다. 주사는 수은과 황의 화합물이고 광명단은 납 산화물이다.

현대 약학적으로 보면 참으로 어처구니없는 처방이다. 불로초니 불사약이니 하는 말은 바로 이런 인간의 끝없는 욕망으로 나타난 신기루 같은 것이다. 중국의 진시황도 불사약을 구했다. 그는 수은으로 연못을 만들어놓고 수시로 먹었다는 기록도 있다.

인간이 다다를 수 없는 달 속에 계수나무와 토끼 한 마리를 등장시켜 불사약을 만들고 있다고 믿는 상상력은 차라리 아름답다. 우리가 미약한 인간이기 때문에 무병장수와 불로장생을 달에게 비는 소박한 꿈이다. 그러나 요즘 사람들은 희미한 달보다 환한 해를 더 쫓는 것 같다. 은은한 달을 보고 마음을 비우자. 21세기에는 불사약보다 제 명대로 살다 웰다잉하기 위한 낙사약(樂死藥)이 필요하지 않을까?

여신 '이둔'의
늙지 않는 사과

닐스 블로머의 회화
『하프 켜는 브라기를 보는 이둔』

　북유럽 신화에 청춘을 상징하는 '이둔(Idun)'이라는 여신이 있다. 영원히 늙지 않는 청춘의 여신이다. 시(詩)의 신인 브라기(Bragi)의 아내다. 신들은 그녀가 주는 황금 사과를 먹음으로써 언제까지나 빛나는 젊음을 유지했다고 한다. 그런데 독수리로 변한 거인 티아치(Thiazi)에게 이둔이 납치를 당해 신들이 사과를 먹을 수 없게 되었다. 신들이 늙어가게 되자 소동이 일어났지만 마침내 그녀를 찾아내어 신들은 다시 젊음을 회복할 수 있었다.

　다음은 이둔의 황금 사과에 관한 신화의 줄거리다.

　신들인 오딘과 호니르 그리고 로키가 사냥하여 소 한 마리를 잡았다. 배가 고팠던 신들은 고기를 구웠지만 잘 익지 않았다. 그때 티아치가 변신한 독수리가 자신에게도 고기를 나누어준다면 고기를 익게 해주겠다고 했다. 독수리는 신들이 허락하기 무섭게 황소를 낚아채어 고기를 독차지하였다.

　화가 난 로키는 독수리를 찌르다가 오히려 독수리에게 잡혔다. 로키는 살려달라고 애원했다. 독수리는 "이둔과 그녀가 가진 황금 사과를 가지고 온다고 약속하면

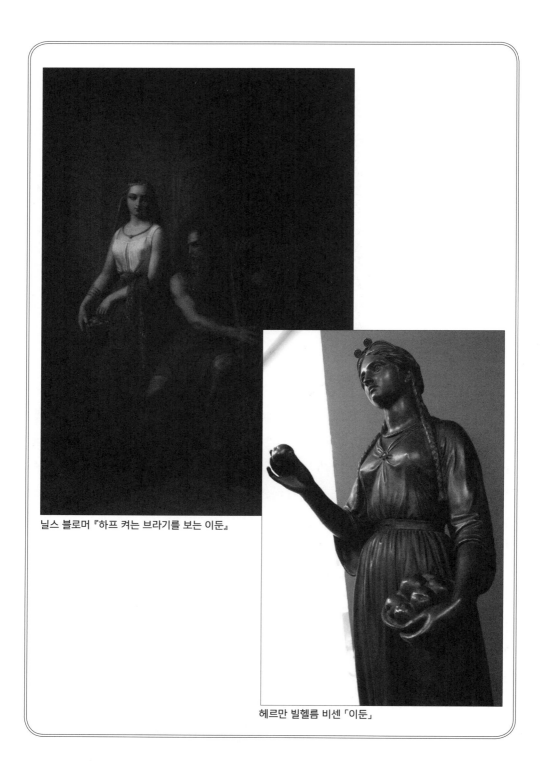

닐스 블로머 『하프 켜는 브라기를 보는 이둔』

헤르만 빌헬름 비센 「이둔」

　　　　예술 속의 파르마콘

풀어주지!"라고 말했다. 로키는 할 수 없이 이둔에게 거짓말로 꼬드겼고 그녀가 황금 사과도 가져오도록 했다. 그러자 독수리로 변했던 거인, 티아치는 이둔을 낚아채어 감금해버렸다. 그동안 신들은 이둔이 주는 황금 사과로 늙지 않고, 병들지도 않은 채 살아갈 수 있었지만, 그녀가 황금 사과를 갖고 사라져버렸다. 신들의 젊음은 유지될 수 없었다. 피부는 주름살이 지고 머리카락도 빠져버리는 등 늙어버렸다.

그들은 모든 의욕을 상실한 채 죽음만을 기다렸다. 오딘은 주신의 입장에서 이 사태를 관망할 수만은 없어 로키를 잡아들여 심문했다. 결국 로키는 그간의 자초지종을 말하고 자신이 다시 이둔과 황금 사과를 찾아오겠다고 하자 풀어주었다. 로키는 여신 프레이야가 갖고 있는 매의 가죽을 빌렸다. 매로 변신한 로키는 궁전으로 가서 이둔을 데리고 나올 수 있었다. 독수리 티아치가 로키를 뒤쫓았으나 신들이 방벽 위에 불을 놓았다. 뒤따르던 독수리는 날개에 불이 붙어 땅에 떨어져 죽었다. 이둔은 다시 원래 모습으로 변하여 신들에게 황금 사과를 나누어주면서 신들의 젊음을 되찾아주었다.

이둔이 나오는 그림 『하프 켜는 브라기를 보는 이둔(Bragi sitting playing the harp, Idun standing behind him)』(1846)을 그린 닐스 블로머(Nils Johan Olsson Blommer, 1816~1853)는 스웨덴 태생의 화가다. 20세 때부터 도제로 초상화 기법을 배웠으며 상을 타면서 명성을 얻었다. 파리에 가서 공부했고 이태리로 옮겨가서 1852년 결혼을 했으나 이듬해 폐 질환으로 죽었다. 블로머의 작업은 북구 신화를 바탕으로 민속적인 것을 결합하여 형상화하였다. 이 작품도 북구 신화 속의 이둔과 그의 남편 브라기를 등장시킨 구성이다. 시의 신인 남편 브라기가 하프를 켜는 모습을 아내인 이둔이 황금 사과를 들고 지켜보고 있다.

헤르만 빌헬름 비센(Herman Wilhelm Bissen, 1798~1868)은 덴마크의 조각가이다. 그도 브론즈 작품인 「이둔」을 제작했다. 역시 한 손에 사과를 담은 바구니를 들고 있다. 비센은 코펜하겐에서 공부를 시작했으며 조각 전문 학교의 학생이 되었다. 또한 그는 19세기 독일의 유명 조각가 크리스티안 다니엘 라우치(Christian Daniel Rauch)를 만나 영향을 받았다. 비센의 주요 작품으로는 「발키리(Valkyrie)」, 「프레데릭 7세 기마상」, 「교황 아브사론」 동상과 많은 소품이 있다.

바그너 가극 「니벨룽의 반지」에도 젊음을 주는 황금 사과 이야기가 나온다. 여기서 프리카는 자기의 동생인 젊음과 미의 여신 프레이야를 거인들에게 넘겨주기로 약속한 보탄을 원망한다. 성은 완성되었고 프레이야는 거인 형제에게 쫓겨 보탄과 그의 아내 프리카에게로 도망쳐온다.

모든 신은 프레이야를 이런 곤경에 빠뜨리게 한 로키에게 분노한다. 거인들은 해가 지기 전에 값을 치르라면서 프레이야를 데리고 나가버린다. 신들은 갑자기 늙어버리고 로키는 프레이야가 신들에게 나눠주던 황금 사과가 신들을 늙지 않게 했었음을 알아차린다. 이둔의 신화와 비슷한 이야기였다.

"하루에 사과 한 알을 먹으면 의사가 필요 없다"라는 말이 있다. 사과에는 비타민 C는 물론이고, 퀘르세틴(quercetin) 같은 플라보노이드류의 천연 항산화제가 많이 들어 있다. 섬유질도 많아서 현대인의 건강 식품으로 만점이다. "밤에 사과를 먹으면 독이 된다"라는 말도 있다. 당분과 함께 사과산이라는 유기산 성분이 있어 위벽을 자극하여 속 쓰림을 일으키므로 가급적 밤에는 먹지 말라는 뜻인 것 같다. 아무튼 사과는 건강에 정말 좋은 과일이다. 항노화 약품이 될 수 있다. 그러므로 옛날 신화에도 이런 사과의 신비를 알고 늙지 않게 하는 사과를 등장시킨 것 같다.

회화 세계 속의
아스피린

로이 리히텐슈타인의 회화 『알카 셀처』 외

 아스피린(Aspirin)은 100년이 넘는 역사를 지닌 해열·진통·항염제이자 심혈관 질환 예방약이다. 1897년 바이엘 제약사의 연구원 펠릭스 호프만은 그의 아버지가 앓고 있는 류머티즘 관절염으로 인한 통증을 덜어주기 위해 버드나무에서 추출된 성분으로 아스피린을 개발했다. BC 1500년경 고대 이집트인들이 남긴 기록인 '에베르스 파피루스(Ebers Papyrus)'에도 버드나무를 진통제로 사용했다는 기록이 남아 있다. 그러니까 아스피린은 수천 년 동안 사용되어온 자연 치료법을 화학적 합성 기술로 개량한 약이다. 워낙 유명해진 약이라서 그런지 여러 예술 장르에 등장한다.

 로이 리히텐슈타인(Roy Lichtenstein, 1923~1997)은 『알카 셀처(Alka Seltzer)』(1966)라는 작품을 그렸다. 그는 뉴욕 출신의 팝 아티스트로서 만화적 이미지를 많이 채용했다. 밝은 색채와 뚜렷한 윤곽선 그리고 수많은 점(dot)을 특징으로 한다. 당시만 해도 문화적 수준이 낮다고 평가되고 있었던 대중 만화를 현대적 회화에 도입해서 일상과 예술의 경계를 허문 팝 아트의 대표적인 작가다. 그의 작품 『알카 셀처』는 발포정이 가스를 발생하며 물속에서 녹는 장면을 포착하여 제작했다. 유리컵의 반사되

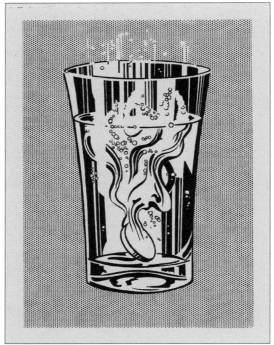
로이 리히텐슈타인 『알카 셀처』

는 표면을 잘 나타내기 위해 배경을 흑백의 점으로 표현했다.

이 작품은 그의 작품 세계에 있어서 분수령이 되는 작품이라고 한다. 그의 그래픽 테크닉을 집대성하여 가장 의미 있는 미술의 형식을 보여주는 작품이기 때문이다. 알카 셀처(Alka-Seltzer®)라는 약은 독일 바이엘사에서 만든 위산 과다와 두통을 완화하는 데 도움이 되는, 물에 녹는 발포정이다. 여기에 해열 진통제인 아스피린과 제산제인 구연산나트륨이 들었다. 물에 넣으면 거품을 내며 녹는다.

KIAF 2008에 출품된 조각 작품에 초대형 「아스피린」이 있다. 크기가 23×23×6 ㎝. 보통 아스피린에 비하면 엄청 크다. 대구에 있는 신라 갤러리, 'Art Project and Partners'에서 선보였다. 작가는 유럽과 일본, 한국을 무대로 활동하고 있는 아티스트 그룹 김나영과 그레고리 마스(Nayoungim&Gregory Maass)가 석고로 만든 조각 작

예술 속의 파르마콘

품이다. 아스피린의 정제 특성을 본떠서 하얀 석고(plaster)를 선택했다. 앞면에는 ASPIRIN 글자가 새겨져 있고 뒷면에는 시판되는 정제처럼 한 줄로 홈이 파여 있는 전통적인 아스피린을 본뜬 디자인이다.

마치 아스피린 원료 같은 재료를 가지고 전시한 설치 미술도 있다. 「오슬로(Oslo)」(구정아, 1998)라는 작품으로 재료는 가루로 낸 아스피린에 파란 조명을 쪼였다. 뉴욕 구겐하임 미술관 소장이다. 구정아 작가는 서울 출생으로 파리로 이주하여 세계적으로 활발하게 활동하고 있다. 퐁피두 현대 미술관에도 소장된 작품이 있다. 아스피린 가루가 눈처럼 쌓여 있는 이 설치 미술의 뜻은 무엇일까? 한번 상상해보자.

어떤 작가는 아스피린 알약을 모형으로 만들고, 또 어떤 작가는 아스피린을 으깬 가루를 눈처럼 쌓아 작품으로 전시한다. 이것은 아스피린의 영혼을 부르는 예술적 초혼이 아닐까 생각한다. 아스피린은 그것이 가지는 진통 해열제라는 존재를 넘어 영혼의 아픔을 치료하는 상징으로 자리 잡은 것이다.

파브리카 아우치(Fabrika Ouch)의 「아스피린을 파는 예수(Jesus Selling Aspirin)」라는 작품이 있다. 예수가 아스피린 약병을 들고 있다. 여기서 아스피린은 아마도 복음이라는 뜻일 것이다. 어쩌면 아스피린으로 대표되는 의약품이 생명을 되살리는 구원이 된다는 뜻일 것이다. 또 다른 재미있는 작품은 톰 프리드먼(Tom Friedman, 1965~)이 실제 아스피린 정제를 깎아 만든 자화상(Self-portrait)이 있다. 그는 미국 출신의 개념 조각가(conceptual sculptor)로 알려져 있다. 그는 설탕 큐브, 비누, 이쑤시개, 빨대 등의 생활용품으로 조각 작품을 만들었다. 미국 뉴욕의 MOMA, 시카고 미술관 등 유명 미술관에 그의 작품이 소장되어 있다.

물질적 측면보다 비물질적 측면을 중요시하는 경향을 지닌 개념 미술은 완성 작품, 그 자체보다 아이디어나 과정을 예술이라고 생각하는 새로운 제작 태도를 말한다. 그렇다면 왜 하필이면 아스피린이라는 작은 알약을 조심스레 깎아서 자화상을 만든 것일까? 아스피린과 자화상의 연관성을 조금이라도 깨달을 수 있다면 그것이 바로 작가의 특별한 의도가 되지 않을까 생각해본다.

약국 박물관

한국 최초의 기업 박물관

　세계 여러 나라에는 약에 관한 박물관이 있다. 유럽에도 여러 개가 있는데 그중에 규모도 크고 유명한 곳은 독일의 약국 박물관(German Pharmacy Museum)이다. 바덴뷔르템베르크주 하이델베르그 성 안에 위치하고 있다. 이 박물관은 고대부터 현대까지 독일의 약학 역사를 살펴볼 수 있도록 약용 식물과 각종 약재를 비롯해 약을 다룰 때 쓰던 유리 그릇, 자기 그릇, 유리병, 저울, 약 조제 도구 및 제약 실험 도구 등 약 20,000여 점이 전시돼 있다.

　시대별로 약국의 상징물과 함께 약사 가운, 약사 밀랍 인형 등으로 당시 약국을 재현한 모형도 볼 수 있다. 설립 시기는 1938년이다. 핀란드에도 약국 박물관이 있는데 19세기 초부터의 핀란드 약학의 역사를 한눈에 알 수 있게 해주는 곳이다. 약학 자료실, 약초실, 도서관을 갖추고 있다.

　스위스의 바젤에 있는 약국 박물관(Pharmacy Museum Basel)에는 도자기 약품 용기, 약국 인테리어, 실험실, 약절구, 의학 서적들과 약 관련 역사적 유물들이 13세기에 지어진 건물 속에 다수 전시되어 있다. 1925년에 약사 조세프 안톤 해플리거(Josef Anton Hafliger)에 의해서 설립되었다.

　일본에는 나이토 기념 약 박물관(內藤記念 藥博物館)이 있다. 에자이주식회사에서

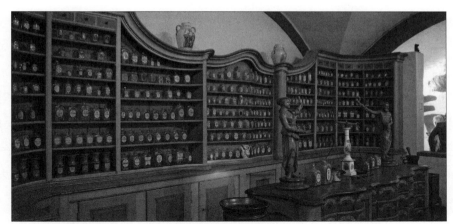
독일의 약국 박물관 내부

1971년에 설립한 의약 전문 기업 박물관이다. 본관 이외에 전시관과 도서관도 있다. 동서양에서 수집한 약에 관한 자료 약 65,000점과 도서 62,000점이 있다. 나카토미 약 박물관(中冨記念 藥博物館)도 있는데 히사미쓰제약이 1995년에 설립하였다. 120년 전의 영국 약국, 귀중한 생약 70여 종, 세계 각국의 약에 관한 여러 가지 역사적 자료 가 전시되고 있다. 부지 내에 약 600여 종을 재배하는 약용 식물원이 부설되어 있다.

　　미국 버지니아주 알렉산드리아시에는 스테이블러 리드베터 약국 박물관(Stabler —Leadbeater Apothecary Museum)이 있다. 미국에서 가장 오래된 약국 박물관으로서 1792년 약사 리드베터가 세웠다. 약용 식물들, 약병, 약절구 등 약 8,000여 점과 함께 각종 신문 기사, 편지, 일기, 처방전, 은행 거래 내역서, 물품 청구서 등 다양한 자료 가 있다.

　　이외에 켄터키주 렉싱턴에 있는 켄터키 르네상스 약국 박물관(The Kentucky Renaissance Pharmacy Museum)은 렉싱턴 역사센터 산하의 박물관이다. 또한 루이 지애나주의 뉴올리언스에는 1823년에 설립된 뉴올리언스 약국 박물관(The New Orleans Pharmacy Museum)이 있다. 한 번쯤 다 들러볼 수 있는 여유가 있으면 좋겠다.

　　우리나라에는 한독약품 김신권 창업주가 수집한 유물을 중심으로 1964년에 한국 최초의 기업 박물관인 '한독약사관'이 설립되었다. 이후 '한독의약박물관'으로 개칭하고 약탕기, 고의서 등 소장 유물 7,000여 점의 역사적 사료적 가치가 높은 동양 의약학 자료를 보관하고 상설전시하고 있다. 이 박물관에는 보물이 6점이나 소장되어 있다.

이 중에서 「청자 음각 운룡문 상약국명합」은 예술성이 큰 명품이다. 이것은 약을 담아두는 약합으로 환약을 보관하는 용기이다. 뚜껑과 본체 옆면에 '상약국(尙藥局)'이라는 글자가 상감된 청자 그릇이다. 상약국은 고려 시대 왕실의 의약을 담당하는 기관이다. 뚜껑의 윗면에는 구름과 여의주를 물고 있는 용의 문양이 음각으로 새겨져 있는 역사적 가치가 높은 약기(藥器)이다.

문화재적 가치가 높은 유물로 14세기 고려 시대 「청자유발과 유봉」과 18세기 조선 시대 「백자유발과 유봉」이 눈에 띈다. 또 약주전자 종류로 15세기 조선 시대 「분청자인화국화문용두형주전자」가 있는데 주둥이를 용머리로 만들고 손잡이는 용의 몸이다. 몸체는 둥근 모양인데 국화 문양 등을 백상감하였다. 소량의 탕약이나 약주

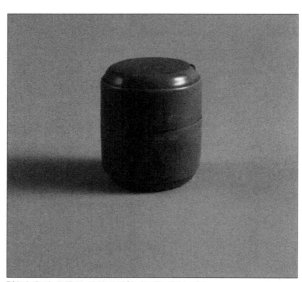

「청자 음각 운룡문 상약국명합」(보물 제646호)

예술 속의 파르마콘

등을 담았던 것으로 보인다. 또 18세기 후반 조선 시대 「백자은구약주전자」가 있다. 특이한 점은 은으로 만든 쇠붙이가 주전자의 입을 막을 수 있고 몸체를 관통하여 고정되어 있다는 점이다. 이것을 열쇠로 잠그면 절대로 외부에서 독이나 기타 이물을 넣을 수 없다. 은으로 만든 것으로 보아 비상 같은 독물의 검출 장치를 겸한 듯하다.

탕제를 따를 때 편리하게 쓰는 대접인 13세기 고려 시대 「청자약대접」과 19세기 조선 시대 「백자청화수자명귀대접」은 한쪽 모서리를 눌러 꼭 비커(beaker)처럼 만든 귀대접이다. 이 박물관 국제관에는 독일, 프랑스, 스페인 등 유럽 각국 및 미국의 의약 자료들과 중국을 비롯한 일본과 동남아시아 각국의 자료도 전시되어 있다.

이처럼 세계 각국에는 약과 약국에 관한 다양한 박물관이 운영되고 있다. 그 규모에 차이는 있겠지만 약의 역사를 소중하게 간직하는 마음은 세계적으로 공통이다. 지금 우리나라의 약국이나 병원, 제약 공장, 약학 대학 등의 의약 현장에서 쓰고 있는 여러 가지 물건들이 몇 백 년 후에는 후대에 길이 남길 중요한 유산이 된다. 오래된 의약 관련 물건 중에 중요한 역사성이 깃든 것은 후대를 위하여 귀중하게 보관할 필요가 있다. 과거의 역사가 미래를 위한 거울이 되지 않던가. 약계, 약학계 모두 관심을 가졌으면 한다.

중금속을 얼굴에 바른
여인들

한국의 『미인도』

우리나라 최고의 『미인도』를 그린 혜원 신윤복(1758~?)은 조선 후기 도화서의 화원이다. 주로 남녀 간의 사랑이나 여성의 아름다움을 주제로 많은 그림을 그렸다. 창포물로 감아 틀어 올린 머리, 담장으로 분칠을 한 앳된 얼굴, 가느다란 실눈썹으로 미묵(眉墨)을 칠한 눈매, 조그만 연지 입술이 너무나 예쁜 미인이다.

풍속화를 주로 그렸던 단원 김홍도(1745~?)의 『미인도』의 모습은 커다란 트레머리를 한 여인이 경대를 통해 자신의 모습을 보고 있다. 빨간 연지가 자극적이다. 단원 작품으로 알려져 있으나 진작은 아닐 것이라고도 한다.

우리나라 근대 화단의 대표적인 인물 화가였던 이당 김은호(1892~1979)의 『미인도』는 양반집 여인의 자태를 그렸다. 길가에 피어 있는 민들레와 화면 벚꽃을 배경으로 앵두 같은 입술에 그믐달 같은 눈썹을 지닌 우아한 포즈의 여인을 그렸다.

우리나라의 미인도에 나오는 여인들의 모습도 대부분 예쁘게 화장한 모습이다. 얼굴도 대부분 하얗다. 조선 시대에 하얀 분가루는 기생들의 전유물이어서 사대부 여성들은 이를 배척하기도 했지만 하얀 피부로 남자들을 유혹하는 기생 흉내를 내서 분을 바르는 여인들도 많았다. 한국의 여인들은 왜 하얀 피부를 선호하는 것일까?

예술 속의 파르마콘

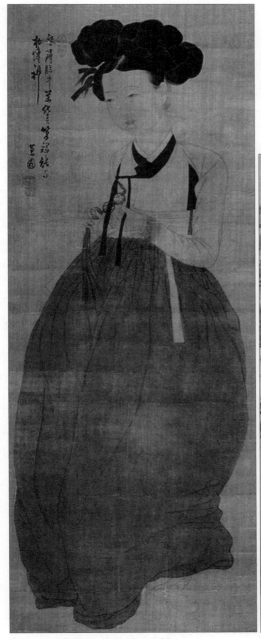

혜원 신윤복 『미인도』(보물 제1973호)　　　　　이당 김은호 『미인도』

납이나 수은을 발라 단독(丹毒)으로 불린 중금속 독성에 의한 부작용도 나타났다. 우리나라의 미인 기준에 면백(面白), 박피(薄皮), 장경(長頸)이라는 말이 있다. 면백은 얼굴이 희다는 것이고 박피는 얼굴 껍질이 얇아서 실핏줄까지 보이는 투명한 살결, 장경은 목이 길어 얼굴이 더 갸름해 보이게 한다는 것이다.

중세 르네상스 시대 이탈리아에서도 아름다운 여성의 조건 중 하나가 얼굴이나 피부가 희고 수정처럼 투명한 모습이라 전해진다. 포도주를 마실 때 와인이 목구멍을 넘어가는 것이 비쳐 보이는 여성을 미인이라 불렀다고 한다. 과장된 이야기다.

요즘은 시대가 많이 변했다. 멜라닌 색소가 적은 서양 여자들은 갈색 피부를 만들려고 피부 노화를 일으키는 자외선까지 쪼여가며 태닝(tanning)을 즐기는 것 같고, 반면에 멜라닌 색소가 많은 동양 여자들은 화학 물질 화장품으로 색소를 탈색시키는 화이트닝(whitening)을 선호하는 것 같다.

화장을 뜻하는 영어 '코스메틱스(cosmetics)'는 희랍어 코스메티코스(kosmetikos)에서 유래되었다. 영어 'cosmos(우주)'도 '코스모스(kosmos)'에서 왔다. 이 코스모스는 우주의 명령(The order of cosmos)이란 뜻을 갖고 있다. 그래서 '코스메티코스(kosmetikos)'는 우주의 명령을 받아 더욱 아름답게 하는 기술을 의미한다.

예부터 화장을 하는 정도나 목적에 따라 화장법의 기술을 다섯 가지로 나눈다고 한다. 담장(淡粧)은 피부를 희고 깨끗하게 하는 정도, 농장(濃粧)은 담장보다 짙은 상태인 색조 화장, 염장(艶粧)은 진한 색조 화장으로 요염한 표현 의도, 응장(凝粧)은 농장과 유사하나 더욱더 분명하게 화장한 상태라고 한다. 응장은 혼례 등의 의식과 의례용 화장이다. 야용(冶容)은 공연을 위한 분장이다. 이런 화장을 하려면 가장 기본적인 것이 얼굴에 펴 바르는 흰 분(粉)과 눈썹을 그리는 미묵, 볼과 입술에 바르는 연지(臙脂)다.

분의 경우, 분꽃의 씨앗을 말려서 곱게 갈아 체에 치면 흰 가루가 되는데 이것을 분으로 사용했다. 이 분가루는 부착력과 도포력이 좋지 않아 여기에 납 성분을 가미하였고 이를 '연분(鉛粉)'이라 하여 썼다.

연분을 오래 사용하면 피부 자극은 물론 피부로 흡수되어 혈액, 신장, 신경 등 전신에 독성으로 인한 부작용이 나타날 수밖에 없다. 연분은 납 조각에 식초를 붓고

숯불에 달구어 식혀놓으면 생기는 하얀 납꽃(아마도 초산납)을 긁어서 만든 것이기 때문에 나중에 얼굴이 검게 변하는 등의 부작용도 나타난다.

　서양에서도 납으로 만든 하얀 분가루는 아름다워지고 싶은 수많은 여성의 목숨을 앗아가는 화장품이었다. 영국의 엘리자베스 1세는 얼굴에 두꺼운 분을 칠했는데 결국 납 중독으로 피부에 농포와 궤양이 생겼다. 이를 감추기 위하여 더 두껍게 분을 바르다가 피부병에 화가 났는지 궁전의 거울을 모두 없애버리기까지 했다고 한다. 납 중독에 의한 신경증 같다. 중세 르네상스 시대의 여자들은 납에 수은까지 섞은 유독성 금속 산화물 덩어리인 분을 발랐다.

　1625년에는 이태리에서 비상(arsenic)으로 만든 아쿠아 토파나(Aqua tofana) 화장수를 팔았다. 비소와 납 그리고 벨라돈나 알칼로이드를 함유하고 있었다. 특히 비소 산화물의 하나인 아비산은 멜라닌 색소의 생성을 억제하여 피부를 하얗게 만드는 작용이 있다. 따라서 이 화장수는 얼굴을 하얗게 하기도 했지만 먹으면 독약이 되기도 했다. 이 사실을 아는 여성들이 남편을 독살하는 데 사용했다는 기록도 있다.

　예쁜 눈썹을 위해서는 미묵을 사용했다. 미묵은 관솔을 태워 그을음을 얻고 이 것을 기름에 개어서 사용하는 것이다. 그러므로 미묵 중에는 벤조피렌(benzo(a) pyrene) 같은 발암 물질이 들어 있을 것이다. 고대 이집트 시대에는 주석을 갈아 눈꺼풀에 검게 칠했다는 기록도 있다.

　한편 볼이나 입술에 바르는 연지의 재료는 홍화(紅花)로 잇꽃이라고도 하며 이 홍화 색소가 추출된 꽃물을 기름에 개어서 썼다. 또 잇꽃보다 색이 강한 주사(朱砂)는 수은이 함유된 붉은색 안료이다. 수은 성분이 있기 때문에 연분처럼 피부나 전신에 신경 독성, 신장 독성 등 독작용을 나타냈다. 현대에 들어와서는 연지 성분을 통에 담은 립스틱으로 쓰게 되는데 여기에 들어가는 무기성 안료 중에 납이 들어 있을 수 있다. 만약 입에 들어가면 전신 독성이 나타난다.

　21세기인 지금에는 웰빙이나 자연주의 선호로 천연 물질을 쓰려는 붐이 있지만 아직도 화장품의 원료 중 대부분은 독성이 있을 수 있는 화학 물질이다. 화장품이라고 해도 피부에 지속적으로 이런 화학 물질들이 접촉되면 화학 성분이 알레르기나 피부염 같은 트러블은 물론이고 전신으로 흡수되어 인체 장기에 독작용을 나타낼 수 있다. 요즘은 남성들이나 심지어 청소년도 화장품을 많이 바른다. 가급적 화장품 사용을 줄이거나 사용하더라도 안전한 천연 물질로 만든 무독성과 친환경적인 화장품 원료를 쓰는 지혜가 필요하다.

『미인도』속 얼굴을 보면 하얀 분칠을 하고 입술의 연지가 빨갛다. 눈썹은 까맣게 그렸다. 그러니까 납과 수은과 벤조피렌이 포함된 숯검정을 얼굴에 발랐으리라. 화장독이란 말이 있다. 화장품에 의한 부작용을 말한다. 납이나 수은, 비소를 화장품 원료로 금지하고 있지만 가끔 불법 수입된 불량 제품 중에 검출되고 있다. 어쨌든 화장품은 부작용이 우려되는 화학 약품을 원료로 하여 만든다. 화장품의 안전성에도 약사들이 신경을 썼으면 한다.

왕실 화가가 그린
약사의 초상

클루에의 초상화 『약사 피에르 쿠테』

프랑수와 클루에(Francois Clouet, 1510~1572)는 그의 친구인 피에르 쿠테의 초상화를 그렸다. 쿠테는 당시 파리에서 유명한 약용 식물원(The garden of simples)을 운영하는 약사였다. 대부분 약사처럼 식물학에 조예가 깊었다. 그는 당시 43세였다.

중세부터 '허브 가든' 또는 '가든 오브 심플'이라고 알려진 것처럼 특별한 약용 식물 정원이 만들어졌다. 심플(simple)이란 약물 치료에 사용되는 개체 약용 식물을 말한다. 지금 사용되고 있는 많은 약도 약용 식물로부터 개발되었다. 중세 유럽 시대에 약사들은 자신의 약국 주변에 약초를 직접 재배하여 환자 치료에 사용하기도 하였다.

『약사 피에르 쿠테』 그림 왼쪽에 화려한 녹청색 커튼은 그림의 깊이를 더하기 위한 회화 기법의 하나인 트롱프뢰유(trompe-l'oeil) 효과로 '착각(눈속임)'을 일으키는 기법'이란 뜻이다. 대상을 매우 사실적으로 묘사하여 시각적 착시 효과까지 유발한다.

우리나라 신라 시대 솔거의 소나무 그림 같은 것이다. 페르보렐 델카소(Pere Borrell del Caso)의 「비평을 넘어서(Escaping Criticism)」(1874)라는 작품이 트롱프뢰유 기법으로 유명하다. 클루에는 리얼리즘에 충실한 화가였다.

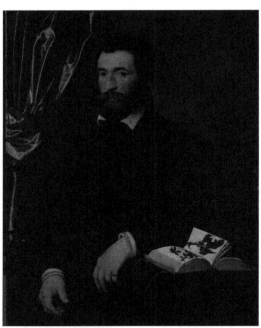

클루에 『약사 피에르 쿠테』

『약사 피에르 쿠테』는 부드러움과 정밀함의 미묘한 혼합에 기인하는 심리적 리얼리즘이 돋보이는 초상화 기법을 보여준다. 이태리 르네상스 당시 영향을 반영하듯 얼굴 윤곽에 빛에 의한 오묘한 표현을 보여주고 있다. 피에르 쿠테는 파리 지역의 약사로서 그의 무릎 앞에 약용 식물학 책을 펼쳐놓고 있다. 그가 약용 식물에 조예가 깊고 유명한 약용 식물원을 소유한 사람임을 암시하고 있다.

프랑수와 클루에는 어려서부터 화가인 아버지 화풍을 이어받아 정확한 인물 묘사와 우아하게 표현하는 데 능했다. 아버지의 뒤를 이어 프랑스의 당대 제1의 궁정 초상화가가 되었다. 그의 정교한 인물 묘사는 순간적인 표정을 보다 생생하게 드러내고, 세련된 양식과 선명한 입체감으로 프랑스 르네상스 리얼리즘 양식의 특징을 잘 나타내고 있다.

우리나라에도 약학 대학 부설로 약초원이 설치된 곳이 많다. 그리고 테마파크에

　　　　예술 속의 파르마콘

는 물론이고 여러 곳에 식물원이 가꾸어져 있다. 그 예로 용인 에버랜드, 가평 아침고요수목원, 춘천 제이드가든 수목원, 포천 국립수목원, 서울대공원, 천리포수목원 등이 있다. 외국에는 밴쿠버 빅토리아섬의 부차드 가든(The Butchart Gardens)도 유명하다.

영국 런던 첼시 약용 식물 정원(Chelsea Physic Garden)도 유명하다. 1673년 약용 식물 연구를 위해 만들어져 1700년 무렵에는 식물 연구와 교류에 중요한 역할을 했다. 의약품 생산과 치료 기술 개발을 위해 1673년 영국 약사회에서 조성한 이 정원의 원래 명칭은 약용 정원(Apothecary's garden)이었다.

그림의 주인공 쿠테도 1562년 이전에 프랑스 파리에서 개인 소유의 약용 식물원을 조성하고 재배하여 약용으로 쓰는 약사로 유명했던 사람이다. 1577년에는 약사 니콜라스 오우엘(Nicolas Houel)이 파리 최초의 식물원인 약초 정원(garden of simple plants)을 만들었는데, 1624년경에는 1,000종 이상의 식물을 재배하였다.

이후 1626년 의사 헤로드(Heroard)와 약사 보르세(Guy de La Brosse)는 루이 13세의 인가를 받아 '왕의 정원'이라고 불리는 약초 식물원(Jardin de plantes medicinales)을 설립했으며, 1640년에 이르러 일반 시민에게 공개하였다.

약이 귀한 당시에 약용 식물은 질병 치유의 중요한 수단이었다. 그러므로 대개의 약용 식물 정원은 인간의 건강과 행복을 위한 약초의 재배와 연구의 공간으로써 그 사회의 부와 역량을 상징했다. 이처럼 중세 유럽의 국가에는 개인 또는 단체가 약용 식물을 모아 재배하는 약용 식물원(The garden of simples)이 많았다.

클루에는 프랑스 왕족의 초상화를 그리는 왕실 화가다. 피에르 쿠테 약사의 인물 표현도 거의 왕실 초상화 수준이다. 그가 입은 기품 있는 의상과 위엄 있는 수염의 얼굴 모습은 그가 존경받고 있는 약사임을 표현하고 있다. 약사 쿠테는 비스듬히 앉아서 정면을 응시하고 있으며 그 눈동자는 과학자로서의 날카로움과 자신감이 엿보이는 듯하다. 쿠테라는 인물, 그 자체의 역사성은 물론이고 가치 있는 초상화 작품 또한 후세에 영원히 남겨지고 있다. 루브르박물관 소장이다. 약사 쿠테처럼 유익하고 공익적인 일을 많이 하여 우리 사회에서 자연스레 존경의 대상이 되는 직업인으로서의 약사를 기대해본다.

신들의 식사,
암브로시아와 넥타르

니콜라 다 우르비노의 도자기 『올림푸스 신들의 음식』

　이탈리아 작가 니콜라 다 우르비노(Nicola Da Urbino, 1480~1538)가 16세기경에 만든 마욜리카(Maiolica) 접시의 그림에는 신들의 식사 모습이 그려져 있다. 북유럽 신화에 나오는 이둔(Idun)이라는 여신은 신들에게 늙지 않는 황금 사과를 주어 젊음을 유지시켰다. 신들이 먹는 음식으로 그리스 신화에는 암브로시아(ambrosia)와 넥타르(necktar)가 있다. 암브로시아는 '안(a)+죽는(mortal)'이라는 뜻이고 넥타르는 '죽음(Necro)을 물리치다(Tar)'라는 뜻이다. 암브로시아는 신식(神食), 넥타르는 신주(神酒)라고 부른다. 둘 다 불사(不死)의 음식이다.

　장시 「일리아드」를 쓴 시인 호메로스에 의하면 신들은 암브로시아를 먹고 넥타르를 마시기 때문에 신들의 몸에 신혈(神血)이 흐른다고 한다. 두 가지 다 신들의 식탁에 오르는 것이지만 구체적인 정보는 없다. 다만 영험한 효과가 신화에 많이 소개되었다.

　예를 들어 트로이 전쟁의 영웅 아킬레우스가 암브로시아로 불사의 몸을 받았다. 아킬레우스의 어머니는 바다의 여신 테티스다. 인간인 아버지는 영웅 페레우스였다. 아킬레우스는 반신반인이기 때문에 죽음을 피할 수는 없는 운명이었다. 테티스는 아킬레우스가 태어나자 낮에는 그의 피부에 암브로시아를 바르고, 밤에는 불꽃 속에 던져서 아버지로부터 물려받은 인간의 부분을 파괴하려 했다.

사랑의 신 에로스의 여인 프시케가 인간이기 때문에 미의 여신인 아프로디테에게 학대를 받았다. 그러자 제우스가 올림포스에 그녀를 초대하여 암브로시아를 하사했다. 그녀는 불사의 몸이 되었고 에로스와의 결혼을 허락받았다는 신화도 있다. 아프로디테에게 앙심을 품은 연인 아레스가 멧돼지로 변해 미소년 아도니스를 물어뜯어 죽였다. 아프로디테는 아도니스와의 추억을 영원히 남기기 위해 그의 주검에다 넥타르를 뿌려 아네모네 꽃을 피게 했다는 내용도 있다.

제우스의 아들 탄탈로스(tantalus)가 암브로시아와 넥타르를 훔쳐 인간에게 나누어줬다가 들통이 나자 지옥에서 배고픔과 굶주림에 시달리게 되는 형벌을 받게 되었다. 그는 물이 가슴까지 차오르는 호수 한가운데에 영원히 서 있어야만 했다. 목이 말라 물을 마시려고 고개를 숙이면 물이 이내 사라져버려서 마실 수가 없었다. 그가 일어나면 물이 다시 차올랐다. 또 그의 눈앞에는 과일이 주렁주렁 매달려 있었다. 그러나 그가 열매를 따 먹으려 손을 뻗치면, 바람이 불어와 손이 닿지 않을 만큼 멀리 날려버렸다. 이처럼 물과 열매가 근처에 있어도 절대로 먹을 수가 없었다. 굶주림과 목마름에 시달려야 하는 음식 형벌을 받은 것이다.

여기서 유래된 영어 '탄탈라이즈(tantalize)'는 '애태우게 하다'라는 뜻이다. "She is really tantalizing me"라는 말이 있을 정도다. 제우스가 팔이 100개나 달린 거인 헤카톤케이르를 자

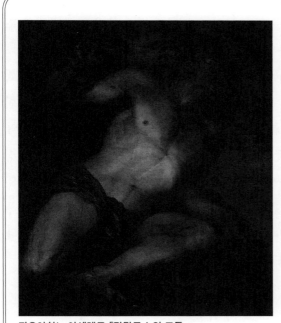
지오아치노 아세레토 「탄탈로스의 고통」

기편으로 끌어들여 넥타르를 마시게 하고 힘을 주어 전쟁에서 제우스가 결국 이겼다는 내용도 있다.

사실 암브로시아와 넥타르의 어느 쪽이 음식(food)이고 음료(drink)인지 확실치는 않다. 혼용된다. 성분도 알려진 바 없다. 예전에 '암바사'라는 음료가 있었다. 우유에 탄산을 섞은 것이다. 이 제품의 유래는 암브로시아에서 나왔다. 암브로시아는 향이 짙었고(fragrant), 꿀보다 엄청 단(sweet) 성분이라고 전해진다. 후세에 이르러 암브로시아는 '꿀벌의 빵(꿀벌 애벌레의 먹이)'이라는 의미로 사용되었다.

신들의 거처인 올림포스산에서는 제우스와 헤라의 딸인 여신 헤베가 암브로시아와 넥타르를 나르며 만찬을 챙겼다고 한다. 시판되는 음료수 중에 넥타라는 것도 있다. 넥타르에서 유래된 것으로 보이는 '넥타'는 일종의 과일 주스로서 복숭아 넥타 같은 것이 유명했다. 신화의 넥타르는 아마도 감미로운 과일즙을 발효시켜 만든 알코올 음료가 아닌가 싶다.

그리스 신화에 나오는 암브로시아와 넥타르는 인도 신화에 나오는 소마(Soma)와 유사하다. 소마는 소마초라는 식물의 즙이 들어 있는 것으로 보이나 확실히 알려지지는 않았다. 이것은 일종의 흥분성 음료로 보인다. 고양감이나 환각을 수반하고 활력을 돋아 수명을 연장시키고 영감을 얻게 한다고 한다.

「화엄경」에 보면 하늘과 땅과 물에 있는 신들이 등장한다. 여기에 건달바(乾闥婆)라는 신이 있다. 향과 음악과 약품을 관장하는 신을 말한다. 이 신은 천상의 신성한 물인 소마를 지킨다. 소마는 다른 이름으로 마드라(꿀), 암리타(감로) 등으로 불린다. 이를 마신 사람에게 무한한 활력과 건강한 심신을 주고 병마를 쫓으며 자손을 번창시키고 장수를 하게 해준다고 한다. 사실이라면 식약동원(食藥同源)이라는 말이 있는 것처럼 이보다 좋은 약은 없겠다.

암브로시아에서 유래된 암바사, 넥타르에서 유래된 넥타가 인간의 곁으로 왔다. 소마라는 레스토랑도 있다. 인간의 욕심은 신들의 식탁까지 손길을 뻗친 것일까?

약사들이 만든
세계적 음료

앤디 워홀의 회화 『코카콜라』

앤디 워홀(Andy Warhol, 1928~1987)은 미국 화가로서 소위 팝 아트(pop art)의 선구자다. 대학에서 산업 디자인을 전공하고, 뉴욕에 정착하여 잡지의 삽화와 광고 제작 등 상업 디자이너로 성공했다. 그 후 만화 인물과 마릴린 먼로 등 유명인을 실크 스크린 기법을 이용해서 회화적 표현을 구사했다. 유명한 그림 「행복한 눈물」의 작가인 로이 리히텐슈타인도 같은 계열의 화가다. 그들이 주안점을 두었던 것은 고상한 것이 아닌 대중적인 물건들도 화가의 캔버스에 담길 수 있다는 표현 정신이다.

워홀은 이런 대중적 이미지들을 이용해 미국의 물질 문화를 표현하여 주목을 받았다. 주요 작품 중 「캠벨 수프(Campbell's soup)」는 달랑 상업용 수프 통조림을 한 개 또는 여러 개 그려놓은 것이다. 토마토, 양파, 치킨, 비프 수프 등 다양한 제품을 그려 넣었다. 전 같으면 작품거리가 안 되었을 소재였다. 캠벨 수프는 물질 문명의 풍요 속에 사는 미국인들의 향수를 불러일으키는 것이다. 미국에서 치킨 수프나 비프 수프는 몸이 아플 때 먹는다. 몸보신 개념이다. 꼭 우리나라의 닭곰탕이나 곰탕 맛이다.

앤디 워홀의 작품 중에 『코카콜라』가 있다. 코카콜라만큼 미국인들에게 음료수로 많이 팔린 제품은 없을 것이다. 코카콜라야말로 미국의 물질 문명을 대표하는 음

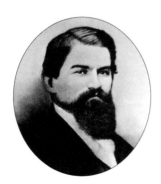

존 펨버튼(1831~1888)

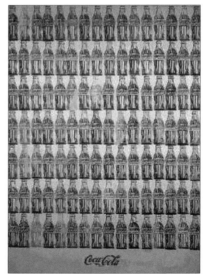

앤디 워홀 「녹색 코카콜라 병」

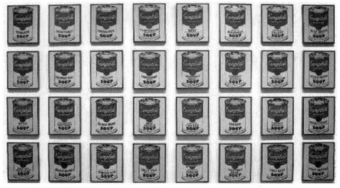

앤디 워홀 「캠벨 수프」

료수이지 않은가. 그런데 이 코카콜라의 개발자가 약사다.

　약사 출신 남군 장교 존 펨버튼(John Stith Pemberton, 1831~1888)은 남북 전쟁 때 부상을 입어 모르핀 중독이 되었다. 그는 아편을 대체할 수 있는 것을 찾기 시작했다. 식물학에 조예가 깊었던 그는 진통 효과뿐만 아니라 맛도 좋은 약을 개발하기 시작했다.

조지아주 콜럼버스의 약국에서 여러 가지 시도 끝에 코카나무와 콜라나무를 주원료로 한 달콤한 갈색 시럽을 만들었다. 이것을 제이콥스 약국에서 1896년부터 판매하기 시작했다. 코카나무 잎에는 코카인이 들어 있고 콜라나무 열매에는 카페인이 들어 있다. Coca와 함께 Kola를 Cola로 바꿔서 Coca—Cola라는 유명한 브랜드가 탄생된 것이다. 펨버튼은 약학 분야로 이름난 메이컨대학을 졸업했으며 약국을 개업했다. 조지아주 약사 면허발급위원회 위원으로도 활동했다. 1985년 프렌치 와인 코카로 특허를 받았다. 이 음료는 신경을 흥분시켜 원기를 돋우고 두통을 없애주었다. 그런데 여기에 약간의 알코올이 들어 있는데 조지아주에서 금주법이 제정되어 금지 약품이 되어버렸다.

펨버튼은 코카 잎과 콜라 열매, 카페인 등 약리 작용이 있는 성분을 그대로 두되 알코올 성분을 제거해야 했다. 알코올 대신 사탕수수를 넣어 쓴맛을 없앴다. 당시 펨버튼의 제조법은 지금까지 비밀에 부쳐지고 있다. 이것을 모르핀 중독, 소화 불량, 신경 쇠약, 두통, 피로 회복, 조루증 등 거의 만병통치약처럼 잡지에 광고했다. 처음에는 이 음료를 맹물로 희석하여 팔았는데 실수로 탄산수로 희석했더니 더 반응이 좋아 지금의 코카콜라가 된 것이다.

56세 펨버튼이 건강 문제로 젊은 약사인 동업자 아사 캔들러에게 로열티를 받는 조건으로 자신의 지분을 넘기고 1888년 57세의 나이로 사망했다. 장례식날 애틀랜타시의 모든 상점이 커튼을 내려 그의 죽음을 애도했다고 한다.

캔들러는 코카콜라 사업의 총책임자가 되어 현재의 코카콜라 유리병의 디자인도 공모하여 만들었다. 코카콜라 병의 디자인은 허리가 잘록한 여성의 몸을 본떠서 만들어졌다. 볼록한 부분 때문에 콜라의 양이 많이 들어갈 것을 우려했지만 실제로 양이 80%로 줄었다고 한다. 이런 아름다운 디자인이 앤디 워홀의 작품의 모티브가 되었을 것이다. 코카콜라가 처음 판매되었을 때부터 코카 잎을 통해 들어 있던 코카인은 1903년 공법으로 완전히 제거했다.

'펩시 챌린지'라는 말을 기억할 것이다. 그런데 이 펩시콜라의 개발자도 노스캐롤라이나대학을 졸업한 약사인 칼렙 브래드햄(Caleb Bradham, 1867~1934)이다. 1893년 그는 노스캐롤라이나주 뉴베른에 있는 그의 약국에서 '브래드의 음료수(Brad's drink)'를 만들어 팔았다. 처방에는 콜라나무 열매와 소화효소 펩신(Pepsin)를 썼으며 소화제 기능과 에너지 보급용으로 만들었다. 나중에 '펩시콜라(Pepsi Cola)'로 상표를 바꿨다.

앤디 워홀은 미국 문명의 상징인 콜라를 가지고 그의 팝 아트 실력을 마음껏 뽐냈다. 다양한 '코카콜라' 시리즈 작품을 그렸다. 이 중에서 1962년 작 「라지 코카콜라(Large Coca Cola)」가 뉴욕 소더비 경매에서 약 395억 원에 팔렸다. 엄청난 금액이었다. 워홀은 펩시콜라도 그렸는데 병뚜껑만 그렸다.

세계적으로 유명한 음료인 코카콜라와 펩시콜라의 개발자가 모두 약사라는 점이 특이하다. 사실 약사들은 교과 과정에서 생약학, 천연물학, 조제학, 영양학, 식품위생학 등을 배우고 있어 콜라와 같은 식물 추출물 함유 레시피를 만드는 것은 식은 죽 먹기다. 약사들의 직역 확대 측면에서 식품 분야로의 진출은 뛰어난 약사들의 능력 발휘에 또 다른 장이 될 것이다.

예술 속의 파르마콘

약국 레스토랑을
하고 싶어요

데미안 허스트의 레스토랑 '약국'

2011년 무렵 젊은이의 거리 홍대 앞에 특이한 간판의 칵테일 주점이 나타났다. 'OOO 약국'이다. 사람들은 호기심에 들여다본다. 사람들은 중얼거린다. 약국은 아닌 것 같은데. 왜 약국 이름을 붙였을까? 이 주점은 간판도 약국의 흉내를 내서 빨간 십자가 표시를 하기도 했다. 가게에서는 삼각 플라스크 같은 실험용 유리 용기들을 소품으로 쓰기도 했다. 하얀 약사 가운을 입은 종업원이 칵테일을 팔고 안줏거리로 약 봉투에 담긴 '알약 젤리'를 제공했다.

약국 분위기로 연출된 이색 주점이 인기를 끌면서 연이어 다른 대학가에 2호점도 오픈했다. 그러자 약사 단체에서는 '약국'이란 상호를 못 쓰도록 민원을 넣었다. '약국' 이미지가 훼손된다며 견제에 나선 결과다. 구청 직원이 찾아와서 불법이라고 행정 조치를 예고하고 갔다. 결국 과태료를 부과했고 사업주는 소송을 내기에 이르렀다. 그러나 행정 법원은 식품을 의약품인 것처럼 표시하거나 광고를 한 경우를 제외하고는 '약국' 등의 이름을 다른 업종에 표시하지 않도록 행정 제재를 할 법적 근거는 없다고 판결했다.

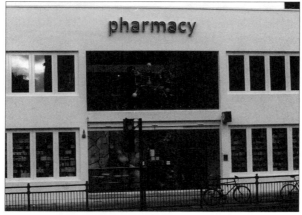

데미안 허스트 레스토랑 첫 번째 '약국'

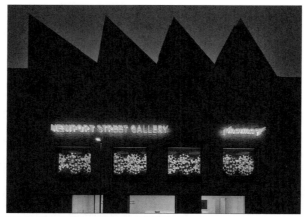

데미안 허스트 레스토랑 두 번째 '약국'

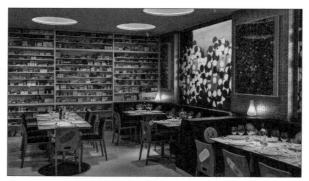

데미안 허스트 레스토랑 두 번째 '약국' 내부

예술 속의 파르마콘

사태가 복잡해지자 보건복지부는 우선 약사법 시행 규칙을 개정하여 약국이 아닌 일반 가게에서 '약국' 명칭을 사용하지 못하게 했다. 약국이 아닌데도 약국이나 이와 비슷한 명칭을 사용할 경우 과태료를 부과하도록 했다. 이에 불복한 업주들이 헌법재판소에 위헌 소청을 내기로 했다는데 진척 상황에 대하여 아직 알려진 바는 없다.

데미안 허스트(Damien Hirst, 1965~)라는 영국 화가가 있다. 다이아몬드가 박힌 해골 등 충격적인 이미지로 표현된 그의 작품 세계는 '죽음과 삶에 대한 깊은 성찰'을 바탕으로 하고 있다. 엽기적이고 자극적인 소재로 예술성과 상업성을 넘나들며 인기를 끌고 있는 그를 현대 미술의 전설이라고 부르기도 한다.

그는 재미있게도 1998년부터 2003년까지 런던의 노팅힐에서 '약국(Pharmacy)'이라는 간판을 건 레스토랑을 운영했다. 그런데 당시에도 영국왕립약사협회로부터 레스토랑의 약국 상호와 약병 같은 약국 용품들이 환자들에게 진짜 약국을 찾는 데 혼란을 준다고 고소를 당했다.

데미안 허스트는 할 수 없이 이름을 'Achy Ramp'로 바꿨다. 이것은 Pharmacy를 글자 순서만 살짝 바꾼 '애너그램(Anagram, 철자 순서를 바꾼 말)'이었다. 이 사건으로 그는 런던 교외에 더 많은 약국 레스토랑을 열려던 애초의 계획을 접게 되었다. 결국 우여곡절 속에 약국 레스토랑도 문을 닫게 되었다. 그 후 소더비 경매에 나온 그의 손때가 묻은 레스토랑의 각종 예술 작품, 비품, 가구, 식기 등이 230억 원이라는 엄청난 금액으로 팔려나갔다고 한다. 영국에서도 약국 이름을 간판으로 한 레스토랑이 생겼지만, 결국 법적인 문제로 문을 닫게 되어버린 것이다.

사실 데미안 허스트에게는 약국이라는 이름을 사용하여 레스토랑을 열 만한 이유가 있었다. 그는 설치 미술가로서 약, 약장, 약국 시리즈를 계속 제작 전시했고, 또 작품 세계를 심화시켜나갔다. 그는 정제, 경질 캡슐제, 연질 캡슐제 등의 약의 제형(dosage form)들을 실제로 만들어 약장과 약국 속에 실물처럼 전시했다.

'약'을 주제로 일련의 작업에 그는 삶과 죽음에 관련된 철학적 개념을 부여하기 시작했다. 그의 작품에서 약의 회화적 이미지는 약이 건강한 삶을 위해 복용하는 것이지만 지나치게 약에 의존하거나 남용하면 죽음에 이르기도 한다는 경고 메시지를 함께 보여준다. 사람들은 전시된 약의 이미지를 보며 오늘 나는 몇 알의 약을 먹었을까를 회상하게 될 것이다. 또 한편으로는 약이라는 물질 속에 둘러싸인 채 질병과 노화와 죽음에서 벗어나고자 하는 현대인들의 치열한 욕망을 상징하기도 했을 것이다.

'약국'이라는 이름을 쓴 레스토랑 내부는 자신의 '약장' 시리즈 작품들과 약이 채워진 선반으로 둘러싸인 벽, 의약 관련 소품들도 비치하여 실내 공간 전체가 약국을 연상시키는 구조와 오브제들로 가득 차 있었다. 레스토랑에서 사용하는 재떨이에 니코틴의 화학 구조를 그려 넣는 등 알약 모양으로 만든 것도 있었다. 그의 제작 의도는 다소 권위적이고 위압적인 약의 세계를 허물어 예술과 일상의 경계를 흐리고자 하는 실험이었다. 그러므로 약국 레스토랑도 그 자체가 하나의 설치 미술 작품인 것이다.

데미안 허스트는 2016년 2월 런던의 복스홀(Vauxhall)의 뉴포트 스트리트 갤러리(Newport Street Gallery)에 'Pharmacy 2' 레스토랑을 오픈하였다. 2003년에 자의반타의반 폐업할 수밖에 없었던 레스토랑 'Pharmacy'의 재개업인 셈이다. 약국에 대한 그의 집착을 엿볼 수 있다. 1차 개업 당시에 걸림돌이 되었던 법적인 문제는 어떻게 해결이 되었는지 모르겠다. 지난번과 다른 게 있다면 이번에는 자신의 작품이 전시되는 미술관 건물 내에 문을 연 것이다. 이 레스토랑은 낮에는 전시장을 찾은 관람객에게 식음료가 제공되고 문을 닫은 후에는 저녁 식사까지 제공된다. 요즘 우리나라에도 전시장 옆에 레스토랑이 함께하는 경우가 많이 있다.

이번에 오픈한 'Pharmacy 2' 레스토랑의 분위기도 그의 독특한 작품 소재인 약, 약장, 약국 등의 콘셉트로 다분히 '데미안 허스트'다운 인테리어다. 물론 변화도 있다. 예전보다는 더 모던하게 DNA 가닥을 창유리에 새겨 넣거나 의자나 대리석 바닥에도 약을 그려 넣어 약국 분위기를 예술적으로 고양시켰다. 그는 'Pharmacy 2'가 자신의 두 가지 큰 열정인 '예술(art)'과 '음식(food)'을 합친 것이라고도 했다.

앞서 소개한 홍대 앞 'OOO 약국'의 주점 인테리어도 약국의 흉내를 냈고, 소품들도 실제 약국처럼 사용했으며 종사자들도 백색 가운을 입고 서비스를 했지만 데미안 허스트의 레스토랑 'Pharmacy'나 'Pharmacy 2'와는 예술적 수준을 비교할 수

예술 속의 파르마콘

없다. 다만 약국의 치유적 이미지를 술집에 이용하고 싶은 욕망으로 약국 레스토랑이나 주점들이 생겨나고 있는 것인지도 모르겠다. 그러나 한편으로는 데미안 허스트가 시도한 약국 레스토랑(pharmacy—themed restaurant)처럼 고도의 예술성이 확보된다면 포스트모더니즘 경향의 설치 미술로 보다 더 예술 세계를 확장하는 개념으로볼 수도 있지 않을까 싶다.

사람들은 약국과 관계없는 술집이나 음식점 같은 곳에 '약국'이라는 이름을 왜달고 싶어 하는가? 술집이나 레스토랑에 약국이라는 이름을 붙이면 바로 그곳이 약이 가진 이미지로서 치료적 암시를 줄 수 있는 듯하다. 설령 실제 약이 아닌 술과 음식이라도 그 자체가 '약선(藥膳, 약과 음식을 합친 말로 약이 되는 음식이란 뜻)'이 될 수 있다는 믿음을 갖고 싶은 것이 아닌가 싶다. 또한 약국에서 약을 사 먹으면 자신의 병이 사라질 것 같은 치유의 공간에 대한 기대 심리도 작용하지 않나 싶다. 누구나 내마음속에 약국 하나쯤은 차려두고 싶을지도 모르겠다. 그러나 약이 우리의 삶을 영원히 지켜줄 수는 없다.

데미안 허스트는 어쩔 수 없이 죽음으로 가는 인간의 여정 속에서 마치 종교처럼믿고 있는 약의 역할을 예술이 대신할 수 있으며 일종의 치료법으로 그의 현대 미술(contemporary art)을 제시하고 있는 것이다.

> "나는 예술이 사람들의 삶을 밝혀주는 방식을 좋아한다. 나는 왜 사람들이 약은 완전히 믿으면서 예술에 대해서는 그렇지 않은지 이해할 수 없다."
>
> — 데미안 허스트

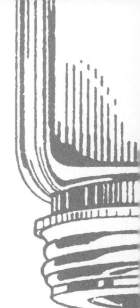

Part Ⅲ.
···········

음악 속의 파리마콘

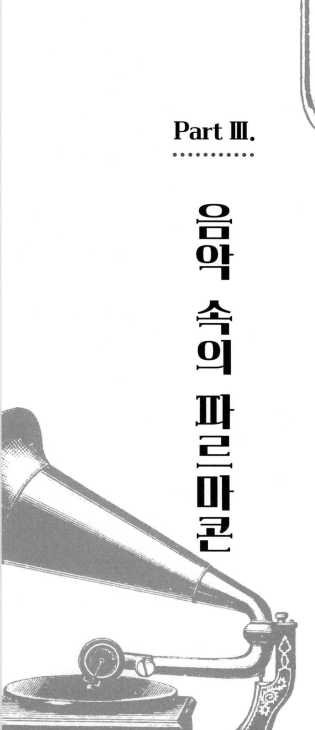

그 놈의
초인종 때문에

도니체티의 오페라 『초인종』

약사를 주인공으로 한 오페라 작품은 서너 개 정도가 있다. 하이든의 「약사(Der Apotheker)」(1768), 도니체티의 『초인종(Il Campanello)』(1836), 디터스도르프의 「의사와 약사(Doktor und Apotheker)」(1876) 등이 있다. 리치의 「구두 수선공과 요정(Crispino e la Comare)」(1850)에는 주요 등장인물로 나온다.

여기에서는 도니체티(Gaetano Donizetti, 1797~1848)가 작곡한 『초인종』을 소개한다. 영어로는 'The night bell'이다. 'Il Camponello'는 이탈리아어로 초인종을 뜻한다. 급한 환자들이 야간에 약국이나 병원에 와서 누르는 초인종이다. 이 작품은 일종의 코믹 멜로드라마다. 대본은 도니체티가 썼으며 프랑스에서는 「야간 초인종(La sonnette de nuit)」으로 출판되기도 했다. 1836년 이탈리아 나폴리에서 초연이 있었다. 지금도 세계 각지에서 공연이 이루어지고 있는 작품이다.

『초인종』에서는 약사인 주인공 돈 안니발레(Don Annibale), 약사와 결혼할 젊은 여주인공 세라피나(Serafina), 세라피나를 잊지 못하는 젊은이 엔리코(Enrico), 돈 안니발레의 하인 스피리디오네, 세라피나의 숙모 로사가 나온다.

때와 장소는 19세기 초, 이탈리아 나폴리다. 늙고 부자인 약사 돈 안니발레가 젊

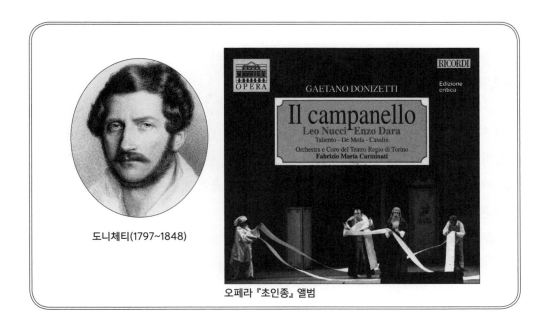

도니체티(1797~1848)

오페라 『초인종』 앨범

고 아름다운 신부 세라피노와 결혼식을 앞두고 있다. 돈 안니발레는 결혼식과 첫날밤을 치르고 다음 날 아침 일찍 로마로 떠나야 한다. 상속 문제로 공증인과의 약속 때문이다. 돈 안니발레가 서둘러 결혼식을 치르려는 이유다. 엔리코는 결혼 파티에 참석하여 세라피나에게 사랑을 호소하지만 끝내 세라피나의 마음을 얻지 못한다. 엔리코는 돈 안니발레와 세라피나가 첫날밤을 치르지 못하도록 훼방을 놓을 생각이다.

엔리코는 나폴리의 법을 이용할 생각이다. 나폴리법에 의하면 약사는 언제라도 환자가 찾아오면 약을 지어주어야 하는 의무가 있다. 약사가 이를 거절하면 감옥에 가야 한다. 하인인 스피리디오네가 약사를 대신할 수도 없다. 무자격자의 판매나 조제가 되기 때문이다.

약국의 문 앞에는 초인종이 있다. 엔리코는 여러 사람으로 가장하여 밤부터 새벽까지 계속 초인종을 누른다. 약사는 약을 짓느라고 신방으로 갈 여유가 없다. 처음에는 프랑스인 기사로 변장하여 과식 후유증을 핑계로 위장약을 부탁한다. 다음에는 가수로 변장하고 나타난다. 목에 이상이 생겨 목소리가 나오지 않는다고 호소하고 약을 달라고 한다. 엔리코는 또 노인으로도 변장하여 자신의 병과 부인의 병까지 장황하게 늘어놓고 오랜 시간이 소요되는 처방전을 내보인다. 돈 안니발레는 환자들에게 약을 내주느라고 새벽을 맞게 된다.

이제 신방으로 가려고 하는데 또 초인종이 울린다. 마부가 나타나 로마로 갈 마차가 도착했다고 한다. 돈 안니발레는 약속 시각까지 로마로 가서 상속에 관한 일을 매듭지어야 해서 서둘러 떠나지 않을 수 없다. 결국 돈 안니발레는 세라피나와 첫날밤을 치르지 못하고 로마로 떠난다. 엔리코의 시간 끌기 작전이 먹힌 것이다. 그 후에는 물론 엔리코와 세라피나가 결합한다.

약사의 조제 의무로 말미암아 결혼식 첫날밤까지 치르지 못하고 결혼이 낭패가 되는 우스꽝스러운 설정과 결말이다. 이 오페라에서 돈 안니발레에게 엄청나게 많은 성분이 적힌 긴 처방전이 주어진다. 이 장면에서 약에 관한 아리아 「조제 이중창(Prescription duet)」이 나온다.

노래 내용에는 비너스의 배꼽과 같은 황당한 것들도 나오지만 실제로 쓸 수 있는 여러 가지 약학적인 용도의 식물, 식물 성분, 광물, 심지어 동물 이름과 독성분 등도 보인다. 아편, 독당근, 계수나무, 소태나무와 같은 식물성 생약이나, 안티몬, 수은, 유황 같은 광물성 생약이 그것이다. 피마자유 같은 식물 성분도 보인다. 그리고 뱀, 개구리도 등장한다.

도니체티의 『초인종』과 하이든의 「약사」는 주인공으로 나이 많은 약사가 나오고 젊은 여성과 함께 젊은 연적이 있는 설정이 비슷하다. 다만 전자는 삼각관계, 후자는 사각관계다. 19세기 초 이탈리아에서도 어떠한 상황에서라도 환자를 외면할 수 없는 약사의 의무 사항이 엄격했음을 알 수 있다. 우리나라의 약사법에서도 정당한 이유 없이 조제를 거부할 수 없다는 약사의 의무 조항이 규정되어 있다.

응급실이 드물던 1960, 1970년대 우리나라의 동네 약국에도 환자들이 밤늦게나 새벽까지 찾아와 약국 문을 두드리곤 했다. 약을 준 것은 물론이다. 이 오페라는 환자가 어둠 속에서 약국의 벨을 울릴 때 어떠한 상황에서도 거절하지 않고 응해주는 전문인의 직업 윤리 의식을 엿볼 수도 있는 작품으로서 후세의 약사들에게 배울 점이 있는 예술 작품이라고 생각된다.

인생이란
너무 길면 안 됩니다

야나체크의 오페라 『마크로풀로스 사건』

레오시 야나체크(Leos Janacek, 1854~1928)는 체코의 작곡가이다. 드보르작, 스메타나와 함께 체코의 3대 음악가다. 『마크로풀로스 사건(The Markropulos Affair)』은 야나체크가 1925년에 오페라로 완성했다. 프란츠 카프카, 밀란 쿤데라와 함께 체코에서 유명한 극작가인 카렐 차페크가 쓴 희곡을 각색했다. 전 세계에서 자주 공연되며 연극으로도 공연된다. 오페라의 내용은 수명 연장약과 관련한 여러 가지 사건으로 점철된 판타지적 내용인데, 공포, 미스터리, 불륜, 치정 등의 다양한 소재가 얽혀 있다.

궁정 약사인 마크로풀로스는 루돌프 2세 황제의 명령에 따라 300년 이상 오래 살 수 있는 수명 연장약을 만들었다. 그러나 약을 의심하는 황제의 요구에 따라 16세 자기 딸인 엘리나에게 먼저 임상 시험을 했다. 그런데 이 약을 먹은 딸이 일주일 내내 혼수상태에 빠지자 황제는 궁정 약사가 사기를 쳤다며 감옥에 가두어버렸다. 마침내 의식이 돌아온 엘리나는 처방전을 가지고 도망쳤다.

약이 효과를 나타내기 시작하여 337년간 여러 이름과 신분을 바꿔가며 젊고 아름다운 오페라 가수로 살아왔다. 엘리나에서 이름을 바꾼 에밀리아는 한때 페르디난드 호세 프루스 남작과의 혼외정사로 아들 페르디난드 그레고르를 낳았고 이 묘약의 처방전을 프루스 남작에게 주었다. 그 후 에밀리아는 여러 사람의 이름으로 더 살아왔다. 그런데 이 약은 3백여 년 동안만 효과가 있어서 생명을 더 연장하기 위해서는 프루스 남작에게 주었던 처방전을 다시 찾아야 했다.

남작 가문의 조상인 프루스 남작이 세상을 떠나면서 넓은 영지를 남겼지만 유언장을 남기지 않았다. 후손이 없었기 때문에 당연히 사촌이 상속하려 했다. 그러나 그레고르라는 인물이 나타나 프루스 남작이 자신에게 상속하기로 약속했다고 주장했다. 그때부터 두 가문은 4대째 상속에 관한 소송을 진행하고 있다.

마침 이 지역의 극장에서 열리는 갈라 콘서트에 초청 가수로 온 유명한 오페라 가수 에밀리아가 나타나 이 사건에 개입한다. 옛날 프루스 남작과의 혼외 관계로 아들 그레고르를 낳은 그녀는 이 소송의 전말을 알고 있었다. 에밀리아는 프루스 남작의 자손이 아직 처방전을 가지고 있는 것을 알고 이를 손에 넣기 위해서 남작의 자손과 하룻밤을 같이 한다. 에밀리아는 약속대로 뜯지 않은 봉투를 받았다. 변호사를 비롯한 주변 사람들은 에밀리아의 이야기가 이상하고 이해가 되지 않자 사기죄로 고발하겠다고 한다. 그제야 그녀는 수명 연장약에 관한 진실을 말하기 시작한다.

> "이 약은 3백여 년 동안만 효과가 있기 때문에 나는 생명을 더 연장하기 위해 그 처방전을 다시 찾아야 했지요. 지금 생각해보면 3백 년 넘게 살았어도 인생이 무엇인지 아무런 의미도 모르겠어요. 이젠 정말로 죽을 준비가 되어 있습니다."

에밀리아는 누구든지 원하는 사람이 있으면 이 수명 연장약 처방을 주겠다고 말한다. 그러나 아무도 처방전을 받으려 하지 않는다. "인생이란 너무 길면 안 됩니다. 짧더라도 가치가 있으면 됩니다"라고 말하고 그대로 난로 속에 집어넣어 버린다. 에밀리아가 생명을 다한 듯 죽는다.

오페라에서 처방전의 비밀은 나오지 않는다. 그것을 알아낼 이유도 없다. 그런 약은 없기 때문이다. 하지만 300여 년만 더 사는 수명 연장약이라고 하는 작가의 발상에 다소 양심(?)은 있어 보인다. 프랑스 작가 발자크의 「영생의 묘약」에서는 죽은 자

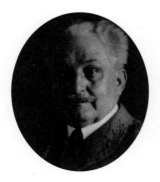
레오시 야나체크(1854~1928)

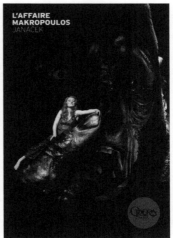

L'AFFAIRE
MAKROPOULOS
JANÁČEK

오페라 『마크로풀로스 사건』 포스터

를 살려낼 수 있는 '동방의 묘약'이 나온다. 죽은 사람의 몸에 이 약을 바르면 그 부위가 되살아난다는 터무니없는 약이었다. 그러면 이 오페라가 말하고자 하는 것은 무엇인가. 337년간 젊게 살아온 여인, 에밀리아를 통해 인간의 덧없는 삶과 권태로운 사랑을 이야기한다. "오, 오랜 삶은 하나의 형벌일 뿐!"

죽음은 피할 수 없다. 그러나 삶은 더 연장하고 싶다. 지겹고 고통스럽지만 오랜 삶을 원할지 아니면 아쉽고 두렵지만 간결한 죽음을 택해야 할지. 생명 연장이라는 인간의 보편적 욕망을 통하여 인간 실존의 문제를 다룬 오페라 작품이다.

평균 수명이 자꾸만 늘어나고 있다. 다가오는 장수 사회는 과연 개인의 행복을 의미하는 것일까? 오랜 삶이 중요한 것이 아니라 '건강 수명'이 더 중요하다. 질병 없이 사는 수명이 길어져야 한다. 의학적으로 수명 연장을 하다 보니 의료비 부담만 늘어간다. 죽음이 임박해서는 개인의 존엄성도 여지없이 파괴된다. 길어진 수명에 따른 사회 복지나 보험 제도가 아직 잘 마련되어 있지 않다. 말년에 불행한 상태로 죽음을 맞이하게 되는 사람이 많다. 웰빙도 중요하지만 웰다잉이 더 중요해지는 21세기다.

사랑을 잊게 하는
약초

베르디의 오페라『가면무도회』

테너 가수들이 좋아하는 오페라 작품은 주세페 베르디(Giuseppe Verdi, 1813~1901)의『가면무도회(Un Ballo in Maschera)』라고 한다. 오페라는 대부분 소프라노가 주인공이지만 이 작품은 테너가 주인공이다. 그래서 루치아노 파바로티나 호세 카레라스 같은 세계적인 테너들이 좋아한 작품이 되었다.

『가면무도회』는 실제 스톡홀름에서 일어난 사건을 극화해서 만들어졌는데 작품 배경에 정치적인 사연이 있다. 1792년 왕립 오페라 극장에서 가면무도회에 참석하고 있던 46세의 구스타프 3세 스웨덴 국왕이 암살당한 사건이 있었다. 25세 젊은 나이에 즉위하여 개혁적인 정책을 펼쳤던 계몽 군주를 부하가 총으로 쏜 사건이다.

베르디는 이 사건에 국왕이 부하의 아내를 사랑했다는 러브스토리를 가미하여 쓴 대본「구스타프 3세 왕」을 읽고 오페라로 작곡했다. 당시 이탈리아 정부는 프랑스와 동맹국인 오스트리아가 지배하고 있었다. 때마침 이탈리아 청년의 나폴레옹 3세 암살 미수 사건이 있었다. 이 대본이 왕정에 대한 저항으로 비칠 수도 있다고 하여 작곡 취소 명령을 내렸다.

나중에 제목을 '구스타프 3세'에서『가면무도회』로 바꾸고, 무대도 스웨덴 스톡

예술 속의 파르마콘

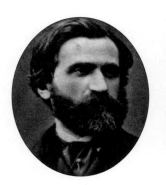
주세페 베르디(1813~1901)

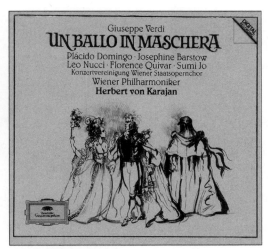
오페라 『가면무도회』 앨범

홀름에서 미국 보스턴으로 옮겼다. 등장인물도 스웨덴 국왕 대신 주지사(governor)와 그의 비서로 바꿔 비로소 작품을 완성하게 되었다. 이 오페라는 일명 '보스턴 버전'으로 1859년에 로마의 아폴로 극장에서 초연되었다. 1935년에는 스웨덴에서 무대를 원작대로 스톡홀름으로 한 최초의 공연이 있었다.

　등장인물은 구스타프(국왕), 아멜리아(구스타프가 사랑하는 여인), 레나토(아멜리아의 남편, 국왕의 심복이자 친구) 등이다. 제1막에서 구스타프 왕은 왕궁에서 열리는 가면무도회 참석 명단에 아멜리아의 이름을 보고 기뻐한다. 대법관이 민심을 교란하고 있는 점쟁이를 마녀라며 추방하자는 결재를 받으러 온다. 구스타프는 이를 보류시키고 부하들과 함께 가서 점쟁이를 시험해보려고 한다.

　점쟁이는 구스타프에게 그의 손을 처음 잡는 사람에게 암살당할 것을 예언하지만 미친 소리라며 비웃는다. 레나토가 들어오며 손을 잡자 "레나토는 나를 절대로 죽일 사람이 아니다"라고 말한다. 아멜리아도 점쟁이에게 찾아간다. 점쟁이에게 자기가 국왕과 사랑에 빠졌음을 고백하며 '사랑을 잊어버리는 약'을 달라고 한다. 점쟁이는 그 약이 있다고 하며 자정에 교수대 밑으로 혼자 가서 약을 구해야 한다고 말해준다. 죽음의 저주가 서린 캄캄한 사형장에 홀로 가서 약초를 캐라는 것이다. 구스타프도 몰래 이를 엿듣고 따라가리라 다짐한다.

2막에서 밤중에 아멜리아가 베일을 쓰고 사형장 옆에서 약초를 캐며 아리아 「이곳이 그 두려운 장소(Ecco l'orrido campo)」를 부른다. 이때 구스타프가 나타나 아멜리아에게 사랑을 고백한다. 국왕을 시해하려는 암살자들이 오자 레나토는 구스타프를 피신시킨다. 그 후 암살자들의 습격에 아멜리아의 베일이 벗겨지자 레나토는 국왕과 함께 있던 그 여인이 자신의 아내임을 비로소 알고 국왕에게 복수를 다짐한다.

3막에서 레나토는 아내인 아멜리아에게 자살을 요구한다. 그녀는 오해라고 하면서 마지막으로 아이에게 키스를 허락해달라고 한다. 그리곤 「내가 죽기 전에 먼저(Morrò, ma prima in grazia)」를 부른다. 레나토는 복수를 다짐하며 아리아 「그대는 나의 명예를 더럽혔도다(Eri tu che macchiavi gu ell'anima)」를 부른다. 레나토는 암살자와 함께 구스타프를 죽이려고 결심한다. 무대는 가면무도회장으로 바뀐다. 가면무도회장에서 구스타프는 아멜리아와의 연정에 죄책감을 느낀다. 레나토를 외교관 특사로 임명하고 아멜리아와 함께 영국으로 보내려고 한다. 무도회장에서 아멜리아는 구스타프에게 위험함을 알리고 피하라고 하지만 아랑곳하지 않는다. 가면을 쓴 국왕이 마침내 레나토의 총탄에 쓰러진다. 구스타프는 죽어가면서 "아멜리아는 순결하다"라는 말을 남기고 레나토를 용서하라고 한다. 순수하고 고결한 인품을 가진 구스타프 왕을 모두가 애도한다.

오페라 속에서 주인공 구스타프 왕은 자신이 사랑했던 여인이 부하의 아내임을 알고 그녀를 결국 잊기로 한다. 그녀의 남편에게 외교관 직위까지 주어 그녀와 함께 멀리 떠나보내려고 한다. 그러나 그를 오해한 부하에게 죽임을 당한다. 사랑의 미로에 빠진 아멜리아가 점쟁이 마녀로부터 구하려고 했던 '사랑을 잊게 하는 약'이 그들의 사랑을 더욱더 애틋하게 해준다. 그녀의 사랑이 얼마나 고통스러웠길래 죽음의 단죄와 혼백이 서려 있는 무서운 곳에까지 가서 사랑을 잊으려고 했던 것일까. 이를 목격한 구스타프가 자신의 사랑을 받아달라고 하지만 아멜리아는 유부녀인 처지에 그의 사랑을 받아들일 수 없는 자신의 운명을 괴로워한다.

아멜리아가 해골이 뒹구는 사형장에서 약초를 구하며 부른 아리아 「이곳이 그

두려운 장소」의 가사를 보자.

　　"여기 죄로 인하여 죽음에 이르는 무서운 이곳에! 그 기둥들이 저기에 있네. 그 약초도 저기에 있네. 밑이 푸른 그곳에 가까이 가보자. 소름이 끼쳐오네. 내 발소리까지도 나를 무섭게 만드는구나. 내가 만약 죽게 된다면? 아 죽음! 그래 죽는 것이 나의 운명이라면 그렇게 되길 바라네! 그런데 내 손으로 그 약초를 뽑을 수가 있을까?"

　　바그너의 악극 「니벨룽의 반지」의 마지막 연작 「신들의 황혼」에는 주인공 지크프리트가 먹은 '기억을 잃어버리는 약'과 또 '기억을 되찾는 약'이 나온다. 오페라 『가면무도회』에 나오는 '사랑을 잊게 하는 약'은 과연 어떤 약초일까를 생각해본다. 아마도 사랑의 격정을 잊게 하는 최면 진정제가 아닐까 상상해본다. 그 시대에 그런 목적으로 사용했다고 알려진 단골 약초들은 만드라고라, 벨라돈나풀, 사리풀, 독말풀 등이다. 모두 아트로핀, 스코폴라민, 히요시아민 같은 트로판 알칼로이드(tropane alkaloid) 함유 생약일 가능성이 크다. 이 약의 부작용으로 최면 진정 효과가 있다.

　　사랑의 감정이나 아픈 기억을 잊게 하는 약이 있다면 요즘에도 찾는 사람이 많을 것 같다. 동서고금을 막론하고 아픈 사랑이 많다. 트로트 가요에서부터 포크, 록, 소울, 힙합 음악까지 동서고금의 유행가를 들여다보면 '사랑은 너무 아프다'라는 가사가 넘친다. 우리에게 아픈 사랑 혹은 갑자기 찾아온 상사병에 효험이 있는 약은 없을까? 그런 치료약이 개발될 수 있을지 기대해본다. 어쩌면 아직은 내 곁의 시 한 편이 그 치료약이 되지 않을까 생각해본다.

　　"내가 메아리라면 그대는 나를 몇 겹으로 울리게 하는 깊은 산
　　　그 산 너머 잠시 붉은 노을로 사라지는 그대는 서쪽 하늘에 총총히
　떠 있는 은하수"

　　　　　　　　　　　　　　　　　　　　　　　― 허문영, 「연가」 부분

비운의 사랑에
빠지게 한 미약

바그너의 오페라 『트리스탄과 이졸데』

리하르트 바그너(Richard Wagner, 1813~1883)의 오페라 『트리스탄과 이졸데(Tristan und Isolde)』는 슈트라스부르크의 작품을 기초로 작곡한 작품이다. 1865년에 독일 뮌헨에서 초연되었다. 중세 유럽의 켈트족 전설을 토대로 했다. 실제로 고대 픽트족 왕의 설화에서 따온 것이라고 한다. 트리스탄과 이졸데 이야기는 유럽 각국에서 중세 기사도 전설로서 많은 러브스토리의 모델이 되었다. 사랑의 기쁨과 슬픔, 그 속에 싹트는 애증과 질투 그리고 죽음보다 강한 사랑의 힘 같은 것을 함께 느낄 수 있는 소재다.

오페라의 줄거리를 이해하기 위해서는 트리스탄과 이졸데 사이에 앞서 일어났던 사건을 이해할 필요가 있다. 트리스탄의 아버지는 리오노이드의 왕이었는데 한 요정이 그에게 반해서 트리스탄의 아버지를 납치했다. 왕비인 트리스탄의 어머니는 남편을 찾아 나섰다가 여행 중에 트리스탄만 남긴 채 죽고, 한 시종이 트리스탄을 맡아서 키우게 되었다. 용모가 수려하고 재능이 뛰어난 청년으로 자란 트리스탄은 외삼촌인 콘월의 마크 왕을 찾아갔다. 거기서 트리스탄은 콘월 최고의 기사로 성장했다.

트리스탄은 마크 왕을 도울 목적으로 아일랜드로 가서 그 나라를 괴롭히고 있던

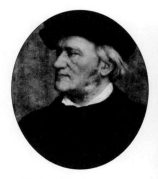

리하르트 바그너(1813~1883)

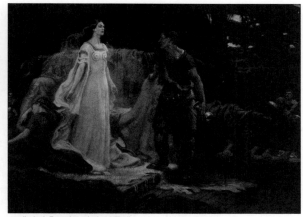

드레이퍼 「트리스탄과 이졸데」

거인 모로를 물리침으로써 임무를 완수하고 영웅이 되었다. 그러나 전투에서 치명적인 부상을 입어 사람들은 트리스탄을 작은 배에 실어 바다로 떠내려 보냈다. 의식을 잃은 채 트리스탄이 닿은 아일랜드의 어느 해변에서 적국의 공주인 이졸데가 그를 발견했다. 신비의 의술로 소문난 이졸데는 독의 해독법을 알고 있었다. 치명상을 입고 신분을 숨기고 있는 트리스탄은 그녀로부터 치료를 받고 콘월로 돌아갔다.

오페라의 줄거리는 이렇다. 아일랜드 공주 이졸데가 적국인 콘월 왕의 아내가 되기로 정해진다. 콘월 왕 마크는 기사 트리스탄에게 이졸데를 데려오라 명령했다. 이졸데는 아일랜드와 콘월 사이의 오랜 싸움 끝에 정략결혼의 희생양이 된 것이다. 트리스탄은 이졸데를 배에 태워 콘월로 간다. 아일랜드 왕비는 늙은 마크 왕과 딸이 서로 사랑하고 금실 좋은 부부가 되기를 바랐다. 그래서 특별히 챙겨준 약이 있었다.

하지만 이졸데는 마크 왕과 결혼을 하러 가는 자신의 처지를 비관한다. 시녀에게 독약을 가져오도록 한 뒤 독약을 마신다. 이졸데가 트리스탄을 보고 속죄의 잔을 마시라고 하자 양심의 가책을 느낀 트리스탄도 마시기 시작한다. 웬일인지 두 사람은 죽지 않고 오히려 사랑의 눈빛으로 서로를 바라본다. 둘은 죽음을 예감하고 있었으나, 서로의 이름을 부르며 격렬하게 껴안는다. 시녀가 독약을 주지 않고 미약(媚藥)을 준 것이다. 결국 두 사람은 이 약으로 돌이킬 수 없는 사랑에 빠져버렸다.

공주가 떠나기 전에 이졸데의 어머니는 몇 가지 약을 챙겨주었다. 상처를 치료하는 약, 해독제, 무서운 독약, 신비로운 미약들이다. 여기서 미약은 젊은 딸과 결혼하는 늙은 마크 왕에게 먹일 정력제 혹은 최음제를 의미하는 것 같다.

트리스탄과 이졸데의 전설에 이런 이야기가 나온다. "트리스탄과 이졸데 두 사람이 음료를 마시자 두 사람이 은밀히 기다리는 사랑이 생겨나면서 마음속으로 스며들었다. 사랑은 두 사람이 눈치채기 전에 승리의 깃발을 나부끼며 그들을 자신의 권능 안으로 끌어들였다." 두 사람이 마신 것은 미약이 들어 있는 음료였던 것으로 보인다. 자신의 딸을 콘월의 늙은 왕에게 보내며 부부 금실이 좋기를 바라는 어머니가 준 약이므로 최음제가 아닐까 싶다.

미약이란 성욕을 일으키는 약을 일컫는 말이다. 최음제 또는 성욕 촉진제라고도 한다. 영어로는 아프로디시악(aphrodisiac)이라고 한다. 아름다움과 욕정, 풍요를 관장하며 부드러움 속에 강한 욕망을 지닌 사랑과 미의 여신 아프로디테가 어원이다.

중세 시대부터 최음제로 알려진 칸타리스라는 것이 있다. 이것은 스패니시 플라이(Spanish fly)라고 불리는 딱정벌레의 일종이다. 한방에서는 반모 혹은 가뢰라고 불린다. 여기에서 채취한 화학 물질이 최음제로 쓰였다. 함유 성분인 칸타리딘(cantharidin)은 소변으로 배출되면서 요도에 자극을 일으킨다. 이때 나타나는 요도 작열감이 페니스를 발기시키며, 여성의 클리토리스를 울혈시키는 등으로 성적 흥분과 유사하게 느껴지게 한다. 그리스·로마 시대부터 최음제로 여겨졌지만 실제 성 기능 향상에 기여한다는 과학적인 근거는 없다.

요힘빈(yohimbin)은 요힘베나무의 껍질에서 추출되는 성분으로 흥분 효과와 최음 작용이 있다고 알려진 성분이다. 용량 과다는 심장 박동 촉진, 고혈압, 과도한 흥분, 불면증을 일으킨다. 간질 발작과 신장 장애도 일으킨다. 음양곽(*Epimedium grandiflorum*)의 이카린(icariin)이란 성분도 약간의 최음 효과가 있다고 한다. 외국에서 기능성 식품으로 만들어 소비되고 있기도 하다. 비아그라와 같은 PDE5 억제 효과가 다소 있는 것으로 알려졌다. 수박 속에 있는 시트룰린(citrulline)도 NO 생성제

(Nitric Oxide stimulator)로 음경 혈관 확장 효과에 의한 발기를 일으켜 성욕을 자극하는 효과가 있다고 한다. 굴과 같은 식품은 강정 식품으로 알려져 왔고 카사노바도 즐겨 먹었다는 이야기가 전해온다. 함유 성분인 풍부한 아미노산이나 아연 성분이 테스토스테론 농도를 높여준다고도 한다.

의학적으로 가장 확실한 최음제는 우리 몸에서 분비되는 남성 호르몬이다. 프로이트가 말한 리비도(libido)를 일으키게 하는 것이 테스토스테론이다. 남성은 물론이고 여성에게도 이 호르몬은 성욕 촉진 효과를 나타낼 수 있다. 이졸데 공주의 어머니가 넣어준 미약은 과연 무엇이었을까.

젊은 두 사람에게 즉각적인 사랑의 효과가 있었던 것으로 보아 칸타리스 가루 같은 것이 아니었을까 상상해본다. 배 위에 있는 젊은 남녀, 더구나 서로는 이미 알고 있는 사이였기 때문에, 비록 적국의 공주와 기사 사이였지만, 자신을 정략결혼시키려고 호송하는 트리스탄의 미안한 마음속에 호감을 가졌을 것이다. 그들은 젊은 남녀였기 때문이다. 그렇지 않고서야 이야기가 전개되지 못했을 것이다. 그러나 이 전설을 만든 이야기꾼은 교묘하게 미약이라는 것을 설정하여 주인공의 사랑의 감정을 자연스레 촉발시켜 극적 효과를 나타낸다.

'트리스탄과 이졸데' 전설에는 트리스탄과 이졸데가 비운의 죽음을 맞이하자 그들을 함께 묻은 무덤에서 두 그루의 나무가 연리목이 되어 그들의 아름다운 사랑을 후세에 전해주었다고 한다.

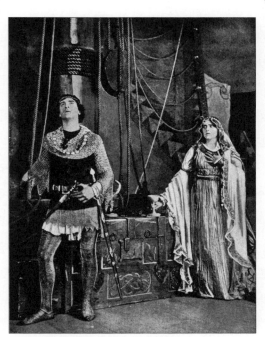

오페라 『트리스탄과 이졸데』 공연 장면

음악가와
도취 약물

베를리오즈의 『환상 교향곡』

베를리오즈(Louis Hector Berlioz, 1803~1869)의 『환상 교향곡(Symphonie fantastique)』은 그의 대표작이다. 하이든이나 베토벤으로 이어지는 고전파 음악과는 달리 낭만파 교향곡 중 최고봉으로 일컬어진다. 낭만파 음악은 현실 세계를 벗어난 꿈과 이상을 표현한다. 이 교향곡은 표제 음악으로서 '예술가의 삶에서의 에피소드'라는 부제를 달고 있다. 표제 음악은 곡의 내용이 설명된 음악으로서 『환상 교향곡』은 일종의 소설적 교향곡이다. 또한 고전적인 4악장이 아니라 5악장이다.

베를리오즈는 의사였던 아버지의 권유에 따라 의학을 전공했으나 1827년 파리 음악원에 뒤늦게 입학했다. 학생 시절에 셰익스피어의 「햄릿」 공연을 보고 여주인공 오필리아 역의 해리엇 스미드슨(Harriet Smithson)에게 반해버렸다. 당시 베를리오즈는 무명의 음악가, 스미드슨은 미모의 유명한 배우. 편지로 구혼을 했으나 답장이 없었다. 1829년엔 그녀의 출신지 아일랜드의 민요와 시를 모아 작은 음악회까지 열었으나 그녀는 오지 않았다. 이러한 실연의 아픔으로 베를리오즈는 『환상 교향곡』(1930)을 작곡하게 되었다고 한다.

이 곡의 서문에서 그는 "병적으로 감수성이 예민하고 상상력이 풍부한 젊은 음

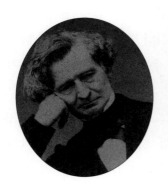

베를리오즈(1803~1869)

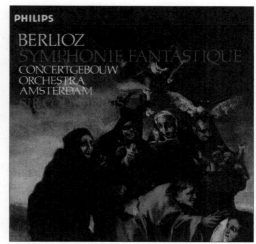

『환상 교향곡』 앨범

악가가 절망적인 사랑의 고통을 이기지 못해 아편으로 목숨을 끊으려고 한다. 아편은 젊은 음악가를 깊은 잠에 빠뜨리고 꿈속에서 아주 기묘한 환영을 보게 한다. 정상이 아닌 상태에서 그의 온갖 감정, 감각, 기억들이 음악적인 관념과 환상으로 변한다. 사랑하는 여인조차 멜로디로 변한다"라고 썼다.

당시에 베를리오즈는 약물에 의한 도취와 예술적 영감과의 관련성에 대해 항간에서 일어난 논란에 대해 큰 관심을 가졌으며 자신의 입장을 교향곡의 형태로 내보이고자 했다는 말이 있다. 베를리오즈가 과연 아편을 했는지 그리고 아편의 작용으로 그의 『환상 교향곡』이 작곡되었는지는 확실치는 않다. 그러나 이 곡을 들을수록 그 환상적인 선율에 의심이 든다. 『환상 교향곡』은 마녀, 꿈, 환각 같은 소재를 통해 낭만주의 음악 경향의 환상이 가득한 상상의 세계를 드러낸다.

베를리오즈는 이 교향곡의 자서에 여인과의 짝사랑, 실연의 상처, 자살 과정, 꿈속의 환상 등을 자세히 기술해놓았다. 요약하면 제1악장은 '꿈, 정열'. 젊은 음악가가 아름다운 여인에게 마음을 뺏겨 지독한 사랑에 빠지는 설정을 몽환적인 선율로 풀어나간다. 아직 이루지 못한 절망감이 현악기가 내는 애절함으로 표현된다. 제2악장은 '무도회'로서 음악가는 축제의 무도회장에서 낯선 남자와 춤을 추는 여인을 보며 괴로워한다. 바라만 볼 수밖에 없는 그녀의 춤에 슬픈 왈츠가 연주된다.

제3악장은 '전원의 풍경'이다. 여인의 존재가 자신의 마음을 평화롭게 하지만 한편 불길한 예감이 폭풍 전야처럼 곡 전체를 휩쓴다. 음악가는 그녀가 배신하지 않을지 걱정도 한다. 제4악장은 '교수대로의 행진'. 그의 사랑이 인정받지 못한다고 확신한 음악가는 자살하려고 아편을 먹었으나 죽지는 않고 환영을 보며 잠에 빠진다. 꿈속에서 사랑하는 여인을 죽이고 사형을 선고받는다. 형장의 교수대로 끌려가는 음산한 행진이 이어진다. 팀파니의 두드림이 공포감을 고양시킨다.

제5악장은 '마녀의 밤 축제 꿈'이다. 음악가의 장례식에 온갖 망령, 요괴와 마녀들이 모여 춤을 춘다. 음악가는 그 광경을 구경한다. 그때 그녀가 이 축제에 온다. 마녀들의 춤이 절정에 이를 때 성당의 종소리가 들린다. 종소리가 20~30여 차례 울리는 중간에 튜바의 육중한 음이 음산한 분위기를 가중시킨다.

베를리오즈가 표제 음악의 서문에 "아주 기묘한 환영을 보게 된다"라고 하고, 또 "사랑하는 여인이 멜로디로 변한다"라고 쓴 것으로 보아 환시와 환청의 환각을 경험한 것으로 보인다. 특히 5악장에서 자신의 장례식을 타인인 제3자로서 바라보는 장면은 바로 도취제 복용 후 나타나는 환각 세계와 일치한다고 한다. 그는 아버지에게 쓴 편지에서도 "나는 거울 속의 나 자신을 봅니다. 자주 아주 이상한 감정을 경험하는데 아무런 생각도 없어지는 느낌, 그것이 도취감인 것 같고 아편의 효과라고 생각됩니다"라고 썼다. 그러므로 그가 아편에 중독된 작곡가라고 의심이 되는 것이다.

베를리오즈는 『환상 교향곡』을 발표하고 비로소 명성을 얻게 되자 꿈에 그리던 스미드슨과 결혼을 하게 된다(1833년). 자녀도 한 명 있었지만 성격 차이로 7년 만에 헤어지게 된다. 그러나 첫사랑 스미드슨의 임종(1854년) 때는 함께했다고 전해진다. 재혼한 아내 마리도 1862년 죽었다. 말년에 그는 주변의 죽음에 좌절하고 무기력해졌다. 1869년 66세의 나이로 파리에서 숨을 거둔다. 불세출의 교향곡 작곡에 아편의 작용이 영향을 미쳤다니 다소 씁쓸하지만, 교향곡의 음악적 분위기는 들으면 들을수록 환각적이라기보다는 환상적이다.

6

팅커벨이 대신
먹은 독약

뮤지컬 『피터 팬』

전 세계 아이들이 좋아하는 뮤지컬 『피터 팬』의 캐릭터는 1902년 제임스 매튜 배리(James Matthew Barrie, 1860~1937)의 소설 「작은 하얀 새(The little white bird)」에서 처음으로 알려지게 되었다. 1904년에는 소설 속 피터 팬의 이야기를 크리스마스 아동극으로 각색하여 「자라지 않는 소년, 피터 팬」으로 만들었다. 작가는 이를 바탕으로 「피터와 웬디(Peter and Wendy)」(1911)라는 소설로도 출간했다. 이후 전 세계적으로 '피터 팬'이라는 타이틀로 동화는 물론이고 스티븐 스필버그의 영화, 디즈니사의 애니메이션으로 상연되기도 하고, 연극, 브로드웨이 뮤지컬에 이르기까지 수많은 피터 팬 캐릭터 작품이 공연되어왔다.

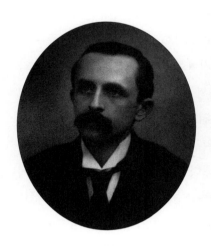

제임스 매튜 배리(1860~1937)

왜 피터 팬이 동서고금 남녀노소를 감동시키는 것일까? 뮤지컬 『피터 팬』 이야기 속으로 들어가 본다. 12살 웬디는 달링 부부의 딸이다. 남동생 둘과 함께 런던에서 살고 있다. 어느 날 피터 팬은 달링 부부의 집에 들어갔다가 그 집의 개, 나나에게 그림자를 빼앗기고 만다. 작가의 상상력이 재미있다. 달링 부인은 나나가 빨랫대에 걸어둔 그림자가 보기 싫어 서랍 속에 고이 감춰둔다. 피터 팬은 이를 되찾기 위해 요정 팅커벨과 함께 다시 그곳을 찾는다. 웬디는 자기 집에 온 피터 팬의 그림자를 찾아서 꿰매준다. 웬디 덕분에 그림자를 다시 갖게 된 피터 팬은 웬디에게 영원히 어른이 되지 않는 나라인 네버랜드(Neverland)를 소개하며 그곳에 사는 아이들의 엄마가 되어달라고 부탁한다.

피터 팬이 뿌려준 신비한 팅커벨의 요정 가루(fairy dust)를 맞으며 웬디는 동생들과 함께 네버랜드로 날아간다. 네버랜드는 상상의 나라다. 그곳에서 웬디와 동생들은 요정 팅커벨과 함께 어렸을 적 부모님을 잃은 아이들, 인어들, 인디언 가족들을 만나 행복한 생활을 한다. 그러나 피터 팬을 시기하는 해적 후크 선장은 호시탐탐 피터 팬을 노리고 공격한다. 마침내 피터 팬과 아이들은 힘을 모아 해적 일당을 물리친다. 웬디와 동생들은 다시 부모님 곁으로 돌아간다. 그 후 피터 팬은 또 다른 아이들을 찾아다니고, 웬디와 동생들은 매년 피터 팬을 보기 위해 네버랜드로 간다.

작품 속에서 피터 팬은 몸은 다 컸지만, 마음은 어리고 덜 성숙했으며 현실 도피적인 캐릭터다. 초대된 아이들과 재미있게 시간을 보내지만, 기대를 충족시켜주는 책임감도 없고 웬디가 자신의 엄마라도 되는 것처럼 의존하는 등 그를 믿고 의지하는 것은 불가능한 인물이다.

뮤지컬의 원작 「피터와 웬디」에는 약을 뜻하는 'medicine'이라는 단어가 약 20회, 'drug'이 1회 나온다. 또 독을 뜻하는 'poison'이 1회, 독이 들었음을 뜻하는 'poisoned'란 단어가 6회, 물약을 뜻하는 'draught'가 4회 정도 나온다. 동화에 왜 약이나 독 이야기가 많이 나오는 걸까? 필자가 약사라서 눈에 잘 띄는 것 같다.

피터 팬의 방에 몰래 들어온 후크 선장은 선반 위에 있는 약병을 발견한다. 후크는 언제나 무서운 독약을 가지고 다녔다. 그 독약은 '독을 담고 있는 반지들(death-dealing rings)'을 모아서 끓인 것으로 노란 액체 상태다. 아마도 동화 속에서 옛날에 암살용으로 사용하던 독이 든 반지(독 반지)를 상정하고 이것을 모아 독을 만든 것으로 설정했을 것이다. 이런 독약 다섯 방울을 피터 팬의 컵(약병)에다 떨어뜨렸다. 잠에서 깬 피터 팬이 약을 먹으려 하자 위기의 순간에 팅커벨이 번개처럼 피터 팬의 입

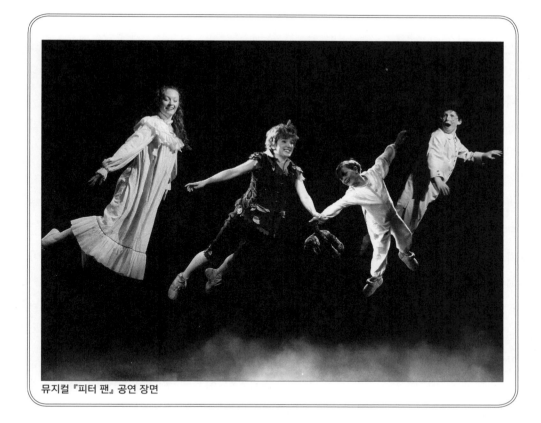

뮤지컬 『피터 팬』 공연 장면

술과 약병 사이로 날아와 남김없이 마셔버린다. 팅커벨이 독약을 대신 먹고 피터 팬을 구한 것이다.

　뮤지컬 『피터 팬』의 주관객은 아이들이다. 독이든 약을 팅커벨이 대신 먹고 쓰러지면서 "어린이들이 요정을 믿으면 자기가 살 수 있다"라고 한다. 피터 팬은 어린이 관객들에게 묻는다. "요정을 믿나요? 요정을 믿나요?" "우리는 요정을 믿어요!"를 외치며 아이들의 우렁찬 박수가 터지면 비로소 팅커벨이 살아난다. 이 장면은 뮤지컬 『피터 팬』에서 가장 유명한 장면 중의 하나다. 독약을 대신 먹고 쓰러진 팅커벨은 세상의 아이들이 팅커벨 같은 요정의 존재를 믿는다는 소리를 듣고 회생하는 것이다. 이것도 동화적인 재미있는 설정이다.

　원작에는 약에 관한 에피소드가 길게 나오는데 달링 씨가 아들 마이클에게 약을 억지로 먹이려는 내용이다. 작가는 거의 제2장 전체 분량을 할애해서 약 복용 에피소드를 그리고 있다. 그리 특별하진 않지만 내용은 이렇다.

집에서 키우는 개, 나나가 가져온 약이 담긴 약숟가락을 마이클이 피해버리자 아빠가 꾸짖는다. 자기는 어렸을 적에 군소리 한 번도 안 하고 약을 잘 먹었으며 자신의 아빠 엄마에게 감사해하기까지 했다고 말한다. 그런데 사실은 그렇지 않다. 거짓말이다.

그는 그때도 그 약이 무척이나 썼었는데, 지금 그 약을 잃어버리지만 않았어도 자기가 먹는 시범을 보일 수 있다고 말한다. 사실 옷장에 그 약을 숨겨놓았었는데 누군가 다른 곳에 옮겨놓아 그도 잃어버린 줄 알았던 것이다. 그런데 웬디가 그걸 알고 가지고 온다. 아빠에게 먹어보라고 하는데 아빠는 머쓱해한다. 그러자 마이클은 아빠에게 겁쟁이라고 한다.

웬디는 둘이 동시에 각자의 약을 먹으라고 제안한다. 하나, 둘, 셋에 마이클은 꿀꺽 삼켰으나 달링 씨는 약을 등 뒤로 숨겨버렸다. 아이들은 그런 아빠를 존경스럽지 않은 듯한 표정으로 노려보았다. 아빠는 장난으로 자신의 약을 나나의 밥그릇에 넣자고 한다. 그리곤 나나에게 우유를 부어놓았으니 먹으라고 한다. 나나가 밥그릇을 핥기 시작하자 쓰디쓴 맛에 닭똥 같은 눈물을 흘리고 제집으로 들어가버렸다. 달링 부인이 이를 알고 남편의 실없는 장난을 나무란다.

이런 내용인데 약을 먹기 싫어하는 아이의 심리가 잘 표현되어 있다. 어른인 아빠도 어렸을 적에 약을 먹기 싫어했다는 것이 들통난다. 분위기 반전용으로 개에게까지 쓴 약을 먹여 보이는 해프닝으로 전개된 것이다.

약은 아이고 어른이고 먹기 싫은 것이 사실이다. 필자가 생각해보아도 약을 먹을 때 느껴지는 이상한 맛이 문제다. 알약도 삼킬 때 느껴지는 뒷맛이 있다. 특히 소아용으로 나오는 시럽제 같은 것은 아이들에게 먹이기 정말 어렵다.

제약 업계에서는 아이들이 좋아하는 맛있는 시럽제, 젤리 형태의 약 등을 개발하고 있지만 이상적인 제형에 대한 연구를 더 해야 한다. 언젠가 필자의 연구실에서 소아용 해열제나 항생제 같은 것을 아이스크림 형태로 만드는 기술을 개발하여 특허를 신청한 적이 있으나 거절되었다. 특허 법원의 항소심까지 가서도 결국 패소했다.

식품 첨가제로 비타민 C 같은 것을 넣은 아이스크림에 관한 외국 특허가 있어서 그랬는지. 아마도 신규성이 좀 부족한 것으로 판단했던 것 같다.

『피터 팬』에서는 후크 선장이 피터 팬을 죽이려고 이 세상에 존재하는 가장 치명적인 독약을 만들었다고 설정하고 있다. 「백설 공주」에서는 마녀로 변장한 왕비의 독 사과가 나온다. 동화에 독약을 등장시키는 것이 아이들에게 혹시라도 나쁜 영향을 줄까 걱정이 되는 장면이다. 아이들 대상의 동화나 공연에는 될 수 있는 한 성인물에서나 나올 수 있는 '독살' 같은 소재가 들어가는 것은 피하는 것이 좋지 않을까도 생각해본다. 약과 독을 다루는 직업인의 시각으로 볼 때 어린이 대상 예술 작품을 창작할 때만큼은 작가들 스스로 교육적 인식이 필요하다고 본다.

또 '피터 팬' 하면 생각나는 것이 '피터 팬 증후군(Peter Pan syndrome)'이다. 성인이 되어도 사회에 적응하지 못하는 일종의 어른—아이 성향을 일컫는다. 현실 도피와 책임 회피 그리고 타인에게 의존하는 심리를 뜻한다. 1970년대 후반부터 미국에서 많이 나타나기 시작한 이런 남성들의 증세를 임상 심리학자인 댄 카일리(Dan Kiley)가 '피터 팬 증후군'이라고 이름을 붙였다고 한다. 주변을 돌아보면 이런 증상이 나타나는 어른들이 많다. 어느 부인의 이야기인즉 우리 집에 아이가 셋인데 둘은 낳은 아이이고 하나는 남편이라는 것이다. 왜 이러한 유약한 성향의 피터 팬 증후군을 성인 남자들이 갖게 되는 것일까? 아마도 치열하고 삭막한 경쟁 사회에 잘 적응하지 못했기 때문일 것이다. 각박한 사회생활이 정말 어렵다. 그 안에서 시시각각 다가오는 타인과의 소통과 이해가 정말 어렵다.

키덜트(Kidult)라는 말도 있다. 아이(kid)와 어른(adult)의 합성어다. 어른이 되어도 어린 시절의 감성을 지닌 성인을 일컫는다. 순수한 동심이 묻어나는 어른이다. 이들은 동심의 세계 속에서 살면서 골치 아픈 현실을 잊기도 하고 나름의 안식을 취하며 현실적 스트레스를 해소하는 어른들이다. 게임은 물론 동시와 동화를 좋아하고 아이들과 함께 놀기도 좋아한다. 인형이나 로봇 같은 아이들 물건도 잘 수집한다. 피터 팬 증후군이 있는 사람보다는 키덜트가 좋아 보이지만 두 가지 성향을 다 가지고 사는 성인도 있는 것 같다.

평균 수명은 자꾸 늘어가는데 곱게 늙어가기가 점점 힘들어진다. 숨 막히게 다가오는 노화가 두렵고 먹구름처럼 몰려오는 암울한 노후가 걱정이다. 영원히 늙지 않는 나라 '네버랜드'는 이상향일 뿐이고 어른이 되길 거부하고 동심으로 사는 '피터 팬'은 환상일 뿐이란 것을 알면서도 가끔 떠올리게 되는 것도 어쩔 수 없는 노릇이다.

"아가야 울지 말아
잠들었는지 알았는데 밤새 깨어 있구나
(중략)
그동안 너를 잊고 살았어
다 컸는지 알았어
네가 나인 줄 알았어
여기 장난감 줄게 아가야 울지 마라
너를 두고 떠나진 않을 거야
내 안의 아가야"

— 허문영, 「자화상·1」 부분

예술 속의 파르마콘

정치와 사랑과
독약

주세페 베르디의 오페라 『시몬 보카네그라』

13세기 이탈리아 제노바는 베네치아나 로마처럼 정치적으로 영향력이 있는 도시였다. 제노바는 귀족과 평민 사이에 갈등이 컸다. 귀족들이 정치 질서를 유지하고 있었고 평민들은 정치에 참여할 기회가 적었다. 14세기에 들어서서 귀족들이 권력을 넘겼고 총독이라는 새로운 지도자를 뽑게 되었다. 주세페 베르디(Giuseppe Verdi, 1813~1901) 오페라 『시몬 보카네그라(Simon Bocanegra)』(1857)는 당시 귀족과 평민의 권력 다툼으로 벌어진 정치 상황과 남녀 간의 사랑 이야기를 다룬 작품이다. 약간의 가공적인 이야기가 들어 있지만, 실제의 이야기가 작품 속에 고스란히 담겨 있다.

시몬 보카네그라는 원래 해상 무역을 하는 사업가였는데 1339년 평민당의 후보로 첫 번째 총독(doge)으로 선출되었다. 총독이 된 후 제노바의 해상 무역권 확보와 귀족과 평민 간의 신분상 갈등과 반목을 해소하기 위해 노력했다고 역사는 기술하고 있다. 6년 동안 재임하였다가 퇴임했으나 1356년에 다시 총독이 된 그는 1363년 독살당할 때까지 오랜 기간 재임했다.

수백 년 뒤에 그의 파란만장한 일대기가 스페인 영사 안토니아 구티에레스(Antonio Garcia Gutierrez)의 관심을 끌어 희곡 「시몬 보카네그라(Simon Bocanegra)」

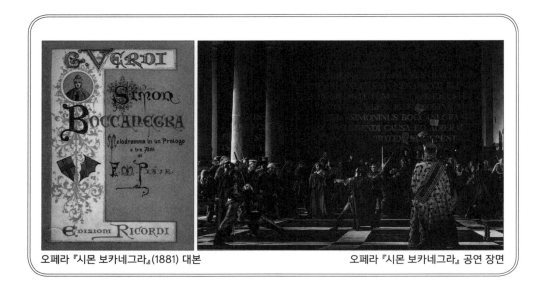

오페라 『시몬 보카네그라』(1881) 대본　　　　　오페라 『시몬 보카네그라』 공연 장면

(1843)로 만들어지게 되었다. 이를 프란체스코 피아베(Francesco Maria Piave)가 각색하고 베르디가 작곡하여 오페라로 탄생된 것이다. 초연은 1857년 베네치아의 라 페니체 극장에서 이뤄졌으나 흥행에는 실패하였다. 그 후 25년 동안 베르디가 심혈을 기울여 다듬어 만든 수정판이 1881년 밀라노 라 스칼라 극장에 올려지게 된다. 초연과는 달리 흥행에 성공하게 되었다.

　서막의 무대는 1300년대의 제노바 공국. 평민파 지도자 파올로가 피에트로에게 시몬 보카네그라를 새 총독으로 옹립하고자 음모를 꾸민다. 시몬 보카네그라는 총독이 되면 귀족 피에스코의 딸 마리아와 결혼할 수 있다고 생각하여 이 제안을 수락한다. 마리아는 시몬 보카네그라의 딸 아멜리아를 낳았다. 실망한 아버지의 학대에 마리아는 목숨을 끊는다. 피에스코는 손녀딸을 키우기를 원했지만 시몬 보카네그라는 아이가 행방불명이 되었다고 한다. 시민들은 시몬 보카네그라를 총독으로 뽑았다.

　1막은 25년이 흐른 어느 바닷가 저택 정원. 아멜리아 그리말디가 제노바의 귀족인 가브리엘레 아도르노를 사랑하고 있다. 아멜리아는 가브리엘레와의 사랑이 맺어지지 않을 것 같아 불안해한다. 시몬 보카네그라를 총독으로 추대하는 데 큰 공로를 세운 파올로가 아멜리아와의 결혼을 요청한 것이다. 시몬 보카네그라는 아멜리아가 어릴 때 사라진 자기 딸이라는 걸 알고 나서 감동적 아리아 「내 딸아, 그 이름을 부르는 것만으로도 가슴이 뛰는구나」를 부른다. 아멜리아와의 혼담이 무산되자 파올로는 가브리엘레를 납치하여 감금한다.

2막에서 가브리엘레는 부녀 사이를 연인 사이로 오해한다. 가브리엘레는 시몬 보카네그라를 죽이려 한다. 시몬 보카네그라는 딸의 간청에 가브리엘레를 용서하겠다고 한다. 시몬 보카네그라는 파올로가 탄 독 음료를 마시고 깊은 잠에 곯아떨어진다. 3막에서 아멜리아와 가브리엘레의 결혼을 축하하는 합창이 들린다. 제노바 시민들은 시몬 보카네그라 총독이 파올로 일당의 반란을 진압한 것을 축하한다. 사형 선고를 받은 파올로는 자기가 총독의 잔에 독을 넣었다고 실토한다.

시몬 보카네그라는 온몸에 독이 퍼져서 죽음을 앞두고 있다. 「위로해다오. 바다의 미풍이여」를 부른다. 시몬 보카네그라는 그의 모든 적을 용서하고 가브리엘레를 그의 후계자로 임명한다. 당시의 실제 인물 가브리엘레 아도르노(Gabriele Adorno, 1320~1383)는 오페라의 내용처럼 죽은 시몬 보카네그라의 뒤를 이어 1363년에 총독으로 선출되었다.

오페라 『시몬 보카네그라』 2막에서 파올로가 음료에 어떤 독약을 탔다. 그러나 오페라에서 독약 이름을 밝히지는 않았다. 당시 실제 인물인 시몬 보카네그라는 정적에 의해 삼산화비소(AS_2O_3)에 의해 독살된 것이라고 알려져 있다. 이 오페라는 도니체티의 「루크레치아 보르자(Lucrezia Borgia)」(1833)와 길버트와 설리번의 「페이션스(Patience)」(1881)와 함께 독물인 비소가 등장하는 3대 '비소 오페라(Arsenic Opera)'로 불리고 있다.

오페라 『시몬 보카네그라』는 정치라는 현실을 예술이라는 무대에 가공해 올린 작품이다. 구성이 1830년대 당시의 이탈리아 사회상과 유사하기 때문이다. 베르디는 이 오페라 작품 속에 시민들이 향유해야 할 자유와 평등에 대한 믿음을 투영했다. 돈과 명예와 권력에 눈이 먼 당시 인물상과 사회상을 고발하고 사랑의 순수함과 치열함을 작품 속에 담았다. 그러므로 『시몬 보카네그라』는 베르디의 천재적 음악성과 함께 역사성과 사실성을 가지는 무게감으로 뛰어난 또 한 편의 감동적인 베르디 오페라로 평가되고 있다.

인간 내면의
선악이라는 두 얼굴

뮤지컬 『지킬 앤 하이드』

뮤지컬 『지킬 앤 하이드』의 원작은 원래 로버트 루이스 스티븐슨(Robert Louis Stevenson, 1850~1894)이 쓴 단편 소설로 1886년에 처음 출간되었다. 원제는 「지킬 박사와 하이드 씨의 이상한 사건(The Strange Case of Dr. Jekyll and Mr. Hyde)」이다. Hyde 는 '숨는다'는 뜻의 hide와 발음이 같다. 이중인격 하면 야누스의 얼굴이 생각나지만 가장 뚜렷하게 생각나는 단어는 바로 지킬 박사와 하이드다.

이 작품은 그동안 수많은 영화와 연극으로 발표되었고 뮤지컬로도 자주 상연되고 있다. 뮤지컬 작품은 프랭크 와일드혼과 레슬리 브리쿠스가 작곡을 맡았다. 1997년 뉴욕 브로드웨이 플리머스 극장에서 첫 공연을 한 후 2001년 대단원의 막을 내렸다. 총 1,543회의 공연이 열렸다고 한다. 우리나라에서는 2004년 초연되었다. 이후 여러 차례 공연을 계속해오고 있다.

의학 박사이자 법학 박사인 지킬 박사가 인간이 잠재적으로 가지고 있는 선악이라는 이중성을 약품으로 분리할 수 있다는 착상으로 약을 만들었다. 자신이 시험해본 결과 악성을 지닌 하이드로 변신할 수 있었다. 그러나 점차 악이 선을 이겨 약을 먹지 않아도 하이드로 변신한다. 더구나 해독제가 듣지 않아 지킬 박사로 되돌아올

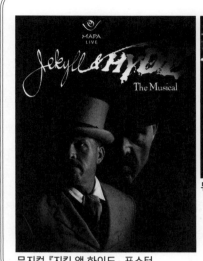

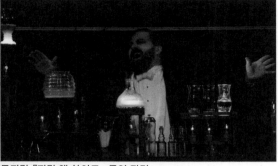

뮤지컬 『지킬 앤 하이드』 공연 장면

뮤지컬 『지킬 앤 하이드』 포스터

수 없게 되어버린다. 마침내 하이드는 살인을 하게 되고 경찰에게 쫓겨 자살하게 된다는 내용이다.

지킬 박사는 선과 악이 계속 투쟁해야 하는 것은 인류의 재앙이라고 생각했다. 그래서 선과 악을 분리할 수 있는 일종의 변신약(transforming draught)을 개발한다. 이 약을 제조하기 위해 틴크 용액에 특수한 소금과 필요한 재료들을 섞은 다음 유리컵 안에서 반응을 일으켜 만들었다. 하지만 이 조제법은 약학자가 볼 때는 참으로 엉성한 합성법이다. 틴크의 원료도 불명이고 비커도 플라스크도 아닌 유리컵 안에서 반응을 시켰다는 것도 비전문적이다. 더구나 화학적 반응성이 낮은 소금을 넣어 반응시키는 장면도 비과학적이다. 그런들 어쩌랴. 상상력을 동원하여 선과 악을 분리해내는 약을 만들었다.

지킬 박사는 약을 먹은 후 의무와 속박을 깨뜨린 악의에 찬 자유로운 영혼이 느껴졌다고 했다. 작가가 하이드를 탄생시킨 것이다. 그리고 다시 지킬로 돌아오기 위한 해독약을 만들어 먹었다. 그는 약이 흡수되면서 지독한 고통을 겪은 다음 선과 악이 혼재된 인격인 헨리 지킬로 돌아왔다. 그런데 문제가 생겼다. 약의 효능이 언제나 같게 나타나는 것은 아니었다. 해독제의 양을 두세 배로 늘려야 했던 적이 여러 번 있었다. 지킬의 몸을 벗어버리는 것이 힘들었지만 하이드에서 지킬로 되돌아오는 것도 어려워지고 있었다.

작가는 이 변신약의 내성을 얘기하고 있다. 모든 약물은 계속 쓰면 몸에 내성이 생겨 약효가 약해지기 쉽다. 결국, 지킬 박사는 하이드가 되어 전국에 지명 수배된 살인범이 되는 신세로 전락해버리고 말았다. 그리고 변신약을 먹지 않았을 때도 하이드로 변해 있었다. 지킬이 쇠약해짐에 따라 하이드의 힘은 점점 더 커지는 것 같았다. 엎친 데 덮친 격으로 해독제가 바닥이 났다.

해독약을 만들다가 합성에 실패한 후 원료인 소금에 문제가 있음을 추정한다. 지킬은 소금 속 미지의 불순물이 변신약의 합성 또는 조제에 결정적인 효능을 주었다고 생각했으나 똑같은 소금 원료를 구하기 어려웠다. 소금 중 불순물이 중요한 원료라고 하니 이것도 비과학적이긴 하다.

지킬 박사가 조수인 폴에게 시켜 런던의 약국을 뒤졌다. 모우 약국에 보낸 편지에서 18××년 산 것과 똑같은 품질의 약이 조금이라도 남아 있으면 가격이 얼마가 되어도 좋으니 즉시 보내달라고 주문하기도 했다. 결국 지킬은 더는 해독약을 만들지 못한 채 자살로 생을 마무리했다. 연구실 테이블 위에는 화학 실험을 한 흔적이 남아 있었다. 하얀 소금 결정 덩어리가 담긴 유리 접시들이 놓여 있는 것으로 보아 여러 가지 실험을 했지만 결국 뜻을 이루지 못했음을 작가는 묘사하고 있다.

젊은 시절 대학 실험실에서 크로마토그래피를 이용한 물질 분리 실험을 하다가 지킬 박사 같은 생각을 문득 한 적이 있었다. 인간의 영혼 속 선악과 미추의 색깔들을 이 크로마토그래피로 분리해볼 수 있는가라는 망상이었다. 나 자신을 포함하여 우리 주변엔 이중인격자들이 많다. 아니 다중 인격자도 많다.

작품 속에서 변신약을 먹으면 악의 화신으로 변할 수 있다는 설정은 세상 속에 악마를 만들려고 하는 것이 아니라 내 안에 선과 악이 끝없이 부대끼며 살아가는 현대인에게 악이 더 크게 자라나면 인간을 파멸에 이르게 할 수 있다는 경고를 하는 것이다. 거울을 보면 나의 외면이 보이지만 명상을 하면 나의 내면이 보인다. 나의 내면에 자리 잡은 또 다른 나의 모습에 주목하게 된다. 혹여나 악의 모습은 아닌지.

마법의 샘물과
다투라 잎

레오 들리브의 오페라 『라크메』

「꽃의 이중창(The flower duet)」이라는 여성 듀엣곡으로 유명한 오페라. 프랑스 작곡가 레오 들리브(Leo Delibes, 1836~1891)의 『라크메(Lakme)』(1883)다. 들리브는 프랑스에서 최고로 인정받는 발레 음악 작곡가다. 발레 음악 「코펠리아(Coppelia)」를 통해 작곡가로 두각을 나타냈다.

그는 발레 음악을 오페라 쪽에 환상적으로 접목해 프랑스 오페라의 발전에 기여했다. 그가 작곡한 오페라도 상당한 시선을 끌었다. 대표작 『라크메』는 조수미 같은 높은 음역의 콜로라투라(coloratura) 소프라노가 누구나 한 번쯤 불러보고 싶어 하는 오페라라고 한다. 『라크메』는 조르주 비제(Georges Bizet, 1838~1875)의 오페라 「진주 조개잡이」(1863)처럼 인도를 배경으로 하는 오페라 중 유명한 것이다. 라크메는 주인공인 인도 처녀의 이름이다.

무대는 인도가 영국의 통치를 받는 19세기 후반. 주요 등장인물은 제랄드(인도 주둔 영국군 장교), 닐라칸타(라크메의 아버지), 브라만 사제 말리카(라크메의 하녀), 엘렌(제랄드의 약혼녀), 로즈(엘렌의 친구) 등이다.

주인공 라크메의 아버지는 인도 카스트 제도에서 최고의 계급인 브라만 승려다.

영국이 브라만교를 밀교로 취급하여 금지한 것에 반발하고 있다. 라크메와 하녀 말리카가 사원의 호수에서 목욕하기 위해 장신구를 풀어놓고 배를 타고 간다. 이때 영국군 장교 제랄드와 약혼녀 일행들이 사원의 경내에 몰래 들어와 놓인 장신구를 본다. 잠시 후에 라크메가 돌아오자 일행들은 나무 뒤로 숨는다. 제랄드는 라크메의 아름다움에 반한다.

닐라칸타는 신성한 사원에 침입자들이 왔다는 것을 알고 찾아내 죽이려고 한다. 딸 라크메에게 시장에 가서 노래를 부르라고 한다. 그녀를 알고 찾아온 자가 침입자라 판단되기 때문이다. 제랄드가 노래를 부르는 라크메에게 다가오자 심복이 칼로 찌른다. 부상을 입은 제랄드는 라크메가 안내한 비밀 아지트에 가서 치료를 받게 된다.

라크메가 제랄드를 간호한다. 라크메는 마법의 샘물을 마시면 우리가 영원히 사랑하게 될 거라며 함께 마시자고 한다. 제랄드는 약혼녀도 있고 영국 군인의 의무도 지켜야 했다. 라크메가 마법의 물을 떠 왔으나 마시지 않자 제랄드의 마음이 멀어진 것을 알고 슬픔에 잠긴다. 이윽고 독초인 다투라 잎을 따서 씹어 먹는다. 그녀는 죽어가면서도 마법의 샘물을 마신다.

제랄드도 뒤늦게 후회하며 마법의 샘물을 마신다. 라크메는 닐라칸타에게 제랄드와 함께 마법의 샘물을 마셨다고 하면서 숨을 거둔다. 제1막에서 라크메와 말리카가 부르는 여성 듀엣 「꽃의 이중창」은 정말 아름다운 노래다. 제2막에서 라크메가 시장에서 부르는 「종의 노래(The bell song)」도 유명한 곡이다.

이 오페라에는 '마법의 샘물'과 '다투라 잎'이 나온다. 마법의 샘물(the water of a magical spring)은 마시면 사랑이 변치 않는다는 물이다. 라크메는 멋진 영국군 장교 제랄드와 이 물을 함께 마셔 둘만의 영원한 사랑을 만들고 싶었다. 그러나 제랄드는 인도의 아름다운 처녀에게 마음을 뺏겼지만 모든 걸 포기하고 싶지는 않았다. 라크메는 제랄드가 자기 마음을 몰라주는 걸 알면서도 마법의 샘물을 마신다. 라크메의 사랑은 그만큼 확실하고 견고한 것 같다.

라크메는 마법의 샘물을 마신 후 "모든 게 끝났어요"라며 옆에 있는 다투라 잎(datura leaf)을 따서 먹는다. 죽어서라도 영원히 그와 사랑을 함께할 작정인 것이

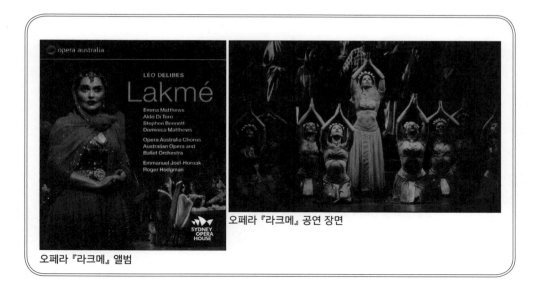

오페라 『라크메』 공연 장면

오페라 『라크메』 앨범

다. 대본에 'Datura'라고 학명까지 나온다. 이것은 독말풀, 흰 독말풀, 또는 가시 독말풀이다. 독초가 많은 가지과(Solanaceae) 식물이다. 건조한 것은 알칼로이드 (hyoscyamine, atropine, scopolamine 등)가 0.25% 이상 함유되어 있다. 독이 세다. 유사 독초로서 벨라돈나, 미치광이풀, 맨드레이크 등이 있다. 모두 다 중세 유럽에서 독살 용으로 많이 쓴 독초들이다. 다투라의 독성은 부교감 신경 억제, 중추 신경 억제, 진통, 진경 등 일반적으로 가지과 식물에서 나타나는 것과 같다.

다투라 꽃은 예쁘다. 그래서 집에서 키우기도 한다. 흰 꽃, 보라색 꽃, 노란 꽃도 있다. 잎이나 씨, 꽃에 다 독이 있는데 향도 무척 좋은 편이다. 다투라 밑에서는 낮잠을 자지 말라는 말이 있다. 혹시 독 향기라도 있는 것일까? 관상용으로 키우는 다투라 잎을 만진 후에는 꼭 손을 잘 씻어야 한다.

『라크메』는 인도라는 이국적인 무대에서 펼쳐내는 사랑의 오페라로서 마법의 샘물이라는 환상적인 소재와 함께 다투라라는 실체의 독초를 등장시켜 더욱 더 재미있는 러브스토리로 다가온 것 같다. 『라크메』는 「꽃의 이중창」과 「종의 노래」가 샘물처럼 향기처럼 영혼에 맴돌게 하는 오페라다.

약사 딸과 의사 아들의
사랑

디터스도르프의 오페라 『의사와 약사』

오페라에 『의사와 약사(Doktor und Apotheker)』(1786)라는 타이틀의 작품이 있다. 오스트리아 태생의 디터스도르프(Karl Ditters von Dittersdorf, 1739~1799)가 작곡했다. 그는 당시에 하이든과도 친하게 지냈으며, 모차르트와 함께 현악 4중주를 연주하기도 했다. 그러니까 18세기 무렵 하이든이나 모차르트와 어깨를 나란히 할 만큼 뛰어난 작곡가였다는 얘기다. 그는 오라토리오와 여러 편의 오페라를 작곡했으며, 이 중에서 『의사와 약사』가 가장 널리 알려졌다.

이 작품은 오페라 코미크(opera-comique)와 유사한 징슈필(Singspiel) 형식이다. 징슈필이란 독일어로, 서로 주고받는 대사에 서정적인 노래를 곁들인 민속적인 오페라 장르를 말한다. 전 2막의 코믹 오페라로서 요한 고트리브 슈테파니(Johann Gotlieb Stephanie)가 대본을 썼다. 초연은 1786년 비엔나 궁정 극장에서 있었다.

디터스도르프는 1789년에 프레데릭 빌헬름 2세(Frederick William II)의 초청으로 베를린을 방문하여 공연을 직접 지휘하기도 했다. 이 오페라는 내용이 다소 우스꽝스럽지만 재미있고, 우아한 멜로디와 간결한 대사 때문에도 성공했다고 한다. 당시 모차르트의 「피가로의 결혼」이 두 달 먼저 같은 극장에서 초연되었는데 『의사와 약

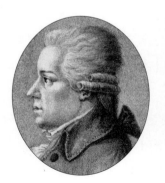

디터스도르프(1739~1799)

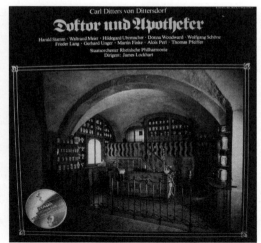

오페라 『의사와 약사』 앨범

사』보다 성공하지 못했다고 전해진다.

　약사인 스퇴셀은 의사인 크라우트만과 서로 사이가 좋지 않다. 마침 약사의 딸 레오노레가 의사의 아들 고트홀트와 결혼하겠다고 하자 약사는 결사적으로 반대한다. 자신의 딸을 차라리 퇴역 장교인 슈투름발트와 결혼시킬 생각이다. 한편 약사의 조카딸인 로잘리는 외과 의사인 지헬과 사귀고 있다. 어느 날 두 명의 남자, 즉 고트홀트와 지헬은 레오노레와 로잘리를 만나기 위해 밤중에 발코니로 사다리를 타고 두 여자의 방으로 올라간다. 두 쌍의 선남선녀는 부모의 승낙을 받지 않은 채 서로 결혼하기로 굳게 약속한다.

　그러나 약사는 때마침 퇴역 장교가 집에 방문해 머무르고 있는 만큼 자기 딸 레오노레와의 결혼식을 서두르고 공증을 준비한다. 의사의 아들 고트홀트가 공증인으로 가장하고 외과 의사 지헬은 옷을 바꿔 입고 가짜 퇴역 장교의 역할을 한다. 이때 약국 방에 가두어놓은 진짜 퇴역 장교가 술기운에서 깨어난다. 그 바람에 이들의 작전이 들통이 나버렸다.

　한편 약사가 의사 대신 치료했던 환자에게 약화 사고가 생겼다. 평소 사이가 좋지 않던 의사는 약사가 의료 행위를 했으므로 의료법 위반으로 고소할 작정이다. 당황한 약사의 부인이 만일 의사가 고소하지 않는다면 그의 아들이 자기 딸을 납치하려던 것을 고소하지 않겠다는 제안을 한다. 두 가족은 합의한다. 그리하여 약사의 딸 레오노레와 의사의 아들 고트홀트의 결혼이 허락된다. 약사의 조카딸 로잘리와 외과 의사 지헬의 결혼도 성사되었다.

제1막에서 약사가 의사의 아들과 자기 딸과의 혼인을 반대하며 자신의 귀한 딸을 노령의 장애인 퇴역 군인과 결혼시키려고 하는 설정이 다소 우스꽝스럽다. 두 집안의 사이가 좋지 않아 양가에서 결혼을 반대하는「로미오와 줄리엣」과 비슷한 설정이다. 제2막에서는 환자에게 잘못 준 약 때문에 약사가 의사에게 고소당할 처지에 있는 것으로 나온다. 약사로서는 약화 사고를 저지른 상황 설정이다. 의사 아들이 딸을 납치했다는 것을 고소하지 않겠다는 조건으로 고소 취하에 합의한다. 이야기의 과정은 사회 정의 측면에서 명쾌하지는 않으나 예술 작품이니까 이해를 하자.

견원지간이라는 말이 있다. 개와 원숭이의 사이처럼 사이가 무척 나쁜 관계를 말한다. 어느 동물학자가 그 이유를 조사해보았다. 원숭이는 기분이 좋으면 꼬리를 내리는데 개는 꼬리를 올리고, 기분이 상하면 그 반대라고 한다. 서로 신호 전달 체계가 다른 제스처를 쓰니 사이가 나빠질 게 뻔하다. 사람들 사이에도 이런 예는 많을 것이다. 각자 표현 방법을 달리 가질 수 있는 상대방을 이해하는 따뜻한 배려가 필요하지 않을까.

약사와 의사 사이는 어떤 관계일까? 우리나라에서는 2000년부터 의약 분업을 실시하게 되었다. 당시 진료와 조제 투약까지 모두 겸하고 있던 의사들이 반발하고 파업까지 일으켰다. 약사들도 임의 조제권이 박탈되었다고 난리가 났었다. 그러다 보니 약사와 의사 사이에 앙금이 생겨버렸다. 지금도 양 직종을 대표하는 단체들은 사사건건 부딪치고 있는 게 현실이다.

현재는 약사와 의사가 각기 자신의 직능을 충실하게 수행하고 있다. 그런대로 의약 분업 제도가 정착되어가고 있다고 본다. 두 직종은 소통이 어려운 견원지간이 아니라 금실 좋은 부부 같은 사이가 되어야 한다. 그래야 의약 분업이 낳은 건강 복지라는 이름을 가진 아이가 무럭무럭 튼튼하게 큰다.

독이 칠해진
아름다운 벽지

아서 설리번의 오페라 『페이션스』

　　『페이션스(Patience)』는 아서 설리번(Arthur Sullivan, 1842~1900)이 작곡하고 W. S. 길버트(William Schwenck Gilbert, 1836~1911)가 대본을 쓴 오페라다. 1881년에 런던에서 최초로 공연된 작품이다. 엄격히 말하면 오페라가 아니라 오페레타(operetta)다. 작은 규모의 오페라라는 말이다. 전 2막으로 되어 있다. 19세기 말 영국 빅토리아 시대에 만들어진 코믹물이다. 런던의 사보이(Savoy) 극장에서 오랫동안 공연된 인기 작품이라서 '사보이 오페라'라고도 말한다. '페이션스(Patience)'란 단어는 영어로는 '인내'를 뜻하는 말이지만 여기에서는 순박한 여주인공 시골 처녀의 이름이다.

　　이 작품에는 흥미로운 캐릭터로서 시인인 번슨(Bunthorne)이 나온다. 동시대의 유명한 유미주의 시인이자 소설가, 극작가인 오스카 와일드(Oscar Wilde, 1854~1900)를 풍자한 것이라는 이야기가 있다. 오스카 와일드는 아일랜드 더블린 태생으로 19세기말 유미주의를 대표하는 작가이다. 그가 살았던 후기 빅토리아 시대는 도덕 지상주의를 내세워 위선적이다시피 한 엄숙함이 대중의 삶을 억누르던 시대였다.

　　그는 인간의 자연스러운 본성을 찾고자 했다. 재치 있는 입담으로 사교계에서도 유명했다. 장발에 공작 깃털, 벨벳 의상 등 유미적 심벌로 한껏 멋을 부려 대중적 인기를 끌었다. 상류층과도 많이 어울렸으나 그가 추구한 것은 결국 '내면의 아름다움(美)'이었다. 세인들은 그의 상류 사회 코스프레를 탐탁지 않게 여기기도 했다.

오스카 와일드는 1871년 더블린의 트리니티대학에서 고전 문학을 공부하고, 1874년 옥스퍼드대학에 입학하여 우수한 성적으로 1878년에 졸업했다. 1881년 「시집(Poems)」을 비롯하여 1888년 풍자가 넘치는 걸작 동화집 「행복한 왕자와 다른 이야기」 등을 출간한 그는 1891년 한 미남 청년이 쾌락주의로 인생을 보내다 한계에 이르러 마침내 파멸한다는 이야기를 담은 장편 소설 「도리언 그레이의 초상」을 통해 인기 작가의 반열에 오르게 된다. 이후 동화, 소설, 비평서, 희곡들을 연이어 발표하여 작가적 위상을 높였다. 그의 작품들은 재미있는 대화와 경구, 기지가 번득이는 문학 작품으로서 지금까지 호평받고 있다.

1892년 오스카 와일드가 프랑스어로 쓴 비극 「살로메」는 1893년 영국에서 공연이 금지되기도 하였고(1896년 파리에서 초연되었다), 1895년에는 16세 어린 남자아이와의 동성애 혐의로 2년형을 받아 교도소에 수감되기도 하였다. 형기를 마친 그는 이후 파리에서 어렵게 살다가 1900년 사망했다. 흥미롭게도 최근 영국에서는 과거 동성애 금지법으로 유죄 판결을 받은 동성애자들을 사면하는 새로운 법이 2017년 1월 31일 자로 시행되면서 오스카 와일드를 비롯한 유죄 판결을 받았던 동성애자 5만여 명이 사후라도 사면을 받게 될 전망이라는 소식이 들린다.

유미주의(aestheticism, 唯美主義)란 미(美)의 창조를 예술의 유일 지상주의로 삼는 사조다. 정신보다는 감각, 내용보다는 형식, 현실보다는 이상을 중시한다. 미를 진(眞)과 선(善)의 상위에 두는 사상이다. 보들레르의 시집 「악의 꽃」처럼 심지어는 악(惡)에서도 미를 발견한다. 우리나라에서는 1930~1940년대 이상이 쓴 초현실주의 시, 1950~1960년대에 서정주, 전봉건, 김광림 등의 시에서 유미주의적 흔적이 나타나기도 한다.

설리반과 길버트의 『페이션스』에는 오스카 와일드 풍의 유미주의 현상을 비꼬는 듯한 내용이 들어 있다. 오페라에 등장하는 또 다른 시인인 그로스베너(Grosvenor)도 당대의 시인인 앨저넌 찰스 스윈번(Algernon Charls Swinburne, 1837~1909)을 풍자

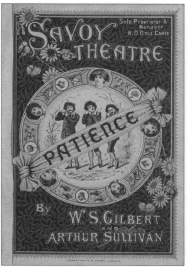

오페라 『페이션스』(1881) 포스터

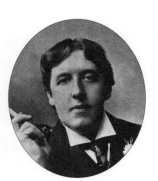

오스카 와일드(1854~1900)

비소가 함유된 녹색 패턴 벽지

한 것이라고 한다. 그러나 이 오페라가 유명해지고 오스카 와일드가 미국에서까지 초청 강사가 되어 명강의를 펼치자 그는 단번에 유명한 작가가 되었다. 오스카 와일 드를 비꼬려고 이 작품을 만들었지만 결과적으로 그를 더욱 알려지게 하였다.

작품의 내용은 간단히 이렇다. 한 마을의 처녀 스무 명에게서나 환심을 사고 있는 유미주의 시인 번손과 전원주의 시인 그로스베너가 있다. 두 시인은 배운 것도 없고 소 젖이나 짜는 순박한 시골 처녀 페이션스에게 반한다. 그녀는 사랑이란 이기적이어서는 안 되는 것이라며 쉽게 남자에게 넘어가지 않는다. 번손은 청혼을 하지만 페이션스는 끝내 거부한다. 마지못해 번손은 자신을 사모하는 여러 시골 처녀들을 대상으로 제비뽑기하여 그중 한 명을 신부로 맞이하겠다고 한다. 이때 페이션스가 와서 이를 저지시킨다.

페이션스는 번손과 결혼하겠다고 한다. 이제 동네 처녀들의 관심은 그로스베너에게 쏠린다. 그로스베너가 페이션스를 찾아와 그녀를 껴안으려고 한다. 그녀는 피하면서도 어릴 적 소꿉친구 그로스베너에게 호감을 느낀다. 번손은 페이션스를 의심한다. 페이션스가 울면서 사라지고 번손은 분개한다. 페이션스는 번손과 절교를 선언하고 그로스베너에게로 간다. 번손은 결국 신붓감을 찾지 못하고 혼자인 채 막이 내린다. 이지적인 시인과 시골 처녀의 사랑 이야기다. 이 오페라는 사랑에 대한 순수함과 이기심을 대비하는 것 같다. 1막에서 시인 번손의 중얼거리는 듯한 노래 「나 혼자야. 누가 나 보는 사람 없지(Am I alone and unobserved)?」라는 서창곡(敍唱曲, recitative)이 나온다.

나 혼자야.
누가 나 보는 사람 없지?

나는 심미적인 허풍쟁이야!
분위기를 냈지만 겉치장에 불과해!

냉소적인 웃음도 사기 같은 속임수!

옷도 우아하게 보이지만 어울리지 않는 거야!

내가 고백할게!

백합 든 가냘픈 사랑도 나를 어둡게 하진 못해!
야윈 팔과 수척해진 뺨도 나를 기쁘게 하진 않아!
나는 오염된 녹색에 신경 안 써.
어쨌든

　　서창곡이라는 형식은 아름답게 선율을 부르는 아리아에 비하여 대사 내용의 전달에 중점을 두도록 만들어진 노래다. 자신은 심미적인 사기꾼이다. 웃음도 교활한 속임수다. 멋진 옷도 겉치레라고 고백하는 이야기다. 바로 심미주의 문학가 오스카 와일드를 빗대어 당시의 예술 지상주의자들을 조롱한 풍자적 내용이다.

　　이 노래에 'dirty green'이라는 단어가 나온다. '오염된 녹색'이라니? 이것이 무엇일까? 화학 분야에서 셸레 그린(Scheele's Green)이라는 것이 있다. 1775년 스웨덴 화학자 셸레(Scheele, 1742~1786)가 발명한 아비산동(수소구리, $CuHAsO_3$)의 페인트용 안료인데 다양한 물질에 색칠하거나 섬유를 물들이는 데 사용되었다.

　　윌리엄 모리스(William Morris, 1834~1896)라는 영국의 유명한 디자이너가 있었다. 그는 꽃문양이나 식물 도안 등 예술적으로 디자인한 벽지(green wallpaper fashion)를 보급하여 일종의 '수공예 운동(arts and craft movement)'을 영국에 파급시켜 가정집이나 궁정 등의 실내 디자인에 벽지를 사용토록 하였다. 이때 아름다운 벽지에 녹색으로 패턴이 인쇄된 안료의 성분이 바로 아비산동이었다. 그러다 보니 당시에 영국의 일반 가정에서 벽지로부터 오염된 비소(As) 중독 환자들이 많이 발생했다고 한다.

　　설리반과 길버트의 코믹 오페라 『페이션스』는 심미적 벽지 색깔인 셸레 그린을 'dirty green'으로 명명함으로써 19세기 유럽의 예술 지상주의를 풍자하고 비판한 것이다. 셸레 그린은 벽지뿐만 아니라 페인트, 양초, 장난감 등에 사용되었다. 1860년대 영국 빅토리아 시대에 여성의 옷에도 이 녹색 물감을 들여 입고 다녔다고 한다. 셸레 그린은 예전에 사용하였던 구리 염료보다 색깔이 더 좋았고 안정적이었다. 예전의 구리 염료는 색이 쉽게 바래기도 하고 공기 중의 유황 성분과 만나면 검게 변하는 약점을 가지고 있었기 때문에 셸레 그린이 널리 사용되게 되었다. 이것은 농약으로까지 사용된 바가 있다.

나중에 밝혀진 것이지만 비소 안료 함유 녹색 벽지가 중독을 일으키게 된 것은 먼저 셸레 그린으로 인쇄된 벽지로부터 비소가 떨어져 나오고, 이것이 비소 증기로 변해서 사람이 흡입하게 된 결과였다. 또 곰팡이류가 벽지에 기생하여, 이것이 안료의 비소 성분을 메틸화시켜 휘발성 비소 화합물인 트리메틸 아르신(trimethyl arsine, $As(CH_3)_3$) 가스나 아르신(arsine, AsH_3) 가스를 발생시켰다고 한다.

1815년 세인트헬레나섬으로 추방된 나폴레옹은 당시에 녹색으로 벽이 칠해진 호사스러운 집에서 기거했다고 한다. 그는 위암으로 죽은 것으로 알려졌지만 비소의 노출이 위암을 촉진시켰다고 말하기도 한다. 왜냐하면 그의 머리카락을 분석해보니 정상인보다 훨씬 높은 비소 함량이 나타났기 때문이었다. 아프리카 대륙 서쪽 기슭에서 약 1,900㎞ 떨어진 남대서양에 있는 영국의 식민지 섬이었던 세인트헬레나섬은 바닷가 한가운데 있었기 때문에 아무래도 날씨가 축축한 날이 많아 셸레 그린의 녹색 페인트가 칠해진 벽에 곰팡이가 자라고 실내에는 휘발성 비소가 많이 발생했을 거라고 추정되고 있다.

나폴레옹은 1818년 이후 설사, 부종, 현기증, 구토로 몸져눕게 되고 1821년 사망한 것으로 되어 있다. 이러한 말년의 임상 증상이 비소의 독성으로 인한 다발성 장기부전에 의해 나타난 것 같기도 하다. 비소의 만성 독성은 간 독성, 신경 독성, 피부 독성이 크다. 최근에는 비소가 1급 발암 물질로 취급된다.

"나는 오염된 녹색에 신경 안 써(I do not care for dirty greens)"라는 가사로 예술 지상주의를 꼬집긴 했지만, 영국의 궁정이나 저택을 우아하게 디자인한 녹색 무늬의 벽지가 훗날 비소 중독을 일으키는 '아름다운 독 벽지(toxic wallpaper)'가 될 줄 누가 알았을까. 설리번과 길버트 그리고 디자이너 모리스도 정작 그 사실을 알지 못한 채 세상을 떠났을 것이다.

독수독과

자코모 마이어베어의 오페라 『아프리카의 여인』

2017년 초 한국 사회에는 국정 농단과 탄핵 파동으로 법정 용어가 난무했다. 그 중에서 '독수독과' 이론이라는 것이 들렸다. 이것이 무슨 말인가 하니 적법 절차를 거치지 않고 수집한 증거물에 대해서는 증거로 인정하지 않는 것을 말한다. 독수(毒樹)에는 독과(毒果)가 열리기 때문이란다. 진짜 자연산 '독수독과'가 나오는 오페라가 있다.

『아프리카의 여인(L'Africaine)』은 자코모 마이어베어(Giacomo Meyerbeer, 1791~1864)의 5막으로 된 너무나 슬픈 러브스토리의 오페라다. 대본은 외젠 스크리브가 썼다. 1865년 파리 오페라 극장에서 초연되었다. 자코모 마이어베어는 유대계 독일 태생이다. 대표작으로 「악마의 로베르」(1831), 「위그노」(1836), 「예언자」(1849), 『아프리카의 여인』(1864) 등을 작곡했다. 화려하고 규모가 큰 그랜드 오페라의 대표적인 작곡가로 알려져 있다.

『아프리카의 여인』의 주요 등장인물은 바스코(포르투갈 해군 장교), 이네스 공주(바스코를 연모), 셀리카(여왕이면서 노예 신분이 된 여인), 넬루스코(셀리카를 연모하는 노예) 등이다. 이 오페라의 베스트 아리아로는 바스코가 부르는 「오, 낙원이여(O paradis sorti de l'onde)」가 유명하다.

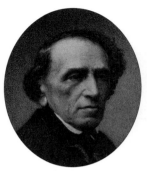

자코모 마이어베어(1791~1864)

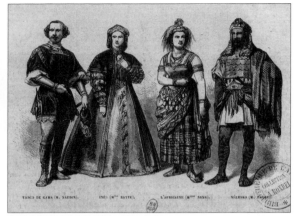

오페라 『아프리카의 여인』 인물 삽화

오페라의 전반부 무대는 포르투갈의 리스본, 후반부 무대는 리스본과 인도양 사이에 있는 어떤 섬이다. 시기는 15세기 말로 콜럼버스 같은 탐험가들에 의해 항로나 대륙 발견이 시작되던 때다. 이네스, 바스코, 셀리카의 삼각관계라고 말할 수 있는 러브스토리는 이렇다. 이네스 공주는 탐험가 바스코와 사랑하는 사이다. 바스코가 먼 항해를 떠난 뒤 도무지 소식이 없자 이네스는 슬퍼한다. 왕은 바스코가 죽었을 것이니 수석 장관 돈 페드로와 결혼하라고 강요하지만 이네스는 바스코를 기다린다.

마침내 바스코가 돌아오자 이네스가 무척 기뻐한다. 바스코는 신개척지에서 여자 노예 셀리카와 남자 노예 넬루스코를 잡아 왔다. 왕은 살아 돌아온 바스코가 못마땅하여 노예들과 함께 그를 가둔다. 셀리카는 감옥에서 바스코를 극진히 돌본다. 이네스 공주가 바스코를 살리기 위해 돈 페드로와 결혼하겠다고 한다. 바스코는 감옥에서 풀려난다.

이 사실을 모르는 바스코는 이네스 공주가 자기를 버렸다고 생각한다. 돈 페드로는 새로운 탐험선단의 책임자가 된다. 이네스 공주를 볼모로 배에 강제로 태운다. 항해 중에 돈 페드로의 배가 좌초되자 원주민들이 배에 올라 탐험대장 돈 페드로는 물론이고 선원을 죽인다. 사실 셀리카는 섬나라의 여왕이다. 원주민들은 바스코도 죽이려고 하지만 셀리카는 그를 살리려고 그와 결혼할 작정이다.

섬에서 결혼식이 시작되려는데 멀지 않은 곳에서 이네스의 음성이 갑자기 들려온다. 이네스가 살아 있다는 것을 안 바스코는 너무 기뻐서 이네스를 찾으러 간다. 만남에 기쁜 두 사람은 포르투갈을 향해 돛을 올린다.

이 모습을 멀리서 지켜보던 셀리카는 결혼한다는 사실로 백성을 속인 것을 부끄러워한다. 또한 자신이 바스코를 사랑한 것이 너무 비참하게 느껴져 독을 뿜는 나무 아래에 몸을 눕힌다. 그녀를 연모하던 넬루스코가 달려왔지만 독향기를 마셔버린 셀리카를 살릴 방도가 없었다. 셀리카를 품에 안은 넬루스코에게도 서서히 독이 퍼지고, 두 사람은 함께 죽음을 맞이한다.

이 오페라에서 슬픈 장면은 주인공 셀리카가 나무 아래에서 죽는 장면이다. 오페라의 대본에 그 나무의 이름이 나온다. 만치닐 나무(manchineel tree, *Hippomane mancinella*)다. 이 나무는 열대 해안에 많이 분포하고 있다. 흔히 볼 수 있는 평범한 모습의 녹색 잎과 작은 사과 모양의 열매(beach apple)가 달린다. 그러나 이 나무의 가장 큰 특징은 강력한 독을 내뿜는다는 것이다.

나무의 줄기와 가지에서 나오는 하얀색의 포볼(phorbol) 함유 수액(sap)은 엄청난 독성을 함유하고 있다. 이것으로 독화살을 만들기도 했다. 포로를 만치닐 나무에 묶어두면 서서히 처형할 수 있을 정도라고 했다. 포볼이나 그 에스테르는 주로 피부 자극성이 큰 물질이다. 잎에는 히포만닌(hippomanin) 유도체들과 만시넬린(mancinellin)이 들어 있다. 그런데 열매에는 피조스티그민(physostigmine)이라는 강력한 부교감 신경 흥분제가 들어 있어서 맹독으로 작용할 수 있다. 신경 독가스같이 작용하는 것이다. 과용 시 심장 마비를 일으키고 호흡 부전으로 사망할 수 있다.

중남미 카리비안 크루즈 여행의 안내 책자에는 해안가에 떨어져 있는 만치닐 열매를 먹지 말라고 주의까지 나온다. 또 이 나무를 태운 연기를 마셔도 죽는다고 알려져 있다. 실제 피조스티그민이 열분해되면 독성이 있는 질소 산화물 독가스가 발생된다. 자코모 마이어베어의 『아프리카의 여인』은 '독수독과'와 '피조스티그민'을 생각나게 하는 오페라 작품이다.

독화살로 지킨 삶,
그리고 땅과 문화

안토니오 카를로스 고메스의 오페라『일 과라니』

『일 과라니(Il Guarany)』는 브라질 작곡가 안토니오 카를로스 고메스(Antonio Carlos Gomes, 1836~1896)의 4막으로 된 오페라 발로(opera ballo) 작품이다. 그러니까 발레를 중심으로 한 오페라다. 알렝카르(Jose de Alencar)의 소설「오, 과라니(O Guarani)」를 바탕으로 스칼비니(Antonio Scalvini)와 도르메빌레(Carlo d'Ormeville)가 공동으로 대본을 쓴 작품이다.

이 오페라는 브라질의 초기 역사에서 포르투갈이 식민지를 개척하던 시대적 상황이 물씬 풍기는 작품이다. 1870년 3월 19일 이탈리아 밀라노 스칼라 극장에서 초연되었고, 당시 이탈리아의 가장 영향력이 있는 작곡가 베르디(Giuseppe Verdi, 1813~1901)의 극찬을 듣기도 하였다. 오늘날까지 중남미에서 만들어진 오페라로서는 유일하게 국제 무대에 자주 올리는 작품이다.

『일 과라니』의 주요 등장인물은 돈 안토니오 드 마리스(포르투갈의 귀족), 세실리아(돈 안토니오의 딸), 페리(과라니 인디언 추장), 돈 알바로(포르투갈 탐험대원), 카지케(아이모레 인디오 추장)이다. 과라니족은 파라과이강 동쪽 편에 사는 남미 원주민. 오페라 무대는 브라질의 리우데자네이루 부근. 시기는 1560년경. 그러니까 포르투갈 귀족들

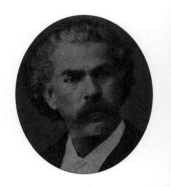

안토니오 카를로스 고메스(1836~1896)

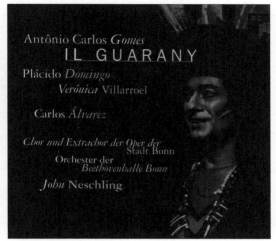

Antônio Carlos *Gomes*
IL GUARANY

Plácido *Domingo*
Verónica *Villarroel*

Carlos *Álvarez*

Chor und Extrachor der Oper der
Stadt Bonn
Orchester der
Beethovenhalle Bonn

John Neschling

오페라 『일 과라니』 앨범

이 세습 총독을 지내면서 식민지화가 진행되던 시기다. 실제로 브라질은 1500년경에 포르투갈의 원정 함대가 남미에 상륙하면서 식민화의 길을 걷게 되었다. 과라니 인디오들의 용모는 동양인과 유사하고 성격은 호전적이다. 전쟁에서도 용맹하며 결코 물러설 줄 모르는 종족이라고 알려져 있다. 줄거리를 좀 들여다본다.

포르투갈 귀족 안토니오에게 딸 세실리아가 있다. 그녀는 과라니족 추장 페리를 사랑하고 있다. 그러나 탐험가 돈 알바로가 세실리아를 좋아한다. 안토니오는 본국에서도 실력자 집안 출신인 돈 알바로와 자기 딸을 결혼시키려고 한다. 한편 스페인 탐험가들이 안토니오를 찾아왔다. 이들은 은광을 차지하고 세실리아를 납치하려고 한다. 페리가 이 사실을 미리 알고 이들과 싸워 제압한다.

이때 또 다른 원주민 인디오인 아이모레족이 안토니오의 궁전을 습격한다. 포르투갈 병사들이 방어했지만 아이모레족은 퇴각하면서 세실리아와 페리를 붙잡아간다. 아이모레족의 추장 카지케는 세실리아를 부인으로 맞이하고 싶어 한다. 식인 습관(cannibalism)이 있는 아이모레족은 추장과 세실리아의 결혼 축하연 때 페리를 잡아먹을 계획이다. 결혼식이 최고조에 이를 때 안토니오와 돈 알바로가 세실리아를 구하러 온다. 치열한 싸움 끝에 세실리아와 페리를 구출했지만 돈 알바로가 큰 부상으로 죽게 된다.

한편 스페인 탐험가들은 안토니오의 궁전을 장악한다. 페리는 궁전으로 들어가 폭탄으로 일당을 일망타진하려고 한다. 이에 감동한 안토니오는 페리가 세례를 받으면 딸 세실리아와 결혼을 허락한다고 한다. 둘은 결혼식을 치르게 된다. 페리는 비밀 통로를 통해 궁전으로 잠입해서 궁전을 폭파한다. 그러나 페리도 함께 산화한다. 멀리서 불타는 궁전을 바라보는 세실리아는 슬퍼하며 하염없이 눈물을 흘린다.

베르디도 남미 원주민을 소재로 한 오페라 「알지라(Alzira)」를 작곡한 바 있다. 그러나 1845년에 초연 이후 다른 곳에서 공연된 적은 없다. 아마도 남미 원주민이 등장하는 소재가 유럽에서 대중성을 확보하지 못했던 것 같다. 베르디 오페라에서 알려지지 않은 작품에 속한다. 여기에 나오는 배역은 자모로(페루의 독립 지도자), 알지라(페루족 추장의 딸로서 자모로의 연인), 구스마노(스페인 총독), 알바로(구스마노의 아버지), 오툼보(원주민 전사) 등이다. 시대는 16세기, 무대는 남미 페루. 원주민 페루족과 정복자 스페인이 싸움을 벌이던 이야기를 오페라로 만들었다.

구스마노 스페인 총독은 추장의 딸 알지라를 마음에 두고 결혼하려 하고 있다. 한편 페루족 전사 자모로는 체포되어 처형을 당할 처지다. 구스마노 총독은 아버지 알바로와 포로 교환을 위해 자모로를 석방한다. 구스마노 총독은 알지라가 자모로와 연인 사이라는 것을 모르고 있다. 알지라는 자모로가 스페인군과 대항하다가 죽었다는 소식을 듣는다. 알지라는 기독교로 개종하고 구스마노 총독과 원치 않는 결혼을 해야만 한다. 그러나 자모로는 죽지 않았고 구스마노 총독과 결투를 벌이고 그에게 부상을 입힌다. 나중에 구스마노는 자신의 모든 잘못을 뉘우치고 자모로를 새로운 페루 총독으로 임명한다. 자모로는 알바로의 배려에 감사하며 기독교로 개종하고 알지라와 결혼하는 이야기다.

그러니까 고메스의 『일 과라니』와 베르디의 「알지라」의 무대가 한쪽은 브라질, 다른 한쪽은 페루로서 모두 남미다. 그리고 모두 원주민인 인디오가 나오고, 예쁜 처녀와의 삼각관계가 형성되는 러브 라인이 있다. 인디오들이 기독교로 개종하는 얘기가 약방의 감초처럼 들어 있다. 고메스와 베르디는 그들의 작품 전편에서 피정복자와 정복자가 서로 화해할 것을 음악적 메시지로 전하고 있다.

영화 「미션」에도 주인공 가브리엘 신부가 오보에로 원주민 과라니족의 마음을 여는 장면이 나온다. 무대는 역시 포르투갈과 스페인이 식민지 확보에 각축을 벌이는 남미 브라질이다. 예수회 소속 한 신부의 헌신적인 원주민 사랑과 이에 감화된 전직 노예 사냥꾼이 회개하고 과라니족을 위해 헌신하는 이야기다. 시대는 위의 두 오페라 무대보다는 좀 지나서 역사적으로 실재했던 과라니 전쟁(1754~1756)이 배경이다. 영화 「미션」 속에서 예수회 신부들은 원주민의 문명화와 기독교로의 개종이 가능하다고 설득한다. 한편으로는 원주민을 백인들의 가혹한 식민지 착취에서 보호하려 하기도 했다.

인디오들은 외부 침략자들의 총칼에 맞서 자신의 땅과 문화를 지키기 위하여 독이 묻은 화살과 창 같은 원시적 무기로 대항했다. 이들이 포르투갈이나 스페인 정복자들과 싸움을 벌이는 전쟁 장면에서 독화살을 쏘는 모습이 나온다. 『일 과라니』의 오페라 장면에서는 쿠라레(curare)라는 화살 독(arrow poison)이 나온다. 그들은 아마존 정글 속에 사는 식물을 이용하여 화살 독을 만들었다. 물론 원주민들은 독화살을 전쟁 목적뿐만 아니라 사냥 목적으로도 사용했다.

독화살은 뾰족한 철촉에 자연에서 채취하여 제조한 독을 발라 살상력을 높인 무기다. 입으로 부는 화살, 작살, 창 등에도 독을 발라 사용하기도 한다. 화살촉에 발라진 독은 표적의 혈액을 통해 전신으로 퍼지고 빠르게 마비 증상을 일으켜 표적을 행동 불능이나 사망에 이르게 한다. 구석기 시대 이후 인류의 가장 오래된 무기로서 남미나 아프리카, 아시아 등지에서 원주민들이 독화살을 사용했다.

그리스 신화에서는 헤라클레스가 처치한 괴물 뱀 히드라(Hydra)의 피로 독화살을 만들었다. 그런데 이 독이 묻은 옷을 잘못 입은 헤라클레스 자신도 중독되어 살이 썩어가며 고통스럽게 죽어갔다. 프란시스코 데 수르바란(Francisco de Zurbaran)의 그림 「헤라클레스의 죽음」(1634)에도 극심한 화살 독의 고통을 견딜 수 없어 스스로 장작더미 위에서 불에 타죽는 장면이 묘사되어 있다.

세계적으로 가장 유명한 화살 독이 바로 『일 과라니』에서 원주민이 사용하던 쿠라레(curare)다. 여기에는 투보쿠라린(tubocurarine), 쿠라린(curarine) 같은 맹독성 알칼로이드가 들어 있다. 마전과 덩굴 식물인 *Strychnos toxifera*의 나무껍질로부터 추출하여 독을 만든다. 쿠라레 성분은 신경 말단에서 아세틸콜린 수용체를 막아 아세틸콜린이 과잉되어 부교감 신경이 과도하게 흥분되는 증상을 나타낸다. 근 이완과 호흡 마비가 이어져서 사망하게 된다. 이것은 근육 이완제 같은 약품 용도로 사용되고 있다.

이외에도 아이누 부족 같은 북반구의 많은 부족은 아코니틴(aconitine)이 들어 있는 부자(*Aconitum jaluense*)를 쓰기도 한다. 중국의 화살 독 제조법에는 "부자의 뿌리를 끓여 농축한 점성이 있는 독을 화살의 머리 부분이나 뾰족한 부분에 묻혀 쓰면 동물이나 사람에게 치명적"이라고 기술되어 있다. 이것은 신경 세포의 흥분을 과도하게 지속시켜 결과적으로 신경 마비와 호흡 마비로 사망하게 된다.

아프리카 부시먼들이 많이 쓰는 협죽도과 열대 식물 *Acokanthera oblongifolia*는 독성이 큰 강심 배당체 우아바인(ouabain)을 함유한다. 저농도에서는 강심제로 쓰이지만 고농도에서는 심근 세포의 수축력을 과도하게 흥분시켜 심장 마비가 일어난다. 말레이시아나 인도네시아 등지에서 사용한 마전자(*Strychnos nux—vomica*)에는 스트리크닌(strychnine)이 들어 있어서 중추 신경계의 척수에서 글리신과 가바(GABA)라는 억제성 신경 전도 물질의 방출을 억제하여 수축성 마비가 일어난다. 마비, 경련, 심장 마비를 신속하게 일으킨다.

동물성 유래의 화살 독 중 가장 맹독은 독화살 개구리의 독이다. 남미, 북미 남부 지역에서 서식하고 있다. 개구리 등의 피부에 바트라코톡신(batrachotoxin) 같은 강력한 독이 있다. 이것이 체내에 들어가면 앞에서 말한 부자에 들어 있는 독인 아코니틴처럼 작용하여 근육과 신경이 마비되면서 죽게 된다. 이 독소는 반대의 작용 기전으로 작용하는 복어독 테트로도톡신(tetrodotoxin)으로 해독시킬 수 있다. 이독치독이다. 황금 독화살 개구리 한 마리로 1만 마리의 쥐 또는 2마리의 코끼리를 죽일 수 있다고 한다. 또한 아프리카 칼라하리 사막의 북쪽에 사는 부시먼들은 딱정벌레 같은 곤충의 유충을 가루로 만들어 화살에 발라서 사용한다. 디암포톡신(diamphotoxin)이라는 독이 들어 있어 적혈구 세포막을 파괴하고 용혈 작용을 일으킨다.

이같이 여러 가지 화살 독은 동물 사냥용이나 인명 살상용이었지만 의약품 용도로서 쓰이는 것도 있고 새로운 약의 연구 대상이 되는 것도 많다. 동전의 앞뒷면처럼 독이 약이 될 수 있기 때문이다. 고메스의 오페라『일 과라니』를 들을 때마다 종교를 앞세운 정복자들의 총칼에 맞서서 독화살을 쏘면서 지키고자 했던 원주민 인디오들의 삶, 비옥한 땅과 그들의 순수한 토착 문화가 떠오른다.

포도주의
플라세보 효과

도니체티의 오페라 『사랑의 묘약』

『사랑의 묘약(L'elisir d'amor)』은 도니체티(Donizetti, 1797~1848)가 펠리체 로마니(Felice Romani)의 대본을 바탕으로 작곡한 2막짜리 오페라다. 1832년 밀라노의 한 극장에서 초연되었다. 2막에서 네모리노가 부르는 아리아 「남몰래 흘리는 눈물(Una furtiva lagrima)」이 매우 유명하다.

도니체티는 이탈리아의 오페라 작곡가다. 그의 가장 유명한 작품으로 오페라 세리아(비극)로는 「루크레치아 보르자」(1834), 「람메르무어의 루치아」(1835) 등이 있다. 오페라 부파(희극)로는 『사랑의 묘약』(1832), 「연대의 딸」(1840), 「돈 파스콸레」(1843) 등이 있다. 도니체티는 벨리니, 로시니와 함께 19세기 전반 화려하고 아름다운 창법이 특징인 이탈리아 벨칸토 오페라를 주도하였다.

스페인 시골 마을의 순박한 농부 네모리노는 대농장주의 아름다운 딸 아디나를 짝사랑한다. 아디나의 사랑을 얻기 위해 네모리노는 떠돌이 약장수 둘카마라에게서 '사랑의 묘약'을 구입한다. 이 묘약을 마시면 사랑을 얻게 된다고 믿는 순진한 네모리노는 그걸 마시고 아디나에게 구애한다. 하지만 이 '사랑의 묘약'은 아무런 효과를 나타내지 못한다. 아디나는 네모리노의 구애를 거절하고 마을에 찾아온 수비 대장

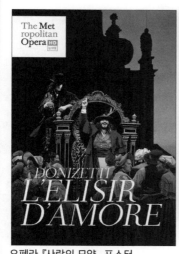
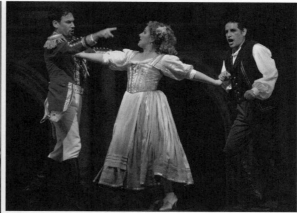

오페라 『사랑의 묘약』 공연 장면

오페라 『사랑의 묘약』 포스터

벨코레와 결혼을 약속한다. 그러나 막상 결혼 계약서의 서명을 미룬다.

순수한 애정보다 약의 힘을 빌리려 했던 네모리노는 자신의 사랑을 뺏길 위기에 내몰리자 묘약이 더 필요하다고 생각한다. 그는 약값을 마련하기 위해 벨코레의 군대에 입대하려고 한다. 나중에 네모리노는 친척으로부터 막대한 유산을 상속받게 되어 부자가 되자 많은 여자가 몰려든다. 하지만 네모리노는 둘카마라에게서 새로 산 묘약이 약효를 나타낼 거라고 믿는다.

한편 아디나는 네모리노가 자신의 마음을 얻기 위해 군대까지 갈 결심을 했다는 것을 뒤늦게 알고 그의 일편단심에 감동한다. 아디나는 결국 네모리노의 정성에 감동하여 사랑을 허락한다. 네모리노는 묘약의 힘이라 생각하고 기뻐하고 두 사람은 행복한 결말을 맞이한다. 그가 먹은 사랑의 묘약은 가짜인 포도주였으나 진정한 사랑의 묘약은 깊고 진실한 사랑이라는 내용이다.

떠돌이 약장수 둘카마라는 '사랑의 묘약'이라면서 싸구려 포도주를 팔았다. 약효가 언제쯤 나타날 것이냐고 네모리노가 물으니 하루쯤이면 나타날 거라고도 했다. 그 이유는 하루 정도면 도망칠 시간이 충분히 되므로 그렇게 말한 것이다. 당국에서 알면 잡혀가니 절대로 자기에게서 약을 샀다고 말하지 말라고 당부한다. 네모리노는 사랑의 묘약을 마시며 아디나가 자기를 좋아할 것이라는 기분 좋은 상상을 한다. 알코올이 13%나 들어 있는 맛 좋은 포도주를 마시니 기분이 좋아질 것은 분명하다.

약리 작용에 '플라세보(placebo) 효과'라는 것이 있다. 플라세보는 위약을 말하는데 심리적 효과를 얻기 위한 약효 성분이 없는 가짜 약제를 말한다. 이 위약 효과는 가짜 약을 투여했지만 진짜 약이라고 하면 약효가 있으리라 생각하는 환자의 믿음으로 병이 낫는 현상을 말한다.

신약 개발과 같은 연구를 할 때에 신약 물질이 진짜 효과가 있는지 알기 위해 비교 대상으로 위약 효과를 시험한다. 즉 실제로 신약 물질을 투약한 그룹과 위약을 투약한 그룹으로 나누어 시험한 후 그 결과를 통계학적으로 비교한다. 많은 경우에 유당과 같은 부형제로 똑같은 제형을 만들어 쓰면 다소의 위약 효과가 나타날 수 있다. 그러나 실제 임상에서는 정신과 영역을 빼고는 위약을 거의 사용하지 않는다.

네모리노가 먹었던 '사랑의 묘약'은 어찌 보면 둘카마라의 위약 처방이다. 그는 사랑의 묘약이 세상에 없다고 하면 얼마나 실망할 것인가를 아는 사람이다. 어쩌면 로맨티시스트처럼 보인다. 네모리노는 그 약을 먹고 아디나가 자기를 사랑해줄 것이라고 믿었다. 그러나 그런 일이 생기지 않자 '사랑의 묘약'의 약효가 떨어졌다고 생각한다. 약을 더 사려고 하나 돈이 없어서 군대에 입대까지 하고자 한다. 이런 진심이 통하여 아디나가 결국 네모리노를 사랑하게 된다는 해피 엔딩이 공감을 준다. 사랑만큼 확실한 것은 없다.

둘카마라가 파는 엉터리 약 중에 재미있는 것들이 나온다. 과부들의 한숨과 눈물을 걷어주는 약, 중년 여성용 주름살 치료제, 젊은이들에게 기운이 솟는 약 등이다. 지금으로 말하자면 첫 번째 것은 비아그라 같은 것을 말하는 것 같고, 두 번째 것은 보톡스 같은 주름살 제거제, 세 번째 것은 단백 동화제 같은 약이 아닌가 싶다. 1800년대 초에도 이런 약들이 예술 작품으로나마 선망의 대상이 되는 약이었나 보다. 오페라 『사랑의 묘약』은 가짜 약을 통해 사랑을 찾게 되는 이야기지만, 진실한 사랑이 우리에게 더욱 필요하다는 메시지를 준다.

파우스트가 먹은
젊어지는 약

구노의 오페라 『파우스트』

괴테(Johann Wolfgang Von Goethe, 1749~1832)는 독일의 세계적인 대문호로서 「파우스트」, 「젊은 베르테르의 슬픔」 등 많은 유명 작품을 남겼다. 그의 희곡 「파우스트」는 2부로 되어 있는데 선량한 파우스트 박사가 지식의 무기력함에 절망하여 신과 내기를 한 악마 메피스토펠레스에게 영혼을 팔아 젊음의 쾌락을 추구한다. 처음에는 악마의 계획대로 움직이다가 나중엔 개인적 욕망을 떨쳐버리고 선행을 쌓고 성스럽게 구원받으며 죽는다.

괴테 「파우스트」의 내용은 길고 이해하기 어려운 부분도 많다. 구노(Charles Gounod, 1818~1893)의 오페라 『파우스트』는 희곡 1부를 알기 쉽게 각색한 것으로 파우스트와 그레트헨의 사랑 이야기가 주된 내용이다. 1859년 3월 19일 파리의 리리크 극장에서 초연되었다. 구스타프 말러는 그의 8번 교향곡에서 희곡 「파우스트」의 2부 내용을 가사로 채용하여 걸작을 만들기도 했다.

희곡 「파우스트」 1부의 무대는 중세 독일로 대학자가 인간 한계에 좌절하여 악마의 유혹에 빠지는 이야기이다. 2부는 고대 그리스, 중세 독일, 근대 세계를 무대로 대단위 간척 사업을 하는 등 보다 상징적이고 이상 국가를 꿈꾸는 내용이다.

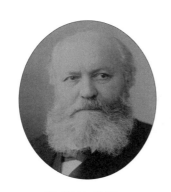

구노(1818~1893)

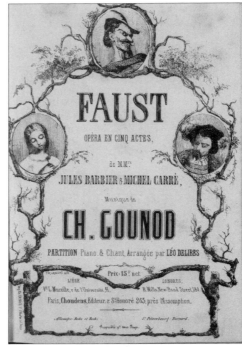

오페라 『파우스트』(1895) 대본

    희곡 「파우스트」에는 자연, 사랑, 사회, 종교 등 다양한 테마가 워낙 광범위하게
나와 독자들의 상상을 초월한다. 그렇다면 줄거리는 무엇인가? 50세의 나이로 인생
의 의미와 본질을 탐구하려고 노력하는 학자인 파우스트 박사는 철학, 법학, 의학,
신학 등 모든 학문에 박학다식하지만 지식만으로 해결될 수 없는 것이 많다는 것을
깨달으면서 학자적 회의에 빠져 있었다.

    악마 메피스토펠레스는 온갖 술수를 다 동원해서 대학자인 파우스트를 유혹하
려고 파격적인 제안을 했다. 계약 조건은 파우스트가 원하는 젊음을 주는 대신 파우
스트가 죽은 후 그의 영혼은 악마의 소유가 된다는 것이다. 계약을 맺은 파우스트
와 메피스토펠레스는 맨 먼저 술집으로 향하지만 파우스트가 그곳에 대해서 별 흥
미를 느끼지 못한다.

          예술 속의 파르마콘

파우스트 박사는 우주의 비밀을 캐려고 했다가 실패한 자신의 모습에 자조하면서 유일한 도피처는 자살이라고 생각했다. 파우스트는 새벽이 밝아오는 것을 보면서 스스로 만든 독주 잔을 들었다. 그리고 그것을 마시려는 순간 부활절을 알리는 종소리와 합창 소리가 들려왔다. 그는 죽음의 잔을 내려놓았다.

메피스토펠레스는 그를 젊게 만들기 위해 마녀에게 데리고 갔다. 젊어지는 약을 만들기 위해서는 마녀의 도움이 꼭 필요했기 때문이다. 마녀는 주문을 외우고 의식을 올리더니 잔에다 약을 따랐다. 파우스트가 잔을 입에 대자 가벼운 불꽃이 일어났다. 그리고 그들은 약효를 시험하기 위해 길거리로 나왔다. 파우스트의 외모는 젊은 사람이 되었다. 그러나 그의 정신 세계는 악마 메피스토펠레스의 수중에 들어갔다. 청년으로 변한 파우스트는 길거리를 지나다 예배를 드리고 지나가던 순수한 소녀 그레트헨(오페라에서는 '마르그리트'로 나옴)을 만나 첫 눈에 반해버린다.

그레트헨을 만난 파우스트는 그녀를 갖고 싶은 마음에 메피스토펠레스에게 받은 수면제를 그녀에게 건네주며 그레트헨의 어머니를 잠재우도록 한다. 하지만 그 수면제가 너무 과량이 되어 그녀의 어머니는 죽고, 그녀의 오빠 또한 메피스토펠레스의 계략에 빠져 파우스트의 칼에 죽임을 당한다. 파우스트와의 사랑에 눈이 멀어 어머니와 아이까지 죽인 그레트헨은 사형 판결을 받고 감옥에 갇힌다.

파우스트는 메피스토펠레스의 힘을 빌려 그레트헨을 구출하기 위해 감옥으로 간다. 그녀는 같이 도망을 치자는 파우스트의 제안을 뿌리친 채 죽는다. 그레트헨은 육체적으로는 파멸되지만, 결국 영적으로는 정당화된다.

희곡 「파우스트」 1부에서는 그동안 연마한 학식에 만족하지 못한 파우스트 박사가 악마에게 영혼을 팔고 그의 도움으로 모든 욕망을 얻고자 '젊어지는 약'을 먹고 청년이 되어 쾌락을 찾는다. 세상에 '젊어지는 약'이 있다면 진시황이 찾던 불로초같이 동서고금을 통하여 뭇사람들이 관심을 두지 않을 수 없을 것이다. 1부에서 등장하는 중요한 반전이 되는 것이 바로 파우스트 박사가 먹은 '젊어지는 약'이다. 여기에서 '젊어지는 약'이란 '노화 방지약'이라기보다는 자신을 찾고자 하는 적극적인 개념의 약일 것이다.

21세기에 와서 피나스테라이드 같은 대머리 방지약, 보톡스 주사 같은 주름살 방지약 등 부분적인 신체의 노화 방지제들이 개발되고 임상적으로 사용되고 있다. 식물성 플라보노이드, 비타민 C나 코엔자임 큐 같은 성분의 항산화제가 세포의 젊음을 유지한다고 해서 관심을 받고 있으나 절대적인 것은 아니다. 또한 포스트 게놈 시대에 인간의 유전자 정보를 파악하여 노화 유전자의 작동을 막는 맞춤 약학의 신기술도 연구되고 있다.

파우스트에서 마녀가 만들어준 '젊어지는 약' 같은 것이 어찌 그리 쉽게 만들어지겠는가. 그러나 인류는 꿈을 꾼다. 그래서 예술 작품 속에 이런 약이 등장한다. 약학자 역시 부작용이 없는 안전한 노화 방지제의 개발을 꿈꾼다. 꿈마저 꾸지 않는 자에게 희망이란 없을 것이다.

방사능과
원자 폭탄

오페라 『마담 퀴리』와 『닥터 아토믹』

방사능 원소하면 생각나는 인물이 바로 퀴리 부인(Marie Curie, 1867~1934)이다. 폴란드 태생으로 프랑스에서 공부하고 활동한 방사능 분야의 선구자다. 그녀는 남편과 공동으로 노벨 물리학상(1903)을 탔다. 단독으로는 노벨 화학상(1911)까지 수상했다. 그의 딸 부부도 노벨 화학상을 수상했다고 하니 가히 천재 과학자 집안이다.

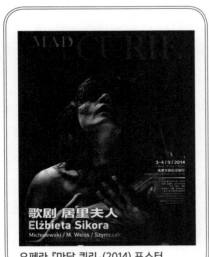

오페라 『마담 퀴리』(2014) 포스터

퀴리 부인의 생애를 오페라로 만든 작품이 있다. 오페라 『마담 퀴리(Madame Curie)』로 작곡자는 엘즈비에타 시코라(Elzbieta Sikora, 1943~)다. 방사능 원소 폴로늄과 라듐을 발견하고 노벨상을 두 번이나 받은 퀴리 부인의 생애를 조명했다. 대본은 시인이자 소설가인 아가타 밀라제스카(Agata Miklaszewska). 퀴리 부인에 관하여 과학자로서의 생과 개인적 삶에서 중요한 사건을 중심으로 썼다. 퀴리 부인, 남편 피에르 퀴리, 그녀의 불륜 상대가 주인공이다. 남편과 라듐의 공동 발견, 노벨상 수상, 남편의 죽음 이후 남편의 제자와의 불륜, 그녀의 미국행, 마지막으로 방사선 과다 노출에 의한 죽음까지 영욕의 세월을 그렸다.

이 오페라는 1시간 반짜리 단막으로 제1차 세계대전을 포함해서 많은 사건이 시간의 순서로 흘러간다. 주연인 소프라노가 열정적으로 퀴리 부인의 역을 소화한다. 풀어헤친 머리와 유행에 뒤떨어진, 마치 우라늄 색깔을 떠올리게 하는 누렇게 얼룩진 가운을 입고 굽히지 않는 신념을 가진 과학자로서 실험에 매진하는 퀴리 부인의 모습이다. 이 오페라의 앞부분에서는 퀴리 부인의 절친인 아인슈타인(Albert Einstein, 1879~1955)의 말이 나온다. 그녀가 하는 일이 '여자와 연금술—폭발적 혼합체(woman and alchemy—an explosive mixture)'와 같다며 위험성을 경고한다. 이 메시지는 오페라의 중심 테마다.

퀴리 부인은 1906년에 남편이 마차 사고로 죽은 후에 불륜에 빠져들었다. 상대는 기혼자였던 남편의 제자, 물리학자 폴 랑주뱅(Paul Langevin)이었다. 아인슈타인은 자기가 특수 상대성 이론을 발표하지 않았더라면 랑주뱅이 했을 거라고 말할 정도로 그의 천재성을 칭송했다. 퀴리는 랑주뱅과의 스캔들이 대중에 폭로되어 곤욕을 치렀다. 이 때문에 여론이 안 좋아져서 하마터면 두 번째 노벨상 수상이 취소될 뻔하기도 했다.

당대 최고의 천재 과학자도 사랑의 감정에는 어찌할 수가 없었던 것일까? 오페라에서는 퀴리 부인의 불륜이 단순한 사랑을 넘어 '세기말적 부르주아지 성차별에 대한 일종의 투쟁'으로도 그려졌다.

퀴리 부인의 큰 업적은 우라늄 광석(pitchblende)에서 라듐(Radium, Ra)이라는 새로운 원소를 발견하고 분리한 것이다. 당시에 알려진 천연 방사성 원소 우라늄보다 약 200만 배나 강한 방사선(radiation)을 발생시켰다. 라듐—226은 우라늄(U)과 토륨(Th)의 자연 붕괴로 생성된다. 이어서 알파선을 내고 붕괴되면서 라돈(Rn)으로 변한다. 최종적으로는 안정한 납(Pb)이 된다. 라듐에는 여러 가지 동위 원소들이 알려져 있는데 라듐—226은 반감기가 1600년이나 된다.

퀴리 부인의 라듐 발견은 새로운 방사성 동위 원소를 발견하는 계기를 만들었다.

라듐은 발견하자마자 암 치료에 사용되어 오늘날까지 광범위하게 이용되는 방사선 치료의 장을 열었다. 그러나 그녀도 장시간 방사선에 노출이 되어 재생 불량성 빈혈 (aplastic anemia)이라는 치명적인 암에 걸려 사망했다. 특히 라듐 원소는 칼슘과 화학적으로 유사하여 뼈에 축적되기 쉽다. 그러므로 뼛속까지 들어가 골수암을 일으키는 것이다.

라듐은 붕괴 과정에서 방사선인 알파, 베타, 감마선이 나온다. 사람이 이들에 피폭되면 방사선 장애를 입는다. 그중에 감마선이 가장 강력하다. 라듐 원소는 방사선의 기준이 된다. 1 Ci(큐리)는 1g의 라듐 동위 원소 Ra—226이 1초 동안 붕괴할 때 나오는 방사선량이다.

방사성 동위 원소 우라늄—235는 강한 핵분열을 일으킨다. 중성자가 원자핵에 충돌하면 분열되면서 또 다른 중성자를 방출하기 때문에 연쇄적인 핵분열을 일으킨다. 이때 엄청난 에너지를 방출한다. 이 에너지가 열로 바뀐다. 원자력 발전소에서 전기를 발생시키는 데 이용되기도 한다. 한편 우라늄—235가 임계 질량을 넘어서서 연쇄 반응이 계속 유지되면 강력한 폭발이 일어난다. 이때 발생되는 엄청난 양의 고온과 충격파가 핵폭탄이 가지는 파괴력이다.

우라늄—235 함량을 3~20%까지 증가시킨 농축 우라늄이 원자력 발전소의 연료가 된다. 이 같은 저함량 우라늄을 원자로의 연료로 사용한다. 이를 90%까지 고농축하면 원자 폭탄으로 사용할 수 있다. 특히 사용하고 남은 핵 물질을 재처리하면 얻을 수 있는 플루토늄—239도 원자 폭탄의 원료가 된다.

퀴리 부인이 최초로 발견한 라듐에 관한 업적은 방사선 요법처럼 암을 치료하는 의학적 목적으로 활용되는 단초가 되기도 하였다. 또 한편으로는 방사 화학과 원자력 발전의 기술이 개발되는 데 영향을 끼쳤다. 그러나 제1차 세계대전 후 냉전 시대를 맞자 세계 각국에서는 원자 폭탄의 무분별한 개발이 이어졌다. 결과적으로 원자 폭탄이라는 무서운 무기가 마구 만들어졌다. 모든 것에는 빛과 그림자가 있음을 부인할 수 없다.

핵 문제를 다룬 또 다른 예술 작품으로 『닥터 아토믹(Doctor Atomic)』이라는 오페라가 있다. 피터 셀라스(Peter Sellars)라는 작가의 대본으로 미국의 존 애덤스(John

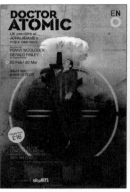

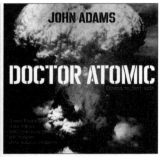

오페라 『닥터 아토믹』 앨범

오페라 『닥터 아토믹』 포스터

Adams)가 작곡했다. 2005년 샌프란시스코에서 공연되었다. 이 오페라는 미국에서
첫 번째 원자 폭탄 실험(Trinity test)의 에피소드를 담고 있다. 당시에 이 프로젝트에
참여한 과학자들이 받는 엄청난 스트레스를 작품으로 다룬 것이다.

세계 최초의 핵무기 실험은 1945년 7월 16일 미국 뉴멕시코주 로스 알라모스
(Los Alamos) 카운티에서 이루어졌다. 플루토늄 코어가 있는 원자력 장치를 폭발시켜
TNT 18,600톤에 해당하는 막대한 에너지를 방출시켰다. 그들은 이 원폭 실험을 트
리니티 테스트(Trinity test)라 불렀다.

이 오페라의 1막은 핵 실험을 시행하기 약 한 달 전의 준비 기간 이야기이며 2막
은 1945년 7월 16일 실험 당일 오전이 배경이다. 전 2막 동안 등장인물의 이야기와 사
건이 전개되고 원자 폭탄이 폭발하기 전에 오페라는 막을 내린다.

주요 배역으로 정치와 과학 사이에서 갈등했던 '원자 폭탄의 아버지'라고도 불리
는 로버트 오펜하이머(Robert Oppenheimer, 1904~1967) 역은 바리톤으로, 그의 부인
키티(Kitty) 역은 소프라노 그리고 미군 총괄책임자 레슬리 그로브스(Leslie Groves)
장군 역은 베이스로 등장하여 맨해튼 프로젝트에 대한 이야기가 전개된다. 피터 셀
라스는 대본의 상당 부분을 미국 정부 자료와 정부 관료, 과학자, 군인, 시인들로부
터 관련 정보를 얻어 제작하였다고 했다. 일부 과학자들은 대본이 사실에 근거하지

않거나 부합되지 않은 부분도 있다며 비판하기도 했다. 예술 작품이니 때론 각색도 필요했으리라 생각된다.

1막의 무대는 뉴멕시코 트리니티 테스트 장소. 물리학자 오펜하이머와 미군 책임자 그로브스 장군에 의해 준비된 원자 폭탄 실험이 막바지에 다다른다. 실험은 제2차 세계대전 말기 독일의 항복 이후까지 저항하고 있는 일본군을 겨냥한 것이다. 오펜하이머의 아내 키티는 원자 폭탄 실험에 즈음하여 근심이 크다. 프랑스 시인 보들레르(Charles Baudelaire, 1821~1867)의 시를 상기시키며 평화, 전쟁, 인류의 사랑에 대해 말한다. 당일 기상 악화로 실험이 불가하다는 경고가 주어지지만, 오펜하이머는 강행하기로 한다.

2막은 오펜하이머의 집에서 그들 부부의 딸을 안고 하녀가 자장가를 부르고 있는 장면으로 시작된다. 실험 장소에서는 참여 과학자들이 원폭 실험이 가져올 후유증에 대해 논의한다. 오펜하이머는 새벽 5시 30분에 실험 명령을 내린다. 힌두교에서 가장 널리 읽히는 문학작품 「바가바드 기타(Bhagavad Gita)」에 나오는 '비쉬누 신의 무서운 눈'처럼 새벽하늘이 두렵게 변하고 카운트다운은 시작된다. 제로 마이너스 원에 마침내 기폭 장치가 점화되고 섬뜩한 침묵이 흐르며 막이 내린다.

우리가 핵 문제에 그토록 민감한 것은 일본의 히로시마, 나가사키 원폭 피해 사례에서도 보았듯이 엄청난 인명 살상과 방사선 피해 때문이다. 핵무기 사용이든, 핵발전소 사고이든 간에 핵폭발 시에 발생하는 막대한 양의 방사선 피폭이 문제가 된다. 방사선이 인체에 쪼이는 직접 피폭이 있고, 방사능 원소가 오염된 물, 공기, 토양, 음식물에 노출되어 생기는 간접 피폭도 있다. 어느 쪽이든 피해는 크다.

방사능 원소 존재 자체가 무서운 것이 아니라 이들이 핵 붕괴될 때 발생시키는 강력한 에너지와 알파, 베타, 감마선들이 인체 피해나 생태계에 피해를 준다. 특히 사람에게는 암을 일으킨다. 방사선이 세포 내 DNA를 공격하여 돌연변이를 일으키고 염색체 수준에서도 파괴를 일으키기 때문이다. 방사능 원소는 평화적으로만 잘 사용하면 유익하게 사용될 수 있지만 핵무기나 불의의 사고에 의해서 인류에게 치명적인 해악이 되기도 한다. 시코라나 애덤스 같은 작곡가들도 바로 이러한 점을 오페라 예술로 경고하고 있는 것이다.

팜므파탈 가문의
독약

도니체티의 오페라 『루크레치아 보르자』

「사랑의 묘약」을 쓴 이탈리아 작곡가 도니체티의 오페라 중에 『루크레치아 보르자(Lucrezia Borgia)』(1834)가 있다. 원작은 빅토르 위고의 동명 희곡이다. 루크레치아 보르자(Lucrezia Borgia, 1480~1519)는 실제 인물로서 아버지는 알렉산드르 6세 교황(재위 1492~1503)이고, 오빠는 체사레 보르자(1475~1507)였다.

체사레는 마키아벨리 「군주론」의 모델 인물이다. 영화 「대부」의 원작 소설을 쓴 마리오 푸조는 보르자 일가를 소재로 그린 소설 「패밀리」를 미완성 작품으로 남겼다. 한편 시오노 나나미의 「체사레 보르자, 혹은 우아한 냉혹」이라는 책도 유명하다.

보르자 가문의 악행 중 대표적인 것은 초대된 손님을 독살하는 것으로 알려져 있다. 그들은 마음에 들지 않는 사람들을 초대해서 술이나 음식에 '보르자가의 독약'이라는 것을 몰래 넣어 사람들을 독살하였다. 일찍이 환경 호르몬 DDT의 위험성을 경고한 레이첼 카슨의 「침묵의 봄」에는 "지금 우리가 처해 있는 상황은 이탈리아 르네상스 시대 보르자가에 초대받은 손님과 같은 운명이다"라는 문장이 있을 정도다.

이때 사용한 독은 비소를 주성분으로 한 비방이라고 알려져 있다. 보르자 가문은 돈 많은 사람을 주교나 추기경으로 임명해 재산을 불리도록 한 뒤 만찬에 초대했

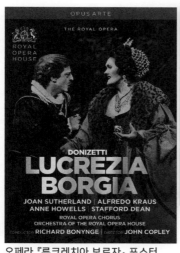
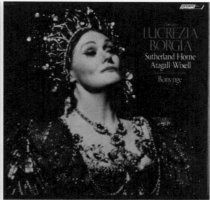

오페라 『루크레치아 보르자』 앨범

오페라 『루크레치아 보르자』 포스터

다. 그러고는 비소가 든 와인을 내놓았다. 부자들이 독배를 마시고 죽으면 그들의 재산은 교회법에 따라 교황에게 귀속되었다. "오늘 밤 보르자가 사람들과 식사를 할 거요"라고 말하는 사람은 있었지만 "간밤에 보르자가 사람들과 식사했다오"라고 말하는 이는 없었다고 한다.

비소는 우리나라에서 비상이라고 알려진 무기 화합물로 사약에 넣어 썼다. 비소는 급성 독성으로 복통, 구역, 구토, 혈액성 설사, 콜레라에 걸렸을 때와 같은 심한 설사, 사지와 근육의 통증, 허약, 피부 홍조 등을 일으킨다. 과량 복용 시 사망에 이른다.

그런데 보르자가에서 독살용으로 자주 썼다면 독성이 매우 강해야 했을 텐데 알고 보니 조제법이 특이했다. 우선 비소로 중독시켜 죽은 돼지의 창자를 열어 비소를 더 넣고 오랫동안 부패시킨다. 그런 다음에 이것을 건조하거나 액화 농축하여 독약을 얻게 되는데 이것을 '칸타렐라(La Cantarella)'라고 불렀다.

그러니까 여기에는 고농도의 비소 성분에 돼지 생체가 썩고 나면 생기는 부패 아민이 함께 섞인 것으로 추정된다. 부패 아민, 일명 프토마인(ptomaine)은 사독(死毒)

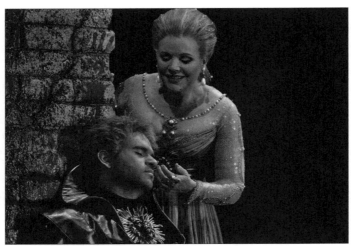
오페라 『루크레치아 보르자』 공연 장면

이라고 불리며 동물 조직, 특히 육류의 부패에 의해 생기는 유독성 분해물이다. 주로 아미노산의 카복실기 이탈에 의해 생기는 경우가 많은데 독성이 매우 크다. 최근에는 바이오제닉 아민(biogenic amine)이라고 불린다.

　일부에서는 이 독약의 제조법이 유치하다고 하나, 사람들이 독약을 먹었는지 눈치를 채지 못하고 서서히 죽어가게 한 것은 특이하다. 만성 독성이 큰 비소에다가 2차 생성되는 프토마인의 독성까지 고려하여 조제한 것으로 보아 당시 수준에 비하여 고도의 과학적 지식이 동원되었다는 것을 알 수 있다.

　보르자가의 독약인 일명 '칸타렐라'를 빅토르 위고의 희곡 「루크레치아 보르자」에서는 이렇게 표현한다. 보르자가의 독약은 그들이 원하는 대로 상대를 하루 만에 죽일 수도 있고, 한 달 만에 죽일 수도 있고, 혹은 1년이 걸려 죽게 할 수도 있다. 생사를 넘나들다가 마침내 죽게 되는데 그때서야 보르자가에서 술을 마셨다는 일을 떠올리게 된다. 이 내용을 보면 보르자가의 독약이 급성 독성을 유발할 수 있고 아급성 독성도 일으킬 수 있게 조제되는 것 같다.

　도니체티의 오페라 『루크레치아 보르자』의 줄거리는 다음과 같다. 가면무도회가 열리고 있다. 베네치아 공화국의 귀족들은 루크레치아와 원한이 있는 사람이 많다. 루크레치아에 의해서 살해된 가족이나 친척이 많기 때문이다. 자신의 생모를 찾길 원하는 잘생긴 청년 귀족 제나로의 친구 오르시니가 "너희들은 둘 다 같이 죽을 것이다. 살고 싶으면 당장 루크레치아 보르자의 땅에서 도망쳐라"라고 말할 정도다. 루크레치아는 잠든 제나로를 보고 아름답다고 감탄한다.

제나로는 네그네로 궁전의 축하연에 간다. 루크레치아가 갑자기 나타나 모든 출구를 막은 뒤에 사람들에게 그들이 먹은 술은 모두 독이 들었다는 사실을 알린다. 그러나 제나로도 독을 먹었음을 안 루크레치아는 해독제를 먹이려고 하는데 제나로는 친구들과 함께 죽겠다고 한다. 루크레치아는 자신이 제나로가 그토록 찾기 원하던 엄마라는 사실을 밝힌다. 제나로는 루크레치아에게 이별을 고한 뒤 「어머니, 영원히(Madra, seognor)」라는 아리아를 부르고 숨을 거둔다. 루크레치아는 절망하여 아들의 시신 위로 몸을 던진다. 그때 유명한 아리아 「그는 나의 아들이었소(Era desso il figlio mio)」를 부른다.

루크레치아는 레오나르도 다빈치의 '레다', 미켈란젤로의 '피에타'의 모델이었다고 알려질 만큼 당시 르네상스 시대 최고의 미인이었다. 이탈리아의 대표 음식인 파스타 중에서 길고 납작한 면발의 탈리아텔레(Tagliatelle)는 루크레치아의 아름다운 금발을 기리기 위해 만들어졌다는 이야기가 있을 정도다. 루크레치아는 집안 남자들의 악행과 추문에다 세 번의 정략결혼, 그리고 근친상간 사건들로 서양사에서 요부 또는 팜므파탈의 전형적 여인으로 음악, 문학, 영화 등의 단골 소재가 되었다.

팜므파탈은 남성을 유혹해 죽음이나 고통 등 극한의 상황으로 치닫게 만드는 숙명을 가진 여인을 뜻하는 용어다. 불어로 'femme fatale'이며 어원은 그리스어 'fata'에서 나온 말로 죽음같이 피할 수 없는 운명 또는 숙명을 말한다. 영어로도 'fatal'은 치명적이라는 뜻이다. 팜므파탈을 우리말로 번역하면 '불행한 운명을 부르는 여인'으로 부를 수 있겠다. 비슷한 남자의 경우에는 옴므파탈이라고 한다. 주변에 팜므파탈, 옴므파탈이 많은지 살펴보자.

독성학자
왕

모차르트의 오페라 『폰트의 왕 미트리다테』

    미트리다티즘(Mithridatism)이라는 말이 있다. 소량씩 특정 독물을 투여하여 그 독물에 대한 저항력, 면역력 혹은 내성을 갖게 하는 것이다. 로마 시대 지금의 터키 지방의 국가였던 폰투스(혹은 폰트)의 미트리다테 6세(Mithridates VI, BC 135~63)가 창안한 방법이다. 독물을 소량씩 노출해 인체의 대사 능력을 점차 키워서 특정 독물이 몸에 갑자기 들어와도 죽지 않게 하는 방법이다.

    마치 술에 강해지려고 조금씩 자주 먹어서 술에 대한 역치를 높이려는 시도와 같다. 고대 인도에서도 어린 처녀를 독에 지속적으로 노출해 정적이 그녀를 접촉만 해도 그를 죽일 수 있다는 얘기가 전해진다. 알렉산더 대왕(Alexandros the Great, BC 356~323)의 암살과 관련이 있다는 설도 있다. 호손의 소설 「라파치니의 딸」에서도 약초인 부자 독성에 내성을 가지도록 한 소녀 이야기가 나온다.

    미트리다테 6세 왕은 왜 이런 방법을 창안하게 되었을까? 당시에는 독살 같은 행위가 만연하여 특정인을 암살하는 데 독 물질이 많이 사용되었다. 미트리다테 6세의 선왕인 5세도 기원전 120년경 만찬 중에 독살을 당했다. 왕으로 취임 후에 선왕 같은 비극적 독살을 당하지 않기 위하여 스스로 독에 대한 저항력을 키우려고 노력

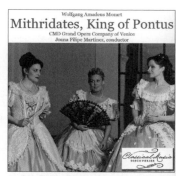
오페라 『폰트의 왕 미트리다테』 앨범

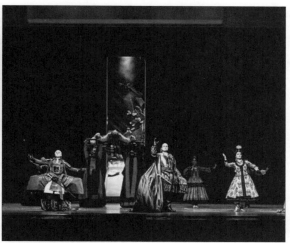
오페라 『폰트의 왕 미트리다테』 공연 장면

했던 것이다. 사형수를 통한 인체 실험까지 했다고 전해진다.

그는 만능 해독제(universal antidote)도 개발했으며 이에 대한 자료가 셀수스(Aurelius Cornelius Celsus, BC 42~AD 37)가 편찬한 「의학(De Medicina)」(ca. AD 30) 등 문헌에 전해지고 있다. 이 해독제는 미트리다테(Mithridate) 혹은 미트리다티쿰(Mithridaticum)이라고 불리며 계피, 생강, 대황, 사프란, 몰약, 유향, 아편, 용담, 마늘 등 주로 생약들로 65가지 성분이 들어 있다. 이것을 꿀에 재워 환제같이 만들어 복용하면 어떠한 독으로부터도 중독되지 않을 것이라는 처방이다.

오페라 『폰트의 왕 미트리다테(Mitridate, re di Ponto; Mithridate, King of Pontus)』는 음악의 신동 모차르트(Wolfgang Amadeus Mozart, 1756~1791)가 그의 나이 14세 때 이탈리아 투어 중 작곡한 오페라다. 볼프강으로서는 3막으로 된 첫 오페라 세리아였다. 밀라노의 전문 오페라 극장에 상연되는 첫 작품이었다. 1770년 초연 이후 20회나 공연되었다. 원작자는 장 라신(Jean Racine)이며 내용은 실제 역사를 다소 각색한 것이다.

작품의 배경은 크리미아반도 항구 도시 님페아. 폰투스와 로마의 전쟁 시기. 미트리다테왕은 결혼(실제의 그는 여섯 번 이상 결혼하여 다수의 자녀를 두었음)도 미룬 채 쳐들어오는 로마군에 대항하기 위하여 출정했다. 그런데 자신의 약혼녀 아스파시아(이미 왕비로 선포됨)를 서로 사이가 안 좋은 배다른 두 아들 파르나체와 시파레에게 맡겨둔 상태였다. 그러나 두 아들은 아버지의 약혼녀를 사랑하는 중이었다. 이러한 사각관계를 만들어가며 권력과 사랑의 이야기를 이어간다.

아스파시아는 시파레에게 파르나체로부터 자신을 보호해달라는 요청을 받는다. 파르나체가 왕비에게 결혼하자고 하자 동생 시파레가 끼어들어 형제간의 결투로 번지려 한다. 때마침 왕이 전쟁에서 무사히 귀환하자 시파레는 그간의 사랑을 숨겼으나 파르나체는 로마와 결탁하여 아버지를 치려고 한다. 이러한 사실이 발각되어 왕은 파르나체를 처형하려고 한다. 주변의 만류로 살아나지만 동생을 아버지에게 이간질한다.

왕은 자신이 늙었으니 두 아들 중 한 사람과 결혼하라고 한다. 그녀가 시파레를 사랑하고 있다고 하자 왕은 두 사람에게 증오심을 느낀다. 또다시 로마군이 쳐들어와 왕이 출정하게 되는데 아스파시아가 독약을 먹고 죽으려 하자 말린다. 로마군이 파르나체를 회유하지만 이번에는 시파레와 함께 싸우겠다고 한다. 그러나 패색이 짙어지자 왕은 죽을 결심을 하며 두 아들을 용서하고 결국은 자살하고 만다. 파르나체의 활약으로 로마군이 퇴각하자 남은 인물들은 로마와 끝까지 힘을 합쳐 싸우자고 결의한다.

실제 역사에서 미트리다테 6세 왕은 로마 제국에 대항하여 20여 년간에 걸쳐 3차례의 전쟁을 했다. 집권 말기에 인접 대국 로마와 3차 전쟁을 치열하게 벌였다. 마지막 전투에서 폼페이우스에게 패전했다. 그러나 그는 굴복하지 않았으며 독약으로 자살을 시도했다. 하지만 자신의 몸이 독에 대한 내성이 너무나 강한 나머지 죽지 않자 심복에게 칼로 죽여달라고 하여 목숨을 끊고 말았다.

자신을 독살로부터 지키려고 스스로 연구하여 독성학에 조예를 가지게 된 미트리다테 6세 왕은 독에 대한 내성 요법인 미트리다티즘을 창안하였으며, 또 만능 해독제도 개발하였다. 지금의 약물학적 지식으로 보아선 그리 큰 가치는 없다. 그러나 현세에서 그를 '로열 독성학자(Royal toxicologist)'라고 부르고 있는 것은 독약에 대한 생체 대사 혹은 해독 개념을 가진 과학적 접근법을 높이 사고 있기 때문이다.

독약을 능수능란하게 이용한
오페라의 거장

베르디의 오페라 『나부코』, 『루이자 밀러』, 『에르나니』

독약을 능수능란하게 써서 극적인 오페라를 멋들어지게 만드는 음악가가 바로 베르디다. 주세페 베르디(Giuseppe Verdi, 1813~1901)는 19세기 이탈리아 오페라에서 가장 영향력이 큰 작곡가다. 지금까지도 그의 작품은 세계 각지의 유명한 극장에서 공연되는 단골 레퍼토리가 되었다.

오페라 작품에는 약이나 독에 관한 것들이 많이 나온다. 주로 사용하는 독(약)을 종류별로 나누어 보면 다음과 같다.

* **미상 독**(unknown poisons)

* **독초**(toxic plants)

* **수면제**(hypnotics)

* **마약**(narcotics)

* **미약**(philter, aphrodisiacs)

* **묘약**(magic potions)

* **가짜 약**(placebo)

이 중에서 아무래도 약에 관한 전문성이 결여된 예술 작품이다 보니 독(약)의 종류나 기원을 밝히지 않은 미상 독을 작가들이 쉽게 이용하는 것 같다.

1851년 베르디는 아리아 「여자의 마음」으로 유명한 오페라 「리골레토」의 대성공 이후 「일 트로바토레」(1853), 「춘희」(1853), 「돈 카를로스」(1867), 「아이다」(1871), 「오셀로」(1887), 「팔스타프」(1893) 등 걸작을 내놓았다. 왕성한 작품 활동을 한 베르디는 뇌졸중으로 쓰러져 1901년 일생을 마쳤다.

『나부코(Nabucco)』의 등장인물은 바빌로니아의 왕인 나부코, 나부코가 노예에게서 낳은 딸인 아비가일레, 헤브라이의 대제사장인 자칼리아, 나부코의 딸인 페네나 등이다. 나부코는 예루살렘 성전에 인질로 있던 페네나를 구출하고 성전 파괴를 명령한다. 아비가일레는 왕위 쟁탈을 둘러싸고 페네나와 다툼을 벌인다. 신의 노여움을 받은 나부코가 정신 이상으로 왕의 자리를 지키기 어렵게 된 틈을 타서 아비가일레가 왕좌에 앉는다. 아비가일레는 페네나를 처형할 것을 명령한다.

노예로 잡혀 온 유대인들은 예루살렘을 그리워하면서 유명한 「히브리 노예들의 합창」을 부른다. 독약 장면이 나오는 제4막에서 나부코는 유대의 신을 모욕한 자신의 죄를 뉘우친다. 페네나는 사형장으로 끌려 나와 처형당하기를 기다리게 된다. 나부코는 병사들을 이끌고 사형장에 도착하여 사형을 중지시킨 뒤 바빌론의 우상을 파괴해버리고 "히브리 사람들이여 조국으로 돌아가 유대 신전을 다시 세우라"고 말한다. 잘못을 뉘우친 아비가일레는 독약을 마시고, 자칼리아는 나부코에게 무릎을 꿇는다. 노예들과 신하들이 나부코를 찬양하는 합창을 부르면서 오페라는 막이 내린다. 지휘자 토스카니니는 베르디의 장례식 때 바로 이 「히브리 노예들의 합창」을 영전에 레퀴엠으로 바쳐 세계인들에게 감동을 주었다.

베르디 작품 중 『루이자 밀러(Luisa Miller)』는 독일의 극작가이자 시인인 쉴러의 세 번째 희곡 「간계와 사랑」을 베르디가 오페라로 각색한 것이다. 17세기 초, 티롤의 한 마을 처녀를 둘러싼 사랑과 음모를 다룬다. 시골 처녀 루이자는 백작의 아들이면서도 평범한 청년으로 가장한 로돌포를 사랑한다. 그리고 주요 등장인물에 아들을 부유한 미망인과 결혼시키려는 백작과 루이자를 연모하는 그의 비서 부름 등이 있다.

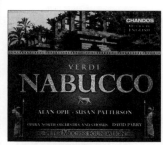
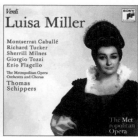
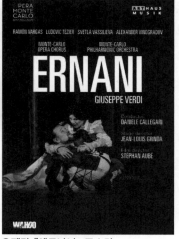

오페라 『나부코』 포스터　　오페라 『루이자 밀러』 포스터

오페라 『에르나니』 포스터

　　루이자는 백작에게 체포되어 죽음의 위험에 빠진 아버지를 구하고자 자신은 로돌포가 아니라 부름을 사랑한다는 거짓 고백을 담은 편지를 쓰지만 이것 때문에 로돌포의 절망적인 오해를 사게 되어 여러 사람의 죽음을 초래하게 된다. 이 오페라 제 3막의 부제는 바로 '독약(The poison)'이다. 성당에서 기도를 끝낸 루이자는 로돌포가 들어와 있는 것을 보고 깜짝 놀란다. 로돌포는 루이자가 부름에게 쓴 편지를 보여주며 진짜 그대가 쓴 편지냐고 묻는다. 루이자가 그렇다고 하자 로돌포는 기다렸다는 듯 독약을 마신다. 이를 본 루이자도 로돌포를 따라서 독약을 마신다. 로돌포가 마지막으로 루이자에게 "부름을 사랑했는가?"라고 묻는다. 루이자는 백작과 부름의 음모를 말하고 싸늘하게 죽어간다. 부름이 들어서는 것을 보자 로돌포는 죽어가는 마지막 힘을 다하여 칼로 찌른다.

　　이 두 작품 이외에도 독약이 나오는 장면이 있는 것은 『나부코』처럼 애국심을 고취시키는 작품인 『에르나니(Ernani)』가 있다. 이 작품은 빅토르 위고(Victor—Hugo, 1802~1885)의 희곡을 기초로 하여 대본을 만들고 오페라로 만들었다.

　　시대적 배경은 16세기 스페인이다. 에르나니는 아라곤의 귀족이었지만, 스페인

국왕 카를로스 1세에게 아버지가 살해당하자 산적의 두목이 되었다. 늙은 성주 실바와의 결혼을 강요당하고 있는 엘비라는 사랑하는 에르나니에게 자기를 데리고 도망쳐달라고 부탁한다. 실바와 엘비라의 결혼식에 수도승으로 변장한 에르나니가 들어온다. 국왕 카를로스가 나타나 엘비라를 강제로 데리고 간다. 에르나니와 실바는 국왕 카를로스에게 복수하기로 맹세하고, 그 증거로 뿔피리와 칼을 교환한다. 신성 로마 제국의 황제로 선출된 카를로스 덕분에 에르나니는 작위와 재산도 받고 엘비라와 결혼도 하게 된다. 실바는 아라곤의 궁전에서 에르나니와 복수의 맹세를 했던 때 증거로 받은 뿔피리를 들고 나타나 분다. 에르나니는 하룻밤의 여유를 달라고 사정하지만 실바는 비수와 독약 중 하나를 선택하라고 한다. 에르나니는 자신의 맹세와 명예를 지키고자 비수로 자결한다. 달려온 엘비라 역시 에르나니의 주검 옆에 쓰러져 죽는다.

베르디 작품을 포함하여 오페라 속에 독약이 자주 등장하는 이유는 무엇일까? 독약은 오페라의 복잡한 구성을 단순하게 해주는 역할을 한다. 작품의 결말을 좀 싱겁게 푸는 듯한 느낌도 지울 수 없다. 오페라는 한정된 시간에 공연되어야 하는 특성 때문에 스토리 전개를 반전시킬 때 독약을 쓰는 것 같다. 작품의 극적 효과를 염두에 두는 것은 물론이다. 또한 중세 시대에 '신의 힘' 대신 '독약의 힘'을 빌려 징벌을 하는 권선징악적 수단으로 많이 사용하기도 한 것 같다.

옥스 박사의
환상

오펜바흐의 오페라 『닥터 옥스』

독일 태생으로 프랑스에서 활동한 작곡가 자크 오펜바흐(Jacques Offenbach, 1819~1880)는 수많은 오페레타를 작곡했다. 「천국과 지옥」이 유명하다. 그의 작품 중에 3막 희극 『닥터 옥스(Le docteur Ox)』(1877)가 있다. 이 작품의 원작은 쥘 베른(Jules Verne, 1828~1905)의 단편 소설 「닥터 옥스(Le Docteur Ox)」(1872)이다. 쥘 베른은 프랑스의 소설가로 근대 SF 소설의 선구자. 잘 알려진 대표작으로 「해저 2만리」, 「80일간의 세계 일주」 등이 있다.

이야기는 주인공인 닥터 옥스와 조수 이젠의 미치광이 실험 이야기다. 닥터 옥스는 지도에도 없는 도시 키캉돈에 새로운 조명 시스템 프로젝트를 시 당국에 제안하여 승인받았다. 물을 전기 분해하여 생기는 산소와 수소를 별도로 저장하여 이를 혼합하여 도시의 가스등을 켜는 야심 찬 계획이었다. 닥터 옥스는 유럽에서 유명한 생리학자였다. 조명용 가스를 대규모로 생산하기 위해 공장도 건설되었고 가스탱크와 가스관도 설치되었다. 아무튼 키캉돈은 조명을 필요로 했다.

"우리가 이 존경할 만한 키캉돈 사람들의 호흡기에 그런 흥분을 불러일으켜도 그들의 폐를 손상시킬 염려는 없겠죠?"하고 조수는 걱정스레 물어본다. 키캉돈의 대기

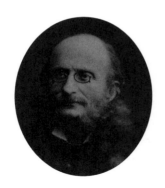

자크 오펜바흐(1819~1880)

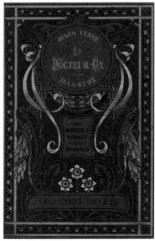

오페라 『닥터 옥스』 포스터

중 산소 농도는 21%, 질소는 79%로서 당연히 정상 상태였지만 닥터 옥스의 또 다른 야심은 식물이나 동물, 인간에게 미치는 산소의 영향을 알기 위한 무모한 실험 계획이었다. 시장은 빨리 공사를 마무리하고 조명을 켜달라고 한다. 어느 날 오페라 감상을 하다가 연주자와 관객 모두 기묘한 흥분과 도취 상태를 경험하게 된다. 왜? 무슨 일? 시에서 조사했지만 원인은 알지 못했다. 의사들은 그냥 '신경'에 영향을 받았다고 생각했다.

옥스 박사는 도시 전체를 대상으로 대규모의 실험을 지시한다. 산소를 도시에 불어 넣어 식물 생장을 촉진시키고, 동물과 사람에 있어서 어떤 흥분과 광기를 주고자 했다. 동식물계 모두 영향을 받기 시작했다. 전염병도 많아졌다. 사람의 성격과 기질도 변해가는 등 자연법칙이 뒤집힌 것 같았다. 식물이 더 잘 자라면서 열매도 거대하게 변했다. 꽃, 채소, 열매, 과일 모두 엄청나게 커지면서 시드는 것도 빨라졌다.

짐승들도 광기에 사로잡히는 것 같았고, 인간들도 아이들을 키우기 어려워지고 고등학교에는 폭동이 일어났다. 시민들은 과식과 과음을 일삼고 술에 취한 사람이 많아졌다. 서로 다투고 싸웠다. 병원에는 가슴앓이와 신경증 환자로 넘쳐났다. 키캉

돈 시민들은 비참한 상태로 전락했다. 결과적으로 도시의 과도한 산소 공급으로 평화롭던 키캉돈은 불안과 혼란의 도가니 속으로 빠져들게 된 것이다.

작품 속에서 인간과 동물에게 나타난 고산소증(hyperoxia)의 영향은 신경 세포와 관련 효소에 독성을 나타내어 중추 신경계까지 영향을 줄 수 있다. 예를 들면 뇌세포가 파괴되어 흥분 작용이나 마비, 경련 등이 일어날 수 있다. 간질도 일어난다. 의료용 산소도 있지만 순수한 산소는 독극물로 분류된다.

조수는 결국 밸브를 잠근다. 갑자기 산소와 수소가 반응하여 폭발하는 사고가 일어나고 옥스 박사의 공장이 파괴되는 것으로 끝난다. 키캉돈은 다시 평화롭고 과거의 차분한 도시로 돌아갔다. 옥스 박사는 평화로운 키캉돈에 왜 이러한 위험한 실험을 했던 것일까? 옥스 박사는 환상적인 실험을 했을 뿐이다. 작가도 에필로그에서 산소에 대한 일부 이야기는 작가가 임의로 꾸며낸 것이라고도 하였다.

작가는 이 작품 속에서 고농도의 산소로 상징되는 세상의 무모한 과학 기술을 맹신하는 인간들의 비극을 다루었다. 이탈리아의 안니발레 비젤리(Annibale Bizzelli, 1900~1967)는 또 다른 버전 「닥터 옥스(Il Dottor Oss)」를 작곡했다. 영국의 개빈 브라이어스(Gavin Bryars, 1943~)도 2막으로 된 오페라 「닥터 옥스의 실험(Dr. Ox's Experiment)」을 작곡할 정도로 쥘 베른 원작에 대한 음악가들의 관심이 많았다.

오펜바흐 오페라 『닥터 옥스』는 비극적 결과를 가져올 수 있는 과학의 오만함에 대한 경고가 담겨 있다. 원자력 발전, 혹은 나아가 인공 지능 같은 위험한 기술이 잘못되면 엄청난 재앙을 불러일으키는 것 같은 미래의 상황을 예측하고 있는 것이다.

소설 속에는 극도의 혼란 속에서도 '존경받는 약사' 그리고 '고집스러운 약사', 그래서 누군가에게 '겁쟁이 약사'로도 매도당하는 당당한 약사 죠세 리프링크(Josse Liefrinck)가 잠시 나온다. 그도 키캉돈에서 꽤 발언권이 있었던 지역의 유지로 활약했나보다.

아들을 버린
약사 수녀의 참회

푸치니의 오페라 『수녀 안젤리카』

　　자코모 푸치니(Puccini, Giacomo, 1858~1924)의 오페라 「일 트리티코(Il Trittico)」는 3부작 오페라다. 이 중에 제2부인 『수녀 안젤리카(Suor Angelica)』라는 단막 오페라가 있다. 이 오페라는 수녀원에서 일어난 일을 극화한 것인데 수녀 중에 약을 잘 다루는 약사 수녀가 나온다. 대본은 조바키노 포르차노가 썼다. 초연은 1918년 뉴욕 메트로폴리탄 극장에서 공연되었다.

　　주요 배역으로는 수녀 안젤리카, 공주(안젤리카의 숙모), 수녀원장, 수녀들(제노비에타, 오스미나, 돌치나), 간호 수녀, 견습 수녀 등이 나온다. 간단한 줄거리는 다음과 같다. 평화스런 플로렌스 수녀원에 안젤리카 수녀가 있다. 안젤리카는 지난 7년 동안 가족으로부터 아무런 소식을 듣지 못했다. 귀족 가문에서 태어난 안젤리카는 사생아를 출산하고 나서 수녀원에 들어왔다. 플로렌스 공국의 공주 신분인 숙모가 안젤리카를 유산 상속 문제로 찾아왔으나 안젤리카는 유산에는 관심이 없고 자신의 아들 소식을 물어본다. 숙모는 안젤리카의 아들이 2년 전에 전염병으로 죽었다고 말해준다.

　　숙모가 돌아가고 안젤리카는 아들의 죽음을 애통해하며 한없는 고통과 회한에

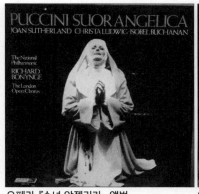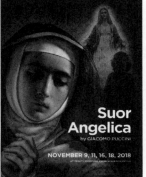

오페라 『수녀 안젤리카』 앨범   오페라 『수녀 안젤리카』 포스터

휩싸인다. 시간이 지날수록 엄마 없이 자란 불쌍한 아들 생각으로 잠을 이루지 못한다. 한밤중에 안젤리카는 그동안 함께 지냈던 수녀들에게 작별을 고한 후 자신이 만든 독약을 마신다. 안젤리카는 죽음을 앞둔 마지막 순간에 자신의 죄를 용서해달라고 하나님께 기도한다. 성당의 문이 열리고 광채 속에서 성모 마리아가 아이를 데리고 천천히 걸어 안젤리카에게 온다. 안젤리카는 아이에게 다가가다가 이내 쓰러져 숨을 거둔다. 무척이나 가슴 아픈 스토리다.

안젤리카는 수녀원에서 약초나 약에 관하여 전문적인 지식을 가진 수녀였다. 하루는 간호 수녀가 찾아와서 수녀가 벌에 쏘였다고 말한다. 약초에 관한 지식이 많은 약사 수녀 안젤리카에게 약을 부탁한다. 수녀 안젤리카는 얼른 약초를 뜯어 치료법을 지시해준다.

> 간호 수녀: 클라라 수녀가 말벌에 쏘였어. 통증을 없애줘.
> 안젤리카: 여기 약초예요. 우윳빛 즙, 이것으로 약을 만들어요. 부기를 가라앉혀요. 클라라 수녀에게 말해요. 이 약이 좀 쓰지만 좋아질 거라고. 말벌 침은 좀 아파요. 점점 고통이 심해지더라도 불평하지 말고요.

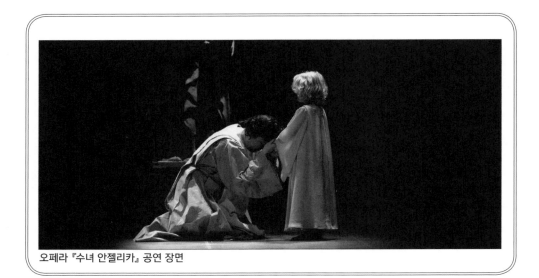
오페라 『수녀 안젤리카』 공연 장면

안젤리카 수녀는 수녀원에 오기 전에 아이를 낳았다. 그리곤 곧 헤어졌다. 7년 후 자신이 낳은 아이가 병으로 죽었다는 이야기를 들었을 때 유명한 아리아가 불려진다. 자식을 잃은 엄마의 비통한 마음을 표현한 감동적인 아리아다. 뼛속 깊이 슬픔에 잠긴 듯한 표정으로 부르던 마리아 칼라스의 노래가 유명하다.

"엄마도 없이 아가야, 너는 죽었구나! 아가는 내 입맞춤도 받지 못하고, 입술의 핏기를 잃고 차갑게 식어 눈을 감았다. 아가의 고운 눈을 감았다! 오! 내 괴로움도 모두 부드럽게 마지막을 고하고, 언제 너와 함께 하늘로 올라가 언제 나도 죽을 수 있을까. 천사인 아가야, 엄마에게 가르쳐다오. 별이 반짝이는 동안에 말해다오. 귀여운 아가야!

수녀원의 밤이 깊어 가자 수녀 안젤리카는 항아리를 안고 방에서 나와 삼나무 등걸 아래 놓고는 주변의 약초를 뜯는다. 그리고 그 약초를 항아리에 담고 물을 넣은 뒤 불을 지펴 끓이기 시작한다. 그녀가 독약을 만들고 있다. 끝 장면에 주인공의 노래 「훌륭한 처방을 늘 지니고 있는 안젤리카 수녀」가 인상적이다.

예술 속의 파르마콘

"안젤리카는 늘 약초꽃에서 만든 훌륭한 처방을 가지고 있어요. 꽃들은 내 친구, 작은 가슴 속에 독을 감추고 있지요. 오! 얼마나 그대들을 극진히 치료해왔는가. 이제는 그대들이 나에게 보답하겠지요. 같이 지내온 여러분, 나의 꽃이여, 나는 죽을 거예요. 안녕, 수녀님들, 안녕. 당신 곁을 영원히 떠나요. 내 아들이 나를 불러요."

갑자기 자신의 아이가 마치 부르는 듯한 느낌을 받은 것처럼 신비한 기운에 사로잡힌 그녀는 다른 수녀들에게 작별을 고하고서 독약을 마시고 죽어간다. 그러나 안젤리카는 죽음을 앞둔 마지막 순간에 아이에 대한 그리움과 죄의식 때문에 자살하게 된 비종교적 행위를 회개한다.

가톨릭에도 보건 의료 계통에 전문성을 가진 수녀님들이 많이 있는 것 같다. 수녀회 입회 전에 약사나 의사 경력 등이 있을 수도 있겠다. 또 수녀원에 들어왔다가 약대나 의대에 진학하여 면허를 딴 후 관련 업무에 종사하는 수녀님도 있는 것 같다. 종교적으로나 직업적으로나 모두 숭고하신 분들이다.

병 주고
약 주고

리하르트 슈트라우스의 오페라 『이집트의 헬레나』

독일의 후기 낭만파 거장 리하르트 슈트라우스(Richard Strauss, 1864~1949)가 작곡한 2막의 오페라로서 휴고 폰 호프만슈탈이 그리스 신화를 소재로 대본을 쓴 『이집트의 헬레나(The Egyptian Helen)』. 1928년 독일의 드레스덴에서 초연되었다. 주요 배역은 트로이의 헬레나(메넬라오스의 아내), 메넬라오스(스파르타의 왕), 아이트라(마법녀이자 이집트 왕의 딸) 등이다.

이 오페라에는 두 개의 묘약이 나온다. 도니체티의 「사랑의 묘약」이나 바그너의 「트리스탄과 이졸데」에서 나오는 묘약이 떠오른다. 여기에서 한 가지는 기억을 잃는 약, 또 한 가지는 기억을 되살리는 약이다. 일종의 정신과 약물들이다.

제목에 나오는 주인공 헬레나가 누구인지 알아보자. 그리스 신화에서 트로이 전쟁은 파리스 왕자에게 세 명의 여신 중 누가 가장 아름다운지 선택하게 한 데서 시작된다. 여신들은 파리스 왕자의 환심을 사려고 여러 가지 제안을 했다. 헤라는 군대를 이끌고 전승하는 영광, 아테나는 군주로서 통치할 수 있는 영토, 반면에 아프로디테는 지상에서 가장 아름다운 여인을 약속한다.

그녀가 바로 제우스와 레다의 딸로서 사람이 낳은 여인 가운데 가장 아름다웠다

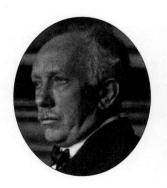

리하르트 슈트라우스(1864~1949)

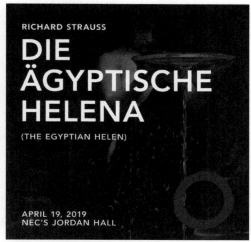

오페라 『이집트의 헬레나』 포스터

고 하는 헬레나이다. 파리스 왕자는 스파르타에서 헬레나와 함께 도망쳐 나온다. 그러나 스파르타의 왕 메넬라오스는 트로이와의 전쟁에서 파리스 왕자를 죽이고 헬레나를 다시 차지한다. 이러한 배경 하에서 오페라 『이집트의 헬레나』는 헬레나와 그의 남편 메넬라오스가 트로이 전쟁 이후 겪게 되는 이야기다.

오페라의 줄거리는 이렇다. 메넬라오스는 헬레나와 함께 배를 타고 스파르타로 향한다. 그녀가 파리스와 사랑에 빠졌다고 생각하여 복수로 헬레나를 죽일 계획이다. 이것을 알고 있는 아이트라는 두 남녀에게 로터스(lotus) 음료를 먹게 한다. 로터스는 망각의 약(a potion of forgetfulness)으로써 과거를 다 잊어버리게 된다. 그 결과 메넬라오스는 파리스로부터 헬레나를 구했다고 생각한다.

2막에서는 사막의 부족장이 헬레나에게 흑심을 품는다. 메넬라오스는 파리스 왕자로 착각해 칼로 찔러 죽인다. 헬레나는 로터스 음료가 메넬라오스의 복수욕을 말끔히 지워버리지 못했다는 것을 깨닫고 메넬라오스에게 망각에서 깨어나는 묘약(a potion of recollection)을 주어 그의 기억을 되살려준다. 그러니까 먼저 먹었던 약에 대한 해독제로서 기억의 약이다. 아마도 서로 길항 작용을 하는 약물이겠다. 둘은 결국 화해하고 이집트를 떠돌다가 고향 스파르타로 돌아온다.

여기에 나오는 로터스 음료에는 연꽃이나 그 씨앗이 들어 있었을 것이다. 호메로스의 「오디세이아」에는 '연꽃을 먹는 사람(lotus eater)'에 대한 이야기가 나온다. 트로이 전쟁 후 돌아오던 오디세우스 일행은 폭풍을 만나 북아프리카의 어느 해안에 도착했다. 그곳(lotus land)에 사는 사람들은 평화로워 보였지만 주식으로 연꽃과 열매를 먹었는데 이들은 마약(narcotics)을 먹은 듯 주로 잠을 많이 자면서 그저 빈들거리며 세월을 보내고 있었다. 오디세우스의 부하들도 이 연꽃 열매를 먹자 고향으로 돌아가려던 애초의 계획을 까맣게 잊고 그저 몽상에 빠져 나날을 보냈다는 이야기다.

서구에서 '로터스 랜드(lotus land)'라는 것은 즐거움을 추구하는 열락(悅樂)의 장소를 뜻하며 동양에서 말하는 일종의 도원경(桃源境) 같은 곳이다. 연꽃 열매를 먹으면 황홀경에 들어가 속세의 시름을 잊는다고 한다. 그래서 서양에서는 '연을 먹는 사람'이라고 하면 '안일을 일삼는 사람이나 쾌락주의자'를 뜻한다.

영국 시인 알프레드 테니슨(Alfred Tennyson, 1809~1892)의 시 「시름을 잊은 자들(The Lotus—Eaters)」이 있다. 서양에서는 연을 일종의 마약으로 생각하는 풍조도 생겼는데 그 약효로 진정 효과 같은 것이 있었을 수도 있겠다. 한방에서는 연자육(蓮子肉)이라고 하는데 연꽃의 씨다. 민간에서는 화병 치료제로 쓰이기도 했고, 「동의보감」에서는 마음을 안정시키는 효능이 있다고 했다. 동서양의 문헌에서 나타나는 연꽃의 효능―일종의 수면, 진정, 나아가 기억을 잃어버리는(memory loss) 약효나 부작용은 좀 더 찾아봐야 할 것 같다.

바그너의 악극 「니벨룽의 반지」 중 '신들의 황혼'에서도 군터가 지크프리트에게 '기억을 잃어버리는 약'을 주어 자기의 아내인 브륀힐데를 잊어버리게 한다. 또 하겐은 지크프리트에게 '기억을 되찾는 약'을 준다. 리하르트 슈트라우스의 오페라 『이집트의 헬레나』에 나오는 비슷한 약들이다. 모두 신화를 소재로 했으니 아마도 전해져 내려오는 묘약을 이야깃거리로 한 것이리라.

예술 속의 파르마콘

처음 본 누군가를
사랑하게 하는 안약

벤저민 브리튼의 오페라 『한여름 밤의 꿈』

날씨가 더워지면 『한여름 밤의 꿈(A Midsummer Night's Dream)』이라는 오페라가 생각난다. 서양에서는 일 년 중 낮이 가장 긴 하지의 전날 밤에 이상하고 신비로운 일이 많이 벌어진다는 이야기가 전해 내려온다. 여기서 '한여름 밤'이란 바로 하지의 전날 밤을 뜻한다. 셰익스피어는 민간 설화를 바탕으로 원작인 「한여름 밤의 꿈」에서 신비롭고 환상적인 이야기로 희곡을 꾸며냈다.

이 작품에 감동한 영국의 작곡가 벤저민 브리튼(Edward Benjamin Britten, 1913~1976)은 오페라로 만들었다. 1960년 6월에 브리튼의 지휘로 이 오페라가 초연되었다. 브리튼이 작곡한 「청소년을 위한 관현악 입문」이라는 곡은 음악 교육을 위한 유명한 작품 중의 하나다. 「한여름 밤의 꿈」이라는 같은 이름으로 조지 발란신(George Balanchine)의 발레곡과 신랑 신부가 퇴장할 때 많이 연주되는 「결혼행진곡」이 들어 있는 멘델스존(Felix Mendelssohn)의 관현악곡도 있다.

원작 「한여름 밤의 꿈」은 셰익스피어가 1595년 무렵 창작한 5막의 희극이다. 좀 자세히 극을 들여다보자. 공작의 결혼식을 앞두고 아테네 시골 처녀 허미어의 아버지 이지어스가 공작에게 찾아온다. 이지어스의 딸 허미어는 아버지가 정해준 디미트리어스와 결혼하지 않고 라이샌더와 결혼하겠다고 고집한다. 허미어는 라이샌더와 함께 숲속으로 도망을 가버린다. 한편 헬레나는 자기가 사랑하는 디미트리어스가 허미어를 좋아하자 질투를 한다.

요정의 왕 오베론과 왕비 티타니아는 부부싸움을 한다. 오베론은 요정 퍼크에게 처음 보는 사람을 사랑하도록 만드는 꽃 즙을 가지고 오라고 명령한다. 티타니아의 눈에 발라서 티타니아가 처음 본 짐승을 따라다니도록 장난치려는 것이다. 꽃 즙을 눈에 바른 티타니아는 때마침 처음 본 당나귀를 우습게도 좋아하게 된다.

헬레나는 디미트리어스에게 사랑을 애원한다. 디미트리어스는 헬레나를 무시하고 가버린다. 이것을 본 오베론은 퍼크에게 디미트리어스의 눈에 약을 발라 헬레나를 사랑하도록 만들라고 명령한다. 숲속에는 도망친 라이샌더와 허미어가 잠이 들어 있었다. 퍼크는 그만 라이샌더의 눈에 꽃 즙을 바른다. 지나던 헬레나는 잠이 든 라이샌더를 보고 깨운다. 그때 라이샌더가 눈을 뜨고 헬레나를 본 순간 안약의 효과 때문에 헬레나에게 사랑을 고백하게 된다.

오베론은 퍼크가 꽃 즙 안약을 라이샌더에게 잘못 바르는 실수를 한 것을 알게 된다. 오베론은 디미트리어스의 눈에 꽃 즙을 다시 바르라고 명령한다. 약을 바른 디미트리어스가 처음 눈을 뜬 순간 헬레나를 보게 되자 사랑한다고 고백한다. 헬레나는 두 남자가 자신을 놀리고 있다고 생각한다. 오베론은 그들을 한자리에 모이게 하고 꽃 즙을 눈에 발라주라고 한다. 당나귀를 따라다니는 왕비 티타니아도 불쌍해서 눈에 꽃 즙을 발라준다. 티타니아는 이상한 꿈을 꾸었다며 오베론에게 상냥하게 대한다.

이윽고 네 명의 남녀도 모두 마법에서 깨어나고 마침내 디미트리어스는 헬레나를, 라이샌더는 허미어를 사랑하게 된다. 공작은 세 쌍이 함께 성대한 결혼식을 올리자고 제안한다. 퍼크가 당나귀의 머리로 만들어버린 직조공 보텀도 마법에서 풀려나 돌아온다. 공작의 결혼식을 위해 마을 사람들이 준비한 연극이 시작된다. 연인들은 연극이 끝난 후 자신들에게 일어났던 모든 일이 '한여름 밤의 꿈'이었다고 생각한다.

작품 속에 나오는 꽃 즙은 '태만한 사랑(love in idleness)'이라는 꽃말이 나오는 것

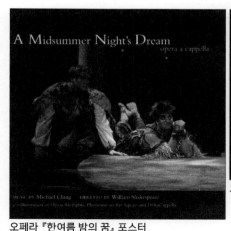

오페라 『한여름 밤의 꿈』 포스터

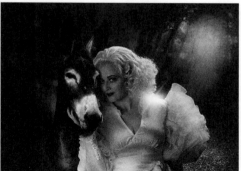

오페라 『한여름 밤의 꿈』 공연 장면

으로 보아 팬지꽃의 즙이다. 팬지꽃은 원래 흰색인데 큐피드의 화살을 맞으면 보라색으로 변한다고 알려져 있다. 이 꽃의 즙을 눈에 바르면 깨어날 때 처음 보는 사람을 사랑하게 된다고도 알려져 있다.

팬지꽃 성분은 메틸살리실산, 글리코사이드, 플라보노이드, 안토시아닌이 들어 있다. 특히 안토시아닌 성분은 시신경에 좋은 항산화 성분이다. 시력 증진약으로 종합 비타민제에도 들어 있다. 안과에서 처방하는 단일 제제로 당뇨병이나 고혈압, 황반 변성 환자들을 위한 망막 신경 보호 목적으로도 사용된다. 민간에서는 안토시아닌 성분이 많이 들어 있는 블루베리가 눈 보호제로 인기를 끌고 있다. 셰익스피어가 이 팬지꽃의 즙을 사랑의 안약으로 썼다니 문학적 상상력과 함께 약학적인 것까지 생각했는지는 모르겠다. 셰익스피어의 문학 세계가 놀라울 따름이다.

이 작품에서 사랑하는 연인들이 현실적인 장애로 어려움을 겪으나, 결국 이를 극복하고 사랑하는 사람과 행복한 결합에 이른다. 그러므로 꽃 즙 안약은 진실한 사랑의 마음을 상징하는 것 같다. 뜻대로 안 되는 것이 사랑이지만 내가 사랑하는 것만큼 확실한 것은 없다. 사랑하라. 때로는 셰익스피어의 '꽃 즙 안약'을 발라주어 첫눈에 상대방을 반하게 만들어야 하리라.

디톡스
자석 요법

모차르트의 오페라 『여자는 다 그래』

모차르트의 3대 희극 오페라라면 「피가로의 결혼」, 「돈 지오반니」, 『여자는 다 그래(Cosi fan tutte)』이다. 세 작품 모두 로렌초 다 폰테(Lorenzo Da Ponte, 1749~1838)가 쓴 작품이다. 세 오페라 모두 남녀 간의 사랑과 믿음에 대한 내용이다. 귀족들의 위선을 풍자하기도 하며 극 중에서 배역들이 옷을 바꿔 입는 일종의 '역할 바꾸기'가 공통으로 나온다.

작품명인 'Cosi fan tutte'는 이탈리아어로 '모두 그렇게 한다'라는 의미인데, 우리나라에서는 보통 '여자는 다 그래'라고 번역되었다. 주요 배역은 자매(언니 피오르딜리(A), 동생은 도라벨라(B)). 그리고 이들의 약혼자들로서 절친 사이인 청년 사관 굴리엘모(C), 페르란도(D)(커플 A—C, B—D). 하녀 데스피나, 거리의 철학자 돈 알폰소 등이다. 18세기 중엽 이탈리아 나폴리가 무대다.

어느 날 돈 알폰소가 두 청년 사관에게 "여자의 정절은 믿기 어렵다"라며 조롱을 하자 열을 받고 약혼녀들이 다른 남자의 꼬임에 넘어가는지 내기를 시작한다. 두 약혼자가 전쟁에 나간다고 설정하고 하녀 데스피나와 사기극을 꾸민다. 연인들이 떠나간 후 데스피나는 돈 많은 외국인 두 남자를 자매에게 소개하는데 이들은 두 약혼

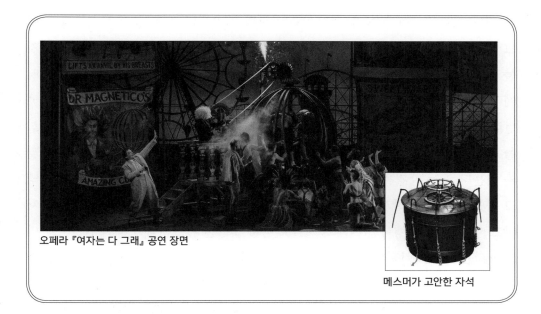

오페라 『여자는 다 그래』 공연 장면

메스머가 고안한 자석

자가 변장한 사람들이다. 두 자매를 처음 본 순간 반했고 앞으로 목숨을 바쳐 사랑하겠다며 구애한다. 그러나 두 자매가 변심할 수 없다고 거절하자 새로운 사기극을 꾸민다.

두 남자는 무척이나 상심한 척 비소가 든 독약을 원샷으로 먹고 음독 자살하는 연기를 한다. 자매들은 남자들이 쓰러지자 무척이나 놀란다. 이때 데스피나가 의사로 변장하고 나타나 쓰러진 두 남자에게 자석을 들이대며 일종의 자석 요법을 사용한다. 그리곤 한두 시간이면 깨어날 것이라고 한다. 다시 살아난 두 남자는 자매에게 키스를 요청하자 자매는 역시 단호히 거절한다.

독약 사건 이후 두 자매는 마음이 조금씩 흔들리기 시작한다. 그런데 언니 A는 동생의 약혼자 D에게 마음이 끌리고, 동생 B는 언니의 약혼자 C에 마음이 끌린다. 변장한 두 남자지만 원래의 커플이 바뀐 것이다. 자매는 새로운 파트너의 청혼을 받아들인다. 이를 어쩌나. 두 남자는 약혼녀들의 변심에 격분한다. "그거 봐라. 여자는 다 그래"라고 하며 돈 알폰소를 포함한 세 남자가 함께 "여자는 다 그래(Cosi fan tutte)!"를 외친다.

결국 새로운 커플들이 공증인으로 변장한 데스피나 앞에서 결혼 서약을 하려고 하는데 멀리서 군대의 행진 소리가 들린다. 직감적으로 자매들은 놀라서 두 남자를 숨긴다. 두 남자는 옷을 갈아입고 원래 약혼자의 모습으로 자매 앞에 나타나 땅에 떨어져 있는 결혼 서약서가 뭐냐고 해명을 요구한다. 두 자매는 자신들을 용서해 달라고 빌면서도 "우린 당신들이 변장하고 나타났을 때 알아봤다고요! 우리도 당신들 속이려고 한번 해본 거예요!"라고 말한다. C와 D는 이런 그녀들의 주장에 할 말을 잃는다. 모든 사건을 꾸민 돈 알폰소가 사실을 다 밝히면서 "이제부터 정신 차리고 다들 잘 살도록 하시오"라고 서로 화해를 권한다. 마침내 네 명 모두 서로를 용서하고 A, B, C, D는 행복한 원래의 커플로 다시 맺어진다. 그러니까 해피 엔딩으로 막을 내리는 오페라 부파(opera buffa, comic opera)다.

이 오페라 속에는 단골 소재인 '독약 마시기'가 나온다. 대본에 비소를 탄 독약이라고 나온다. 가짜 독약을 마시고 난 후에는 자석 요법이 나온다. 가짜 의사인 데스피나가 가짜 독약을 마신 두 남자에게 마법의 돌이라며 독일에서 개발되었고 프랑스에서도 유명한 자석(Mesmeric stone)을 가지고 나와 들이대면서 독을 마신 두 남자를 치료한다.

이때 등장한 자석 요법은 메스머(Franz Anton Mesmer, 1734~1815)라는 의사가 고안한 방법으로서 그 당시 매우 유명한 치료 요법이었다. 쇳덩어리를 끌어당기는 자석의 신비한 힘을 이용하여 병의 요인을 끄집어낼 수 있다고 생각한 것이다. 음독한 두 남자에게 디톡스 요법으로서 자석을 들이댄 것이다. 실제 메스머가 고안한 자석통도 있다. 당시에도 당국으로부터 인증을 받지 못했지만 일부 사람들은 플라세보 효과인지는 모르겠으나 건강을 되찾았다는 사람도 나타나는 등 자석 요법의 효능에 대한 왈가왈부가 있는 것은 사실이다.

요즘에도 약국에 가면 통증 치료 목적으로 자석 물질이 들어 있는 파스 같은 것도 의료 기기로서 판매되고 있다. 신경 정신과에서는 스트레스를 제거한다며 뇌세포를 자극하는 자석 요법을 임상적으로 시행하고 있기도 하다. 비소 독약의 해독으로서의 자석 요법이 희극 오페라 『여자는 다 그래』의 흥미를 더해주었던 것 같다.

독약을 대신한
애증의 수면제

폰키엘리의 오페라 『라 지오콘다』

「시간의 춤」이라는 유명한 발레곡이 들어 있는 『라 지오콘다(La Gioconda)』는 아밀카레 폰키엘리(Amilcare Ponchielli, 1834~1886)가 작곡한 4막의 오페라다. 빅토르 위고(Victor Hugo)의 희곡 「파도바의 폭군, 안젤로」를 기초로 아리고 보이토(Arrigo Boito)가 이탈리아어 대본을 작성하였다. 1876년 밀라노의 라 스칼라 극장에서 초연되었다.

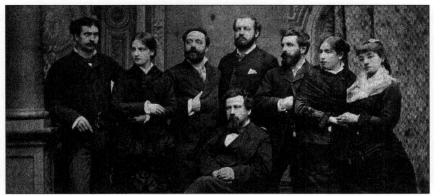

폰키엘리(앉은 사람)와 『라 지오콘다』의 통역사들(1876)

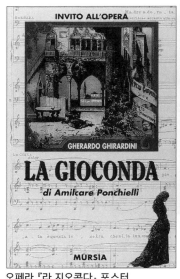
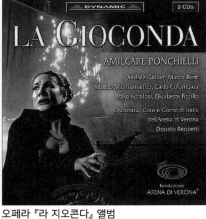

오페라 『라 지오콘다』 앨범

오페라 『라 지오콘다』 포스터

『라 지오콘다』에서는 수면제가 등장해 곤경에 빠진 여인이 도움을 받는다. 가수인 지오콘다는 귀족의 신분을 숨기고 있는 엔초와 연인 사이다. 지오콘다를 연모하고 있는 바르나바와 엔초의 옛 애인으로서 현재 다른 남자의 부인이 된 라우라, 모두 4명의 사랑이 서로 엇갈리면서 상황은 파국으로 치닫는다. 주인공 지오콘다가 사랑하는 엔초를 라우라와 함께 떠나보내고 목숨을 끊는 슬픈 이야기다.

주요 등장인물로 지오콘다(여가수), 치에사(지오콘다의 어머니), 엔초 그리말도(제노바 왕자), 알비제 바도에로(10인 위원회 임원), 라우라(알비제의 아내), 바르나바(비밀 경찰)가 나온다.

무대는 17세기 베네치아. 가수 지오콘다는 직위를 박탈당한 귀족 엔초를 사랑하는데 엔초는 고급 관료 알비제의 부인인 라우라를 사랑하고 있다. 지오콘다는 엔초의 이중적 연애 행각에 마음의 상처를 크게 입는다. 라우라와 엔초는 둘이 함께 배를 타고 도망가기로 한다. 질투심에 미쳐버릴 지경인 지오콘다가 배에 숨어들었다가 라우라를 칼로 위협한다. 그러다가 라우라에게서 자신의 어머니가 도움을 받았을 때 주었던 묵주를 보고 마음을 바꿔 그녀를 도망치도록 돕는다.

라우라의 남편 알비제는 그의 명예를 손상시킨 아내에게 부정의 증거를 대면서 독약을 마시도록 명령한다. 이때 지오콘다가 들어와 독약 대신 몰래 준비해 온 수면제를 라우라가 먹도록 한다. 지오콘다는 의식 불명인 라우라를 교회 무덤에서 데려온다. 엔초에게는 자신의 집 휘장 속에 두었다고 말한다. 엔초가 라우라가 죽은 줄 알고 칼을 뽑아 지오콘다를 위협하는 순간 라우라가 약에서 깨어난다.

그리하여 지오콘다, 라우라, 엔초 세 사람은 사랑과 감사의 3중창을 부르고, 그후 라우라와 엔초는 지오콘다가 미리 준비해둔 배를 타고 떠난다. 그들이 떠나자 지오콘다는 자신의 가슴을 칼로 찌른다. 그녀는 숨을 거두고 만다.

다음은 제3막 독약과 수면제가 나오는 장면이다.

> 알비제: (약병을 내보이며) 이 독약을 마셔라. 네 뻔뻔스러운 말에서 확
>   실한 결의를 보였으니 이제 입술로 입맞춤을, 죽음의 맛을 보
>   라고.
> 지오콘다: 그 약을 이리 주고 이걸 받으세요! 어서 드세요!
> 라우라: 지오콘다가 이곳에?
> 지오콘다: 제가 무슨 일이 일어날지 알아챘고, 당신을 구하기로 했어
>   요. 두려워하지 마세요. 이것은 죽은 것처럼 보이도록 잠들
>   게 하는 수면제예요. 어서 드세요! 시간이 없어요. 그렇지
>   않으면 위험이 닥쳐요.
> 라우라: 저에게 주세요! (수면제를 마신다) 마셨어요!

알비제가 아내에게 먹이려고 했던 독약을 지오콘다가 수면제로 바꿔치기하는 장면이다. 오페라 대본에서 이 약을 먹고 잠을 자는 것으로 보아 수면제인 듯하다. 어쨌든 라우라를 가사 상태로 만든다. 세익스피어 「로미오와 줄리엣」에서 줄리엣이 죽은 것처럼 잠자는 약을 상정한 것 같다. 『라 지오콘다』의 원작인 빅토르 위고의 희곡 「파도바의 폭군, 안젤로」를 더 찾아보면 좋겠다.

요정이 등장하는
의약 오페라

리치 형제의 오페라 『구두 수선공과 요정』

루이지 리치(Luigi Ricci, 1805~1859)와 그의 동생인 페데리코 리치(Federico Ricci, 1809~1877) 두 형제가 협동하여 작곡한 오페라 『구두 수선공과 요정(Crispino e la comare)』에는 약사와 약국이 나온다. 여기에 나오는 약사(apothecary) 미라볼리노(Mirabolino)는 대본에 의하면 의사(doctor)를 겸하고 있다. 의사(Fabrizio)도 나오는데 둘은 비교적 친한 사이다.

17세기 이탈리아 베니스가 무대다. 막이 오르면 거리에 약국이 보인다. 이탈리아어 '파마시아(Farmacia)'라는 간판이 보인다. 극이 시작되면 바로 "빻고 빻고 갈고 갈아 약을 짓자. 이 약으로 난치병도 고칠 수 있다네"라는 가사로 시작되는 「약사 도제들의 합창(Chorus of Apothecaries' Assistants)」이 우렁차게 퍼져 나온다. 어떤 공연에서는 '테리아카(Therica)'를 조제하자고도 나온다. 이 약은 인삼 같은 보약인데 그리스 시대로부터 처방이 전해 내려온 것이다.

이 극의 주인공인 구두 수선공 크리스피노는 길거리에서 구두를 고치며 생계를 유지하는데 좀처럼 가난을 벗어나지 못하고 있다. 아내 아네타는 거리에서 노래를 부르고 책을 팔며 돈을 벌어 생계를 이어간다. 부부는 집주인으로부터 집세에 대한

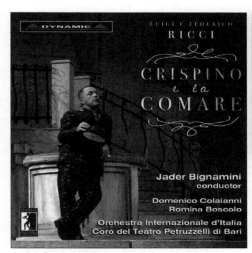

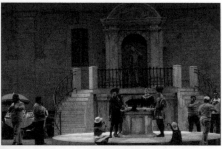

오페라 『구두 수선공과 요정』 공연 장면

오페라 『구두 수선공과 요정』 앨범

압박도 받고 있다.

크리스피노는 동네 우물에 빠져버려서 생을 마감하려고 한다. 이때 요정(La Comare, fairy)이 갑자기 나타나서 그의 고민을 들어주고 그를 도와주겠다고 한다. 일 자무식인 그를 훌륭한 의사로 만들어주겠다고 한다. 갑자기 의사가 된 그를 동네 사람들과 약사와 의사들은 비웃는다. 그러나 그가 사고로 죽어가는 응급 환자를 극적으로 치료해주자 의사와 약사들을 포함한 동네 사람들은 놀라고 그는 의사로 자리매김한다.

그는 병원도 세우고 궁전 같은 저택도 짓는 등 큰 성공을 거둔다. 큰 부자가 되어 빚도 다 갚는다. 그러나 크리스피노는 점차 과대망상적이고 거만하고 안하무인인 사람이 되어간다. 요정은 그의 오만을 꾸짖고 우물 속 지하 세계로 데려간다. 그리고 그가 모은 모든 재산을 기증하도록 한다. 거의 죽기 직전 크리스피노의 마지막 소원은 그의 아내와 자식을 한 번 안아보는 것이다.

요정의 마법으로 함께한 가족들 앞에서 모범적인 사람이 되겠다고 맹세한다. 그는 이윽고 깨어나고 지하 동굴 속 공포와 악몽으로부터 벗어나 드디어 주변에 가족

친구들이 있는 것을 보게 된다. 마지막에는 아내 아네타가 "지금 내가 느끼는 것보다 큰 기쁨은 없습니다. 내 마음의 행복을 더는 표현할 말이 없습니다"라며 남편을 부둥켜안고 원래의 모습으로 이 세상에 돌아온 것을 기뻐하면서 끝이 난다.

크리스피노가 의사가 되어 환자를 고치는 장면에서 자신의 처방이 새로운 것이라며 의사, 약사들 다 떠나라고 큰소리를 치기도 한다. 의사와 약사는 우리를 존경해야 한다고 맞받아친다. 동네 사람들은 크리스피노를 위대한 의사라고 지지한다. 질병은 원하지 않지만 의술은 좋은 것이라며 노래를 부른다. 극 중에서 약사는 명성을 얻은 크리스피노 때문에 약사 면허를 가진 자기도, 의사 면허를 가진 의사도 이제 다 망하게 되었다고 불평한다.

약사와 의사는 오만방자한 크리스피노를 보고 의사는 예의 바른 사람이어야 한다고 말한다. 환자의 말을 잘 듣고 또 환자가 뭔가 질문할 때는 솔직하게 말해야 한다고 강조한다. 의사는 정도(正道)로 치료해야 한다고 한다. 의사, 약사와 크리스피노는 서로 잘났다고 싸운다. 약사가 가루약을 조제하는 노래를 부르고, 이를 놀리는 듯 크리스피노가 연고를 조제하는 노래를 이어 부른다. 의사는 다툼을 멈추라고 한다.

극 중에는 의사들의 합창도 나온다. "히기에이아(Hygieia) 신이 우리를 인도했다. 위대한 신이 아픈 사람을 고쳐주라고 우리를 인도했다. 우리는 히포크라테스(Hippocrates)의 추종자이며 갈레노스(Galen)의 손자다. 우리는 환자들의 생명을 구하기 위하여 심지어 독을 사용하기도 한다"라고 노래한다. 여기서 히기에이아 신은 건강의 여신으로 의술의 신 아스클레피오스의 딸이다. 히포크라테스는 의학의 아버지로 추앙되는 인물이고 갈렌은 약학의 아버지로 불릴 수 있는 희랍 시대 약학자다.

이 오페라는 구두 수선공이 요정의 도움을 받아 의사가 되었지만 그의 자질 부족으로 다시 평범한 사람으로 되돌아가는 이야기다. 매사에 지나친 자만과 욕심은 금물이라는 메시지가 들어 있다. 극 중에 약사와 의사 그리고 의약 관련 이야기가 많이 나오는 오페라다. 특히 약 조제에 관한 합창과 의술의 신성함에 대한 합창이 나오는 등 또 한 편의 '의약 오페라'라고 볼 수 있겠다.

대음악가를 죽인 것은
납 중독인가?

베토벤의 유리 하모니카

"오후 4시쯤, 창밖에는 진눈깨비가 내리고 있었다. 천둥소리와 함께 번개가 치자 어두컴컴했던 실내가 갑자기 밝아졌다. 죽어가던 그의 얼굴이 번쩍 들리며 주먹을 쥔 오른손이 장엄하게 하늘을 향했다. 마치 군대를 지휘하는 장군처럼 뻗었던 그 팔은 곧 바닥으로 떨어졌고 그는 영영 눈을 감았다…" 1827년 3월 26일 베토벤(Ludwig van Beethoven, 1770~1827)은 57세의 나이로 죽었다.

베토벤은 독일의 고전 음악 작곡가다. 고전주의와 낭만주의의 전환기에 활동한 매우 영향력 있는 작곡가로서 그의 작품들은 지금까지 널리 연주되고 있다. 가장 많이 알려진 작품 중에는 「베토벤 교향곡」 1번에서 9번까지, 피아노곡 「엘리제를 위하여」, 「비창 소나타」, 「월광 소나타」 등이 있다.

베토벤은 20대 초부터 복통을 지속해서 앓았다고 한다. 31세에는 청각 장애가 나타나 42세에 청각이 완전히 소실되었다. 그는 신경질적이고 우울한 성격이 되어버렸다. 죽기 한 해 전 폐렴에 걸렸고 간부전으로 복수가 차올랐다. 임종의 순간에 하늘로 주먹을 흔들던 몸짓은 간성 혼수 때 흔히 일어나는 경련 반응이라고 한다. 부검 결과 간경화로 판명되었다. 일부 의사들은 그의 병력과 부검 결과를 토대로 베토벤이 '전신성 홍반성 결절'이라는 면역 질환을 앓았을 것이라고 주장하기도 한다. 젊은 나이에 많이 발병하는 이 병은 복통, 간염, 황달, 동맥염에 의한 청각 장애가 나타난다고 한다.

베토벤의 사망 원인에 대해서는 몇 가지 설이 있다. 오랫동안 그가 투여받았던 모르핀 중독과 매독약인 비소 중독으로 추정하기도 한다. 얼마 전 미국 베토벤협회가 소장하고 있던 베토벤의 머리카락을 분석한 결과 정상인의 약 100배에 이르는 60ppm의 납이 검출되었다. 모발 분석은 중금속이나 마약 중독 여부를 잘 알 수 있는 생체 지표다. 진통제로 사용됐던 모르핀은 검출되지 않았고 비소는 극소량만 발견됐다. 또한 수은도 거의 검출되지 않았기 때문에 베토벤이 매독으로 고통받았을 거라는 주장도 신빙성을 잃었다. 의과 대학에 보관하고 있던 베토벤의 머리뼈에서도 다량의 납이 검출되었다. 따라서 젊은 시절부터 고통을 받아왔던 만성 소화 불량과 복통의 원인이 납 중독에 의한 것이라고 추정할 수 있다. 신경증이나 우울증도 납이 신경계에 침투하여 생기는 증상으로 이해되었다.

그러면 베토벤이 왜 납 중독에 걸렸는지 의문이 든다. 연구자들은 당시 산업화의 폐해로 심하게 오염되어 있었던 다뉴브강에서 잡힌 생선을 많이 먹었거나 술을 좋아하는 그가 수십 년간 마셨던 와인에 납이 많이 들어 있었을 것으로 추측하고 있다.

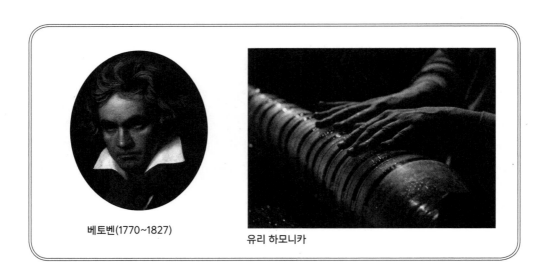

베토벤(1770~1827)

유리 하모니카

예술 속의 파르마콘

당시 중세 유럽에는 납 중독이 많았다. 수도 파이프를 납관으로 써서 납이 용출되기도 하였다. 와인에 납 성분을 넣어 단맛을 증진시키는 통에 납 중독이 왔을 가능성도 있다. 베토벤이 살던 시기에는 술잔이나 촛대, 담배 파이프 등 갖가지 용품에 납을 많이 넣었다. 일반 유리나 크리스털 제품에 납을 넣으면 광택이 나고 강해진다. 베토벤에게 가장 유력한 납의 노출 경로는 그가 자주 연주를 한 유리 하모니카(glass harmonica) 때문이라는 설도 있다.

유리 하모니카란 미국의 프랭클린이 1761년에 고안한 일종의 울림 악기다. 종 모양의 유리를 크기대로 늘어놓고, 페달 장치로 축을 회전시켜 돌아가는 유리에 젖은 손가락을 대면 피리 비슷한 소리가 난다. 음색이 감미로우면서도 아주 맑다. 특수한 울림 소리를 내는 이 악기는 음악가들을 매혹시켰다. 모차르트와 베토벤도 유리 하모니카 소품을 작곡하기도 했다. 이 악기를 위해서 쓴 작품으로는 모차르트의 「아다지오와 론도」(1791)가 있다. 오늘날 유리 하모니카는 순수한 유리로 만들어지지만 베토벤 시대에는 납유리가 사용됐다. 또 유리 종에 납이 함유된 칠을 하기도 했다. 젖은 손으로 종을 건드려 소리를 내야 하는 유리 하모니카의 특성상 연주자에게 납 중독을 유발할 수 있다는 전문가의 주장이 어느 정도 타당성이 있다.

납 중독은 많은 경우 회복되지 않는 소화기 통증 등 만성적인 독성을 야기한다. 납은 오염된 물질의 섭취뿐 아니라 증기 흡입 등에 의해서도 독성을 일으킨다. 납 중독은 어른보다 어린이와 태아에게 특히 심각하고 독성이 오래 유지될 수 있으므로 유의해야 한다. 납 중독은 체내 단백질의 유황기(−SH)에 결합하여 각종 체내 효소의 기능을 저하시킨다. 예를 들면 빈혈을 일으켜 콩팥이나 간 등 여러 장기에 독성을 나타내고, 또한 신경 세포에도 작용하여 뇌를 비롯한 신경계의 독성을 일으키는 무서운 질환이다.

저명 학술지 「이비인후과 학회지(The Laryngoscope)」의 2013년 논문에서도 베토벤의 청각 소실이 납 중독과 관계가 크다고 발표했다. 베토벤 시대, 그의 젊은 시절부터 사망할 때까지의 유럽의 주변 생활 환경을 따져보면 음용수, 와인, 송어 등 식품, 유리잔 등 주방 및 생활용품, 유리 하모니카 연주 등 납 중독이 일어날 만한 노출 요인이 많았다고 생각이 된다. 납의 노출은 지금도 조심해야 한다.

독 향기와
독 입술

오페라 『아드리아나 르쿠브뢰르』와 『세 왕의 사랑』

실존 인물로 파리의 코미디 프랑세즈(Comedie Francaise)에서 활동했던 유명 여배우 아드리아나 르쿠브뢰르(Adriana Lecouvreur, 1692~1730)의 비극적 생애를 극작가 외젠 스크리브와 에르네스트 르주베가 희곡으로 썼으며 이것을 프란체스코 칠레아(Francesco Cilea)가 오페라로 작곡한 것이 『아드리아나 르쿠브뢰르(Adriana Lecouvreur)』다. 파리의 내로라하는 지식인, 예술가들이 아드리아나를 좋아했다고 한다. 또 다른 주인공 마우리초는 실존 인물 모리츠(Moritz)를 모델로 했으며 프랑스군 사령관이라는 높은 직위에 있었고, 그를 만났을 때 아드리아나는 스물여덟 한창때였다. 두 사람의 로맨스는 그 당시 파리에서 다 아는 유명한 이야기였다.

줄거리를 잠깐 살펴보자. 1730년 파리의 극장이 배경이다. 여배우 아드리아나는 왕족이자 프랑스군 사령관인 마우리초와 비밀 연인 사이다. 공작인 극장 후원자의 딸 드 부이용 공주가 마우리초를 좋아한다. 결혼까지 약속했다. 그러니까 삼각관계다. 마우리초의 전 애인인 여배우 뒤클로의 별장에 마우리초가 나타난다. 별장에는 드 부이용 공주가 미리 와 있다가 얼른 숨는다. 아드리아나가 잠시 후에 도착한다. 아드리아나가 사랑하는 사람이 바로 마우리초로 밝혀진다. 아드라아나가 마우리초에

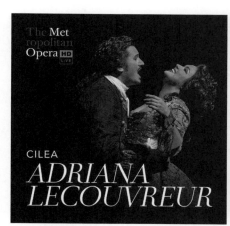 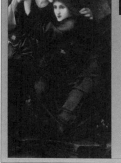

오페라 『아드리아나 르쿠브뢰르』 포스터   오페라 『세 왕의 사랑』 앨범

게 사랑의 표시로 제비꽃 다발을 주자 마우리초는 이 꽃다발을 드 부이용 공주에게
준다. 질투와 증오의 화신이 된 공주는 연적인 아드리아나를 죽이기 위해 제비꽃 다
발 속에 냄새만 맡아도 목숨을 잃게 되는 독약을 넣어 아드리아나에게 다시 준다.
꽃향기를 맡은 아드리아나가 쓰러진다. 마우리초는 자기가 진정으로 사랑하는 사람
은 아드리아나라고 여러 사람 앞에서 선언하지만 그녀는 이미 숨을 거두었다.

　　여성 편력이 복잡했던 모리츠(마우리초의 실제 인물)는 아드리아나와 관계를 비밀스
럽게 유지하면서도 드 부이용 공주와 결혼까지 약속했던 사이였다. 그러니 사달이
안 생겼을 리가 없었다. 공주는 냄새만 맡으면 죽는 독약으로 아드라아나를 독살하
려고 했지만 사전에 발각되어 미수에 그쳤다고 한다. 그러나 이 사건이 있은 지 얼마
후 아드리아나가 38세의 나이로 갑자기 세상을 떠났다. 그녀의 광팬이었던 프랑스
계몽주의 작가 볼테르(Voltaire, 1694~1778)의 품에 안겨 숨을 거두었다고 전해진다.
일부에서는 공주의 계속된 살해 음모 때문이라는 추측도 있지만 일부에서는 아드리
아나의 지병 때문에 세상을 떠났다고 알려져 있다.

　　제비꽃 다발에 무슨 독을 넣었기에 냄새만 맡아도 상대를 죽일 수 있었을까? 아
마도 휘발성 독물일 것 같다. 김정남 독살 사건에 사용된 VX 같은 것이 그 시대에

있었을 리도 없고 미스터리다. 아무튼 꽃향기에 휘발성 독을 뿌려 냄새를 맡으면 후각으로 독성 물질이 전신에 분포되어 사망케 한다는 흡입 독성의 예다. 얼마 전 가습기 살균제 사건도 물과 함께 잔류 살균제가 증기화되어 어린이나 보호자들의 호흡기로 흡수되어 일으킨 흡입 독성이 원인이다.

한편 오페라 『세 왕의 사랑(L'Amore dei Tre re)』은 몬테메치(I. Montemezzi, 1875~1952)가 작곡했으며 베넬리(S. Benelli)가 자작의 희곡을 대본화한 것이다. 아르키발도가 이끈 이민족 침공 이후 40년이 지난 10세기경 이탈리아의 변경에 있는 성이 무대다. 등장인물은 아르키발도(알투라의 늙은 눈먼 왕), 만프레도(왕의 아들), 피오라(만프레도의 약혼자), 아비토(피오라의 연인) 등이다. 피오라는 아르키발도 왕의 아들 만프레도의 결혼을 정치적인 이유로 강요받는다. 만프레도가 전쟁터로 출정한 사이 늙은 왕은 자신의 며느리로 삼은 피오라가 실제 연인인 아비토의 이름을 밝히기를 거절했다는 이유로 죽인다. 왕은 죽은 피오라의 입술에 독약을 바르고 그녀의 연인 아비토가 시신을 보러 오기를 기다린다. 아비토가 독약이 묻은 입술에 마지막 입맞춤을 하자 독이 흡수되어 죽는다. 돌아온 만프레도 또한 그녀 없이는 살아갈 수 없다하며 피오라의 입술에 마지막 입맞춤을 하고 죽어간다.

오페라 『아드리아나 르쿠브뢰르』에서는 제비꽃 다발에 독을 뿌려 독이 향기와 섞여 나오게 하고, 오페라 『세 왕의 사랑』에서는 주검의 입술에 독을 발라두고 그녀를 사랑하는 사람으로 하여금 키스를 하게 하여 독살을 기도했다. 그러나 인과응보로서 독을 입술에 발라두었던 왕의 아들도 결과적으로 죽게 되었다. 입술은 우리 인체에서 피부가 가장 얇은 곳이다. 그렇지 않은가. 입술은 손길만 가까이 가도 스침을 느낄 수 있는 가장 예민한 곳이다. 그래서 사람들은 키스로써 애정을 표현한다. 입술은 독극물이 피부로 흡수되는 장기로서, 피부 점막같이 침투력이 큰 조직 중의 하나가 아닐까 생각해본다. 셰익스피어의 희곡 「리어왕」에는 셋째 딸 코델리아 공주가 자신의 입술에 '회복의 묘약'을 묻혀 아버지의 상처를 키스로 치유하고 싶다는 장면이 나온다.

아무튼 무서운 죽음이 도사려 있는 독 향기와 독 입술도 예술 세계에서 로맨틱한 분위기를 자아낸다. 향기도 입술도 조심하며 살아가야 하나?

독약 오페라

오페라 『아틸라』와 『페도라』

오페라에는 독약 장면(scene)이 자주 나온다. 너무 많이 나와서 별 의미가 없을 정도지만 약학의 입장에서 왜 예술 속에 독약을 많이 사용하는지 생각해볼 필요가 있다. 독약(poison)이라는 것이 일반인에게는 호기심(?)을 자아내는 물질이고, 또한 범죄자들이 범죄에 이용할 수 있는 물질이다. 대체로 오페라에서 독약을 사용하면 갑자기 분위기가 전환되면서 극적인 효과를 나타낸다. 독약 장면이 나오는 오페라는 「루크레지아 보르자」, 「나부코」, 「루이저 밀러」, 「일 트로바토레」 등 무수히 많지만 여기서는 『아틸라(Attila)』와 『페도라(Fedora)』를 소개해본다.

이탈리아 작곡가 조르다노(Umberto Giordano, 1867~1948)의 『페도라』는 전 3막으로 무대는 1881년의 상트페테르부르크, 파리, 스위스 등지다. 블라다미르 백작 집에서 결혼 상대인 페도라 공주가 백작을 기다렸는데 사고로 백작이 총에 맞아 죽는다. 건너편 사는 용의자 로리스라는 사람이 도망을 간다. 어느 날 페도라의 집 파티에서 로리스는 자신이 왜 백작을 쏘았는지 말해준다. 로리스의 부인을 백작이 유혹했다는 것이다. 그리고 페도라와 백작이 결혼하려는 이유는 단지 돈 때문이라고 말한다. 페도라는 로리스를 동정하게 되고 또 사랑하게 된다.

로리스와 페도라는 스위스에서 함께 살게 되었다. 어떤 여인이 경찰청장에게 쓴

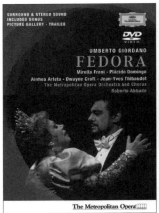

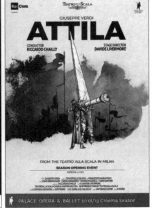

오페라 『아틸라』 앨범   오페라 『페도라』 포스터

편지를 통해 자기 대신 형이 잡혀들어갔으며 어머니도 충격으로 죽었다는 소식을 듣고 로리스는 괴로워한다. 누구인지 밝혀내어 그 여인이 페도라라 할지라도 복수하겠다고 다짐한다. 페도라가 모든 걸 잊으라고 하자 로리스는 페도라가 죽은 백작을 아직도 사랑한다고 오해한다. 로리스의 단호한 마음을 알게 된 페도라는 독약을 마신다. 페도라가 죽어가면서 용서를 구한다. 그제야 로리스는 그녀의 진정한 마음을 깨닫는다.

또 한 편의 독약 오페라는 베르디(Giuseppe Verdi, 1813~1901)가 작곡한 서막과 3막으로 구성된 오페라 『아틸라』이다. 무대 배경은 454년의 이탈리아. 포레스토는 로마 제국 사신 에치오 장군과 힘을 합쳐 아틸라 왕을 죽이려 한다. 아틸라 측근이 아틸라 왕을 독살하려는 계획을 알아챈 포레스토는 이 사실을 오다벨라에게 알렸는데, 오다벨라는 자신이 직접 죽이려고 아틸라 왕에게 이 사실을 알려준다. 아틸라는 오다벨라를 생명의 은인으로 여기고 왕비로 삼겠다고 하고 포레스토는 오다벨라가 자신을 배반했다고 오해한다. 포레스토가 아틸라 왕을 쫓아가 죽이려 하자 오다벨라가 아틸라 왕을 칼로 찌른다. 오다벨라의 진심을 안 포레스토는 그녀와 함께 아틸라로부터 백성들을 해방시킨다.

고대 그리스 시대의 비극 작품에는 신들이 자주 등장하여 인간을 심판하고 단죄하는 내용이 많았다. 중세 이후에 민중들이 계몽되고 시대가 지날수록 극 중의 신을 대체할 무엇인가를 찾게 되었다. 그것이 바로 독약으로 나타난 것이다. 그러다 보니 오페라 대본가들이 특정 장면에서 독약 사용을 남발한 측면도 없지는 않을 것이다.

독약은 의약품 중 미량으로 극심한 작용을 나타내는 것으로, 독약으로 지정되는 대략적인 표준은 약물의 독성 강도에서 보아 생쥐에 대한 피하 주사의 반수치사량(LD_{50})으로 20mg/kg(극약은 200mg/kg) 이하의 것으로 생각한다. 독약 중 생물학적 물질로서 가장 치명적인 것은 보툴리눔 독소로 1ng/kg 수준이며 화학 물질로서는 TCDD가 20μg/kg 수준이다. 그러니까 대략 보툴리눔 독소가 TCDD보다 20,000배 강하다. 이 같은 맹독성 물질은 그 당시에 몰랐기 때문에 고전 예술 작품에서 독약으로 사용되지는 않았을 것이다. 선사 시대부터 전해 내려온 비소, 수은, 기타 부자 같은 맹독성 식물이나 알칼로이드 함유 식물과 이들의 합제 같은 것이 사용되었을 것이다.

권선징악의 수단으로 독약은 죄와 벌을 뜻하기도 했다. 그러나 반대로 이것을 악의적으로 사용하는 모습을 보여주는 구성도 있다. 극 중에 독약이 등장하는 순간 스토리는 더욱 간단해진다. 독약을 사용하여 이야기의 지루함을 일시에 해소할 수 있을 것이다. 나아가 보다 더 명료한 주제 의식을 보여줄 수 있다. 그러나 약학의 입장에서 보면 꼭 그렇지만은 않다. 독약은 인간의 생명을 위협하거나 빼앗는 물질이기 때문에 이러한 맹독성 물질의 사용에 대한 일반인의 경각심 같은 것도 관객이 은연중에 느끼게 되는 의약품 안전 교육의 측면도 있는 것이다.

『페도라』에서는 독약을 먹고 죽도록 하여 등장인물을 죽인다. 그러나 『아틸라』에서는 독약 먹을 것을 알아차리게 하여 등장인물을 일단 살린다. 반전을 꾀하는 매개체가 된다. 같은 오페라의 독약 장면이라도 한 편에서는 죽게 하고, 한 편에서는 살리게 한다. 독약이 생과 사를 가른다. 내 인생에 독약이 될 만한 것이 있는지 주변을 살펴볼 일이다. 독약이 상징하는 것이 꼭 죽음만은 아닐 것이다.

반지독을
아시나요

베르디의 오페라 『일 트로바토레』

베르디의 『일 트로바토레(Il Trovatore)』는 「리골레토」, 「라 트라비아타」와 함께 베르디 3대 레퍼토리 중의 하나이다. 베르디(Giuseppe Verdi, 1813~1901)는 이탈리아의 작곡가로 주로 오페라를 작곡하였다. 『일 트로바토레』는 음유 시인 또는 유랑 가객을 일컫는 말이다. 제2막의 서두를 장식하는 「대장간의 합창」은 너무나 유명한 곡이다. 주요 등장인물은 음유 시인으로 기사인 만리코, 아라곤 지방의 젊은 귀족 루나, 집시 여인 아주체나, 아라곤 공작 부인의 시녀장 레오노라 등이다. 간단한 줄거리는 다음과 같다.

15세기 스페인, 루나 백작은 음유 시인 만리코와 레오노라를 놓고 연적이 된다. 만리코는 루나 백작의 아버지에 의해 어머니가 화형당한 집시 여인인 아주체나에게 어릴 적 납치되었다. 아주체나는 그를 죽이려고 계획했는데 실수로 그만 친아들을 죽이게 되었다. 운 좋게 살아난 만리코는 친아들 대신 아주체나의 집에서 자랐다.

어느 날 만리코는 체포된 아주체나를 구하려다 루나 백작에게 잡혀 처형될 처지에 놓였다. 레오노라가 투옥된 연인 만리코를 살리는 대가로 루나 백작에게 사랑을 허락하겠다고 하자 루나 백작은 만리코의 사형 집행을 연기시킨다. 백작이 명령하

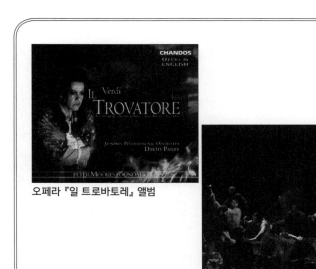

오페라 『일 트로바토레』 앨범

「대장간의 합창」 공연 장면

러 나간 사이에 레오노라는 반지 속에 숨겨놓았던 독약을 꺼내 마신다. 감옥으로 만리코를 찾아온 레오노라는 그에게 어서 도망가라고 한다. 만리코는 자신을 살리는 대가로 그녀가 정조를 바쳤다는 것을 알게 된다. 서서히 몸속으로 독이 퍼진 레오노라는 만리코의 품에 안겨 죽는다.

이 모든 사실을 알게 된 백작은 만리코를 당장 죽이라고 명령한다. 아주체나가 백작에게 처형을 중지해달라고 했지만 때는 늦었다. 루나 백작은 처형당한 만리코가 사실은 자신의 친동생이었다는 사실을 알고 비탄에 빠진다. 자신의 실수에 백작은 전율한다. 아주체나는 "어머니, 복수를 끝냈어요"라고 말하며 막이 내린다.

중세 시대에 독을 넣은 반지에 관한 에피소드는 많이 전해지고 있다. 플리니우스의 「박물지」에 그리스 최대의 영웅 데모스테네스가 BC 322년에 자신의 목숨을 끊기 위한 수단으로 반지 속에 독을 넣어둔다는 대목이 있다. 코끼리 떼를 이끌고 알프스를 넘은 것으로 유명한 카르타고의 장군 한니발은 로마군에 대승했지만 나중에 패배하자 망명지에서 반지 속에 넣어두었던 독을 먹고 BC 183년에 자살했다. 명예를 중시하던 고대의 영웅들도 적군에게 잡히기보다는 스스로 목숨을 끊는 경우가 많았다. 체사레 보르자는 사자 모양 반지를 끼고 있었는데 타살을 시도할 때는 악수를 하는 척하면서 사자의 발톱을 통하여 상대방의 피부로 독물을 주입시켰다는 기록이 있다.

반지들 속에 무슨 독을 넣었을지 궁금해진다. 아마 소량으로도 치사량에 가까운 독이 되는 것은 호미카(마전자)일 듯싶다. 호미카(*Strychnos nux−vomica*) 속에는 스트리크닌이 들어 있어 독성이 매우 강하다. 스트리크닌은 50% 치사량이 약 2㎎/㎏이다. 무색이고 포유류에게 맹독성이다. 스트리크닌은 뇌와 척수에서 글리신의 작용을 방해하여 중추 신경 흥분제로 작용한다. 과량이면 심한 근육 경련과 호흡 장애를 일으켜 사망에 이르게 한다.

현대에는 중세 시대의 독 반지보다 훨씬 무서운 비밀 병기가 개발되었다. 간첩들이 요인 암살에 사용하는 독침 속엔 브롬화네오스티그민이라는 독약 성분이 묻어 있다. 이것은 부교감 신경 흥분제로 10㎎만 인체에 투여해도 호흡이 정지되고 심장마비로 즉시 사망하는 맹독성 물질이다. 독총 같은 것도 있는데, 사용하는 독으로 청산가리보다 독성이 3배 이상 강한 모노플로르초산나트륨이 들어 있다.

1987년 KAL기 폭파 사건이 있었다. 이때 자살한 범인이 공범에게 이렇게 말했다고 한다. "이 담배 필터 사이에 독약 앰풀이 들어 있다. 앰풀 속에는 액체가 있는 것처럼 보이나 깨무는 순간 기체화되어 호흡기로 들이마시면 즉사하게 되어 있다. 최악의 경우에 담배를 피우는 척하면서 담배 필터 앞쪽을 깨물면 된다." 이 독물은 아마도 청산가리가 아닌가 한다. 담배 필터에 청산가리가 들어 있는 앰풀이 있어서 이 부분을 물면 황산이 들어가 순간적으로 시안화수소로 기화되어 흡입되게 만든 것 같다. 당시 공범은 자살에 실패했다.

약속과 믿음과 사랑이 아로새겨진 결혼반지가 있는 반면에 아름다운 반지 속에다 독을 넣고 자살과 타살을 생각하고 있다니 무서운 생각이 든다. 누군가 두꺼운 반지를 낀 손으로 악수를 청할 때는 한 번쯤 의심해 볼 일인가? 의심도 다 팔자소관이다.

물레 바늘에 찔려
백 년 동안 잠을 잔 공주

차이코프스키의 발레곡 『잠자는 숲속의 미녀』

동화 「잠자는 숲속의 미녀」는 이 책을 읽지 않고 자란 아이가 없을 정도로 유명하리라. 샤를 페로의 원작을 대본으로 한 차이코프스키의 발레곡도 유명해서 전 세계 공연이 끊이질 않는다. 이 동화는 디즈니 만화 영화가 되어 어린이들에게 더 유명해졌다.

차이코프스키의 3대 발레곡 『잠자는 숲속의 미녀(The Sleeping Beauty)』, 「백조의 호수」, 「호두까기 인형」이 다 유명하지만 『잠자는 숲속의 미녀』가 가장 멋진 발레곡이다. 차이코프스키가 49세 때 작곡한 곡을 바탕으로 1890년 러시아 페테르부르크에서 초연되었다. 안무도 우아하고 선율도 아름답게 표현한 경쾌한 형식의 발레곡이다.

옛날 옛적, 어느 궁전에 오로라 공주가 태어났다. 마녀는 공주의 탯줄을 자르며 이 아이는 물레 바늘에 손가락이 찔려 백 년 동안 잠을 자야 하는 운명을 지니고 태어났다고 말한다. 공주가 15살이 되자 운명처럼 물레 바늘에 찔리고 깊은 잠에 들게 된다. 이윽고 백 년의 시간이 흐르고 이웃 나라의 왕자가 우연히 성을 방문했다. 잠자고 있는 아름다운 공주의 모습에 반한 왕자가 사랑의 키스를 하자 갑자기 깨어난다. 결국 두 사람이 결혼하여 행복하게 산다는 줄거리다. 백설공주는 독사과를 먹고 잠에 빠졌는데 오로라 공주는 물레 바늘에 찔려 오랜 잠을 자게 되었다. 왕자와의 키스가 해독제가 되어 잠에서 깨어나게 된다는 설정은 둘 다 같다.

그리스·로마 신화에서 운명의 여신 모이라이 세 자매 중 클로토는 살아 있는 자의 삶을 상징하는 '운명의 실'을 뽑는 여신이다. 물레로 뽑힌 실들은 옷감이 되고 다시 옷으로 만들어지게 된다. 물레는 인간의 운명을 상징한다. 그러므로 물레는 생명틀이다. 운명의 물레 바늘에 손을 찔려 공주가 잠이 들어버렸다. 아마도 공주는 클로토 여신에게 밉게 보였거나 아니면 찔린 바늘로부터 무슨 균이나 독이 옮은 것으로 상상된다. 백 년 동안이나 잠을 자야 한다는 설정은 다분히 동화적이지만 공주를 식물인간에 이르게 하는 실제 독이 있었다고 상상할 수도 있겠다. 인터넷에 뜬 어느 모녀의 대화를 소개한다.

"저게 물레야. 물레는 옛날에 실을 만들던 물건이야. 나도 알아. 오로라 공주가 물레에 손을 찔렸잖아. 그런데, 어디다 찔린 거야? 음… 물레 바늘이라고 되어 있던데… 엄마, 인터넷 검색 좀 해봐요."

물레 바늘은 실을 감는 스핀들의 뾰족한 부분이다. 디즈니 만화 영화의 원문에 이런 문장이 나온다. "오로라가 스핀을 만지자 그녀의 손가락이 찔려 피가 나고, 마녀의 저주가 현실이 되어 공주를 깊은 잠에 빠지게 한다."

끝이 뾰족한 스핀의 소재는 나무도 있지만 철심도 쓰인다. 이 대목에서 오로라 공주는 바늘에 찔려 피가 나면서 혹시 철제 바늘에 묻어 있는 균, 혹시 파상풍균 같은 것에 감염되어 패혈증으로 식물인간 상태가 된 것이 아닌가 유추해본다. 지나친 상상이면 어쩌랴.

중환자실에 실려 온 환자 중 사망자의 반수 이상이 패혈증으로 사망한다고 한다. 패혈증(septicemia)은 혈액 중에 세균이 침범하여 증식하면서 생산된 독성 물질에 의해 중독 증세를 나타내거나 면역이 떨어진 전신에 감염증을 일으키는 질병을 말한다. 증상은 갑자기 오한·전율을 동반한 고열, 관절통, 두통, 권태감 등이다. 맥박은 빠

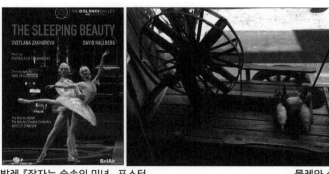

발레『잠자는 숲속의 미녀』 포스터 　　　　　　　　　　　물레와 실패

르고 미약하며 호흡이 빨라지고, 중증인 경우는 의식이 혼탁해진다. 증상이 심해지면 저혈압에 빠지고 소변량이 줄면서 쇼크에 빠진다. 패혈증으로 호흡 곤란이 오고 저산소증으로 뇌 손상이 되어 의식불명이 된다, 즉 식물인간 상태에 이를 수 있다.

1933년 독일 학자 도마크(Gerhard Johannes Paul Domagk, 1895~1964)는 세계 최초로 프론토실(설파계 항균제)을 발명했다. 마침 자신의 딸이 핀에 찔려 세균에 감염된 후에 패혈증에 걸렸는데 약이 없어 절망하고 있었다. 할 수 없이 실험적으로 자신이 합성한 약을 먹였는데 놀랍게도 약효를 나타내어 생명을 소생시켰다는 기록이 있다. 이후에 그는 이 설파제의 개발 공로로 노벨상도 받았다. 뾰족한 철핀 같은 것에 찔려도 세균 감염이 될 수 있고, 운이 없으면 패혈증에 걸릴 수 있음을 알 수 있다.

잠자는 숲속의 공주의 입술에 왕자가 키스하자 백 년 동안의 잠에서 깨어난다. 왕자의 키스가 산소 공급을 하여 식물인간 상태를 깨운 것인가? 아니면 혹시 키스할 때 입으로 들어간 침이 생명수가 되어 그녀를 깨운 것일까? 왕자가 프렌치 키스를 했는가? 물레 바늘에 찔려 오랜 잠을 자던 오로라 공주를 깨우는 해독제가 왕자의 키스라니 로맨틱하다. 아름다운 인문학적 상상력을 보여준다. 그러나 혹시 침에 들어 있는 파로틴이라는 침샘 호르몬이 섞여 나와 기분을 좋게 하고, 의식 회복에 도움을 주었는지도 모를 일이다. 음. 파로틴이라. 동화를 자꾸만 과학적으로 해석하려는 것이 탈이다.

요정이 사람으로
변하는 약

드보르작의 오페라 『루살카』

루살카(Rusalka)는 슬라브 신화에 나오는 물의 요정으로 호수나 강에 산다. 드보르작 오페라 『루살카』는 물의 요정인 루살카가 왕자를 사랑하는 이야기다. 그러나 물의 요정에 불과한 그녀는 사람인 왕자와 사귈 수 없다. 그래서 루살카는 마녀에게 부탁해 약을 먹고 여자의 몸을 갖게 된다는 환상적인 이야기와 아름다운 노래로 이루어진 멋진 오페라 작품이다.

『루살카』는 체코의 작곡가 안토닌 드보르작(Dvorak, 1841~1904)이 작곡한 3막으로 된 오페라다. 대본은 시인인 야로슬라프 크바필(Jaroslav Kvapil, 1868~1950)이 썼다. 이 오페라의 첫 공연은 1901년 프라하에서 했다. 그 후 체코뿐만 아니라 세계 각지에서 공연되어 큰 성공을 거뒀다.

『루살카』 1막의 마지막 부분에 왕자가 자기 마음을 알아주길 바라며 부르는 「달에게 바치는 노래(Song to the moon)」는 이 오페라에서 가장 잘 알려진 아리아다. 팝페라 가수인 사라 브라이트만이 이탈리아어인 「라 루나(La Luna)」로 편곡하여 부르기도 했다. 『루살카』의 주요 등장인물은 루살카(물의 요정), 보드니크(루살카의 아버지), 예지바바(마녀), 왕자이다. 간단한 줄거리는 다음과 같다.

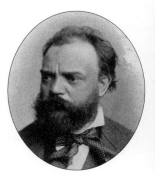

안토닌 드보르작(1841~1904)

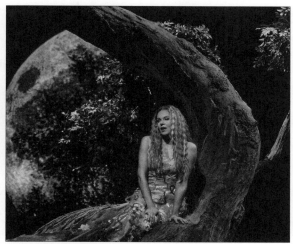

오페라 『루살카』 공연 장면

　숲속 호수에 물의 요정 루살카와 자매들이 살고 있다. 루살카는 인간이 되고 싶어 마녀에게 부탁하여 사람이 되는 약을 먹는다. 하지만 그 대신 아름다운 목소리를 잃게 되고, 만약 연인이 배신하면 둘 다 저주받아 죽음에 이르게 될 거라는 예언을 듣는다. 루살카는 왕자와 드디어 사귀게 되었지만 이내 왕자는 노래도 잘하는 다른 나라 공주를 좋아하면서 배신을 하게 된다. 루살카는 이제 곧 죽게 될 운명이다. 마녀가 칼을 주며 왕자를 죽이면 너는 살 수 있다고 말하지만 루살카는 왕자의 행복만을 빈다.

　어느 날 길을 잃은 왕자가 루살카를 만났다. 용서를 구하며 그녀를 껴안으려 한다. 루살카는 "나를 안으면 당신은 죽게 된다"고 일러준다. 그러나 왕자는 비록 죽는다고 해도 그녀를 안겠다고 말한다. 루살카는 왕자의 진실한 사랑을 알게 되고 다정하게 그를 껴안는다. 왕자는 그녀의 품에서 죽고, 그녀 역시 다시는 요정이 될 수 없게 된다. 루살카는 자신이 인간이 되어 잠시나마 왕자를 사랑한 것에 감사하고, 그의 영혼을 신에게 위탁한다. 루살카가 호수 아래 죽음의 영토로 내려가는 게 끝이다.

루살카는 마녀 예지바바에게 사람으로 변하는 약을 간절히 애원했다. 마녀 예지바바가 대지의 독과 달빛을 결합해서 수천 가지 치료하는 약을 만들 수 있다고 믿는다. 루살카는 마녀가 인간을 괴물로 변하게 하고 다시 원상태로 되돌릴 수 있으며 기적의 약을 만드는 절대자인 동시에 인간이라며 찬양한다. "불멸과 절멸 모두가 당신의 약에 달렸어요"라고 루살카가 말한다. 21세기 약사들의 능력과 위상이 이 정도 위치에 있으면 대단하겠다.

예지바바는 간절한 루살카의 청을 듣고 조건을 제시한다. 약을 주는 대신 사랑에 실패하면 저주를 받아 물속 깊은 곳으로 끌려가고, 또 벙어리가 된다고 한다. 마녀는 루살카의 약속을 받고는 약을 짓는다. 마녀는 몇 가지 독초들을 끓이다가 용의 피 한 방울에 담즙을 열 방울 떨어뜨리고 따끈따끈한 새의 심장을 넣어 솥에서 비약을 짓는다.

이 약을 목구멍으로 가득 쏟아부어 넣으라고 한다. 그 후엔 어떤 말도 입에서 나오지 않을 것이라고 말한다. 이윽고 루살카는 숲속의 호숫가에서 왕자를 만난다. 물의 요정 자매들은 이 장면을 보고 걱정한다. 이 이야기의 비극적 결말을 암시한다. "자매들아, 자매들아, 자매들아, 우리 자매 하나가 길을 잃고 있어!"

오랜 시간이 지난 후, 왕자는 어느 날 숲속으로 와서 루살카를 찾는다. 그리고 용서를 빈다. 루살카는 그가 죽는 줄 알면서도 자신을 껴안으려 하자 늦었지만 그의 진정한 사랑을 느끼며 그를 품에 안는다. 루살카는 마지막 장면에서 울부짖는다. 남자의 무심한 변심이 모든 것을 바친 한 여자의 운명을 불행의 나락으로 이끌었다.

남녀 간에 진정성을 무시한 채 변심하는 행동을 하면 자신뿐만 아니라 상대방에게도 불행을 준다는 것을 작품은 말해준다. 베르디 오페라 「리골레토」의 유명한 아리아 「여자의 마음」에서는 "바람에 날리는 갈대와 같이 항상 변하는 여자의 마음"이라고 했는데 『루살카』에서는 변덕스러운 남자의 면모를 보여준다. 정말 사랑 앞에서는 남자도 변덕쟁이가 되는가. 그렇다고 본다. 오페라에서는 그래도 왕자가 마지막에 뉘우치는 모습을 보여주어 세상 남자들의 체면을 살려준다.

중년 약사의
사랑

하이든의 오페라 『약사』

　오페라 『약사(Lo speziale)』는 '교향곡의 아버지' 하이든(Franz Joseph Haydn, 1732~1809)이 1768년에 완성해 같은 해에 에스터하지 궁정 극장에서 초연되었다. 위트가 넘치는 대사와 아름다운 멜로디로 대성공을 거둔 작품이다.

　때와 장소는 18세기 이탈리아 베니스. 나이 많은 약사 셈프로니오는 젊은 아가씨 그릴레타를 돌봐주고 있으면서 그녀와 결혼하려고 한다. 그런데 그릴레타와 결혼하려는 젊은이가 둘이나 더 있다. 약국에서 약국 보조를 하며 도제로 일하고 있는 멘고네와 마을에서 알아주는 한량인 볼피노이다. 멘고네는 그릴레타를 보기 위해 셈프로니오의 약국에 취업한다. 자연스레 셈프로니오의 집에서 지내고 있는 그릴레타를 자주 보게 되었고 두 사람은 곧 사랑하는 사이가 되었다.

　단골 환자인 볼피노도 그릴레타를 보기 위해서 약국을 찾아온다. 볼피노는 그릴레타와 단둘이 있는 순간을 이용하여 그녀의 마음을 얻어 보려고 노력했으나 찬밥 신세다. 셈프로니오는 멘고네와 그릴레타가 너무 가깝게 지내는 것 같아 불안하다. 그래서 그릴레타와의 결혼을 서두르기로 한다. 한편 볼피노는 터키에서 전쟁이 일어났는데 터키의 술탄(통치자)이 군대를 위한 특별 약사를 모집한다고 셈프로니오에게

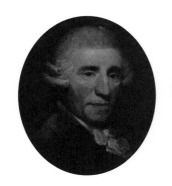

하이든(1732~1809)

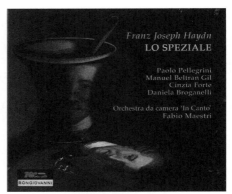

오페라 『약사』 앨범

가라고 제의한다. 그곳에서 약사로 일하면 큰돈을 벌게 될 것이라고 한다. 대신 그릴
레타의 결혼을 양해하여달라고 부탁한다. 그러나 셈프로니오는 무엇보다도 그릴레
타와 결혼식을 올리는 일이 더 중요하다고 생각한다.

셈프로니오는 멘고네에게 공증인을 데려오라고 시킨다. 상심해 있는 그릴레타에
게 셈프로니오가 접근하여 결혼 승낙을 받아낸다. 그런데 두 명의 공증인이 도착해
서 서로 자기가 진짜라고 우기며 다툰다. 한 사람은 볼피노가 변장했고, 또 한 사람
은 멘고네가 변장했다. 두 사람을 알아보지 못한 셈프로니오는 그릴레타가 스스로
결혼을 승낙했다는 내용을 받아 적도록 한다. 두 공증인은 계약서에 셈프로니오의
이름을 적지 않고 각자 자기의 이름을 적는다. 결국 가짜 공증인이 사인한 결혼 계약
서가 들통나고 볼피노와 멘고네는 쫓겨난다. 그러나 멘고네는 그릴레타에게 셈프로
니오와의 결혼이 절대 성사되지 않도록 하겠다고 말한다.

셈프로니오는 볼피노로부터 편지를 받는다. 터키의 파샤(총독)가 약국에 있는 모
든 약을 아주 비싼 값으로 사는 한편 셈프로니오를 술탄의 특별 약사로서 임명하기
위해 방문한다는 내용이다. 볼피노가 도착했는데 사실 수행원들도 모두 터키인으로
변장한 가짜다. 볼피노는 그릴레타를 데려가려고 한다. 가짜 터키인들이 약국을 부
수고 셈프로니오가 이들을 막자 가짜 파샤 볼피노는 칼을 꺼내 셈프로니오를 찌르

　　　　　　예술 속의 파르마콘

려 한다. 그때 멘고네가 나타나 볼피노의 손에서 칼을 빼앗는다. 그러면서 셈프로니오에게 만일 자기가 터키인들을 모두 몰아내면 그릴레타와의 결혼을 허락하겠느냐고 묻는다.

셈프로니오는 위험을 모면하기 위해 어쩔 수 없이 그렇게 하겠다고 약속한다. 멘고네는 셈프로니오에게 그런 내용을 합의 문서로 만들도록 한다. 그릴레타가 파샤의 마스크를 벗기니 볼피노의 얼굴이다. 가짜 터키인들은 술잔을 들어 사랑하는 커플인 멘고네와 그릴레타의 결합을 축하하며 건배한다. 그릴레타와 멘고네는 사랑의 성취에 행복해한다. 마침내 볼피노와 셈프로니오의 분노도 진정되고 사랑의 신을 찬양하는 가운데 막이 내린다.

18세기 오페라에서 약국은 가끔 무대로 설정되곤 한다. 디터스도르프의 오페라 「의사와 약사」에서도 약국이 무대다. 오페라 『약사』에서도 막이 오르면 약을 조제하는 멘고네의 모습이 보인다. 멘고네가 약국의 도제 신세를 한탄하는 아리아를 부르며 공연이 시작된다. 「아주 오랫동안 빻고 부수고 비벼대었다네」라는 노래를 부르면서 그릴레타에 대한 사랑의 감정을 토로한다.

> "바쁘다 바빠. 부수고 갈고. 사랑 사랑, 나는 그걸 꼭 쟁취해야 해. 부수고 갈고. 사랑은 내가 찾는 걸 보답하리. 더 이상 아무것도 필요 없는 내 마음을 두드리리. 내 가슴이 부서지네, 내 마음이 부서지네. 나는 환자들이 매 순간마다 행복한 인생을 즐기기를 원하네. 셈프로니오의 도제에 불과한 나, 나는 사실 약 조제하는 것을 잘 모르지만 그릴레타를 사랑하기 위해 여기서 일하네. 환자들이 운이 좋다면 실수로 치료가 될 것이고. 나는 바쁘네. 부수고 갈고. 사랑, 사랑. 반드시 쟁취해야 하네."

사랑을 얻기 위해 약국에 보조원으로 들어온 멘고네는 약사 셈프로니오의 지시에 따라 약을 조제하고 있지만 "자기가 조제한 약으로 병이 낫는다면 그건 단지 실수에 의한 것이다"라며 자신의 보조 행위를 한탄한다. 멘고네는 지금의 약국에서 조제 보조로 일하는 테크니션일 뿐이다. 멘고네는 약을 조제하고자 부수고 갈고 하면서도 머릿속엔 그릴레타의 사랑을 쟁취할 생각만 가득 차 있는 것이다. 사실 그는 멋진 사랑을 조제하고 싶은 것이다.

극 중에서 멘고네가 약제의 분말을 만들고 있고, 셈프로니오는 옆에 앉아서 신문을 보는 장면이 있다. 그릴레타도 곁에 있다. 각자의 마음을 토로하는 3중창 「이 모든 낱말을 훌륭한 분말로 만든다면」을 노래한다. 제목이 약스럽고(?) 재미있다. 주인공 세 사람의 심중에서 나온 낱말들로 가루약을 만들어 자신의 사랑의 병을 고칠 수 있는 약이 되게 하고 싶은 것일까.

예술 속의 파르마콘

장엄한 예술 속의 약

바그너의 악극 『니벨룽의 반지』

『니벨룽의 반지(The Ring of the Nibelung)』는 바그너(Richard Wagner, 1813~1883) 음악의 걸작이다. 오페라 사상 가장 큰 규모이며 문학적으로나 음악적으로도 고도의 예술성을 가진 작품이다. 오페라라고 부르기보다는 악극(music drama)이라고 부른다.

4개의 연작인데 「라인의 황금(The Rhine Gold)」을 전야제로 「발퀴레(The Valkyrie)」, 「지크프리트(Siegfried)」, 「신들의 황혼(Twilight of the Gods)」의 순으로 총 공연 시간이 약 15시간에 달하는 대작이다. 전야제를 합쳐 나흘 밤에 걸쳐 공연된다.

음악과 무대 연출이 한 데 어우러진 종합 예술이다. 신화 속의 세상에서 벌어지는 신비스런 분위기가 전편에 흘러 장엄한 예술적 미감을 선사한다. '니벨룽'은 악극에 등장하는 모든 난쟁이를 통칭하는 말이다.

『니벨룽의 반지』 중에서 「라인의 황금」과 「발퀴레」는 지크프리트의 조상 이야기이며, 「지크프리트」는 지크프리트의 성장 이야기다. 「신들의 황혼」은 신들의 세계를 구하는 사명을 완수치 못하고 죽는 지크프리트의 비극을 보여준다. 이 작품은 절대 권력을 상징하는 반지를 둘러싸고 신과 거인족, 난쟁이 니벨룽족이 대립하는 스토리로 판타지 소설 3부작 톨킨의 「반지의 제왕」에도 커다란 영향을 미쳤다는 이야기가 있다.

전편의 줄거리는 라인강 밑에서 처녀들이 지키고 있던 황금을 난쟁이인 알베리히가 훔쳐 가는 것으로부터 시작된다. 극이 진행되면서 이 황금으로 만들어진 반지의 임자는 계속 바뀐다. 그들은 하나같이 저주를 받아 파멸하게 된다. 마지막에는 결국 황금이 원래의 자리인 라인강 밑으로 되돌아오게 된다.

「라인의 황금」의 무대는 라인강, 강변의 산 위 니벨하임의 지하 동굴 등이다. 라인강 밑에 숨겨져 있는 마력을 가진 황금으로 만든 반지를 끼는 자는 사랑을 잃지만 권력의 신이 되어 세계를 지배할 수 있다. 땅 아래 난쟁이와 땅 위의 거인, 하늘의 모든 신이 황금의 반지를 차지하려고 싸운다. 난쟁이 나라의 왕 알베리히가 세 명의 처녀가 지키고 있는 황금을 훔쳐 반지를 만든다. 신들의 우두머리인 보탄은 알베리히로부터 반지를 빼앗는다.

거인에게 예전에 신들의 도시를 세워주면 주겠다고 약속했던 사랑의 여신 대신 반지를 준다. 알베리히는 반지를 저주하고 동생 파프너와 형 파졸트 두 거인 형제는 서로 싸우다가 죽는다. 반지의 저주가 시작된 것이다. 「라인의 황금」에는 약에 관한 얘기는 나오지 않는다. 다만 젊음과 다산의 여신 프레야(Freya)가 나온다. 그녀는 '늙지 않는' 황금 사과를 신들에게 나누어주는 역할을 하고 있다.

「발퀴레」의 줄거리는 다음과 같다. 무대는 신화 시대의 독일. 신의 통치자 보탄은 거인 파프너에게서 반지를 되찾아올 인간 영웅을 창조한다. 보탄은 여자의 몸을 통해 지그문트와 지그린데 두 쌍둥이 남매를 낳는다. 어려서 오빠와 헤어진 여동생 지그린데는 훈딩과 강제로 결혼을 당한다. 우연히 지그린데와 다시 만나게 된 지그문트는 오누이 관계인 줄 모르고 그녀와 사랑에 빠진다. 지그문트는 지그린데에게 불행한 결혼에서 구해주겠다고 약속한다. 지그린데는 지그문트에게 보탄의 칼인 '노퉁(Nothung)'을 건네준다. 그러나 오누이끼리의 사랑을 용납할 수 없는 보탄은 자신의 딸 브륀힐데에게 훈딩을 도와 지그문트를 죽이라고 지시한다. 그러나 지그문트와 지그린데의 사랑에 감동한 브륀힐데는 보탄의 명령을 어기고 지그문트를 돕는다. 브륀힐데가 자신의 명령을 어긴 것에 화가 난 보탄은 지그문트와 훈딩을 죽인다. 그리고 보탄은 자신의 명령을 어긴 브륀힐데에게 영원한 잠을 내리고 꺼지지 않는 불꽃 감

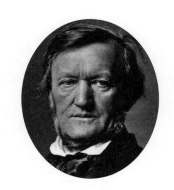

바그너(1813~1883)

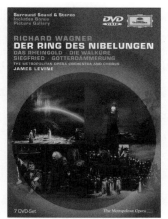

오페라 『니벨룽의 반지』 DVD

옥에 가두어버린다. 결국 지그문트의 아이를 임신한 지그린데만 살아남는다.

'발퀴레'란 지혜의 여신 엘다가 낳은 9명의 딸이며 하늘을 자유자재로 말을 타고 날아다니는 전사들이다. 베트남전을 배경으로 한 명화 「지옥의 묵시록」에 바로 바그너의 악극 「발퀴레」 중 「발퀴레의 기행(Walkürenritt)」이 사용됐는데 영상과 음악이 잘 어우러졌다. 헬기를 탄 미군들이 바그너의 이 아름다운 음악을 크게 틀어놓고 평화로운 베트남 마을을 무차별 폭격하는 잔인한 장면이다.

「발퀴레」에는 수면제에 관한 내용이 나온다. 지그문트가 자신의 지난날과 이곳 오두막까지 오게 된 사연을 설명하면서 산적 훈딩으로부터 의심을 돌리려고 한다. 그러나 훈딩은 자기가 쫓던 사람이 바로 그라는 사실을 알게 된다. 그에게 하룻밤 묵고 가는 것을 허락하지만 다음 날 자기와의 결투는 피하지 못할 것이라고 경고한다. 훈딩은 아내 지그린데에게 잠자리에서 마실 술을 준비시킨다. 그녀는 술을 따르면서 수면제를 몰래 섞는다. 지그문트와 단둘이 만나기 위해서다. 신이 금지한 오누이의 지독한 사랑이었다.

『니벨룽의 반지』 세 번째 연작 「지크프리트」의 줄거리는 다음과 같다. 무대는 숲속의 동굴, 깊은 숲속, 바위산 기슭의 황야. 등장인물은 지크프리트(지그문트와 지그린데의 아들, 보탄의 손자), 미메(니벨룽족의 난쟁이), 알베리히(반지의 원주인, 미메의 형), 에르다(지혜의 여신)과 브륀힐데(보탄의 딸, 발퀴레)이다.

깊은 산속으로 도망한 지그린데는 지크프리트를 낳은 후, 오빠이자 남편인 지그문트의 뒤를 따라 죽는다. 그녀는 난쟁이인 알베리히의 동생 미메에게 지크프리트를 맡긴다. 한편 알베리히와 미메는 파프너가 가지고 있는 재물과 반지를 빼앗기 위해 산속에 와 있다. 미메의 독백이다.

"뱀과 싸워 지쳤을 때, 이 음료가 그의 피곤을 풀어준단 말씀이거든. 모아두었던 약초즙으로 만든 음료를 그를 위해 준비해야지. 그저 몇 방울 마시기만 해도 그는 세상 모르고 잠에 빠질 거야. 그가 얻어놓은 자신의 무기로, 나는 그를 쉽게 해치우고 반지와 보물을 얻어낼 테다."

미메가 지크프리트에게 가서 그를 꾀어 반지를 뺏으려고 한다. 그에게 피곤할 터이니 이 약을 먹으라면서 독약을 먹이려 한다. 미메가 억지로 약을 먹이려고 하자, 그는 칼을 뽑아 그녀의 목을 잘라버린다. 지크프리트는 미메의 시체를 동굴 속에 던져버리고, 구렁이의 시체로 동굴의 입구를 막아버린다. 지크프리트는 보탄의 지팡이를 부러뜨려 세계에 대한 지배력을 잃게 한다. 마법의 불을 뚫고 들어가 깊은 잠에 빠진 브륀힐데를 찾아 입맞춤하고 그녀가 깨어나자 아내로 삼는다.

지크프리트의 성장 과정이 이어지는 마지막 연작 「신들의 황혼」의 줄거리는 다음과 같다. 무대는 발퀴레의 바위산과 라인강변. 등장인물은 지크프리트(영웅, 반지의 주인), 군터(기비히 가문의 가장), 하겐(군터의 이복동생이며 알베리히의 아들), 알베리히(니벨룽족의 난쟁이, 반지의 원주인), 구트루네(군터의 여동생), 브륀힐데(지크프리트의 아내), 발트라우데(보탄의 딸, 발퀴레)이다.

난쟁이 알베리히의 아들 하겐은 지크프리트를 없애기 위해 아우인 군터의 성에 와 기다리고 있다. 지크프리트는 군터가 준 마법 약 때문에 기억을 잃어, 아내인 브륀힐데를 잊어버리고 그만 군터의 누이 구트루네를 아내로 삼는다. 하겐은 브륀힐데를 군터와 결혼시킨다. 군터와 원하지 않은 결혼을 하게 된 브륀힐데는 자신을 배신한 지크프리트를 증오하고 하겐과 공모하여 지크프리트를 죽인다. 나중에 이 모든 것이 군터와 하겐의 음모였던 것을 알고 그녀는 속죄의 뜻으로 지크프리트의 시신을 태우는 불길 속에 자신의 몸을 던진다. 이 불길이 세상을 태우고 신들의 도시마저 잿더미로 만든다. 라인강이 범람하고 반지는 다시 라인강의 처녀들이 가져간다. 「신들의 황혼」에서는 특이한 약이 등장한다.

> "이제 지크프리트가 와서 그 약초 음료를 맛보게 되면 여군주를 알기
> 전에 어떤 여인을 보았다는 것, 어떤 여인이 그에게 다가간 적이 있었다
> 는 것, 그 모든 것을 그는 틀림없이 잊어버릴 것입니다."

지크프리트는 군터가 준 '과거의 여성을 잊어버리는 약'을 먹었기 때문에 자기 아내에 대한 기억을 잃어버린다. 기억 상실약이다. 지크프리트는 약의 효과대로 그의 아내인 브륀힐데를 잊어버리고 자기 눈앞에 있는 구트루네에게 새로운 사랑을 느끼며 구혼한다. 결국 아내인 브륀힐데를 잊어버리고 군터의 여동생 구트루네를 아내로 삼은 것이다.

작품 속에서 황금으로 만들어진 반지는 힘을 상징한다. 반지가 되기 이전의 황금은 권력이 아니었으며 오히려 즐거움의 대상이었다. 인간의 욕심에 의해 황금이 반지로 변하자 극 중의 주인공들은 이 반지를 가지기 위한 치열한 싸움을 벌였다.

결국 신들도 난쟁이도 영웅도 모두 파멸해버리고 말았다. 그러나 단 한 사람, 지크프리트의 아내 브륀힐데가 이 사실을 깨닫고 반지를 원래의 자리인 라인의 처녀들에게 돌려주는 것이 바로 바그너 작품에서 볼 수 있는 여성의 사랑에 의한 구제사상(救濟思想)일 것이다. 여성의 자애로움으로 세상을 구한다.

『니벨룽의 반지』는 신화 속의 세상에서 벌어지는 신비스런 분위기가 전편에 흘러 장엄한 예술적 미감을 선사한다. 이야기의 전개가 매우 복잡하고 길지만 갈수록 빠져드는 작품이다. 전곡을 연주장에서 자세히 들어보는 것을 추천한다.

*원문 인용: 바그너 『니벨룽의 반지』, 옮긴이 미상, 고클래식

오페라에 등장한
'약의 노래'

모차르트의 오페라『돈 지오반니』

볼프강 아마데우스 모차르트(Wolfgang Amadeus Mozart, 1756~1791)가 쓴 오페라 중 『돈 지오반니(Don Giovanni)』는 유명한 작품 중의 하나다. '돈 지오반니'는 주인공의 이름이다. 2막으로 되어 있으며 유럽의 14세기에 있었다는 전설적인 호색한 돈후안의 이야기이다. 『돈 지오반니』는 모차르트의 다양한 작품 중 가장 위대한 작품으로 손꼽히고 있다. 특히 비슷한 이야기를 토대로 만든 여러 오페라 중 최고봉으로 알려져 있다.

줄거리는 다음과 같다. 때는 17세기경. 돈 지오반니는 안나에게 추파를 던지다가 그녀의 아버지인 기사장과의 결투 끝에 그를 찔러 죽인다. 안나는 복수를 다짐한다. 돈 지오반니가 예전에 차버린 엘비라도 복수를 다짐한다. 그 후에도 약혼자가 있는 시골 처녀 체를리나를 유혹하는 등 다양한 여성 편력을 계속한다. 모든 이가 분노하여 함께 돈 지오반니를 죽이려 하자 묘지로 도망간다. 돈 지오반니는 기사장의 석상을 보고 대담하게 저녁 만찬에 초대한다. 아직 미련이 있는 엘비라가 등장하여 올바른 마음을 가지라고 충고하지만 그는 듣지 않는다. 석상은 집으로 찾아와 회개를 요구했지만 그는 뉘우치지 않고 거절한다. 갑자기 번개가 치고 천둥이 울리며 땅속으

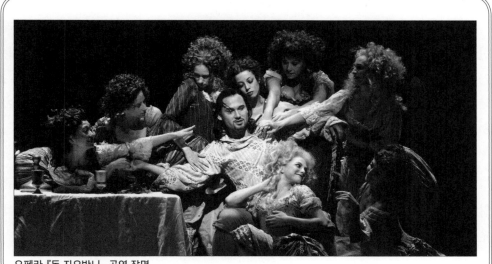
오페라 『돈 지오반니』 공연 장면

로부터 「죄에 대한 인과응보」라는 합창이 울려오는 가운데 그는 지옥의 불길로 떨어진다.

오페라에 약에 대한 내용이 들어 있는 노래가 있다. 제1막에서 아름다운 시골 처녀 체를리나와 젊은 농부 마제토의 결혼 연회에 참석하기 위해 두 사람을 앞장세우고 마을 처녀들이 함께 들어온다. 여기서 체를리나가 "오직 사랑만을 생각하는 아가씨들. 세월을 헛되이 보내지 말아요…"의 사랑 노래를 하자 마제토도 같은 멜로디로 노래하고 2중창을 한다. "가슴속에 사랑의 불꽃이 일면, 여기 그 약이 있다네"라는 가사다.

체를리나가 "여기 그 약이 있다네"하며 '사랑의 약'을 암시하는 장면이 나온다. 이 약은 제2막에 다시 나온다. 사실 이 약은 먹는 약이 아니고 관능적인 여성의 가슴을 은유로 암시한 것이다. 한편 돈 지오반니는 체를리나에 반해서 남편 마제토를 따돌리고 그녀를 유혹하기 위해 수작을 건다. 단둘이 남게 되자 "체를리나같이 아름다운 여인이 시골뜨기의 신부가 되어서는 안 된다"고 구슬리며 유혹한다. 그의 계속된 유혹에 체를리나는 차츰 마음이 기울어진다. 결국 망설이던 체를리나도 돈 지오반니의 "가자"라는 말에 마침내 "가요"라며 응한다.

오페라에서 바람둥이 돈 지오반니의 시종 레포렐로가 주인의 여성 편력을 노래한 아리아 「카탈로그 송」은 재미있는 노래다. "이탈리아에서는 640명, 독일에서는 231명, 프랑스에서는 100명, 터키에서는 91명, 그러나 스페인에서는 1,000명하고도 3명이랍니다"라는 가사가 나온다. 사실이라면 카사노바도 부러워할 난봉꾼 행각이다.

제2막에서 돈 지오반니가 하녀를 유혹하는 데 성공하지 못하는 동안, 그를 찾아다니던 마제토 일행이 도착한다. 일행을 두 편으로 나눈 돈 지오반니는 모든 무기를 압수한 뒤 마제토를 때려눕히고 웃으면서 도망친다. 뒤이어 도착한 체를리나가 마제토를 위로하며 체를리나의 아리아 「내가 사랑하는 이여(Vedrai carino)」를 부른다.

> "내 사랑하는 이여, 내가 그대에게 준 약, 얼마나 좋은지 당신은 알게
> 될 거야. 그것은 자연의 성스러운 약. 의사들은 모르는 희귀한 약이라오.
> 그 약은 내 몸에 내가 소중히 지닌 향기로운 약이라오. 당신께 그 약을
> 아낌없이 줄게요. 내가 그 약 어디 숨겼는지. 당신이 알고 싶다면 여기 당
> 신의 손을 얹고 고동치는 소리를 들어보세요."

일명 '약(藥) 노래'라고 불리기도 한다. 육감적인 노래다. 누가 이렇게 불렀는지 모르겠다. 마제토의 비명을 들은 체를리나가 나타나 그를 위로하면서 "아시지요, 내가 당신에게 드리는 이 약을. 마시기도 좋고, 어느 약국에도 없는 묘약. 만일 마시고 싶다면 조금 드리지요. 어디에 있는지 알고 싶으시면, 보세요. 바로 여기"라고 마제토의 손을 자기 가슴에 눌러 대고 노래한다.

'엄마 손이 약손'이라는 이야기는 들어보았어도 '그대 가슴이 약'이라니. 이 오페라 아리아의 노랫말에는 '당신의 아픔을 치료해주는 약'이라며 마음이 상한 마제토에게 자신의 가슴을 만져보라고 한다. 그리고 고동치는 심장의 박동을 느껴보라고 한다. 사실 먹는 약만 꼭 약이 되는가? 어머니의 약으로 배를 쓰다듬어주면 아이들의 배앓이를 단박에 치료해준다. 손가락 중에 중지 옆에 있는 약지(藥指)라는 단어도

있다.

이 오페라의 아리아 '약의 노래'를 되새김하면 약사들이 꼭 약을 투여해서만 환자를 치료하는 것뿐만 아니라 따뜻한 말 한마디는 물론이고 따스한 손길이 환자의 치료 효과에 큰 보탬이 될 수 있다는 것도 생각할 수 있겠다.

클레오파트라의
죽음

사무엘 바버의 오페라 『안토니와 클레오파트라』

사무엘 바버(Samuel Barber, 1910~1981)는 미국의 서정적, 낭만적 경향의 작곡가다. 대표작은 영화 「플래툰」의 배경 음악으로도 유명한 「현을 위한 아다지오」가 들어 있는 「현악 사중주곡」이 있다. 「피아노 소나타」, 「피아노 협주곡」, 오페라 「바네사」, 『안토니와 클레오파트라』, 발레 음악 「미디아」 등도 있다.

그의 오페라 『안토니와 클레오파트라(Antony and Cleopatra)』(1966)는 메트로폴리탄 오페라단의 링컨센터 개관 공연으로 초연되었다. 이 작품은 셰익스피어 동명 원작 희곡을 바탕으로 대본이 만들어졌으며 로마의 지배자 안토니우스와 이집트 여왕 클레오파트라의 사랑 이야기를 다루고 있다.

작품 내용은 이들이 시작한 사랑과 패망한 악티움 해전까지의 스토리다. 두 사람의 달콤한 사랑과 냉혹한 정치를 다루고 있다. 두 세계 사이에서 갈등하던 안토니우스는 결국 클레오파트라를 선택하고 옥타비아누스와 싸우게 된다. 클레오파트라 또한 안토니우스를 선택하고 그와 결혼을 한다. 그들 사이에서 세 자녀가 태어났다.

옥타비아누스는 이들과 전쟁을 벌이고 승리한다. 안토니우스는 클레오파트라의

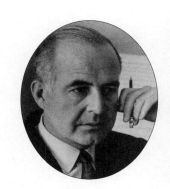

사무엘 바버(1910~1981)

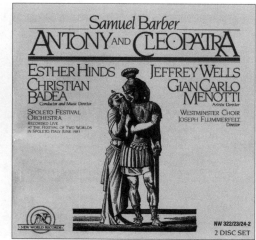

오페라 『안토니와 클레오파트라』 앨범

품 안에서 최후를 맞는다. 클레오파트라도 자신을 일개 미천한 이집트 여자로 취급하는 옥타비아누스로부터 모욕당할 것을 우려하여 자살을 택한다.

안토니우스(BC 83~30)를 만나기 전 클레오파트라(BC 69~30)와 시저(BC 100~44)와의 사랑도 유명하다. 클레오파트라는 폼페이우스와 권력 투쟁을 벌이다가 이집트에 온 시저와 협상하였다. 클레오파트라는 시저와 인연을 맺고 다시 파라오 자리에 복귀했다. 반대파들을 물리친 후 정권을 유지한다. 시저는 2주일 동안 클레오파트라와 지낸 뒤 이집트를 떠났다. 둘 사이에서 태어난 클레오파트라의 아들 카이사리온이 시저의 아들이었는지는 미스터리로 남아 있다.

"클레오파트라의 코가 한 치만 낮았더라도 세상이 바뀌었다"라는 파스칼의 말이 있다. 그녀는 다양한 여성적 매력으로 로마의 두 영웅인 시저와 안토니우스를 뒤에서 조종하여 격동기의 이집트 왕국을 능수능란하게 통치해나간 여왕이었다. 클레오파트라는 강대국 로마 제국을 이용하여 자기 나라를 지키려는 여걸이었다.

여러 사료에 의하면 그녀가 그리 미인은 아니었다고 알려지고 있다. 오히려 외국어에 능통하고, 화술이나 결단력, 정치 외교적 수완 등 글로벌 감각을 가진 여성 지도자라고 생각한다. 그래서 그런지 클레오파트라의 생애는 세계사에 남는 여걸로서

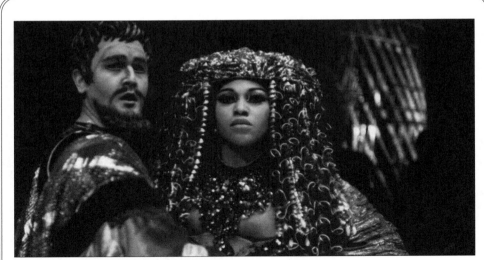
오페라 『안토니와 클레오파트라』 공연 장면

많은 예술 작품의 소재로 등장했다.

호사가들은 클레오파트라의 자살 장면에서 그녀가 어떻게 죽었는지에 대하여 관심이 많다. 대부분 독사 두 마리에게 물려 죽었다고 전해지고 있다. 셰익스피어의 「안토니와 클레오파트라」에서도 마지막에 클레오파트라가 독사 두 마리에 물려 죽는 장면이 나온다. 이때 한 마리는 가슴을, 다른 한 마리는 팔을 물었다. 여러 그림 속에도 자살 장면이 많이 등장하는데 레지날드 아서의 「클레오파트라의 죽음(The Death of Cleopatra)」(1892)이 유명하다.

독사의 독은 무척 강하다. 뱀독은 효소 작용을 갖는 일종의 단백질로 되어 있는데 신경 독성, 혈액 독성, 혈액 응고를 막아 사망에 이르게 한다. 맹독성인 코브라 독은 신경 말단에서 아세틸콜린 작용을 차단하여 주로 신경 마비, 근육 마비에 이어 호흡 마비를 일으킨다. 살모사 독은 혈액 독성으로서 포스포리파제(phospholipase) A2가 혈류를 타고 돌면서 적혈구 막을 파괴해 용혈 작용을 한다. 그러면 조직과 장기에 산소 공급이 안 되어 사망하게 되는 것이다.

최근 독일의 고대 사학 전공 섀퍼 교수는 클레오파트라가 이집트 코브라에 물리

예술 속의 파르마콘

는 방법으로 자살했다는 통설에 반론을 제기했다. 그는 코브라가 항상 치명적인 것이 아니며 그리 빨리 죽음에 이르게 하지도 않는다고 지적했다.

클레오파트라가 사망한 지 약 200년 후 로마의 역사가 카시우스 디오가 기록한 바에 의하면 클레오파트라는 '조용하고 고통 없이' 숨을 거두었다고 전해진다. 고대 문헌들은 클레오파트라가 자살할 당시 두 명의 시녀가 함께 죽었다고 전해지고 있는데 독사에 물리는 방법으로는 불가능했을 것으로 추정하고 있는 것이다.

고대 파피루스에 쓰인 문헌들에 따르면 클레오파트라는 독에 대해 잘 알고 있었다. 실제로 독을 실험하기도 했다고 전해진다. 섀퍼 교수는 클레오파트라가 사용했을 것으로 추정되는 독의 종류를 독당근으로 알려진 헴록(hemlock)에 바꽃(wolfsbane)과 아편(opium)을 섞은 것이라고 추정한다. 헴록 성분 코늄(conium)과 여기에 바꽃 성분인 아코니틴(aconitine)과 아편 성분인 모르핀(morphine)이 섞였다면 강력한 진정 작용과 진통 작용으로 조용히 고통 없이 죽었을 수도 있다는 생각이 든다. 말하자면 클레오파트라가 '독약 칵테일'을 만들어 음독했을 것이라는 주장인데 과학적으로 증명하려면 시간이 걸릴 일이다.

음악가들이 사랑한
커피

바흐의 『커피 칸타타』

온 나라가 커피 열풍이다. 커피를 너무 많이 섭취하게 되어 청소년부터 성인들까지 카페인의 독작용이 우려되는 것이다. 카페인은 감기약, 진통제 복합 제제에 들어가는 한약방의 감초 같은 약이다. 예술가와 술도 그렇지만 커피도 떼려야 뗄 수 없는 관계다. 그 누가 말했던가. "악마와 같이 검고, 지옥처럼 뜨겁고, 천사처럼 아름다우며, 사랑처럼 달콤하다"라는 말.

커피를 특히 좋아하는 음악가는 3B다. 즉, 브람스, 베토벤, 바흐다. 브람스는 모닝 커피를 즐겨 마셨다. 매일 아침 일찍 일어나 진한 커피를 마시고 한 개비 담배를 피우는 것이 일과의 시작이었다. 그는 커피를 직접 만들어 마셨으며 자신이 커피를 잘 만든다고 자랑을 하기도 했다.

베토벤은 아침 식사로 커피만 마셨다고 한다. 자신의 방은 늘 어질러 있고 지저분하기까지 했지만 커피만큼은 최신식 유리로 된 커피 메이커로 만들어 우아하게 마셨다고 전해진다. 요한 세바스찬 바흐(Johann Sebastian Bach, 1685~1750)는 커피를 너무나 좋아한 나머지 『커피 칸타타(Coffee Cantata)』를 작곡했다. 바흐는 일찍감치 커피의 중독성과 탐닉성을 음악 작품 속에서 경고한 것이다.

예술 속의 파르마콘

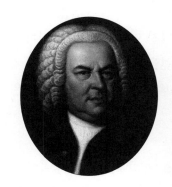

요한 세바스챤 바흐(1685~1750)

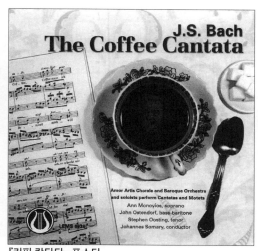

『커피 칸타타』 포스터

　　바흐가 『커피 칸타타』를 작곡한 1732년경 당시 독일에서는 커피가 크게 유행하고 있었다고 한다. 곡의 내용은 커피를 즐기는 딸이 커피에 중독될까 걱정하는 아버지가 이를 말리는 가사로 재미있게 짜여 있다. 가사는 독일의 시인 헨리치(Christin Friedrich Henrici)가 썼는데 모두 10곡으로 되어 있다. 이 대본은 커피에 탐닉되어가는 당시 세태를 풍자했다. 아이러니하게도 이 칸타타는 커피 하우스를 알릴 목적으로 라이프치히의 한 커피 하우스에서 초연되었다고 한다. 그러므로 세계 최초의 커피 CF곡이라고도 할 수 있다.

　　바흐의 『커피 칸타타』의 간단한 줄거리다. 커피 마시기를 매우 좋아하는 어린 딸 리스헨을 못마땅하게 생각하는 아버지 슐렌드리안이 있다. 아버지는 커피가 몸에 해로우니 마시지 말라고 한다. 딸에게 수없이 잔소리했지만 딸이 들은 척도 하지 않자 화를 내고 투덜거린다. 그의 딸은 자기는 하루에 세 번씩 커피를 마시지 않으면 꼭 죽을 것 같다고 말하면서 "커피는 키스보다 더 달고 술보다도 더 부드러우며 마음을 기쁘게 해준다"고 커피 찬가를 부른다.

　　그러자 아버지가 커피를 끊지 않으면 시집도 안 보내주며, 좋은 옷도 사주지 않겠다고 으름장을 놓는다. 그러나 그의 딸은 커피만 마시게 해준다면 모든 게 다 상관없다고 말한다. 그러다가 시집도 정말 안 보내준다는 아버지의 최후 통첩에 커피를 마시지 않겠다고 약속한다. 그러나 신랑감을 구하러 나간 아버지 몰래 자신과 결혼할 남자는 자신이 커피 마시는 걸 허락해야 한다는 조건을 건다는 내용이다. 이 칸타타에서 나오는 10곡 중 가장 인기 있는 아리아는 리스헨이 부르는 「아! 커피 맛은 정말 기막히지」다.

> "아! 커피 맛은 정말 기가 막히지. 수천 번의 입맞춤보다 더 달콤하고.
> 맛 좋은 포도주보다도 더 순하지. 커피, 커피를 난 마셔야 해. 내게 즐거움
> 을 주려거든 제발 내게 커피 한 잔을 따라줘요!"

커피의 맛을 칭송하는 노래인 『커피 칸타타』는 바흐의 세속적인 칸타타로 유명한 곡이다. 바흐는 교회 칸타타를 많이 작곡한 종교 음악의 최고봉인 작곡가이다.

한편 차이코프스키의 「호두까기 인형(The Nutcracker)」에서도 커피가 나온다. 이 작품은 독일의 작가인 호프만이 쓴 같은 제목의 동화 「호두까기 인형」을 마리우스 프티파가 각색해서 대본을 만들었고, 여기에 차이코프스키가 곡을 붙인 발레곡 작품이다. 「호두까기 인형」의 제5곡은 부제가 '아라비아의 춤'이다.

커피 요정이 춤을 춘다. 중동 아라비아 지역의 정서를 풍기는 곡으로 북소리 리듬을 타고 호른과 클라리넷의 선율이 아련히 흐른다. 이어서 바이올린이 향수에 어린 멜로디를 붙여 곡은 아주 약하게 끊어질 듯 끊어질 듯 마무리를 한다. 이 곡은 커피의 맛을 음미하는 장면을 묘사한 것이라고 한다.

카페인은 뇌에서 잠을 자게 하는 역할을 하는 아데노신 리셉터의 작용을 막아 잠에 들 수 없게 하는 각성 작용이 강하다. 카페인은 중추 신경 흥분 작용을 일으켜 육체적 피로감을 감소 또는 회복시켜줄 수 있다. 카페인 중독은 구역, 구토, 불안, 떨림, 발작, 빈맥, 부정맥, 저혈압, 저칼륨 혈증을 유발한다. 근육이 녹아내리는 횡문근 융해 작용도 보고된 바가 있다.

우리나라가 어느새 고가의 수입산 위스키와 포도주를 세계에서 가장 많이 마시

는 나라 중 하나가 되었다고 한다. 커피도 완전 수입산이다. 과소비도 문제지만 그 속에 들어 있는 카페인은 약이 되는가 독이 되는가. 기호성 물질로서 카페인이 들어 있는 식품이지만 엄연히 그 속에 들어 있는 카페인은 체내에서 약리 작용을 하는 의약품이다. 그러므로 결국 용량이 문제다. 물론 하루 300㎎ 이상 과량은 좋지 않다.

콜레라 증상과 같은
비소 독성

차이코프스키의 죽음

차이코프스키(Pyotr Ilyich Tchaikovsky, 1840~1893)는 낭만주의 시대의 러시아 작곡가다. 그는 어릴 때부터 피아노를 배우기 시작했으나, 어학에 더 재능이 있어 6~7세에 독·불어를 구사할 수준이었다고 한다. 그는 부유층인 상류 계급에서 자라나 법률 학교를 나와 법무성 관리가 되었으나 음악에 대한 미련이 컸다. 1860년 러시아 최초의 음악원 제1기생이 됐다. 그 후 모스크바 음악원이 설립되자 교사로 일했다.

첫 번째 결혼한 부인과는 사이가 좋지 못했다. 차이코프스키는 동성애자였다. 당시 러시아에서는 좋지 않은 시선으로 봤기 때문에 이를 숨기기 위해 사랑하지 않는 여자와 억지로 결혼할 수밖에 없었다고 한다. 두 번째 부인에게서 재정적 지원을 받으면서부터 교직을 떠나 창작 활동에 전념하게 되었다.

그의 작품으로는 교향곡 제6번 「비창」을 포함한 교향곡 6곡, 미완성의 교향곡 1곡, 교향시 1곡, 오페라 11곡, 발레곡 3곡 이외에도 다수의 실내악곡, 피아노곡, 가곡 및 협주곡 등이 있다. 차이코프스키의 작품 중에 「피아노 협주곡 1번」, 「바이올린 협주곡」, 「교향곡 4·5·6번」 등이 많이 연주된다. 「백조의 호수」, 「잠자는 숲속의 공주」, 「호두까기 인형」 등 발레곡들도 자주 공연되는 작품들이다.

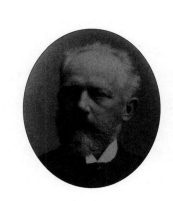

차이코프스키(1840~1893)

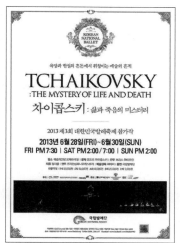

육정과 현실의 혼돈에서 휘청이는 예술의 흔적

TCHAIKOVSKY
: THE MYSTERY OF LIFE AND DEATH
차이콥스키 : 삶과 죽음의 미스터리

2013 제3회 대한민국발레축제 참가작
2013년 6월 28일(FRI)~6월 30일(SUN)
FRI PM 7:30 | SAT PM 2:00 / 7:00 | SUN PM 2:00

「차이코프스키」 포스터(국립 발레단)

그는 1893년 11월 6일 53세의 일기로 사망했다. 차이코프스키의 사망 원인에 대해서는 설이 많다. 콜레라로 사망하였다는 것이 당시 러시아 정부의 공식 발표였다. 그가 투숙한 성페테르부르크의 호텔에서 끓이지 않은 물을 그대로 마신 것이 콜레라 감염의 원인으로 알려져 있다. 그런데 사후 100년이 지나 자살설도 대두되었다. 콜레라 사망설을 부정하는 이유는 콜레라가 무서운 전염병인데도 불구하고 당시 기록에 의하면 차이코프스키가 격리 수용되지도 않았고, 일반인의 면회가 비교적 자유로웠다는 점이었다. 그리고 자살을 주장하는 사람들은 정성껏 작곡한 「비창」에 대한 반응이 시답지 않아 참담한 실망감을 느껴 그만 자살에 이르렀다는 것이다.

그런데 박물관에 근무하는 한 직원이 1940년 차이코프스키 탄생 100주년 기념 행사를 준비하다가 한 통의 이상한 편지를 발견하게 되었다. 주치의가 차이코프스키의 동생한테 보내는 편지 내용이 무언가를 매우 설득하려는 듯한 논조였다는 것이 의심스러웠던 점이었다. 더 조사해본 결과 차이코프스키는 당시 권력자였던 스텐복크 훼르모 공작의 조카와 동성애 관계에 있었다. 이들의 좋지 않은 관계를 알게 된 공작이 황제에게 처벌해줄 것을 진정했다. 황제는 이들의 처벌을 검찰에게 명령하였다. 그런데 수사 검찰의 야코비 부총장은 차이코프스키와는 법률 학교 동기생이었다. 그 당시 모스크바에 있던 동기생(대법관, 판사, 변호사 등)들이 모여 이 문제를 상의했다. 그들은 자기들의 동기생이 상스러운 죄명에 노출되어 불명예스럽게 사형을 당하거나 유배지에 보내지는 것을 꺼렸다. 그가 수용한다면 명예 재판을 열어 비밀리에 사약을 내리기로 결의했다. 차이코프스키는 순순히 재판에 응하고 사약을 받기로 했다는 것이다.

당시 러시아 정부가 차이코프스키의 사인으로 밝힌 콜레라의 증상 중 하나인 쌀뜨물 같은 설사는 급성 비소 중독의 심한 설사 증상과 유사하다. 따라서 일부에서는 차이코프스키는 비소가 들어 있는 사약으로 죽임을 당한 것이 아닌가 의심하고 있는 것이다. 만약 러시아 정부가 사인을 위장 발표했고 콜레라 감염과 유사한 쌀뜨물 같은 설사를 일으키는 비소로 독살을 한 것이 맞다면 증상 발현이 유사하다는 고도의 자문을 얻은 것이 분명하다.

단시간 내 급성 비소의 중독에 의해 일어나는 초기 증상으로 복통, 구역, 구토, 혈액성 설사, 물 설사가 있다. 이후에 허약, 식욕 부진, 간 비대, 황달, 위장 관계 증상을 포함한 만성 중독의 후유증이 전신 작용으로 일어난다.

비소 독으로 제조한 사약을 내려 불세출의 명작곡가 차이코프스키의 생을 마감시켰다면 인류 역사상 너무도 아까운 일이었다. 그의 마지막 작품이자 총결산이라 할 수 있는 「비창」을 직접 지휘하고 1주일 후에 그는 죽었다.

한국인이 가장 사랑하는 곡인 교향곡 제6번 「비창」의 선율이 귓전을 맴돈다. 비창은 베토벤의 「운명 교향곡」과 슈베르트의 「미완성 교향곡」과 더불어 세계 3대 교향곡으로 회자되고 있는 작품이다. 이 교향곡은 인생의 절망과 공포, 패배 등 어두운 인간적 정서를 표현하고 있다. 애절하고 우수가 가득 찬 러시아의 정서가 동양적 한의 정서로 승화되어 들리는 비창은 그의 비극적인 죽음을 예견한 곡처럼 들린다. 요즘 같아선 결혼도 허용되는 동성애 때문에 죽음의 형벌을 받은 것에 대해 그는 어찌 생각하고 있을까?

장난꾸러기 아이들을
위한 신약

극단 사다리의 어린이 세미 뮤지컬
『불량약품주식회사』

재미있는 어린이 세미 뮤지컬 포스터가 눈에 띄었다. 극단 사다리의 『불량약품주식회사』라는 작품이다. 실제로 공연된 작품이다. 어린이 대상이라 엉뚱한 발상이 전개되지만 약에 관한 상상력을 아이들에게 전달하고 있다는 점에서 눈여겨보았다.

'불량약품주식회사'는 그러니까 인류, 특히 어린이에게 나쁜 약을 만드는 제약 회사다. 이 회사에서 만드는 약은 '입술에 침 바르고 거짓말하기 약', '욕 스프레이', '괴롭혀 가루약' 등 어린이들의 못된 행동을 유발하는 약을 만들어 파는 회사다. 이 엉뚱한 제약 회사의 개발 제품을 들여다보자.

* **땡깡 영양제** 아침부터 저녁까지 지치지 않고 땡깡을 부리게 하는 약
* **괴롭혀 가루약** 먹기만 하면 남을 괴롭히는 아이디어가 떠오르게 하는 약
* **배 아파 알약** 짝꿍이 공부 잘했을 때 짝꿍에게 몰래 먹이면 설사하는 약
* **다물어 시럽** 공부 왜 못하냐고 잔소리가 심한 엄마에게 물약으로 먹이면 잔소리 뚝 그치는 약

* **욕 스프레이** 기분 나쁠 때나 남을 욕하고 싶을 때 뿌려주면 욕이 술술 나오
    는 약
* **또 때려 파스** 나보다 강한 애를 때려주고 싶을 때 이걸 붙이면 힘이 열배로 솟
    는 약

더구나 이 회사는 전 세계를 위험에 빠뜨릴 '난폭한 인류를 위하여'란 이름의 신약을 개발할 후계자를 찾기 위해 '못된 어린이 오디션'을 연다. 후계자는 가장 나쁜 어린이여야 한다. 사랑이라는 아이가 후계자 오디션에 가서 당당히 합격한다.

이 회사에서 후계자를 뽑는 진짜 이유는 몹쓸 신약을 개발해서 그 약을 강물에 쏟아부어 이 세상 모든 사람을 난폭하게 만들기 위해서이다. 이 약을 개발자가 직접 사용하기가 껄끄럽기 때문에 이를 대신할 바지(?) 개발자를 찾았던 것이다. 그 사람이 바로 사랑이다. 사랑이가 후계자가 되기 위해서 여러 가지 테스트를 받는다. 첫 번째 훈련 과제는 거꾸로데이다. 뭐든지 거꾸로 한다. 예를 들면 '착한약품주식회사'라는 이름으로 위장하여 불량 약품을 나누어주는 일을 한다.

난폭한 아이로 변한 친구 사랑이 때문에 속상해하는 다정이가 편지를 건네준다. 사랑이는 편지를 읽고서 친구를 지켜주고 싶은 마음과 '난폭한 인류를 위하여' 신약을 사용하게 되면 다정이까지 난폭해져야 하기에 신약 개발과 사용을 제지하려고 한다. 사랑이와 다정이는 '난폭한 인류를 위하여' 신약이라는 비밀 이야기를 주고받으며 신약을 빼앗아 없애버린다.

이 작품에는 세상에는 없는 우스꽝스러운 약이지만 아이들은 가장 원할 것 같은 독특한 약을 내세웠다. 더구나 악의 상징으로서 '불량약품주식회사'의 '난폭한 인류를 위하여'라는 신약을 개발하는 상황을 설정했다. 결국 주인공이 이를 없애버리는 내용까지 아이들에게는 재미있는 약에 관한 호기심과 권선징악이라는 교훈을 줄 수 있는 내용이라고 생각된다.

작가는 뮤지컬에 나오는 다양하고 기발한 약들의 부작용과 복약 지도(?)까지 제시해놓았다.

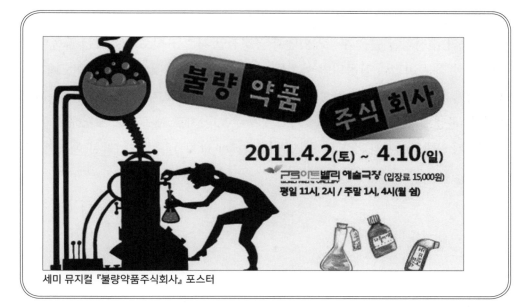

세미 뮤지컬 『불량약품주식회사』 포스터

* **다물어 시럽** 너무 많이 먹으면 두 번 다시 말을 할 수 없게 될지도 모른다. 엄
  마가 심하게 잔소리할 때 한 달에 한 번 사용하라.
* **욕 스프레이** 너무 많이 사용하면 하고 싶은 말이 있어도 욕밖에 나오지 않으
  니 주의해야 한다. 다시는 "사랑해요"라는 말을 할 수 없을지도 모른다.
* **또 때려 파스** 한꺼번에 너무 많이 붙이면 팔이 내 의지와는 상관없이 움직인
  다. 잘못하다간 자신을 공격할 수도 있으니 조심해야 한다.

『불량약품주식회사』는 어린이들이 그들 세계에서 느끼고 원할 수 있는 나쁜(?)
마음을 약으로 나타낸 것이다. 부작용도 제시하여 지나친 사용을 금지했다. 아이들
이 이 불량 약품을 가지고 싶지만 결국은 착한 어린이가 되어 못된 마음으로 설정된
나쁜 약들을 없애버리는 내용이다. 그리고 이 작품에서는 아이들의 보금자리는 가
족의 사랑이라는 메시지도 함께 전해준다.
　경기도 마약 퇴치 운동 본부에서는 인형극을 통해 마약 퇴치 교육을 한다고 한
다. 좋은 기획이다. '의약품 안전 교육'을 뮤지컬이나 인형극, 연극, 만화 영화로 만들

어 보급시켰으면 좋겠다는 생각이 든다. 사실 세미 뮤지컬 작품 『불량약품주식회사』는 약의 부정적인 면을 부각시키면서 긍정적인 사고를 하도록 유도한 작품이다. 혹시 이런 접근 방법이 잘못되면 아이들에게는 약이 나쁜 것으로 연상되는 네거티브 영향을 줄 수도 있다. 약업계 종사자들은 약에 관한 포지티브 영향을 줄 수 있는 예술 콘텐츠가 제작되도록 예술가들에게 홍보나 자료 제공에도 노력해야 한다. 2013년 강원대학교에서 개최된 「팜인 아트(Pharm in Art)」 공연도 그 한 예가 될 것이다.

천재 음악가를 요절시킨 것은
수은인가?

모차르트의 죽음

볼프강 아마데우스 모차르트(Wolfgang Amadeus Mozart, 1756~1791)는 오스트리아의 작곡가이다. 바이올린 연주자이자 작곡가인 레오폴트 모차르트의 아들이다. 1762년 아버지는 아들을 데리고 뮌헨을 필두로 유럽 음악 여행을 시작하였다. 그의 음악은 길 위에서 만들어졌다고도 말한다. 음악 신동의 등장으로 뮌헨은 열광했다. 빈의 쇤브룬 궁전에서 어전 연주도 했다.

모차르트는 1780년대 후반 「피가로의 결혼(Le Nozze di Figaro)」, 「돈 지오반니(Don Giovanni)」, 「코지 판 투테(Cosi fan tutte)」 등의 작품으로 최고의 성공을 거두었다. 모차르트는 35세 젊은 나이에 병으로 죽었다. 이토록 짧은 생애에 41개의 심포니와 27개의 피아노 콘체르토 등 600편 이상의 작품을 남겼을 만큼 위대한 업적을 남긴 작곡가는 없다.

1791년 9월에는 독일식 오페라인 징슈필 대작 「마적」을 완성하여 성공을 거두었으나 「레퀴엠」을 미완성인 채 남겨 두고 12월 빈에서 35세로 세상을 떠났다. 빈의 성 마르크스 묘지에 매장되었으나 유해가 묻힌 정확한 장소는 알 수 없다고 한다.

모차르트 죽음에는 미스터리가 많다. 모차르트는 누군가가 자기를 독살하려 하

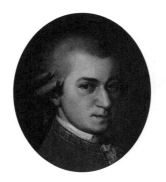
볼프강 아마데우스 모차르트
(1756~1791)

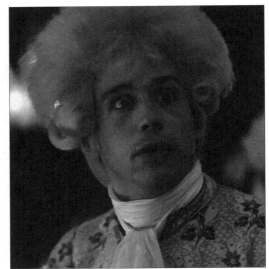
영화 「아마데우스」 장면

고 있다는 말을 평소에 자주 했다. 그리고 러시아 시인인 푸시킨(Pushkin)이 쓴 「모차르트와 살리에리」라는 연극에 살리에리가 천재 음악가 모차르트에 대한 질투심 때문에 모차르트를 살해한다는 내용이 있다. 림스키 코르사코프는 이것을 대본으로 하여 오페라를 작곡하기도 하였다.

영국의 극작가 피터 셰이퍼는 「아마데우스」라는 연극을 제작하여 전 세계에서 공연하였으며, 1984년에는 이 연극을 시나리오화하여 만든 영화 「아마데우스」가 제작 발표되어 당시에 아카데미 8개 부문의 상을 휩쓸면서 블록버스터 영화가 되었다. 이 영화는 모차르트에게 열등감과 질투심에 사로잡힌 작곡가 살리에리가 모차르트에게 거금을 주어 레퀴엠을 작곡하도록 하고, 하수인을 시켜 모차르트를 죽인 후에 이것을 자신의 곡으로 가장하여 모차르트의 장례식에서 연주하겠다는 음모가 깔린 내용이다. 그러나 사실의 진위는 알 수 없다.

살리에리에 의한 독살설 이외에도 모차르트의 사망 원인은 여러 가지가 있다. 「마술 피리」 속에 당시 사회의 힘센 조직인 프리메이슨(Freemason)의 비밀을 폭로했기 때문에 프리메이슨의 단죄를 받아 독살되었다는 설이 유력했다. 그리고 여러 가지 질병에 의해 사망했다는 설도 있다. 발열과 발진을 동반한 급성 질환인 급성 속립진열은 모차르트의 사망 진단서에 기재되어 있는 사인이다. 또한 당시 빈에 유행하던 페스트 때문에 죽었다는 주장이 있다. 사상충에 감염되어 발생한 임파관성 종창 때문에 사망했다고도 한다. 류마티스성 열에서 심내막염, 특히 대동맥 판막 협착이 야기된 상태에서 사혈을 계속함에 따라 이것이 더욱 악화되어 결국은 심부전으로 사망했다는 주장도 설득력이 있었다. 고혈압, 빈혈, 만성 감염증 때문에 악화된 신부전에 의한 사망도 한 원인으로 제시되었다. 또 수은 중독설이 있다. 이외에도 기생충에 감염된 돼지고기를 덜 익힌 채로 먹어 발생하는 유행성 질환인 선모충병에 의해 사망했다는 주장도 있다.

모차르트는 사망 당시에 몸이 붓고 고열에 시달렸으며 전신에 좁쌀 같은 많은 발진이 있었다고 한다. 여러 가지 사인 중에서 모차르트의 질병과 사망 원인을 연구했던 케르너 박사가 주장한 수은 중독설을 한국의 유명한 법의학자 문국진 교수도 지지하고 있다.

모차르트가 만성 수은 중독의 증상으로 두통, 현기증, 구토, 체중 감소, 노이로제, 우울증, 불안, 초조 등을 보이다가 마침내 만성 신부전 증상인 요독증이 나타나게 되고, 무기 수은 화합물인 감홍(염화제일수은)의 중독 증상인 발열, 발진, 뇌막 자극 증상이 나타났고 한랭감도 보였다고 주장했다.

수은 중독설이 유력한 이유는 모차르트가 수시로 자신의 몸에 독이 퍼져 있다는 호소를 주변 인물에게 자주 했다는 점, 사망이 임박하여 급성 신부전과 전신에 두창이 생겼다는 점, 두통, 구토, 정신 착란 및 망상 등 신경계 질환을 호소한 점, 급격한 체중 감소 및 쇠약, 발진증상들이 다양한 병명으로 진단될 수도 있었겠지만 만성 수은 중독 증상과 일치한다고 주장한다. 또 정신과적 증상도 나타나는데 과도한 흥분 상태가 유지되는 조현병(정신 분열증)이다. 모차르트에게도 말년에 이 증상이 나타났던 것으로 알려져 있다.

그렇다면 모차르트는 왜 수은에 만성적으로 중독되었을까? 매독을 치료하기 위해서 친구가 재배하는 포도로 만든 와인에다 치료제로 수은을 넣어 먹었다고 한다.

결국 수은 중독이 되면서 심장, 콩팥에도 병이 생기고 발진도 생겨서 여러 가지 증상과 함께 사망에 이르게 됐다는 추정이다.

35세로 짧은 생애를 마감한 천재 음악가가 당시 유행하던 매독에 걸렸을 수 있다는 이야기다. 어쨌든 페니실린이나 살바르산 같은 약이 있었다면 좀 더 오래 그의 예술성을 꽃 피워 인류에게 더 많은 음악을 선사했을 것이다.

예술 속의 파르마콘

마법의 예술 약,
아스피린

뮤지컬 『시카고』 외

　뉴욕에서 22년째 롱런하고 있는 뮤지컬 『시카고』가 있다. 브로드웨이의 앰버서더 극장에서 공연하고 있다. 우리나라에서도 여러 차례 공연된 작품이다. 막이 오르면 맨 처음 나오는 유명한 메인 테마곡 「All that jazz」가 나온다. '올 댓 재즈'라면 '그게 바로 재즈야'라는 뜻이다.

> 기다려, 자기
> 토끼처럼 서로 껴안아
> 아스피린도 샀어
> 유나이티드 약국에서 샀어
> 당신이 어지러울까 봐
> 완전한 새 출발을 위해
> 그러기 위해선!

　노래 중에 약 이름 아스피린이 나온다. 흥겨운 노래 속에 갑자기 웬 아스피린인

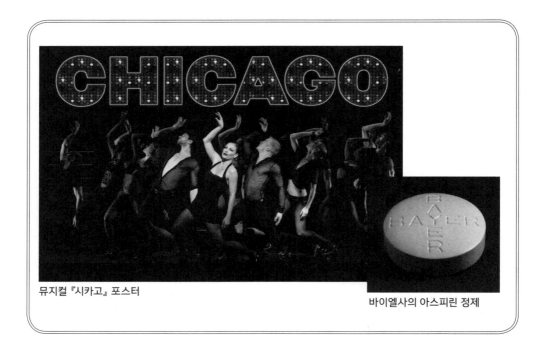

뮤지컬 『시카고』 포스터

바이엘사의 아스피린 정제

가. 유나이티드 약국(United Drug)에서 샀다고 한다. 이어서 이유가 나오는데 "당신이 어지러울까 봐" 그러니까 춤을 추다가 어지러워 넘어질까 봐 아스피린을 사서 준비해놓았다는 것 같다. 그리고 약을 먹고 새 출발을 할 수 있다고 한다.

가사에는 약을 산 곳을 'United Drug'라고 했는데 store가 빠졌거나 United Pharmacy를 그냥 United Drug로 쓴 것 같다. 실제 시카고에는 United Pharmacy(5744 West Irving Park Road, Chicago, IL 60634, USA)가 있다. 그러나 이곳이 노래에 나오는 실제 그 약국은 아닌 것 같다. 그러나 지금도 여기에 같은 이름의 약국이 있다는 것이 흥미롭다. 작품 배경은 1920년대 격동기의 미국, 무대는 갱단이 설치고 재즈 문화가 발달한 시카고다.

노래에서는 아스피린을 어지럼증(dizziness)에 쓰려고 하는 듯하다. 그러나 아스피린은 어지럼증 해소에 효과는 없다. 오히려 이상 반응으로 귀울림, 귀먹음, 어지럼, 두통, 흥분 등의 증상이 나타날 수도 있다. 어쨌든 노래에 나오는 아스피린 얘기를 약학적으로 따지려 드는 것은 아니다. 그냥 호기심에서다.

그런데 왜 가사에 하고많은 약 중에 아스피린이 들어갔을까? 그냥 쉽게 떠오르는 약 이름이었을까? 아니면 골치 아픈 세상에 아스피린이 진통제로 최고라는 생각이 들었을 것인가? 머리를 뒤흔드는 재즈와 두통약 아스피린은 뭔가 어울리는 것이 있는 것 같기도 하다. 재즈도 힐링의 의미가 있을 것이고 아스피린도 진통의 약효가 있기 때문이다. 그래서 그런지 여러 장르의 음악에서 아스피린이 자주 등장한다.

깨질 듯한 두통을 안고 하얀 약국에 들어서면
수없이 먹어달라 외치는 소란에 귀가 먹어
시선을 정리하고서 창백한 약국 아주머니
부릅뜬 눈을 보며 아스피린 두 알 주세요
무더운 여름 정오에 불쾌지수 높아만 가고
아스피린 두 알씩은 팔지 않는다는군
내 머리 깨져버리고 약들의 외침은 커지고
부릅뜬 눈으로 아스피린 두 알 주세요

전자양이라는 우리나라 인디 가수의 「아스피린 소년」이라는 노래다. 전자 음악 그룹 에피톤 프로젝트 「해열제」와 함께 약을 주제로 곡을 만들었다. 가사에 '약사 선생님'이 아닌 '약국 아주머니'가 등장한다. '창백한 약국 아주머니 부릅뜬 눈'이란다. 여약사들이 이 노래를 들으면 기분 나쁘겠다. 아스피린 두 알을 달라고 하는데 두 알은 팔지 않는다고 한다. 화자는 '수없는 약들이 먹어달라고 외치는 소리'를 약국에서 듣는다. 독특한 환청이다. 아무튼 "아스피린 두 알 주세요"를 반복하며 노래는 재미있게 끝난다. 또 피아노 록 밴드 딕펑스(DICKPUNKS)의 노래 「아스피린」 가사는 이렇다.

머리 아픈 하루 일들 쉴 틈 없이 빈틈없이
거울 속에 내 모습은 홀딱 젖은 Radio
마음 없는 생활 속에 무의미한 대화 속에

커다란 그 빈방은 채워지질 않는데
깨질 듯한 머리를 어루만지고 싶을 때
내 가슴을 울리는 그대여
(내 가슴속의 아스피린!)

　자기 자신이나 같은 세대의 아픔을 치유하는 아스피린 같은 희망을 희구하는 것이다. 그냥 약이 아니라 아스피린이 내 마음속의 아스피린으로 승화되었다. 약이라는 물질이 진통의 효과를 넘어 구원의 알약으로 연상이 되는 그 무엇이 있기 때문이리라. 아스피린이 진통·해열 효과가 있는 것이지만 단순한 대증 요법으로서의 약효뿐만 아니라 억눌려져 있는 정신적 고통까지도 해소해줄 수 있다는 믿음 같은 것을 바라는 것이다.

약물 안전의
노래

롤링 스톤즈의 노래『엄마의 작은 도우미』

롤링 스톤즈는 1962년 영국 런던에서 결성된 록 밴드 중 하나로 위대한 록의 전설로 꼽힌다. 비슷한 무렵에 데뷔한 깔끔한 이미지의 비틀스와는 대조적으로 롤링 스톤즈의 멤버는 자유로운 의상과 길게 머리를 늘어뜨린 저항적 이미지로 기성 문화에 맞서온 그룹이다. 전 세계를 누비며 공연한 전설적인 그룹이다.

그들의 노래『엄마의 작은 도우미』(1966)는 미국의 가정주부들 사이에서 인기를 끌며 사용되던 약에 대한 내용이 나온다. 노래의 중간에는 "의사 선생님, 약 좀 더 주세요(Doctor, please, Some more of these)"라는 구절이 나온다. 의사에게 약을 요청하는 것을 보니 이 약은 불법 마약 같은 게 아니고 전문 처방약이다. 가사에 나오는 약은 이름이 확실하지는 않지만 항불안제 메프로바메이트(meprobamate, Miltown®)로 추정하고 있다.

이 약은 1955년 항불안제로 출시되어 사용되기 시작하면서 내성과 의존성 등 부작용이 많이 나타났다. 스트레스 쌓인 여성이나 주부들에게 처방된 약으로서 과량 복용에 따른 습관성과 탐닉성의 위험에 놓여 있다는 내용이다. 유럽에서는 2012년 퇴출되었다. 1963년경부터는 벤조디아제핀 계열의 다소 부작용이 덜한 신경 안정제

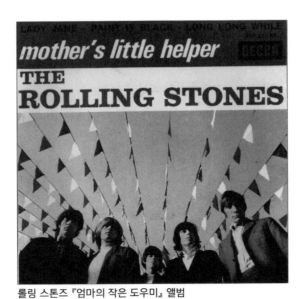

롤링 스톤즈 『엄마의 작은 도우미』 앨범

가 출시되어 더는 처방되지 않게 되었다. 노래 가사의 일부분이다.

> 만약 당신이 더 많이 먹으면
>
> 약을 과다 복용하는 게 될 겁니다
>
> 더 이상 이 약은 엄마의 작은 도우미 쉼터가 될 수 없어요
>
> 이 약들은 단지 당신이 가는 길을 도와줄 뿐
>
> 당신의 빨리 죽게 되는 날로 가는

이 약을 먹으면 먹을수록 과다 복용이 되어 이 약을 뜻하는 엄마의 작은 도우미가 쉴 곳이 없어진다고 한다. 지나친 약의 복용은 부작용이 나와 더 이상 도우미나 쉼터가 되지 못하고 오히려 죽음으로 가는 길을 재촉한다는 얘기인 것 같다.

미국의 1960~1970년대에 남성 사회 속에서의 여성은 가정주부로서, 싱글 맘으로서 각종 스트레스를 받았다. 그래서 여성들은 '작은 도우미' 혹은 '친한 친구'로서

신경 안정제를 많이 사용할 수밖에 없었다. 1954년에 출시된 이래 1956년까지 불과 2년 만에 3,600만 건의 처방이 의사들로부터 나왔다고 한다. 그만큼 이 약을 많이 먹은 주부들이 이 약에 내성과 의존성이 생기는 중독 사례가 많았다. 신경 안정제를 많이 복용하게 되면 의존성과 탐닉성이 생겨서 점점 더 먹게 된다는 경고를 하고 있는 노래인 것이다.

그런데 이 노래 가사 중에 '작은 노란 알약(a little yellow pill)'이라고 나오는 것으로 보아 노래에서 암시하는 약이 혹시 로슈(Roche) 제약 회사의 디아제팜인 노란색 바리움(Valium®) 5mg 정이 아닐까 하는 의문이 든다. 메프로바메이트는 밀타운®을 비롯한 여러 회사에서 모두 하얀색 알약으로 만들었기 때문이다.

물론 작사자가 색깔을 혼동했거나 아니면 특별한 주의를 기울이지 않고 가사를 만들었을 수도 있다. 롤링 스톤즈 노래를 해설하는 작가들은 등장 약물을 주로 메프로바메이트로 추정하고 있기는 하다. 당시에 새로 개발되어 엄청나게 많이 사용되고 있었던 신경 안정제(항불안제)였기 때문이다.

롤링 스톤즈의 노래처럼 약물의 부작용을 예술로 표현하고 약의 위험성을 강조하고 있는 것은 약물 안전 교육의 예술적 사례다. 약업계는 물론 일반 사회에서도 귀중한 예술가들의 노력으로 평가하고 약물 안전 사용의 예술 운동으로까지 고양시키면 국민 건강을 위하여 너무나 좋겠다.

음악은
슬픔을 달래주는 발삼

브람스의 알토 랩소디 『겨울의 하르츠 여행』

괴테(Johann Wolfgang von Goethe, 1749~1832)의 시 「겨울의 하르츠 여행」에 다음과 같은 시구가 나온다.

> 아, 누가 그 고통들을 치료할 수 있는가.
> 향유마저도 독이 되어가는 그의 고통을.
> 사랑의 샘에서
> 인간 증오의 물을 마셔버린 그를.

치료 효과가 있는 향기로운 향유(balsam)마저 독으로 느껴지는 고통이 있다는 말이다. 약이 독처럼 느껴진다는 것이다. 기쁨이 슬픔으로, 치유가 질병으로 느껴지는 이 고통의 원인은 무엇일까? 바로 실연이다. 더구나 사랑의 샘물인 줄 알고 마셨더니 증오의 물이 되어버렸다는 것이다. 사랑이 미움으로 느껴지는 것은 아마도 비련의 감정일 것이다.

괴테의 이 시는 「젊은 베르테르의 슬픔」(1774)을 읽고 세상을 비관하여 절망에

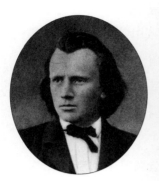

요하네스 브람스(1833~1897)

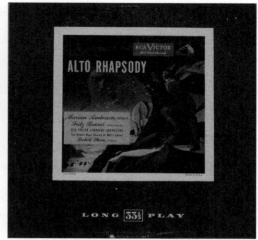

브람스 알토 랩소디 『겨울의 하르츠 여행』 앨범

빠진 젊은이 프레싱을 위로하기 위한 것이었다. 당시 괴테의 책을 읽은 사람들이 주인공 베르테르에게 너무 몰입된 나머지 자살을 시도하는 사태까지 벌어졌다. 자신에게 선망의 대상이 되었던 사람이 죽으면 뒤따라 죽는 소위 '베르테르 효과'라고 불리는 현상이다. 지금도 가끔 그런 일이 일어나기도 한다.

1777년 겨울 괴테는 젊은 프레싱과 함께 독일 북부의 험준한 산인 하르츠 산을 여행했다. 이때 자신의 실연과 삶의 경험을 통해 깨달은 지혜로 그를 위로하며 적은 시가 바로 「겨울의 하르츠 여행(Harzreise im Winter)」이다. 비교적 난해하고 좀 긴 시다. 사실 괴테도 젊은 시절에 친한 친구의 약혼녀와 사랑에 빠진 적이 있었다.

여기서 향유(香油)라고도 불리는 발삼(balsam)은 점액처럼 끈적거리고, 또 향수처럼 냄새가 나는 식물에서 나는 액체 성분이다. 시간이 지나면 송진처럼 고체가 되기도 한다. 그러니까 발삼은 천연 수지(natural resins) 종류다. 수지(樹脂)는 나무의 상처를 보호하거나 유해 곤충과 나무에 해를 끼치는 미생물을 죽이기도 한다. 이를 발삼이라고 부르기도 하는 것이다. 발삼을 증류하면 순도가 높은 발삼유(balsam oil)가 얻어진다.

신약 성경(마태복음 2장 11절)에 유향(乳香)과 몰약(沒藥)이 나온다. 감람과의 유향나무에서 얻어지는 우유 빛깔의 방향성 수지 물질을 유향이라고 부른다. 이러한 수지를 증류한 것이 우리가 쓰고 있는 유향의 향유인 것이다. 그러므로 유향이라는 이름은 우유 빛깔에서 유래되었다. 오래전부터 수지의 덩어리를 태워 향으로 쓰거나 향수에 사용되는 향료의 원료로 써왔다. 고대 이집트 사원에서 많은 양의 유향이 쓰였다. 미라를 보존하고 향을 풍기게 하는 데도 쓰였다. 미용이나 치료에도 쓰였다. 최근엔 아로마 테라피의 원료로도 쓰인다.

아기 예수님의 탄생을 알리는 큰 별을 따라 베들레헴을 찾아온 동방 박사들이 선물로 가져온 것에 금, 유향, 몰약이 있었다. 이렇듯 귀하게 취급된 물건이었다. 유향의 효능은 타박상으로 멍이 들었거나, 혈액 순환 장애로 인한 사지 동통에 진통 효과가 있다. 고대 문헌에서도 발삼의 약효가 자주 나오는데, 주로 상처 치료제로 언급하고 있다. 동의보감에서도 유향이나 몰약을 찾아볼 수 있다. 몰약 또한 식물 수지로부터 얻을 수 있는 발삼이다.

스승 로베르트 슈만(Robert Alexander Schumann, 1810~1856)이 죽은 후에 요하네스 브람스(Johannes Brahms, 1833~1897)는 슈만의 셋째 딸 율리를 짝사랑하게 되었다. 그러나 율리는 어느 백작과 결혼해버렸다. 슬픔에 빠진 브람스는 자신이 겪고 있는 감정과 흡사한 괴테의 「겨울의 하르츠 여행」을 읽고 감동했다. 12연으로 된 시에서 3연을 따서 가사로 하여 알토 랩소디 『겨울의 하르츠 여행』을 완성했다. 랩소디는 광시곡(狂詩曲)이라고도 한다. 시의 몸에 음악의 옷을 입히며 자신의 아픈 마음을 스스로 달랬던 것으로 보인다.

전나무, 가문비나무, 미루나무 등이 발삼을 내는 나무들이다. 발삼유는 의약품과 향료로 쓰인다. 상처 치료나 피부 순화를 위한 물질로서 진통 진정제로도 사용되어 왔다. 인문학적 문헌에서는 '위로 혹은 위안'을 의미하기도 한다. '영혼을 위한 발삼(balsam for the soul)'이라는 말이 있는 것처럼 마음의 힐링을 상징하기도 하는 것이다.

그러므로 발삼은 젊은이의 실연과 고통을 위로하는 괴테의 시에 나오게 되었고, 실연의 슬픔을 갖고 있었던 브람스의 알토 랩소디에도 등장하게 된 것 같다. 마음이

괜스레 슬퍼질 때 브람스의 랩소디 『겨울의 하르츠 여행』을 들으며 아로마 테라피로 발삼 향을 맡아보는 것도 좋을 것 같다.

문학 · 미술 · 음악의 명작 속에 비친 약과 독 이야기
예술 속의 파르마콘

1판 2쇄 발행	2023년 7월 31일
지은이	허문영
발행인	윤미소
발행처	(주)달아실출판사
책임편집	박제영
디자인	전부다
법률자문	김용진, 이종진
주소	강원도 춘천시 춘천로 257, 2층
전화	033-241-7661
팩스	033-241-7662
이메일	dalasilmoongo@naver.com
출판등록	2016년 12월 30일 제494호

ⓒ 허문영, 2019
ISBN 979-11-88710-40-9 93510

• 이 도서의 국립중앙도서관 출판예정도서목록(CIP)은 서지정보유통지원시스템 홈페이지(http://seoji.nl.go.kr)와 국가자료공동목록시스템(http://www.nl.go.kr/kolisnet)에서 이용하실 수 있습니다. (CIP제어번호 : CIP2019021684)
• 잘못된 책은 구입한 곳에서 바꿔드립니다.
• 책값은 뒤표지에 표시되어 있습니다.